► Pankreas

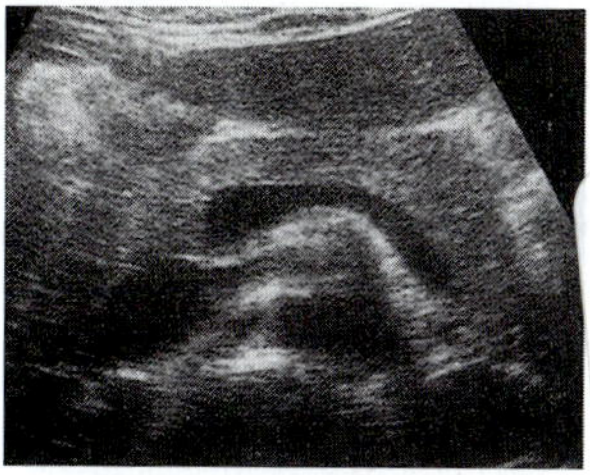

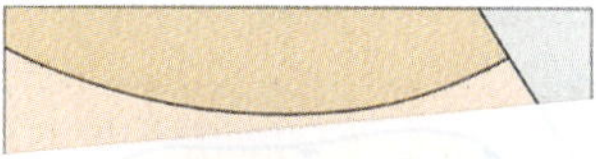

Caput 25–30 mm; Corpus < 18 mm

► Pankreasgang

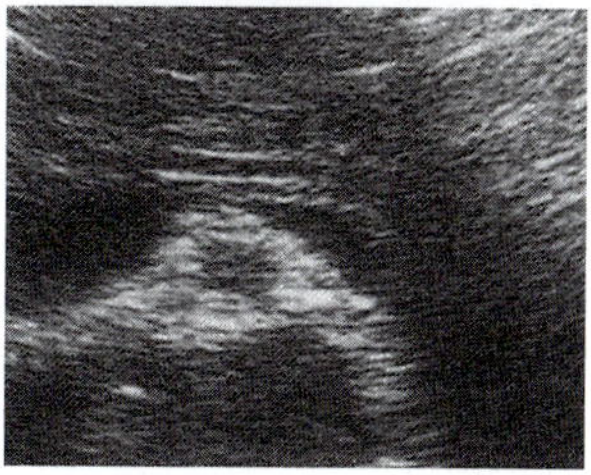

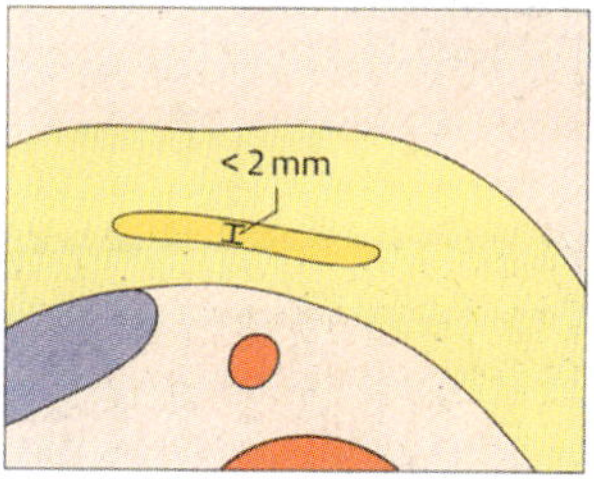

Pankreasgang < 2 mm

► Milz

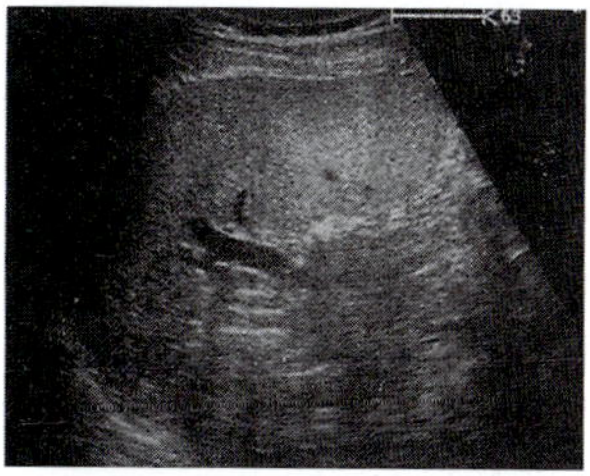

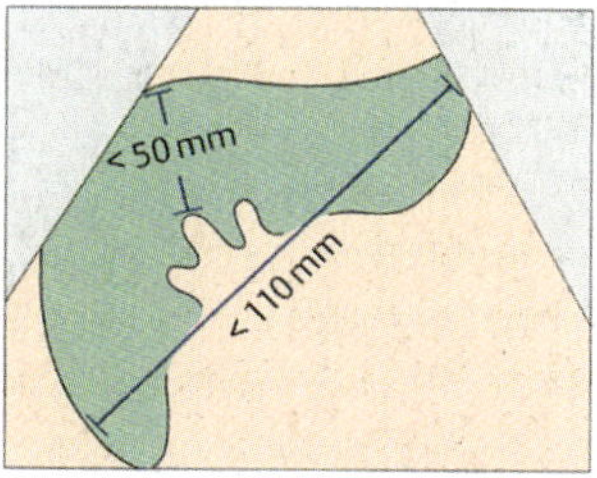

im Flankenlängsschnitt: Länge < 110 mm

Breite < 70 mm; Dicke < 50 mm

► Nieren

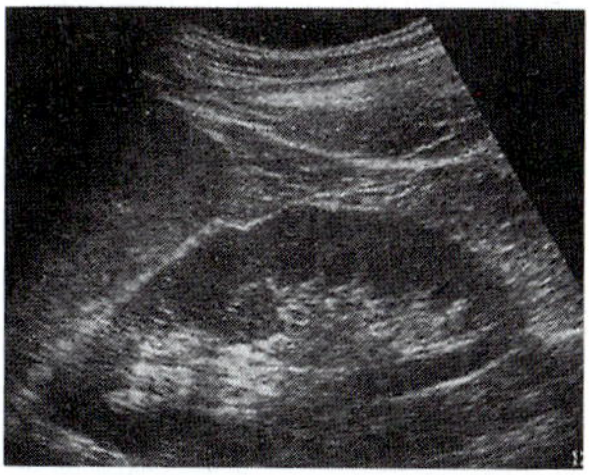

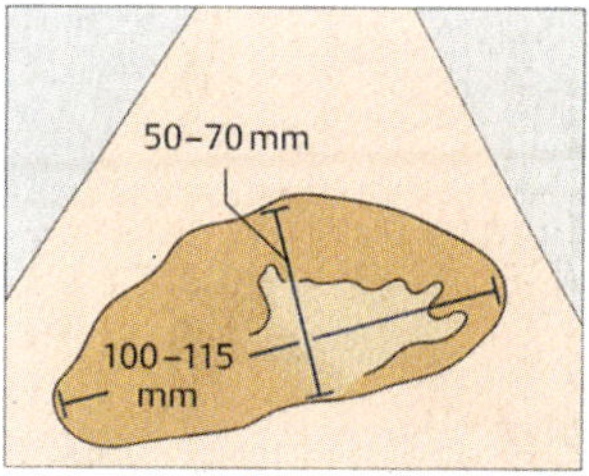

Länge 100–115 mm; Breite 50–70 mm; Dicke 30–50 mm

PP-Index: bis 60 Jahre 1,7 : 1; über 60 Jahre 1,1 : 1

Sonografische Messgrößen von Prostata, Harnblase, Schilddrüse und großen Gefäßen s. hinterer Buchdeckel.

Inhaltsübersicht

Grauer Teil: Grundlagen

Grüner Teil: Sonographie bei bestimmten Leitsymptomen

Blauer Teil: Sonographie einzelner Organe und Organsysteme, postoperative Besonderheiten und Tumorsuche

Thieme

Checklisten der aktuellen Medizin

Begründet von F. Largiadèr, A. Sturm, O. Wicki

Checkliste Sonographie

Herausgegeben von Günter Schmidt

Unter Mitarbeit von
B. Beuscher-Willems
L. Brügmann
C. Görg
T. Grebe
L. Greiner

3., vollständig überarbeitete Auflage

81 Tabellen, 677 Abbildungen in 1089 Einzeldarstellungen

Georg Thieme Verlag
Stuttgart · New York

Umschlaggestaltung: Thieme Verlagsgruppe

Die Deutsche Bibliothek – CIP-Einheitsaufnahme

Die Deutsche Bibliothek verzeichnet diese Publikation in der Deutschen Nationalbibliographie; detaillierte bibliografische Daten sind im Internet über http://dnb.ddb.de abrufbar.

1. Auflage 1997
2. Auflage 1999

Wichtiger Hinweis:

Wie jede Wissenschaft ist die Medizin ständigen Entwicklungen unterworfen. Forschung und klinische Erfahrung erweitern unsere Erkenntnisse, insbesondere was Behandlung und medikamentöse Therapie anbelangt. Soweit in diesem Werk eine Dosierung oder eine Applikation erwähnt wird, darf der Leser zwar darauf vertrauen, dass Autoren, Herausgeber und Verlag große Sorgfalt darauf verwandt haben, dass diese Angabe dem **Wissensstand bei Fertigstellung des Werkes** entspricht.

Für Angaben über Dosierungsanweisungen und Applikationsformen kann vom Verlag jedoch keine Gewähr übernommen werden. **Jeder Benutzer ist angehalten,** durch sorgfältige Prüfung der Beipackzettel der verwendeten Präparate und gegebenenfalls nach Konsultation eines Spezialisten festzustellen, ob die dort gegebene Empfehlung für Dosierungen oder die Beachtung von Kontraindikationen gegenüber der Angabe in diesem Buch abweicht. Eine solche Prüfung ist besonders wichtig bei selten verwendeten Präparaten oder solchen, die neu auf den Markt gebracht worden sind. **Jede Dosierung oder Applikation erfolgt auf eigene Gefahr des Benutzers.** Autoren und Verlag appellieren an jeden Benutzer, ihm etwa auffallende Ungenauigkeiten dem Verlag mitzuteilen.

Printed in Germany

Unsere Homepage: http://www.thieme.de

Satz: hagedorn kommunikation, D-68519 Viernheim (Gesetzt auf 3B2)
Druck: Druckhaus Götz GmbH, D-71636 Ludwigsburg

ISBN 3-13-106873-6 1 2 3 4 5 6

Vorwort 3. Auflage

Die rasante Entwicklung im Bereich der Ultraschalldiagnostik ist nicht nur durch die anhaltende Geräteverbesserung und neue Gerätetechniken bedingt, sondern auch durch die erweiterten Möglichkeiten in der Diagnostik. Farbdoppler- und Kontrastmittelsonographie haben mit einer Standardisierung von Diagnosekriterien und die Erarbeitung von Leitlinien einen entscheidenden Fortschritt für die sonographische Diagnostik erzielt.

So werden nahezu alle Bereiche der Ultraschallanwendung derzeit für die Kontrastmittelsonographie erschlossen. Untersuchererfahrung und Gerätevoraussetzungen schränken allerdings diese Anwendungen ein. Für die noch Lernenden im Ultraschall ist es jedoch zunächst wichtig, ein fundiertes Basiswissen in der Sonographie zu erwerben, um sich diese erweiterten neuen Methoden zu erschließen.

Der Aufbau der 3. Auflage der Checkliste hat sich verändert. Zwar ist die Einteilung in drei Bereiche (grauer, grüner und blauer Teil) geblieben, jedoch sind diese stark überarbeitet, umgestellt und noch einmal geordnet worden (Grundlagen, Leitsymptome und Organe). Sehr viele Abbildungen sind hinzugekommen, weil großes Interesse an einem ausführlichen Bildmaterial, insbesondere im Bereich der Halsgefäße und der Sonographie der Halsweichteile bestand. Auch sind die meisten Abbildungen durch neue ersetzt worden.

In die 3. Auflage wurde ein umfassendes Kapitel der Sonographie des Bewegungs- und Stützapparates aufgenommen; mein Mitarbeiter, Herrn Dr. Thomas Grebe hat in didaktisch hervorragender Weise dieses Gebiet dargestellt, so dass es sich auch einem in der Rheumatologie nicht Erfahrenen sofort erschließt.

Wie immer gebührt mein Dank denen, die auch bei dieser Auflage im Hintergrund gewirkt haben, und ohne die eine solche Arbeit nicht oder nur einschränkend möglich geworden wäre. Stellvertretend nenne ich die Mitarbeiter meiner Abteilung, Frau R. Stenger, Frau H. Knobloch, Frau L. Huang, Frau K. Maisch, Herr T. Nothnagel, Herr B. Reimer, Herr M. Scheer, Herr U. Stötzel, Herr J. Wiedekamp.

Ganz besonders danke ich wieder den Mitarbeiterinnen und Mitarbeitern des Georg Thieme Verlages, an erster Stelle Frau Dr. Christiane Brill-Schmid, Frau Anja Dessauvagie und Frau Elsbeth Elwing. Sie haben mit unermüdlichem Einsatz und sehr großer Geduld mit den Autoren (wenngleich auch mit ständigem sachtem, aber bestimmten Druck) die Fertigstellung dieses Buches betrieben. Weiter möchte ich all den übrigen Damen und Herren des Georg Thieme Verlages danken, die Schemazeichnungen erstellt, an der Bildreproduktion und der Buchherstellung beteiligt waren.

All denen, die mit dem Buch lernen, sich darin vertiefen, die es im Ultraschallbereich nachschlagend benutzen, wünsche ich einen guten Erfolg für ihre Ultraschalltätigkeit.

Im November 2004 Günter Schmidt

Anschriften

Dr. med. B. Beuscher-Willems
Medizinische Klinik
Krankenhaus Bethesda
Euelbruchstraße 39
57258 Freudenberg

Dr. med. L. Brügmann
Ev. Krankenhaus
Bernhard-Weiss-Klinik
Dr.-Stelbrink-Straße 47
57223 Kreuztal-Kredenbach

Professor Dr. med. C. Görg
Medizinische Klinik
Klinikum der Universität
Abt. Hämatologie/Onkologie
Baldingerstraße
35043 Marburg

Dr. med. T. Grebe
Ev. Krankenhaus
Bernhard-Weiss-Klinik
Dr.-Stelbrink-Straße 47
57223 Kreuztal-Kredenbach

Professor Dr. med. L. Greiner
Klinikum Barmen
Med. Klinik A
Heusner Straße 40
42283 Wuppertal

Dr. med. G. Schmidt
Ev. Krankenhaus
Bernhard-Weiss-Klinik
Dr.-Stelbrink-Straße 47
57223 Kreuztal-Kredenbach

Inhaltsverzeichnis

Grauer Teil: Grundlagen

Grüner Teil: Sonographie bei bestimmten Leitsymptomen

Blauer Teil: Sonographie einzelner Organe und Organsysteme, postoperative Besonderheiten und Tumorsuche

1 Physikalische und technische Grundlagen

1.1 Ultraschallphysik

Schallwelleneigenschaften

- **Ausbreitungscharakteristik:** Bei Schallwellen sind folgende Eigenschaften von besonderer Bedeutung:
  1. *Ultraschallwellenausbreitung:* In Luft, Flüssigkeiten und im menschlichen Gewebe erfolgt die Ausbreitung nahezu ausschließlich als Longitudinalwellen infolge Verdichtungs- und Verdünnungszonen des jeweiligen Mediums. Schallwellen sind somit an die Materie gebunden, im Vakuum erfolgt keine Ultraschallwellenausbreitung.
  2. *Ausbreitungsgeschwindigkeit:* Sie ist in allen Stoffen relativ niedrig (im Bereich der Lichtgeschwindigkeit), somit sind – durch elektronische Messtechnik – Laufzeiten präzise bestimmbar und nach dem Zeit-Weg-Prinzip mit Entfernungen korrelierbar.
  3. *Reflexion von Schallwellen an Grenzflächen (ganz oder teilweise):* Der Reflexionsgrad („Impedanz") von Wellenwiderständen wird im Medium bestimmt.
     - Impedanz = Verhältnis von auftreffender Schallintensität zum durchlaufenden Schallanteil.
     - Wellenwiderstand: Produkt aus Dichte und Schallgeschwindigkeit.
- **Doppler-Effekt:** Dieser Effekt beschreibt, dass sich die Frequenz der empfangenen Schallwellen durch sich aufeinander zubewegende oder voneinander entfernende Schallsender und/oder Schallempfänger ändert. Nach dem Weg-Zeit-Gesetz ist das Produkt aus Zeit und Geschwindigkeit gleich dem zurückgelegten Weg. Über Frequenzänderungen erfolgt die Bestimmung von Blutstromrichtungen und Flussgeschwindigkeiten in Gefäßen und im Herzen (Reflektoren sind sich im Blutstrom bewegende Erythrozyten).

Auflösung

- **Ultraschallfrequenz:** Die Qualität der Ultraschalldiagnostik hängt von zwei Forderungen an Schallwelleneigenschaften ab:
  - Möglichst hohes Auflösungsvermögen (hohe Schallkopffrequenz).
  - Ausreichende Eindringtiefe (niedrige Schallkopffrequenz).
  - *Regel:* Je kürzer die Schallwellenlänge, um so besser die Auflösung, um so geringer aber die Eindringtiefe. Da jedoch bei der Anwendung des Ultraschalls in der Medizin sowohl eine hohe Auflösung als auch eine große Eindringtiefe in Gewebe erwünscht ist, stehen sich diese Anforderungen konträr gegenüber.
  - *Kompromisslösung:* Für die diagnostische Anwendung ist der optimale Frequenzbereich 1–10 MHz, der Bereich der Wellenlängen sollte zwischen 1,5 und 0,15 mm liegen (Tab. 1).

Tabelle 1 · Richtwerte für Auflösung und Abbildungstiefen in Abhängigkeit von der Frequenz

Frequenz	Auflösung		Abbildungstiefe
MHz	axial mm	lateral mm	mm
3,5	1	2	160
5	0,6	1,2	100
7,5	0,4	0,8	50

- **Schallausbreitungsgeschwindigkeit:** Diese hängt von der Dichte des Mediums ab (im Weichteil-/Flüssigkeitsgewebe etwa 1500 bis 1600 m/sec, in Luft 331, im Knochen 3500 m/sec.). Ultraschallgeräte sind auf einen Mittelwert von 1540 m/sec. geeicht.
- **Axiale Auflösung:** Aussendung eines Schallimpulses günstigenfalls mit 2 (bis 3) Wellenlängen in Längsrichtung (axial). Die maximale Auflösung zweier getrennter Punkte in Längsrichtung liegt bei einer halben Impulslänge, also etwa einer Wellenlänge. Somit Auflösung bei einer verwendeten Frequenz von 3,5 MHz etwa 0,5(–1) mm.
- **Laterale Auflösung:** Das Schallfeld konvergiert mit zunehmender Tiefe zu einer Taillenform; danach, mit abnehmender Intensität und Auflösung, divergiert es („Schallkeule"). Im Fokusbereich („Taille") von 3–4 Wellenlängen Breite ist die laterale Auflösung (Abb. 1) am größten. Bei einer Frequenz von 3,5 MHz beträgt die laterale Diskriminierung (Trennung zweier nebeneinander auf einer Schallkeule liegenden Objektpunkte) etwa 2 mm.
- **Fokussierung:** Die Fokussierung des Schallfeldes hat die größtmögliche Auflösung und Feindarstellung zum Ziel
  - *Technische Möglichkeiten:*
    - Verjüngung des Schallfeldes in Ausbreitungsrichtung durch konkave Wölbung der Sonde (Hohlspiegeleffekt).
    - Zusätzliche Sammellinse.

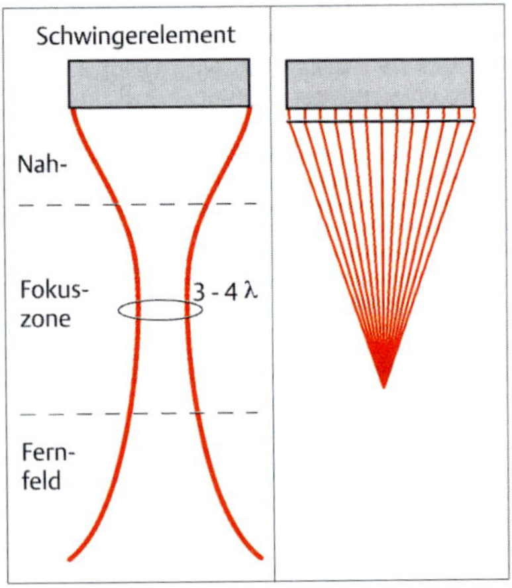

Abb. 1 Schallkeule und elektronische Fokussierung (nach Röthlin, Bouillon, Klotter)

- *Mechanische Fokussierungen:* Verschiebung des Fokus nicht möglich (Fix-Fokus-System; Veränderung des Fokusbereiches durch Wasservorlaufstrecke).
- *Elektronische Fokussierungen:* Hier gelingt eine Verschiebung in beliebige Tiefen (Abb. 1; z. B. Ausrichtung der Fokuszone für eine scharfe Abbildung auf die Gallenblase oder Ausdehnung der Fokuszone für die Leberdurchschallung über die gesamte Abbildungstiefe).
- *Einstellung des Fokus* während einer Ultraschalluntersuchung: Sie zeichnet einen qualifizierten Untersucher aus; ein hochwertiges Ultraschallgerät ist u. a. an der deutlich sichtbaren Veränderung der Auflösung bei der Verschiebung der Fokuszone erkennbar!

Ausbreitungscharakteristik von Schallwellen

► **Vorbemerkung:** Die Ausbreitung von Ultraschallwellen folgt den Gesetzen der Wellenphysik. Aus der Strahlen- und Wellenoptik sind folgende Begriffe vertraut:
  1. Reflexion.
  2. Streuung.
  3. Brechung.
  4. Absorption, Dämpfung.

1. **Reflexion:** In biologischen Geweben werden Schallwellen teils reflektiert, teils transmittiert. Der sonographische Bildaufbau zu einem anatomischen Organ entsteht durch rücklaufende Echosignale infolge von Impedanzunterschieden an Grenzflächen. Mit zunehmendem Schallwellenwiderstand (akustische Impedanz) kommt es zu einer Erhöhung des Reflexionsgrades; bei sehr hohen Dichteunterschieden (Übergang von Weichteilgewebe zu Knochen, Kalk oder Luft, „hochamplitudisches Echo") bis zur totalen Reflexion. Hinter Grenzflächen mit hoher Impedanz (z. B. Gallenblasenstein) entsteht ein „Schallschatten" durch Totalreflexionen.
2. **Streuung:** Ungerichtete Reflexionen an Gewebegrenzflächen und rauhen Oberflächen tragen wesentlich zur Organabbildung durch von Streuzentren rücklaufenden Echos bei (z. B. Darstellung gerundeter Konturen).
3. **Brechung:** Die Brechung von Schallwellen erfolgt besonders an glatten Grenzflächen mit hoher akustischer Impedanz in einer Richtung schräg zur Ausbreitungsrichtung.
4. **Absorption und Dämpfung** beschreiben den „Verlust" von Schallwellen durch räumliche Verteilung im Gewebe und energetische Umverteilung in Wärme. Nach Feststellungen einer Kommission der WHO ist die energetische Umverteilung in Wärme bei der diagnostischen Anwendung von Ultraschall im niedrig energetischen Bereich unbedenklich. Bei Schwangeren und Kindern sollte trotzdem nur eine möglichst geringe Ultraschallenergie verwendet werden. Weiterhin erfolgt eine Dämpfung beim Durchlaufen von Organen durch Reflexion, Streuung und Brechung. Somit kommt es zu einem erheblichen Energieverlust; der gerätetechnische Ausgleich erfolgt durch den Tiefenausgleichsregler.

1.2 Ultraschalltechnik

A-mode-, B-mode-, M-mode-Verfahren

- **A-mode-Verfahren** (Abb. 2a): Darstellung der Echosignale in Amplitudenwiedergabe (A-mode) wie bei Messungen mit dem Oszillographen; d. h. die Auslenkung von an Grenzflächen zurückkehrenden Echos werden entsprechend ihrer Laufzeit als hintereinander geschaltete Amplituden dargestellt.
- **B-mode-Verfahren** (von „Brightness", Abb. 2b):
  - *Prinzip:* Reflektierte Ultraschallimpulse werden entsprechend ihrer Intensität in unterschiedlich hellen Bildpunkten auf dem Bildschirm dargestellt. Die Schallwellen werden fächerförmig oder parallel in das Gewebe eingestrahlt, nach ihrer Reflexion im Gewebe wieder empfangen und entsprechend ihrem zeitlichen Eintreffen Zeile für Zeile aneinandergereiht.
  - *Signaldarstellung/Bildrekonstruktion:* Das Schnittbild ist zweidimensional mit ca. 120 Bildzeilen aufgebaut. Es erfolgt eine elektronische Verarbeitung der unterschiedlichen Echointensitäten zu Bildpunkten unterschiedlicher Dichte. Dadurch entstehen Helligkeits- oder „Grauwert"-Stufen (Graustufendarstellung; „Brightness"-Modulation).

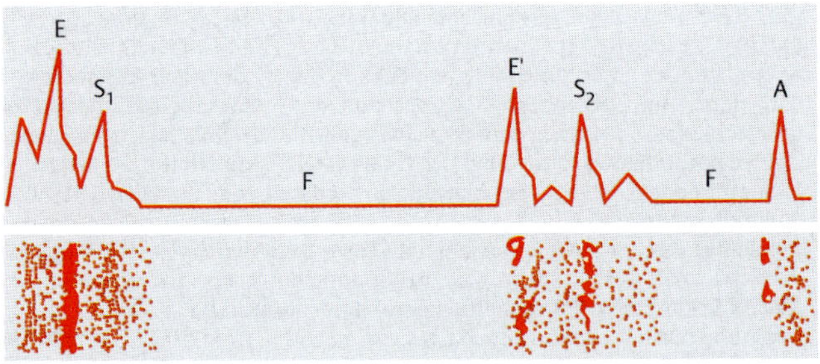

Abb. 2a u. b A- und B-mode-Verfahren am Beispiel der Kieferhöhle.
a A- mode-Signal. b B-mode-Darstellung: Übertragung der Amplitudenhöhen in Helligkeitspunkte. E = Eintrittsechos (Knochen), E′ = Eintrittsecho (Knochenleiste oder Polyp), S1 = Schleimhaut, S2 = verdickte Schleimhaut, F = Flüssigkeit, A = Austrittsecho

- **M-mode-Verfahren (time motion):** Registrierung von Bewegungsabläufen, z. B. an Herzklappen und Herzwänden, über ein Ort-Zeit-Diagramm („Time-motion").

Doppler- und Duplexsonographie

- **CW-Doppler (continuous wave):**
  - *Prinzip:* Verwendung zweier piezoelektrischer Elemente; eines für kontinuierliche (continuous wave) Schallimpulssendung, das zweite für den Empfang reflektierter Ultraschallsignale.
  - *Signaldarstellung:* Akustische und ggf. optische Darstellung der Frequenzspektren zurückkehrender Echos; aus der Frequenzverschiebung werden

Strömungsrichtung und Flussgeschwindigkeit errechnet. Eine Tiefenlokalisation ist nicht möglich.

- **PW-Doppler (pulsed wave):**
  - *Prinizp:* Verwendung eines piezoelektrischen Elementes, alternierend als Sender und Empfänger (puls wave).
  - *Signaldarstellung:* Registrierung von Echosignalen über ein in der Empfangszeit vorgegebenes Messtor; dadurch ist eine Tiefen-/Weitebestimmung des Messvolumens („sample volume") möglich und somit auch eine örtlich umschriebene Blutflusserfassung.
- **Duplex-Sonographie:**
  - *Prinzip:* Kombination von CW- oder PW-Doppler mit B-Bildverfahren (Einstellung von Dopplerstrahl und Messtor unter Sichtkontrolle).
  - *Signaldarstellung:* s. S. 4.
- **Power-Doppler:** Er zeigt die räumliche Verteilung des Blutflusses an, ohne dass eine Bestimmung der Flussrichtung möglich ist. Er wird insbesondere die Frage, ob überhaupt eine Vaskularisation vorliegt und wie die Quantität der Durchblutung ist, beantworten können. Der Power-Doppler liefert sehr gute Informationen, z. B. über das Vorhandensein einer inflammatorischen Vaskularisation.
- **Spektraldoppler:** Sollen zeitlicher Verlauf und Geschwindikeitsverteilungen, also mittlere oder maximale Geschwindigkeiten dargestellt werden, wird die Spektralanalyse eines Blutflusses bestimmt. Dies hat eine große Bedeutung in der Gefäßstenosediagnostik.

Applikatortypen

- **Linearscanner:** Lineare Anordnung von bis zu 512 Wandlerelementen, diese werden elektronisch in Gruppen angesteuert. Parallele Abtastung mit geometriegetreuer Abbildung (aber große Ankopplungsfläche, nachteilig z. B. bei Darmluft). Dieser Scanner ist besonders geeignet für oberflächennahe Abbildung.
- **Konvexscanner:** Wandlerelemente wie beim Linearscanner; die Anordnung erfolgt jedoch auf einer konvex gebogenen Schallkopfoberfläche (curved-array-Scanner). Gefächerte Abtastung.
- **Sektorscanner:** Mechanische oder elektronische Scanner (mechanische Scanner: Elemente durch mechanische Drehung in unterschiedlicher Position, dadurch radiale Schallausbreitung; elektronische Scanner: Phasenverschobene Ansteuerung [„phased-array"]), dadurch sektorartiges Schallfeld). Die Abtastung erfolgt radial bzw. sektoriell. Der Vorteil liegt in einer kleinen Ankopplung; somit können Schallhindernisse wie Rippen, Darmluft besser umgangen werden. Besonders geeignet für Abbildungen in Tiefen.

Signalverarbeitung

- **Preprocessing:** Elektronische Verbesserung der Signalqualität und Auflösung beim Empfang.
- **Postprocessing:** Kontrastverstärkung zwischen kleinen (Weichteilgewebe) und großen Signalen (Kalk- oder Knochenstruktur) durch Hervorheben oder Unterdrücken von Graustufenbereichen.
- **Tiefenausgleich:** Verstärkung später eintreffender Signale durch die TGC-Regelung (time-gain-compensation). Dadurch Behebung von Dämpfungseffekten (Beispiel applikatorferne Schallschwächung bei Fettleber).
- **Sendeintensität:** Gerätevorgegebene Maximalleistung, angegeben mit 0. Zur Vermeidung einer Nivellierung der Grauabstufung („überstrahltes" Bild) möglichst gering einstellen, z. B. -3 bis -9 % der Maximalleistung (auch zur Vermeidung möglicher schädlicher Wirkungen bei Schwangeren und Kindern).

► **Gesamtverstärkung:** Verstärkung der rücklaufenden Signale (Empfangsverstärkung, „gain"); Abstimmung mit der Sendeintensität (der vom Schallkopf ausgehenden Sendeleistung) notwendig.

Digitale Bildverarbeitung

► Die konventionelle Bildgebung wird vermehrt durch die digitale Signalverarbeitung mittels Hochleistungsrechnern, die mehrere Milliarden Rechenoperationen pro Sekunde durchführen können, erweitert. Ergänzt wird diese Technik durch die Weiterentwicklung der Schallwandlertechnik von Ein-Zeilen-Arrays hin zu Mehrzeilen-Arrays (Matrix-Array) und Breitband-Arrays, wobei Sende- und Empfangsfrequenzen breitbandig gewählt und genutzt werden können. In Verbindung mit digitaler Signalverarbeitung und hoher Sampling-Rate des Echosignals werden Ultraschallbilder mit hohem Kontrast und hoher Auflösung sowie auch die Abbildung von langsamem Fluss in kleinen Gefäßen dynamisch dargestellt.

► **Contrast-Harmonic Imaging (CHI) und Tissue Harmonic Imaging (THI):** Im inhomogenen Gewebe entstehen Echosignale, die nicht nur die Grundfrequenz des Sendeimpulses, sondern auch abweichende harmonische Echofrequenzen enthalten.
- *Im Tissue Harmonic Imaging Verfahren* werden über eine Kombination spezieller Sendeimpulssequenzen und einer Empfangsbreitbandtechnik die harmonischen Frequenzanteile genutzt, um Ultraschallbilder mit einer hohen kontrastreichen räumlichen Auflösung und geringem Rauschen herzustellen.
- *Im CHI* werden echoverstärkende Kontrastmittel verwendet, die den harmonischen Frequenzanteil erhöhen, um somit die Differenzierung zwischen Blutflussechos und Gewebeechos zu verstärken.

► **Photopic Ultrasound Imaging:** Über dieses Verfahren kann eine Kontrastoptimierung vorgenommen werden. Es werden Grauwerte in monochromatische Farbwerte umgewandelt und geringe Strukturunterschiede auch bei Tageslicht sichtbar.

► **3D-Sonographie:** Die digitale Signalverarbeitung mit hoher Verarbeitungsgeschwindigkeit ermöglicht große Bilddatensätze in einer Vielzahl zu speichern. Ein Positionssensor wird nicht benötigt. Lokale Echoinformation aus benachbarten Einzelbildern dienen zur Rekonstruktion von 3D-Datensätzen mit isotoper Voxelgröße. Die Datenaufnahme erfolgt freihändig mit Standardschallköpfen oder mit Matrixschallköpfen, die einen elektronischen Bildschwenk zulassen. B-Mode und Doppler-Mode werden getrennt aufgenommen und getrennt oder kombiniert wiedergegeben.

Signalverstärkende Sonographie („Kontrastmittelsonographie")

► **Technik und Entwicklung:** Der derzeitige Stand der Ultraschalltechnik ermöglicht, dass auch kleine Veränderungen ab einer Größe von ca. 4 mm erfasst werden können. Patientenbezogene Faktoren (Adipositas, Darmgasüberlagerung, mangelndes Vermögen zur tiefen Inspiration) oder akustische Eigenschaften mancher Tumoren, die denen des umgebenden Gewebes gleichen oder ähneln, können jedoch dazu führen, dass Raumforderungen nicht ausreichend erkannt werden. Hier kann der Einsatz von Echosignalverstärkern (sog. Ultraschallkontrastmitteln = intravenös injizierte stark reflektierende Mikropartikel) über den Dopplereffekt C zur Suche und evtl. auch zur Charakterisierung von Raumforderungen beitragen.

► **Einsatzgebiete:**
- *Gastroenterologische – hepatologische Sonographie:* Der Einsatz der Echosignalverstärker wurde in den letzten Jahren in vielen Studien überprüft und

kann insbesondere für die Differenzierung fokaler Leberveränderungen als Standard der „High-End-Sonographie" gelten.
- *Neurologische Sonographie:* Auch in der neurologischen Ultraschalldiagnostik findet die Methode in spezialisierten Ultraschalllabors eine breite Anwendung, da gerade wegen des manchmal suboptimalen Schallfensters an der Schädelkalotte der Einsatz der Signalverstärker die diagnostische Ausbeute deutlich verbessert.
- In anderen Anwendungsgebieten wir z. B. der Untersuchung der Myokardperfusion gibt es noch keinen breiten klinischen Einsatz.

Geräteeinstellung

► **Vorbemerkung:** Eine exakte sonographische Diagnose ergibt sich aus der Erfahrung und der Gewissenhaftigkeit des Untersuchers sowie einer optimalen Geräteeinstellung. Die Einstellung des Sonographiegeräts muss von Patient zu Patient und von Organ zu Organ ständig angepasst werden.

► **Monitoreinstellung:**
- *Helligkeit:* Zunächst den Helligkeitsregler so verändern, dass die Randstrukturen und die Grundhelligkeit zu differenzieren sind.
- *Kontrast:* Danach den Kontrastregler in der Weise einstellen, dass alle Grautöne am Graukeil erkennbar werden.

► **Grundeinstellung des Ultraschallgerätes:**
- *Sendeleistung:* Sendeleistung so gering wie möglich halten.
- *Gesamtverstärkung:* Gesamtverstärkung regulieren, eine Überstrahlung muss vermieden werden.
- *Tiefenverstärkung:* Regelung der Tiefenverstärkung, um eine homogene Echodichte und einheitliche Bildhelligkeit zu erreichen.

► **Häufige Fehler bei der Einstellung:**
- Zu hohe oder zu niedrige Gesamtverstärkung.
- Falscher Tiefenausgleich.
- Übersteuerung des Nah- und/oder Fernfeldes.

► **Ziel einer optimalen Monitor- und Geräteeinstellung:** Verhindern sonographischer Fehlinterpretationen.

1.3 Farbkodierte Duplexsonographie (FKDS)

Methode, Aussage

► **Synonyme:** „Color-Flow-Mapping" (CFM), „Color-Velocity-Imaging" (CVI) oder vereinfacht: „Farbdoppler-Sonographie".

► **Prinzip:** Ein B-Bild in Grauwertdarstellung wird mit der Dopplerfunktion kombiniert. In einem B-Bildausschnitt oder über das gesamte B-Bild liegen Dopplermesstore. Es erfolgt eine elektronische Farbkodierung der Frequenzverschiebung durch den „Dopplereffekt": Auf den Schallkopf zulaufende Blutströmung wird z. B. rot kodiert, sich entfernende blau.

► **Untersuchungsziele/-möglichkeiten:**
- *„Mapping":* Flächenhaftes Abtasten bewegter Teilchen in Organen.
- *Erfassung von Bewegung* (z. B. Blutkörperchen) über die Frequenzänderung (Dopplereffekt).
- *Sichtbarmachen von Blutgefäßen:* Durch Einstellung des Messfensters mit dem Cursor in das zu untersuchende Gefäß („sample volume" über die PW-Dopp-

lerfunktion) und elektronische Farbbelegung werden Blutgefäße deutlich sichtbar.
- *Messen von maximalen Flussgeschwindigkeiten* (über die CW-Dopplerfunktion); über die Spektralkurvenanalyse und durch Farbänderungen/-mischungen (Turbulenzen) kann man Stenosen und/oder die Flussrichung erkennen.

Signalverarbeitung, Geräteeinstellung

► **Geräteeinstellungen:**
- Von der Wahl des Schallkopfes und der Schallkopffrequenz sind Eindringtiefe und erfassbare Flussgeschwindigkeit abhängig.
- Sendeenergie (Ausgangsleistung, Angabe in % der maximalen Leistung bzw. dB) gering halten (s. o.; sowie zur Vermeidung von Artefakten in der Farbkodierung wie z. B. künstliche Turbulenzen oder gefäßüberschreitende Farbgebung).
- Gesamtverstärkung (Empfangsverstärkung) und Tiefenausgleich im oberen Bereich einstellen.

► **Wandfilter:**
- Eingrenzung bestimmter Frequenzbereiche (z. B. Erfassung niedriger Flussgeschwindigkeiten).
- Herausfiltern störender Frequenzen.

► **Doppler-Frequenz:**
- Einstellung der maximal messbaren Dopplerfrequenz mittels Dreh-/Kippschalter; Anzeige der Maximalfrequenz bzw. -geschwindigkeit am Monitorbildrand ober- und unterhalb der Farbskala.
- Wahl der Geschwindigkeit nach dem zu erwartenden Frequenzspektrum: In Parenchymgefäßen niedrigere Frequenzen und Geschwindigkeiten als in Widerstandsgefäßen.
- Die mögliche maximal erfassbare Frequenz ist abhängig von der Pulswiederholfrequenz (pulse repetition frequency, PFR); diese ist wiederum abhängig von der Schallkopffrequenz und der Eindringtiefe.
- Die Frequenz (PRF) sollte doppelt so hoch gewählt werden wie die maximal zu erfassende Geschwindigkeit, da es sonst zu einer scheinbaren Strömungsumkehr kommt; dieses Phänomen heißt „aliasing“.

► **Nulllinienverschiebung:** Die gemessenen Frequenzen/Geschwindigkeiten werden auf einer Skala mit mittelständiger Nulllinie und Plus-Minus-Bereich dokumentiert. Reicht bei hohen Geschwindigkeiten der Messbereich nicht aus, kann durch Nulllinienverschiebung nach oben oder unten der jeweilige Skalenbereich erweitert werden.

► **Angle:**
- Wie bei PW- und CW-Doppler ist die erfassbare Frequenzverschiebung abhängig vom Einfallswinkel. Bei gleicher Geschwindigkeit nimmt die Frequenzänderung („Doppler-shift“) mit kleiner werdendem Einfallswinkel zu.
- Je näher der Einfallswinkel gegen 0 zugeht, um so geringer ist der Messfehler.
- Eine Verkleinerung des Winkels ist über eine Kippung des Schallkopfes oder über elektronisch gesteuerte Schallwellenablenkung möglich.
- Eine Frequenzänderung (Doppler-shift) ist nur mit Eingabe des Einfallswinkels korrekt in Geschwindigkeit umzusetzen; für die automatische Umrechnung durch das Gerät ist eine Kennzeichnung des Einfallswinkels durch Markierung der Flussrichtung des Blutgefäßes notwendig.

Farbartefakte

- Viele Farbartefakte können die Diagnostik in der FKDS beeinträchtigen bzw. verfälschen; einige sind nicht zu vermeiden und dienen dann der Diagnosefindung und -sicherheit.
- **Rauschen:** Ein „Rauschen" (z. B. durch Einstellung einer zu hohen Farbempfangsverstärkung) ist störend; manchmal muss aber ein solches geradezu provoziert werden, um auch langsame Flüsse zu detektieren.
- **Bewegungsartefakte:** Ebenso stören „Bewegungsartefakte" (Color „flash"), z. B. durch übertragene Pulsationen des Herzens (bei der Untersuchung von vaskularisierten Raumforderungen im linken Leberlappen) oder der Aorta.
- **Aliasing:** Ein „Aliasing"-Artefakt stört dort, wo aus Diagnostikerfordernissen die Farbskala auf einen bestimmten Geschwindigkeitsbereich (Pulsrepetitionsfrequenz, PRF) eingestellt ist, dieser aber nicht der Strömungsgeschwindigkeit in allen gerade dargestellten Blutgefäßen entspricht. Dadurch kommen unerwünschte Farbumschläge zustande.
- **Konfetti-Phänomen:** Ein „Konfetti-Phänomen" entspricht multiplen kleinen Farbpunkten und ist ein wichtiges Zeichen einer pathologischen Störung, z. B. von Turbulenzen hinter einer Stenose.
- **„Twinkling-Artefakt":** Dem „Twinkling-Artefakt" kommt ein besonderer diagnostischer Wert zu. Es handelt sich um ein im Bereich des Schallschattens einer stark reflektierenden Substanz (Steine, Cholesterinpolyp) auftretendes Konfetti-Phänomen bzw. Farbbanden (rot-blaue Farbpixel). Dieses Artefakt trägt zur besseren Diagnose z. B. von Nierensteinen bei. Der Artefakt beruht auf einer durch die Schallenergie angeregten Schwingung des Reflektors.

1.4 Bildartefakte

Grundlagen

- **Definition:** Bildartefakte sind akustische Bilder ohne anatomisches Korrelat („Kunstprodukt"). Ihre Entstehung beruht auf der Tatsache, dass beim Bildaufbau nicht alle physikalischen Phänomene berücksichtigt werden.
- **Bedeutung:** Ihre Bedeutung ist für die Interpretation von Ultraschallbildern unterschiedlich. Sie können stören (Bsp. Schichtdickenartefakt), aber auch aufschlussreich sein (Bsp. Schallschatten).
- **Übersicht:** s. Tab. 2 u. 3.

Tabelle 2 **· Übersicht Artefakte**

Bedeutsame Artefakte	Weniger bedeutsame Artefakte
Bogenartefakt (S. 10)	Bewegungsartefakt
Rauschen (S. 11)	Doppelbildartefakt
Schallschattenartefakt (S. 11)	Laufzeitartefakt
sog. Schallverstärkung (S. 12)	
Schichtdickenartefakt (S. 13)	
Spiegelartefakt (S. 14)	
Wiederholungsechos mit Sonderformen (S. 15)	
Zystenrandschatten (S. 16)	

Tabelle 3 · Einteilung der Artefakte nach ihrem Erscheinungsbild

Echoreich	Echogleich	Echofrei
Bogenartefakt	Bewegungsartefakt	Schallschattenartefakt
Rauschen	Doppelbilder	Spiegelartefakt
sog. Schallverstärkung	Laufzeitartefakt	Zystenrandschatten
Spiegelartefakt	Spiegelartefakt	
Schichtdickenartefakt		
Wiederholungsechos		

Bogenartefakt (Abb. 3 u. 4)

- **Definition:** Falsche Abbildung von Objekten durch Vernachlässigen der Schallkeulenbreite beim Bildaufbau.
- **Beschreibung:** Bogenförmige Linie in echofreier Struktur.
- **Bedeutung:** Verwechslung mit Binnenechos in zystischen Organen (Septen, Sediment).
- **Differenzierung zum realen Befund:** Durch Kippen des Applikators oder Änderung der Schnittebene leicht eliminierbar.

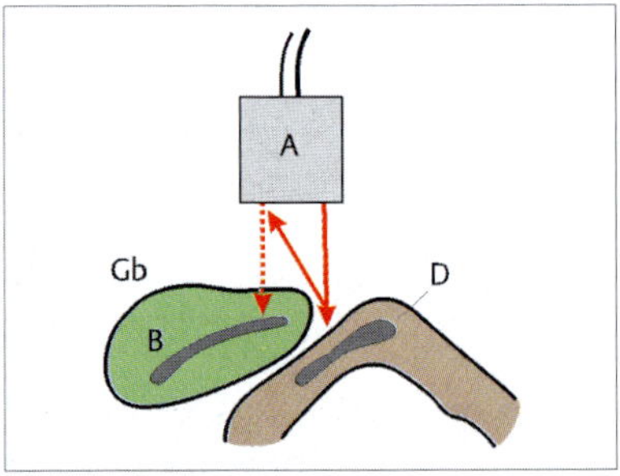

Abb. 3 Bogenartefakt: Der starke Reflektor Darmluft (D) wird in die Gallenblase (Gb) hineinprojiziert. B = Bogenartefakt, A = Applikator

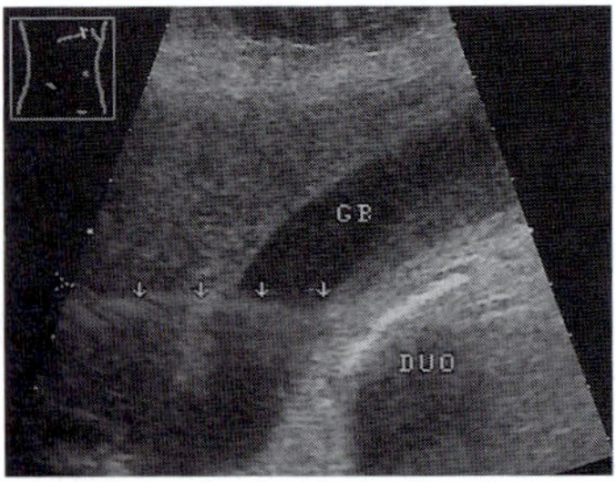

Abb. 4 Bogenartefakt: Die Pfeile weisen auf ein Bogenartefakt in einer steinfreien Gallenblase (GB), hervorgerufen durch benachbarte Duodenalluft (DUO)

Rauschen (Abb. 5 u. 6)

- **Definition:** Durch Spannungsschwankungen in der Elektronik hervorgerufene kleinste Lichtpunkte.
- **Beschreibung:** Multiple kleinste Reflexe in oberflächennahen Abschnitten *echofreier* Strukturen („milchig-trübes Aussehen" zystischer Formationen).
- **Bedeutung:** Die kleinen künstlichen Echos in solchen Zysten können mit Sludge oder Gries verwechselt werden; *kleine* Zysten erscheinen dann sogar als solide Formationen.
- **Differenzierung zum realen Befund:** Reduktion der Gesamtverstärkung und/ oder Fokusänderung.

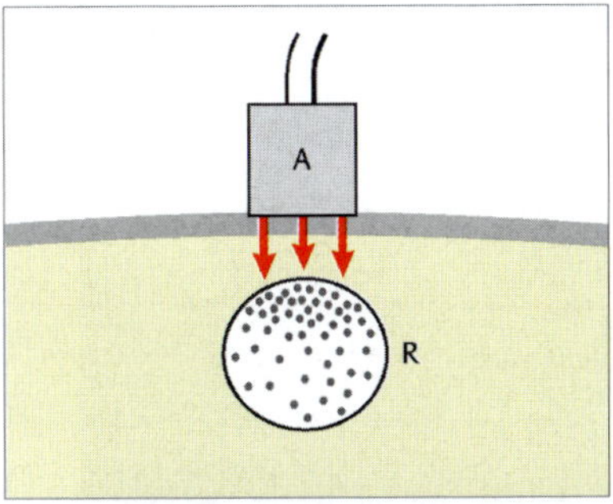

Abb. 5 Durch eine Verstärkung der schallkopfnahen Abbildungsschichten kommt es zu zahlreichen feinen Echos in zystischen Organen. A = Applikator, R = Rauschen

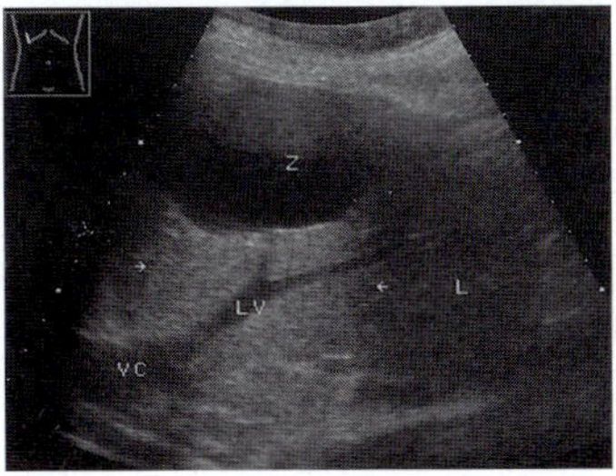

Abb. 6 Rauschen in einer Leberzyste (Z). In den ventralen Anteilen liegende multiple feine Echos

Schallschattenartefakt (Abb. 7 u. 8)

- **Definition:** Fehlen einer Abbildung hinter stark reflektierenden oder absorbierenden Strukturen.
- **Beschreibung:** Bandförmiger echofreier Bereich dorsal von einem hellen Echo (starker Reflektor wie z. B. Kalk, Luft, Knochen).
- **Bedeutung:**
  - Hilfreich bei der Stein- und Zystendiagnose (Zystenrandschatten).
  - Störend bei der abdominellen Sonographie (Gasansammlung im Intestinum und Rippenschatten).
  - Nicht nur starke Reflektoren verursachen einen Schallschatten, auch tangential getroffenes Bindegewebe (Lig. teres, Bindegewebe in der Leberpforte).
  - Dorsal kleiner Konkremente erkennt man nur dann einen Schatten, wenn sie direkt in der Fokalzone des Schallstrahles liegen.

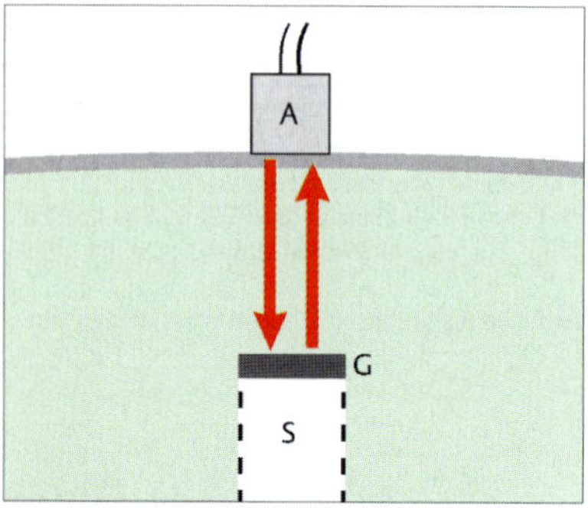

Abb. 7 Schallschattenartefakt: Hinter einem starken Reflektor (z. B. Gallenstein = G) entsteht eine Schattenzone (S) durch Reflexion und Absorption. A = Applikator

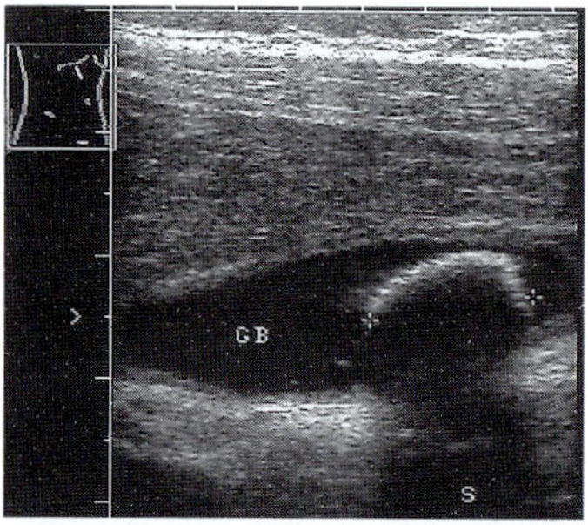

Abb. 8 Schallschattenartefakt: Gallenblasenstein mit typischem Schallschatten (S)

So genannte Schallverstärkung (Abb. 9 u. 10)

- **Definition:** Durch fehlende Abschwächung des Schalls entstehende Echoverstärkung.
- **Beschreibung:** Im Vergleich zum Nachbargewebe gleicher Tiefe echoreichere Darstellung der Strukturen dorsal von Zysten, Abszessen oder nekrotischen Metastasen.

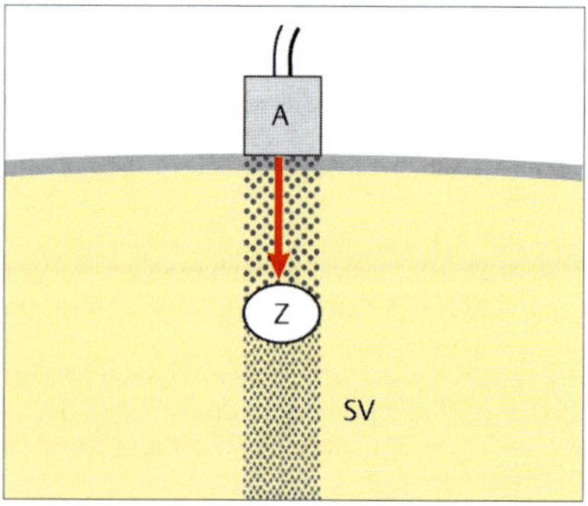

Abb. 9 Sog. Schallverstärkung: In Flüssigkeit werden Schallwellen weniger abgeschwächt, daher entstehen dahinter echodichtere Schallimpulse. A = Applikator, Z = Zyste, SV = sog. Schallverstärkung

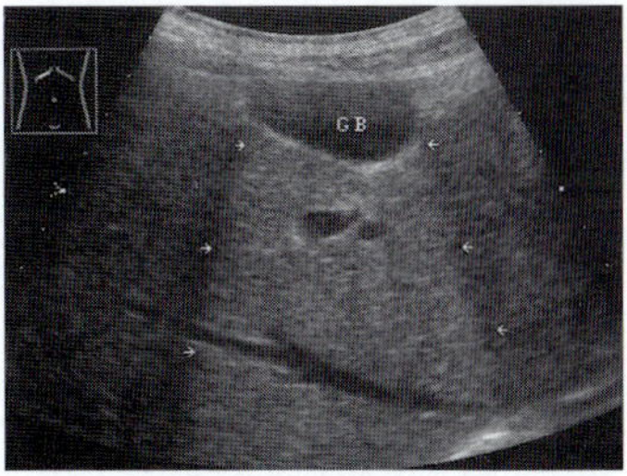

Abb. 10 Sog. dorsale Schallverstärkung. Dorsal der Gallenblase (GB) liegende echoreiche Struktur (Pfeile)

- **Bedeutung:**
  - Hilfreich bei der Diagnostik von Zysten und anderen echofreien Formationen.
  - Störend bei der Beurteilung der Abschnitte dorsal von Zysten und anderen liquiden Formationen.

Schichtdickenartefakt (Abb. 11 u. 12)

- **Definition:** An gebogenen Grenzflächen zwischen echofreien und echodichten Strukturen durch die Schallkeulenbreite entstehender Artefakt.
- **Beschreibung:** Feiner Saum wandständiger Binnenechos bei flüssigkeitsgefüllten Organen; dadurch verdickt und unscharf erscheinende Wände.
- **Bedeutung:** Verwechslung mit Detritus, Sludge, Gries oder Koagel.
- **Differenzierung zum realen Befund:**
  - Umlagerung des Patienten.
  - Gute Fokussierung.
  - Änderung der Schnittebene.

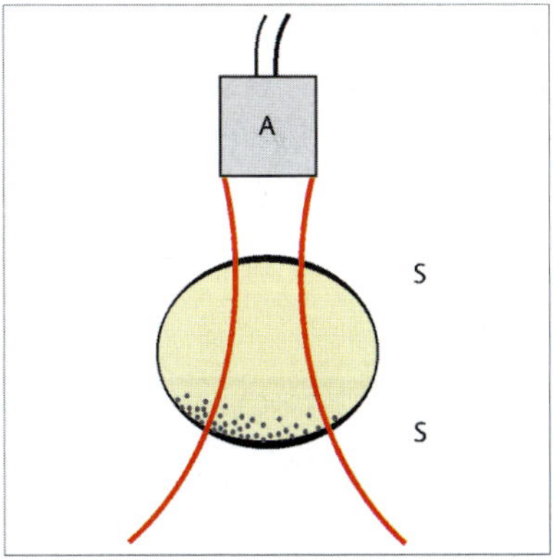

Abb. 11 Schichtdickenartefakt: Die ventrale und dorsale Zystenwand stellt sich verdickt und unschärfer dar. S = Schichtdickenartefakt, A = Applikator

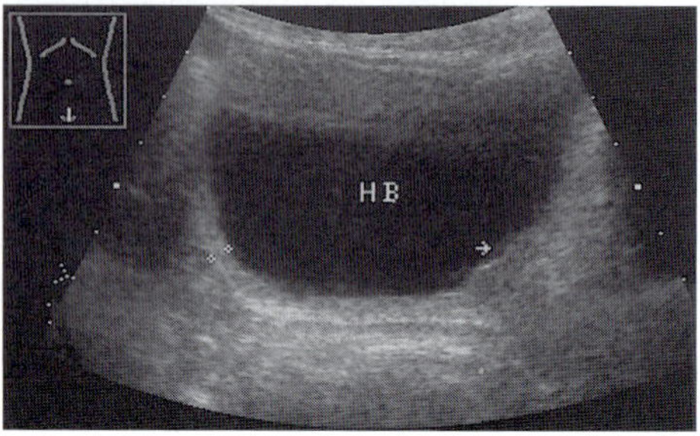

Abb. 12 Schichtdickenartefakt: Querschnitt durch die Harnblase (HB) mit teilverdickt und unscharf wirkender Wand, besonders dorsal (Pfeil)

Spiegelartefakt (Abb. 13 u. 14)

- **Definition:** Durch reflexionsbedingte Veränderung der Schallrichtung und doppelte Laufzeit entstehende „Trugbilder" hinter starken Reflektoren.
- **Beschreibung:** Lebergewebe, das infradiaphragmal vor dem starken Reflektor Zwerchfell liegt, wird supradiaphragmal in die basalen Lungenabschnitte projiziert („Pseudoecho").

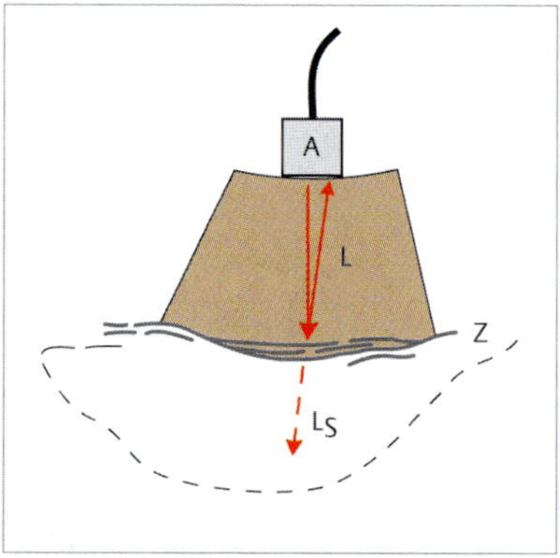

Abb. 13 Spiegelartefakt: Schematische Darstellung der am Zwerchfell (Z) reflektierten Schallwellen in der Leber (L) mit dem Trugbild einer „Spiegelartefakt"-Leber. A = Applikator, LS = Leber supraphrenisch

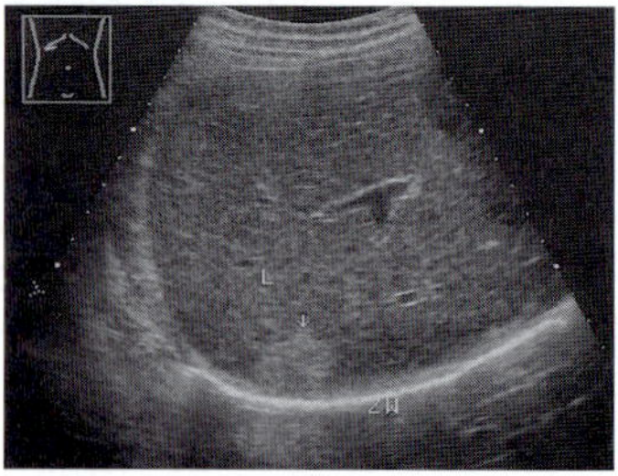

Abb. 14 Spiegelartefakt: Subkostaler Schrägschnitt rechts mit Darstellung der Leber (L), des Zwerchfells (ZW bzw. Lungeneingangsreflex), einer Leberhämangiom subphrenisch sowie dem gespiegelten Leberhämangiom supraphrenisch (Pfeile)

- **Bedeutung:** Gering. Die Kenntnis dieses Artefakts verhindert mögliche Fehldeutungen.
- **Differenzierung zum realen Befund:** Regelrechtes Leber- und Milzparenchym kann einen Pleuraerguss vortäuschen, eine Untersuchung in sitzender Position von dorsal klärt die Situation.

Wiederholungsechos (Abb. 15 u. 16)

- **Definition:** Multiple Artefaktlinien, die durch Mehrfachreflexion zwischen zwei stark reflektierenden Grenzflächen entstehen. Der Rechner des Ultraschallgerätes interpretiert die zeitliche Verzögerung als weitere (räumliche) Entfernung.
- **Beschreibung:** Echostarke sich wiederholende Linien, die zueinander und zur Schallkopfoberfläche parallel verlaufen und sich zur Tiefe hin abschwächen.
- **Sonderformen:**
  - Kometenschweifartefakt.
  - Ring-down-Artefakt.
- **Bedeutung:** Wiederholungsechos kommen regelmäßig in zystischen Organen vor, jedoch auch in soliden Strukturen. Sie sind eigentlich immer störend, selten hilfreich. Durch Änderung der Schallrichtung sind sie zu eliminieren.

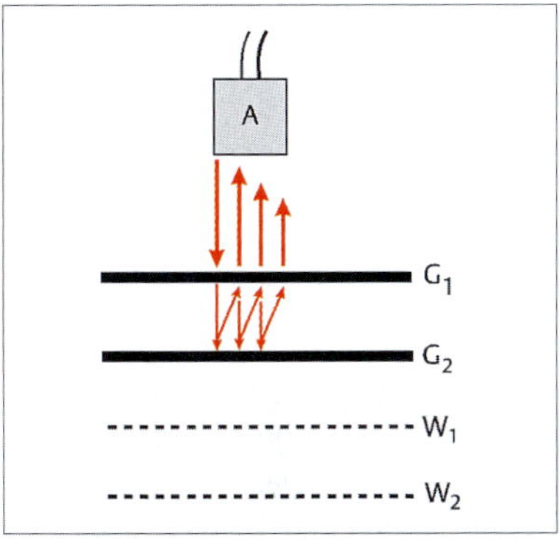

Abb. 15 Schematische Darstellung reflexkräftiger Grenzflächen (G) mit typischen Wiederholungsechos (W). A = Applikator

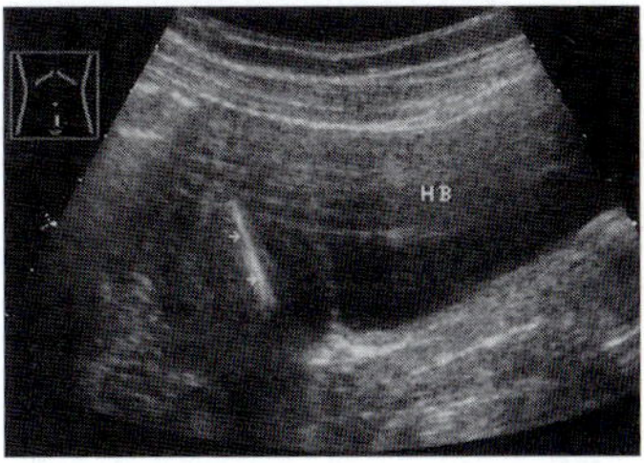

Abb. 16 Wiederholungsechos: Längsdarstellung des Uterus und der Harnblase (HB) mit „Überlagerung" von parallelen Artefaktlinien durch Bauchdeckenstrukturen. Pfeile = IUP

Zystenrandschatten (Abb. 17 u. 18)

- **Definition:** Durch tangentiales Auftreffen, Streuung, Brechung, Schallabschwächung und -auslöschung des Schallstrahls an Zystenwänden entstehende Schattenbildung.
- **Beschreibung:** Echoarme oder echofreie schmale Schallschatten an der Grenze zystischer Organe, häufig mit divergierender Form.
- **Bedeutung:** Es handelt sich um ein Zystenkriterium.
- **Differenzierung zum realen Befund:**
  - Vortäuschung von Konkrementen, besonders im Gallenblasenfundus und im Zystikusbereich.
  - Klärung durch Gegenkontrolle in zweiter Schnittebene.

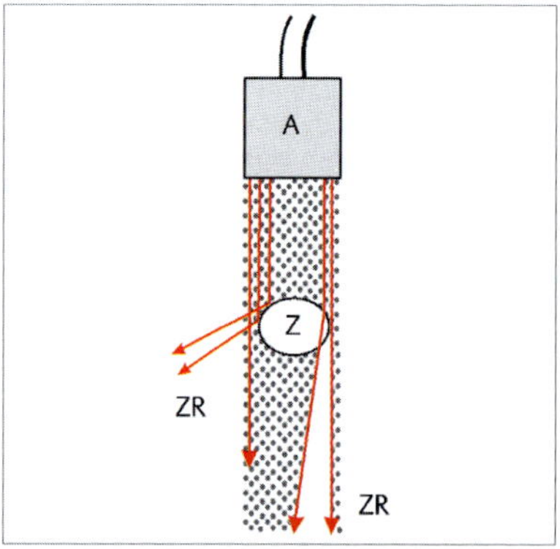

Abb. 17 Zystenrandschatten: Treffen Schallwellen tangential auf Zystenwände, werden sie gestreut oder gebrochen. A = Applikator, Z = Zyste, ZR = Zystenrandschatten

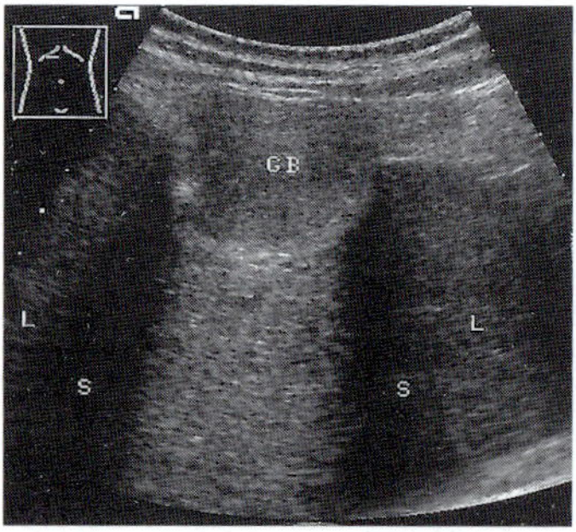

Abb. 18 Randschatten („lateral shadowing"). Durch Brechung und Schallschwächung an Zystenrändern hervorgerufene divergierende oder konvergierende Schattenzone. Eine Schallschwächung an echogenen Wänden zystischer Organe mit Bildung einer Schattenzone ist nicht die eigentliche Ursache dieses Artefaktes, sondern Ablenkungen des Schallstrahls durch Brechung und Streuung. Dies erklärt auch die divergierende Erscheinung des Zystenrandschattens

2 Sonographische Untersuchung

2.1 Abdomensonographie

Untersuchungsbedingungen

- **Vorbedingungen:** Die Untersuchung sollte in einem abgedunkelten, angenehm temperierten Raum in ruhiger Atmosphäre durchgeführt werden. Die Wahl des geeigneten Schallkopfes (je nach Organ) und eine gute Monitor- sowie Geräteeinstellung (S. 7) sind besonders bedeutsam. Weitere wichtige Punkte, die eine Untersuchung optimieren:
  - Fragestellung beachten und beantworten.
  - Prämedikation mit Simeticon ist nur in seltenen Fällen notwendig; und wenn, dann hochdosierte Einnahme in flüssiger Form.
  - Luftfreie Ankopplung des Schallkopfes mit geeignetem Gel.
  - Bei frischen Wunden sterile Folien verwenden (oder billiger: Einmalhandschuhe ohne Talkum).
  - Wiederholungsuntersuchungen bei schlechten Untersuchungsbedingungen.
- **Lagerung des Patienten:** Die meisten Organe werden in Rückenlage geschallt, seltener in Rechts- oder Linksseitenlage bzw. im Sitzen, Stehen oder in halb aufrechter Position (siehe auch unter Tricks). Die Untersuchungsliege sollte nicht zu weich sein; Bettuntersuchungen erschweren die Durchführung.

Einteilung der Schnittebenen

- **Vorbemerkungen:**
  - Im sonographischen Bild werden die Organe entsprechend der Schallausbreitung in „dünnen Scheiben" dargestellt (s. Abb. 19).
  - Die Schnittebenen können in Transversal- und Longitudinalschnitte unterteilt werden.
  - Der Ultraschallkopf muss bei der Untersuchung so ausgerichtet werden, dass die Bilddarstellung der Konvention entspricht. Dies ist zur Orientierung im sonographischen Bild wichtig.
  - Die Kontrolle der richtigen Schallkopfhaltung kann im bewegten Bild erfolgen. Bildaufbau nach links beim Bewegen des Schallkopfs nach links, oder Schallauslöschung links, wenn der Untersucher einen Finger von links unter den Schallkopf schiebt.
- **Transversalschnitt:** Im Transversalschnitt zeigt der rechte Bildrand die linke Körperseite, der linke Bildrand entsprechend die rechte Körperseite. Die schallkopfnahe Körperseite bzw. -oberfläche wird am oberen Bildrand dargestellt, die schallkopffernen Anteile am unteren Bildrand.
- **Longitudinalschnitt:** Im Longitudinalschnitt werden immer die kranialen Anteile im linken Bildrand dargestellt und die kaudalen Körperanteile im rechten Bildrand. Der obere Bildrand bildet immer die schallkopfnahen Organe ab, der untere Bildrand die schallkopffernen, wie im Transversalschnitt.
- **Übersicht** (Tab. 4):

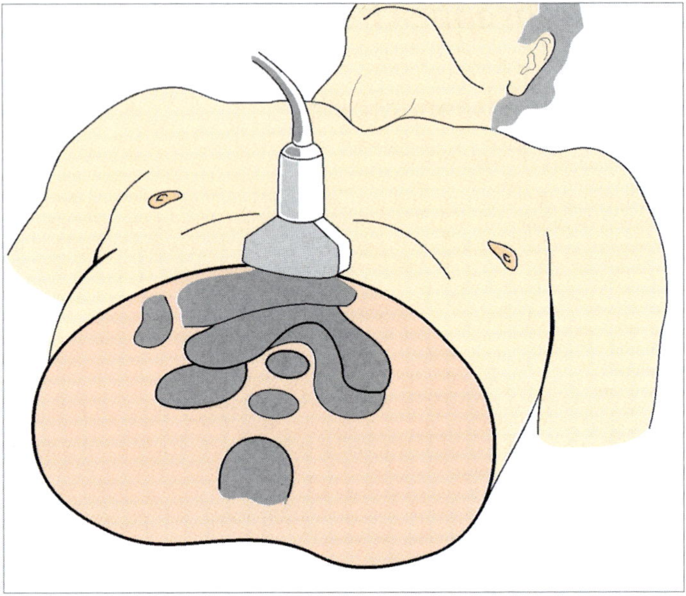

Abb. 19 Schemazeichnung einer Körperscheibe

Tabelle 4 · Übersicht über die Standardschnittebenen

Standardschnittebene	Abgebildete Organe
Transversalschnitte	
Oberbauchquerschnitt	Leber, Magen, Pankreas, Gefäße
subkostaler Schrägschnitt rechts	Leber, Gallenblase
subkostaler Schrägschnitt links	linker Leberlappen, Magen, Milz
Unterbauchquerschnitt	Harnblase, Rektum, Uterus, Tuben, Prostata
Longitudinalschnitte	
Interkostalschnitt (Schulter-Nabel-Schnitt, Leberpfortenschnitt)	Leber, Leberpforte, Gallenblase, Gallenwege
Flankenschnitt rechts	Leber, Niere
Flankenschnitt links	Milz, Niere
Oberbauchlängsschnitt	Leber, Magen, Pankreas, Gefäße
Unterbauchlängsschnitt	Harnblase, Rektum, Uterus, Prostata

Untersuchungsablauf

- Um bei der sonographischen Routineuntersuchung keine Befunde zu übersehen, ist es insbesondere für den Anfänger wichtig, nach einem System vorzugehen. Die in Abb. 20 gezeigten Schnittebenen können nacheinander eingestellt werden.
- Die Untersuchung erfolgt im Gegenuhrzeigersinn. Längsschnitt und Querschnitt werden kontinuierlich entlang der Gefäße vom Oberbauch zum Unterbauch durchgeführt.
- **Mögliche Reihenfolge der Standardschnittebenen:**
  - Oberbauchquerschnitt.
  - Subkostaler Schrägschnitt rechts.
  - Interkostalschnitt rechts.
  - Verlängerter Interkostalschnitt rechts.
  - Paramedianer Längsschnitt.
  - Flankenschnitt rechts.
  - Mittelbauchquerschnitt rechts.
  - Hoher seitlicher Interkostalschnitt (hoher Flankenschnitt) links.
  - Flankenschnitt links.
  - Mittelbauchquerschnitt links.
  - Subkostaler Schrägschnitt links.
  - Oberbauchlängsschnitt.
  - Unterbauchlängsschnitt.
  - Unterbauchquerschnitt.

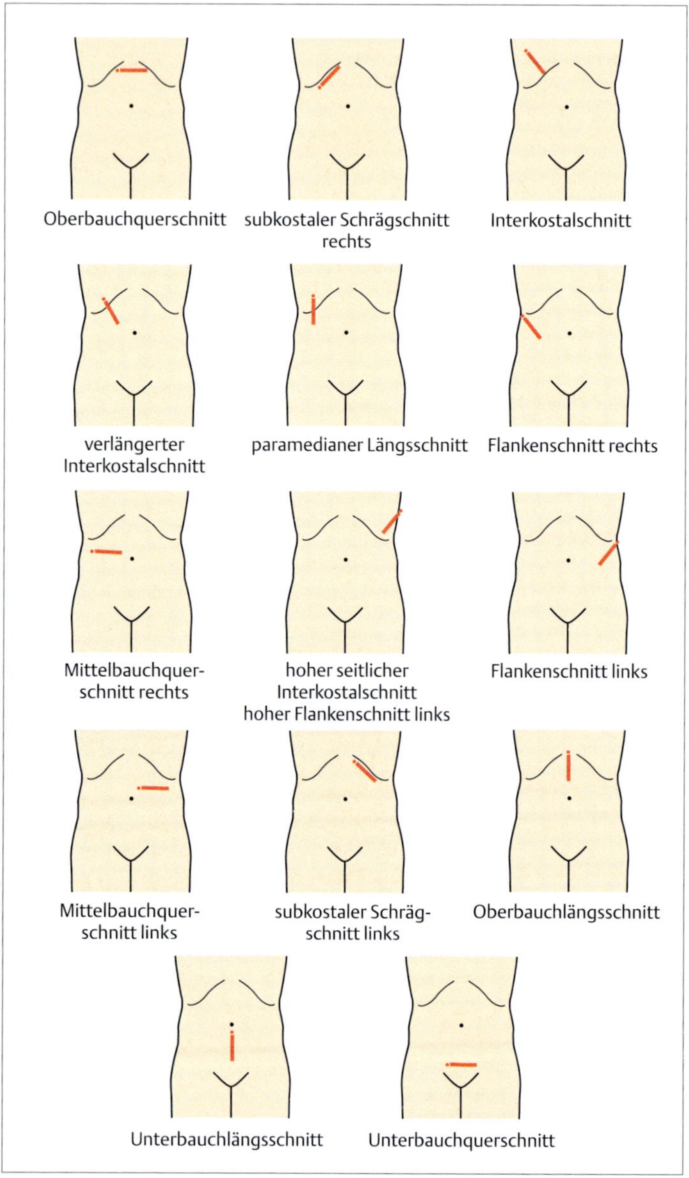

Abb. 20 Standardschnittebenen mit Zusatzschnittebenen

Einstellung der Schnittebenen, sonographische Topographie

► **Topographische Beziehung der Gallenblase zu den Nachbarorganen:**

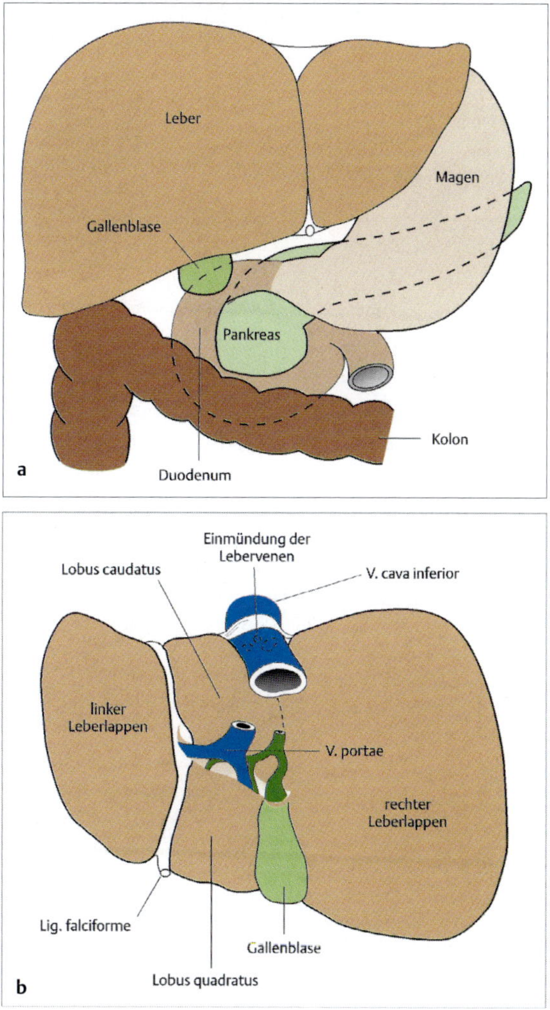

Abb. 21a u. b a Der Fundus der Gallenblase überragt den Leberunterrand, er liegt rechts des duodenalen C und kranial der rechten Kolonflexur. b Facies visceralis. Begrenzung des Lobus caudatus: 1. kranialer Leberrand. 2. Lig. falciforme. 3. Gallenblase. 4. V. cava. Begrenzung des Lobus quadratus: 1. kaudaler Leberrand. 2. lig. falciforme. 3. Gallenblase. 4. V. portae

► **Topographische Lage des Pankreas und der ableitenden Gallenwege:**

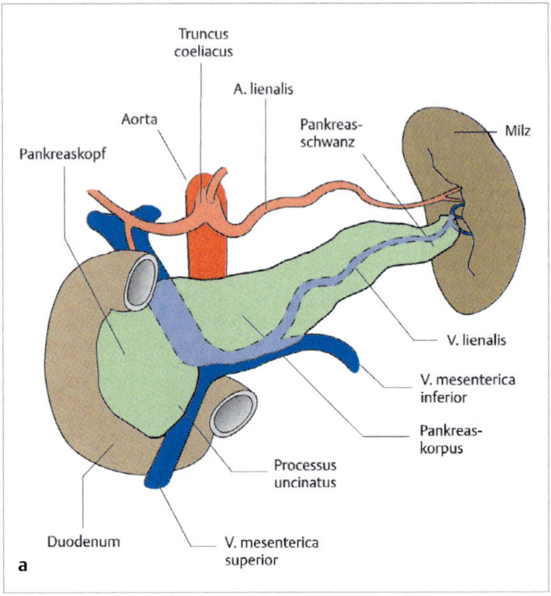

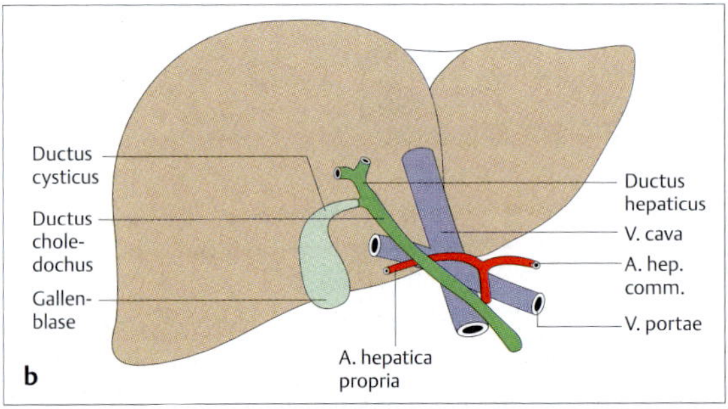

Abb. 22a u. b a Dorsal und kranial verläuft die A. lienalis, dorsal und kaudal die V. lienalis. Der Pankreasschwanz verläuft in Richtung des Milzhilus, der Pankreaskopf liegt im duodenalen C. Ventral des Pankreas liegt der linke Leberlappen, dorsal die Aorta. b Topographische Lage der ableitenden Gallenwege

► **Oberbauchquerschnitt:**

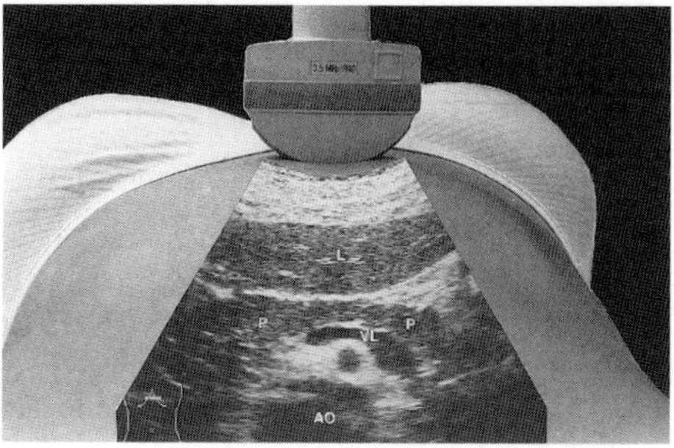

Abb. 23 Im Oberbauchquerschnitt werden von ventral nach dorsal Leber (L), Gallenblase (GB), Vena lienalis (VL), Pankreas (P), Vena cava (VC), Aorta (AO) und Wirbelsäule (WS) dargestellt

► **Anatomische Hinweise zur sonographischen Darstellbarkeit der Leber:**

- Rechter und linker Leberlappen werden durch das Ligamentum falciforme getrennt. Das Ligament stellt sich sonographisch als echoreiches Band dar (s. Abb. 359 S. 261, Aufsicht auf den rechten und linken Leberlappen).
- Von dorsokaudal betrachtet wird die Trennung der beiden anatomischen Leberhälften durch das Ligamentum falciforme deutlich.
- Nach der Segmentanatomie trennt eine Linie zwischen Gallenblase und V. cava, markiert durch die Fissura interlobaris, den physiologischen rechten und linken Leberlappen.
- Die Gallenblase liegt an der Unterseite des rechten Leberlappens.
- Zum sicheren Auffinden von Lobus caudatus und Lobus quadratus kann man sich ein H auf der viszeralen Leberseite vorstellen. Die Schenkel werden einerseits von der Verbindungslinie der V. cava und der Gallenblase, die in einer Rinne der Leber liegen, und dem Ligamentum falciforme gebildet. Die Leberpforte mit der Aufteilung der V. portae in den rechten und linken Hauptast bildet den Quersteg. Die Felder des H werden dann kranial vom Lobus caudatus und kaudal vom Lobus quadratus ausgefüllt (s. Abb. 319 S. 240, Facies visceralis der Leber).

► **Subkostaler Schrägschnitt rechts:**

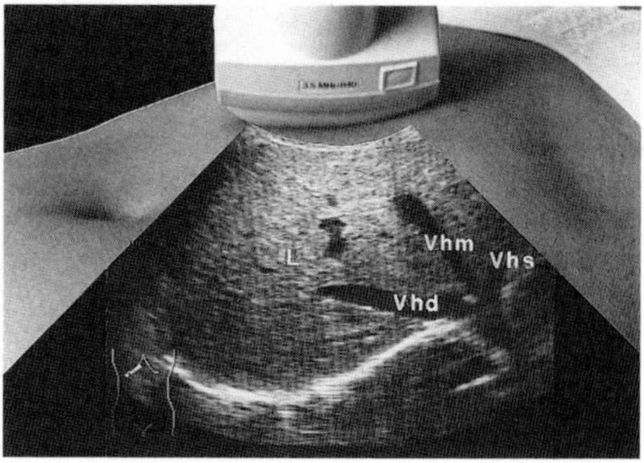

Abb. 24 Der Schallkopf wird unter den rechten Rippenbogen aufgesetzt und nach lateral und kranial gekippt. Die Schallrichtung ist dorsolateral und kranial. Die Leber (L) wird durchschallt und die dorsal einmündenden Lebervenen in ihrer Länge abgebildet. Vhd = Vena hepatica dextra, Vhm = Vena hepatica media, Vhs = Vena hepatica sinistra

► **Interkostalschnitt rechts:**

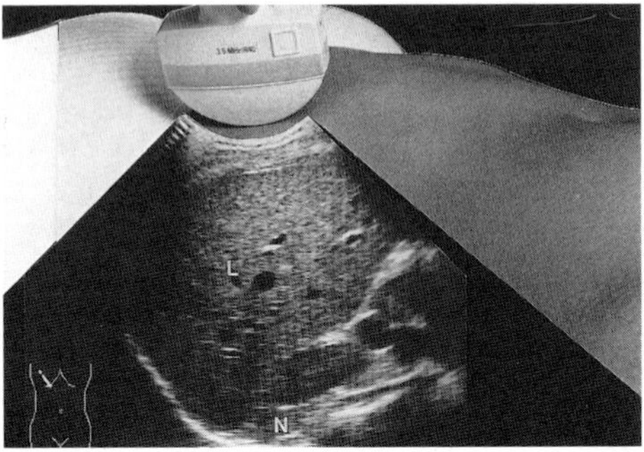

Abb. 25 Im Interkostalschnitt (Schulter-Nabel-Schnitt, gedachte Verbindungslinie der rechten Schulter mit dem Nabel) kann die Leber (L) fächerförmig durchschallt werden. Dorsal liegt die Niere (N)

► **Verlängerter Interkostalschnitt rechts:**

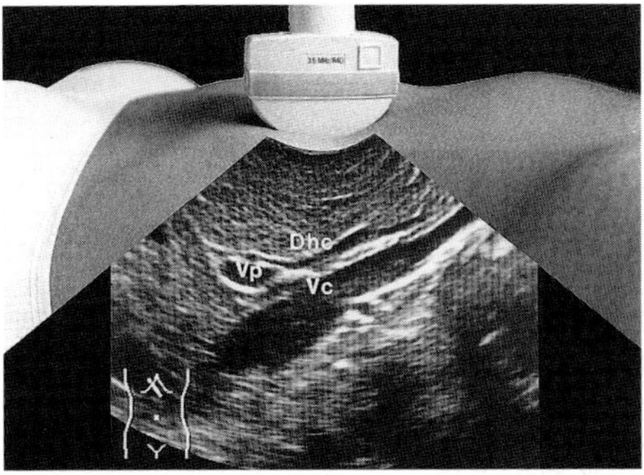

Abb. 26 Zur Darstellung der extrahepatischen Gallenwege im Leberpfortenschnitt wird der Schallkopf weiter zum Nabel hin gezogen und mit leichten Kipp- und Drehbewegungen der Ductus hepatocholedochus (Dhc), die Vena cava (Vc) und die Vena portae (Vp) annähernd in ihrer Länge dargestellt. In Linksseitenlage mit tiefer Inspiration gelingt dies noch besser

► **Verlängerter Interkostalschnitt rechts:**

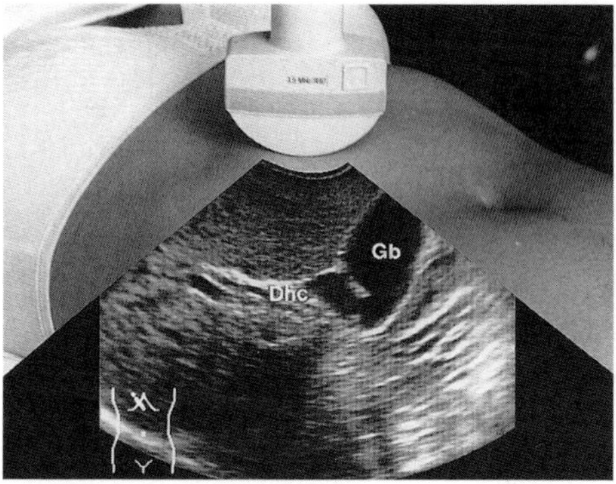

Abb. 27 In gleicher Schnittrichtung wird der Schallkopf entlang dem Rippenbogen bewegt und so die Gallenblase (Gb) in ihrer Längsachse dargestellt. Wird hierbei die Sicht auf den Leberunterrand beim Verschieben des Schallkopfes von lateral nach medial beibehalten, so gelingt das Auffinden der Gallenblase sicher. Dhc = Ductus hepatocholedochus

► **Paramedianer Längsschnitt rechts:**

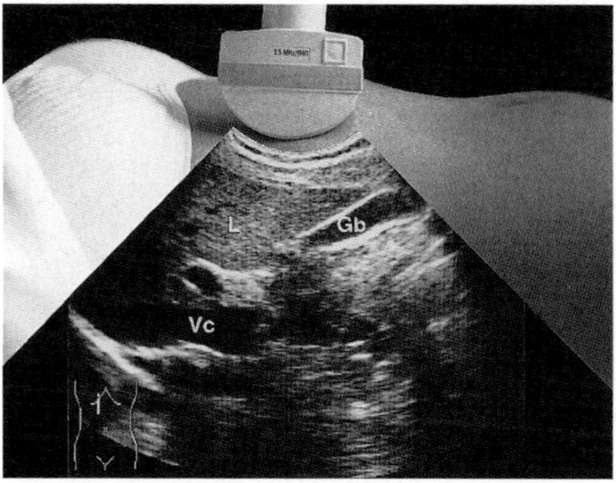

Abb. 28 Der Schallkopf wird in der Körperlängsachse lateral der Mittellinie in einen Interkostalraum oder unterhalb des Rippenbogens aufgesetzt. Die Leber (L) wird in ihrer Längsachse dargestellt und der (normalerweise spitze) Leberwinkel in seiner Form beurteilt. Die Gallenblase (Gb) überragt mit dem Fundus den Leberunterrand. Die Vena cava (Vc) wird in ihrer Längsachse dargestellt und liegt dorsal der Leber. In diesem Schnitt wird die Kavafüllung beurteilt. (Inspiratorischer Kollaps?!)

► **Flankenschnitt rechts:**

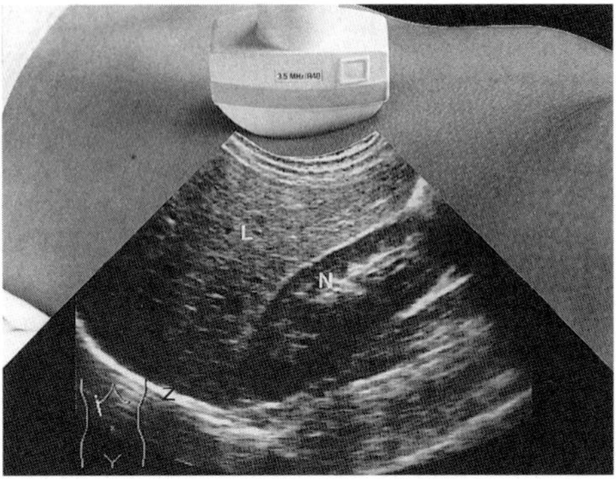

Abb. 29 Durch Verschieben nach lateral wird der Flankenschnitt eingestellt, um den Pleurawinkel distal des Zwerchfells (Z) und die Niere (N) dorsal der Leber (L) in ihrer Längsachse zu beurteilen

► **Mittelbauchquerschnitt rechts:**

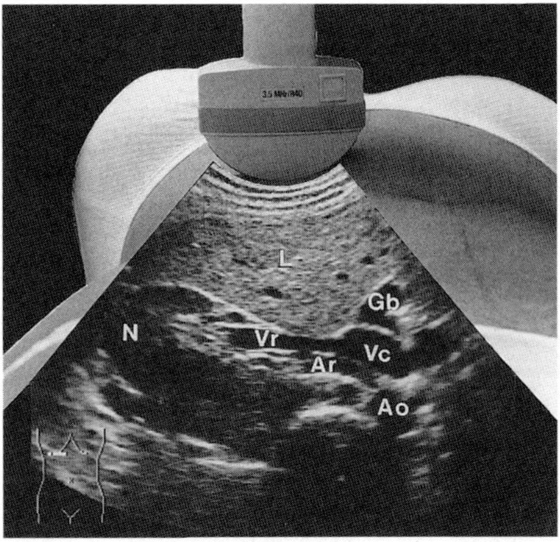

Abb. 30 Mit Blick auf die Niere im Längsschnitt wird der Schallkopf zum Mittelbauchquerschnitt gedreht und von lateral nach medial verschoben. Die Niere (N) wird dorsal der Leber (L) in ihrem Querschnitt dargestellt. In Höhe des Nierenhilus werden von ventral nach dorsal der Gefäßstiel mit Vena renalis (Vr) und Arteria renalis (Ar) sowie ggf. der Ureter abgebildet. Bei schlanken Patienten können in einem Schnittbild die Einmündung der V.renalis in die V. cava (Vc), der Abgang der A. renalis aus Aorta (Ao) und die Gallenblase (Gb) am Leberunterrand dargestellt werden

► **Hoher seitlicher Interkostalschnitt (hoher Flankenschnitt links):**

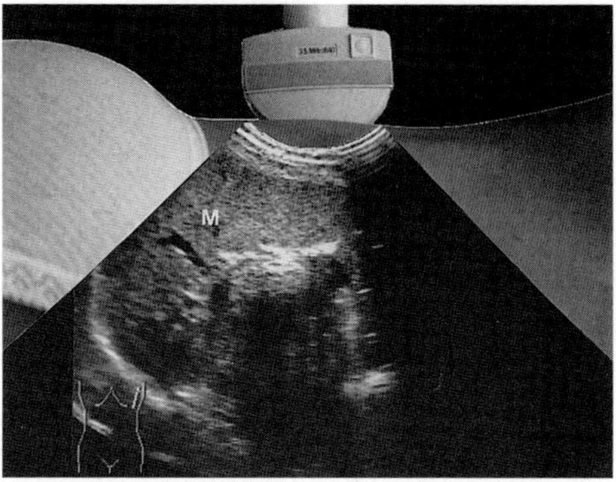

Abb. 31 Der Schallkopf wird in einen Interkostalraum kranial der linken Flanke seitlich aufgesetzt und nach kranial und medial gekippt, um die Milz (M) in ihrer Längsachse darzustellen. Links im Bild liegt der obere Milzpol, rechts der untere Milzpol. Der Schallkopf wird so lange gedreht, verschoben und gekippt, bis der längste Durchmesser erfasst wird. Die Länge und die Dicke in Höhe des Milzhilus wird gemessen

► **Flankenschnitt links:**

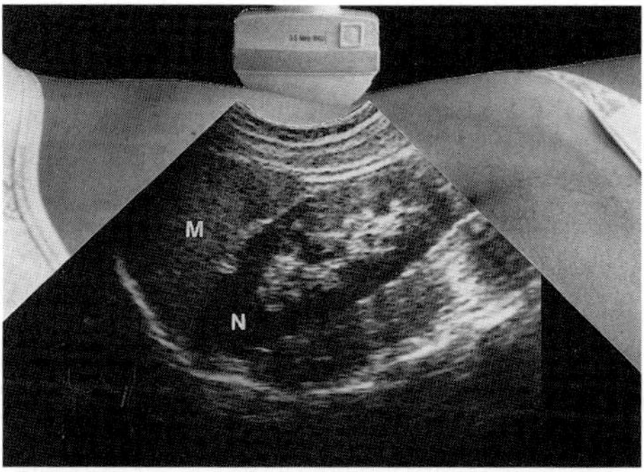

Abb. 32 Aus dem hohen Flankenschnitt wird der Schallkopf nach kaudal gezogen, und dorsal der Milz (M) erscheint die Niere (N) im Längsschnitt. Der Verlauf der Niere mit dem dorsal gelegenen oberen Pol und dem sich nach ventral richtenden unteren Nierenpol wird deutlich

► **Mittelbauchquerschnitt links:**

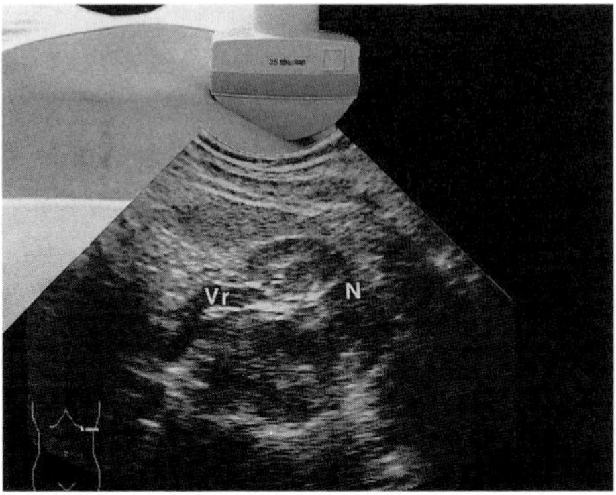

Abb. 33 Auf der Niere wird der Schallkopf in den Querschnitt gedreht und so lange gekippt, gedreht und bis zum Mittelbauchquerschnitt verschoben, um den Nierenhilus mit Gefäßstiel und ggf. den Ureterabgang darzustellen. Die Niere (N) wird entlang ihrer Längsachse durch kontinuierliches langsames Verschieben des Schallkopfes vom oberen zum unteren Nierenpol im Querschnitt untersucht. Vr = Vena renalis

► **Subkostaler Schrägschnitt links:**

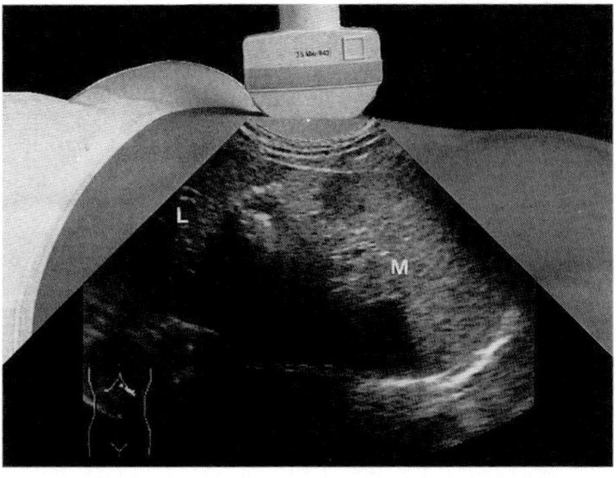

Abb. 34 Aus dem Mittelbauchquerschnitt wird der Schallkopf in den subkostalen Schrägschnitt links verschoben, sodass er unterhalb des linken Rippenbogens aufgesetzt ist. Links im Bild erscheint die Leber (L), rechts und dorsolateral erscheint die Milz (M) in ihrer Breite und verkürzt dargestellter Längsausrichtung

► **Schema Bauchgefäße:**

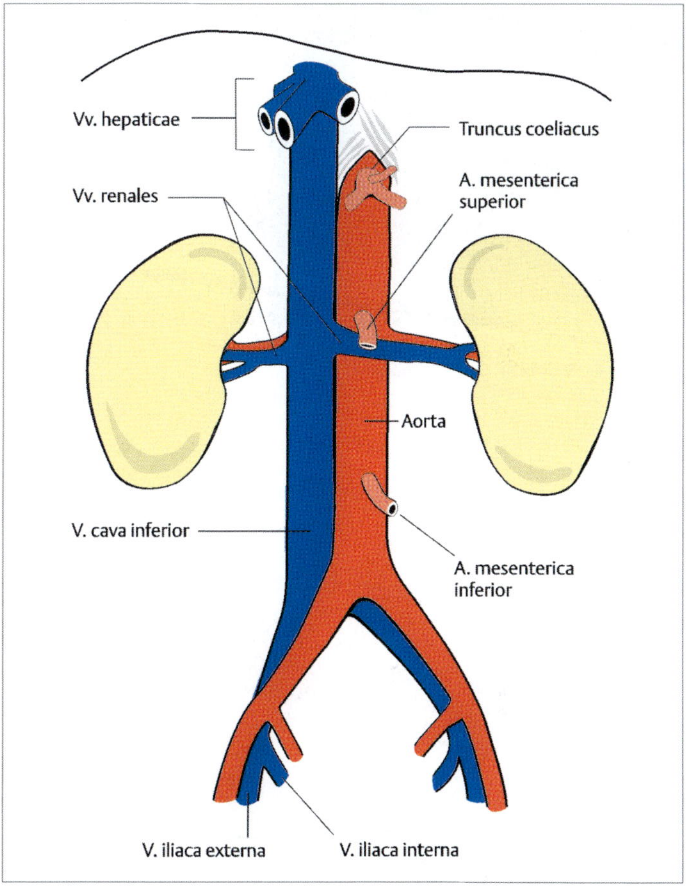

Abb. 35 Auf dieser Zeichnung werden die Gefäßabgänge der Aorta und die Zuflüsse zur Vena cava deutlich. Diese Gefäße können sonographisch unterschieden werden und helfen dann der Orientierung im Bauchraum. Zum Teil werden gerade die Gefäße als Leitstrukturen benutzt

► **Oberbauchlängsschnitt:**

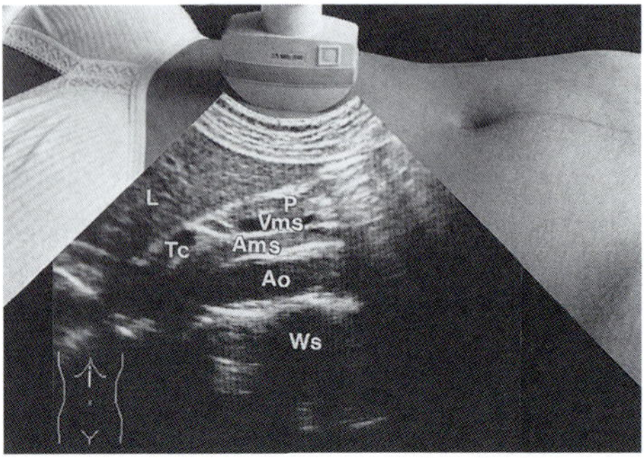

Abb. 36 Von ventral nach dorsal liegen Leber (L), Pankreas (P), Vena mesenterica superior (Vms), Truncus coeliacus (Tc) und Arteria mesenterica superior (Ams) als Abgänge aus der Aorta (AO), weiter dorsal die Wirbelsäule (Ws)

► **Schema: Weibliche Genitalorgane:**

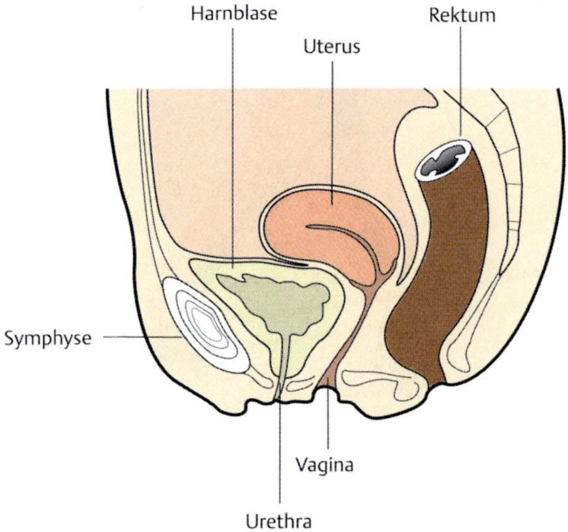

Abb. 37 In diesem Schema wird die Lage der Organe im Unterbauch zueinander verdeutlicht. Damit kann erfasst werden, wie der Schallkopf bei der Untersuchung gerichtet werden muss. Der Uterus liegt dorsal und mehr kranial der Harnblase. Beim Schnitt folgen von ventral nach dorsal Symphyse (Schall durchdringt Knochen nicht, daher muss der Schallkopf oberhalb der Symphyse aufgesetzt werden), Harnblase, Uterus und Rektum. Beim Kippen nach kaudal erscheint die Vagina

► **Männliche Genitalorgane:**

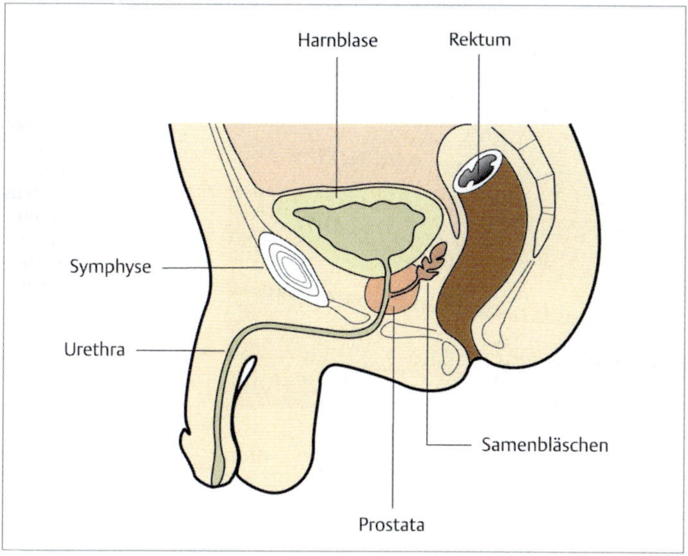

Abb. 38 Einen ähnlichen Aufbau hat das männliche Becken. Wichtig ist, dass die Prostata kaudal der Harnblase liegt, die Samenbläschen dorsokaudal zu finden sind

► **Unterbauchquerschnitt:**

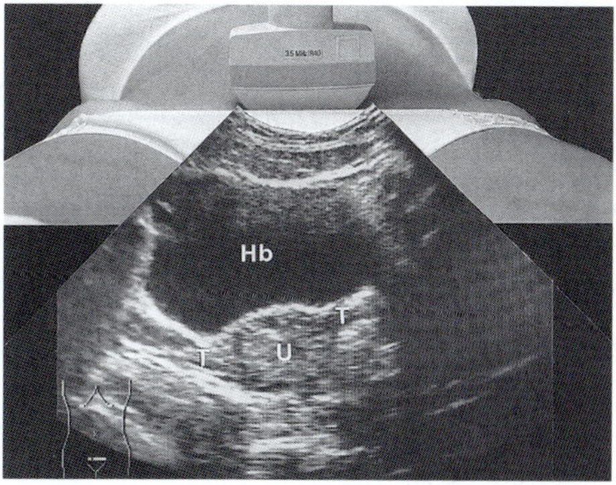

Abb. 39 Von ventral nach dorsal erkennt man Bauchdecke, Harnblase (Hb), Uterus (U) und die lateral abgehenden Tuben (T)

► **Unterbauchlängsschnitt:**

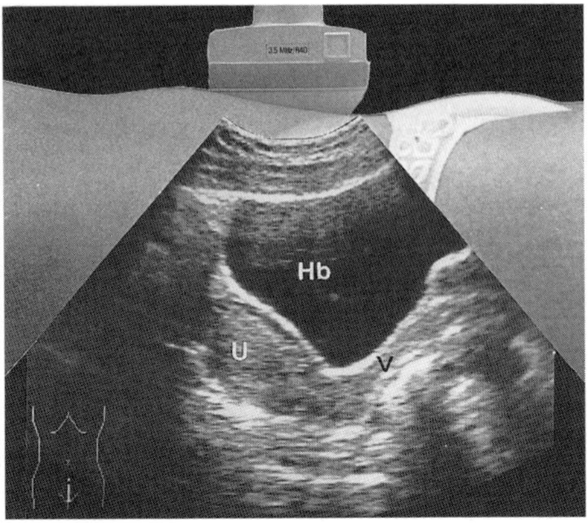

Abb. 40 Von ventral nach dorsal: Bauchdecke, Harnblase (Hb), Uterus (U) mit dem kranial gelegenen Fundus und kaudal gelegener Vagina (V)

Untersuchung der einzelnen Organe s. blauer Teil

► Arterien und Venen s. S. 195; Halsgefäße s. S. 222, Leber s. S. 240; Niere s. S. 273; Nebennieren s. S. 276; Pankreas s. S. 304; Milz s. S. 323; Gallengänge s. S. 333; Gallenblase s. S. 345; Magen-Darm-Trakt s. S. 363; Urogenitalorgane s. S. 387; Pleura und Lunge s. S. 414; Schilddrüse s. S. 423; Speicheldrüsen s. S. 436.

2.2 Arthrosonographie

Grundlagen

► **Klinischer Stellenwert:** Die Sonographie des Bewegungsapparates hat sich in den letzten Jahren zu einer anerkannten und für den Kliniker wichtigen bildgebenden diagnostischen Technik entwickelt. Für rheumatologische Fragestellungen stellt sie den unmittelbar nächsten diagnostischen Schritt nach Anamnese und körperlicher Untersuchung dar. Gerade die für entzündliche Gelenkerkrankungen typischen Veränderungen der intra- und periartikulären Weichteilstrukturen können sonographisch wesentlich früher erfasst werden als durch die körperliche oder radiologische Untersuchung. Die Sonographie kann einen wichtigen Beitrag leisten, sowohl zur Diagnosefindung (z. B. Aufdeckung klinisch asymptomatischer Synovitiden) als auch bei therapeutischen Entscheidungen (z. B. frühzeitige Einleitung einer Basistherapie bei Nachweis erster Destruktionen).

► **Möglichkeiten der Arthrosonographie:**
- Nachweis einer exsudativen oder proliferativen Artikulosynovitis.
- Nachweis einer exsudativen oder proliferativen Tenosynovitis.
- Nachweis von Synovialiszysten.
- Frühnachweis von Erosionen bzw. Usuren der Knochen- und Gelenkkonturen.

- Nachweis degenerativer Gelenk- und Weichteilveränderungen: z. B. osteophytärer Randkanten, Bursitis, periartikulärer Ossifikationen, Sehnenläsionen.

► **Grenzen der Arthrosonographie:**
- In Abhängigkeit von den jeweiligen anatomischen Verhältnissen nur begrenzte Darstellung der oberflächlichen Gelenkabschnitte möglich.
- Ungenügende Darstellung tiefer gelegener Gelenkabschnitte; damit fehlende Beurteilbarkeit von intraartikulären oder subchondralen Schäden.
- Nur begrenzte Differenzierung der Synovialitis (des sog. „entzündlichen Substrates") im B-Bild.

► **Normalbefunde:** s. Tab. 5.

Tabelle 5 **· Sonographische Normalbefunde**

Struktur	**sonographischer Befund**
Synovialis	echoreich, physiologisch gegenüber Bindegewebe schlecht abgrenzbar
Knorpel	echofrei, parallel zur Knochenobefläche
Knochen	stark echoreich, mit Schallschatten
Sehnen	echoreich bei orthograder Anschallung; in Abhängigkeit vom Anschallungswinkel u. U. auch echoarm (akustische Anisotropie); vgl.
Muskel	echoarm; typische blattaderähnliche Fiederung im Längsschnitt, getüpfeltes Reflexmuster im Querschnitt

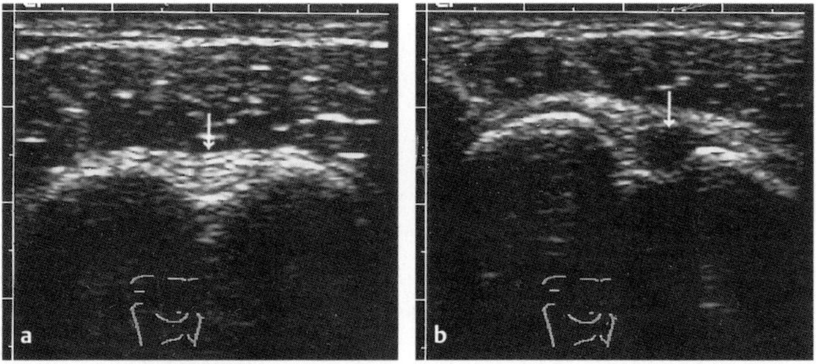

Abb. 41a u. b Ventraler Transversalschnitt Schulter; a lange Bizepssehne senkrecht getroffen → echoreicher runder Reflex, b lange Bizepssehne nicht senkrecht getroffen – dadurch keine Reflexion der Schallwellen → Sulcus erscheint leer; ***Cave:*** Missdeutung als Ruptur!

► **Typische pathologische Befunde:** s. Tab. 6.

Tabelle 6 **· Typische pathologische Befunde**

Struktur	sonographischer Befund
Gelenkerguss	echofrei bzw. echoarm (Abb. 42)
„echte" Knochen-Usur	konstante Oberflächenunterbrechung und Usurbasisreflexion (Abb. 43)
Pseudo-Usur	scheinbarer Defekt infolge schräg getroffener Knochenoberfläche, keine Basisreflexion
Pannus	Erosionen und Usuren der Gelenkoberflächen, Infiltration von Sehnen (Abb. 44)
Synovialitis („entzündliches Substrat")	B-Bild: echoarme Verbreiterung der Gelenkkapsel (sichere Differenzierung zwischen proliferativem und exsudativem Anteil meistens nicht möglich) FKDS/Power-Doppler-Sonographie: Nachweis von Vaskularisationen (Abb. 45)
Tenosynovitis	echofreier oder echoarmer Saum um echoreiche Sehne (Abb. 46)

Pannus = aggressiv-destruktives Gewebe, das zur Zerstörung von Gelenkknorpel, -knochen oder auch von Sehnen führen kann
Synovialitis/„entzündliches Substrat" = synoviale Proliferation (proliferativer Anteil), meist verbunden mit intraartikulärer Ergussbildung (exsudativer Anteil) → Volumenvermehrung der Gelenke

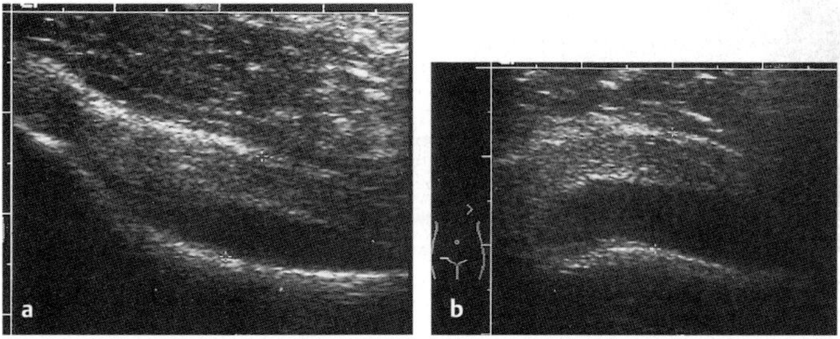

Abb. 42a u. b Echofreier Erguss bei exsudativer Coxitis: Sonographisch konvexbogige Verbreiterung der Gelenkkapsel. a Längsschnitt, b Querschnitt

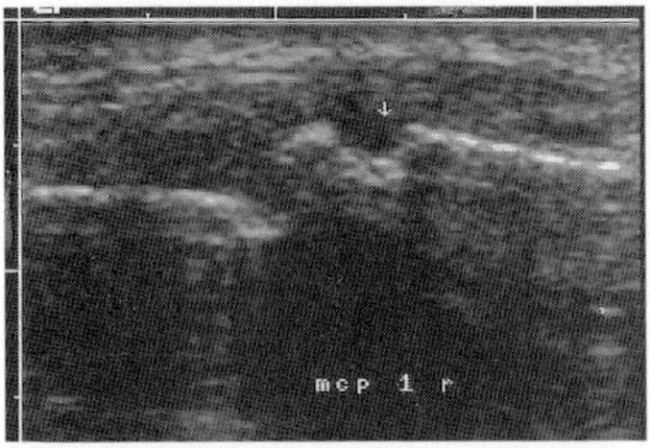

Abb. 43 Usurbasisreflexion: Umschriebener erosiver Defekt an der Basis von Grundphalanx 1 (Pfeil) bei erosiver Psoriasisarthritis

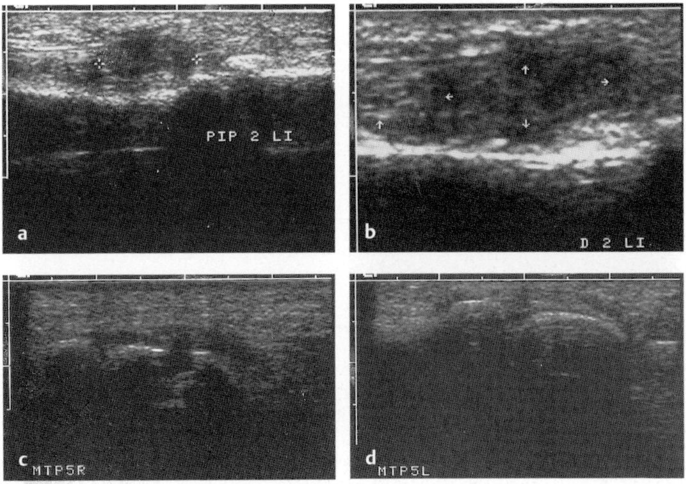

Abb. 44a–d Pannus: a u. b Echoarme Infiltration der Sehne durch Pannusgewebe (Pfeile) bei pannöser Beugertenosynovitis im Rahmen einer cP; a Übersichtsaufnahme, b Detailaufnahme; c + d Vergleich MTP 5 re. mit Pannus (c), ohne Pannus li. (d)

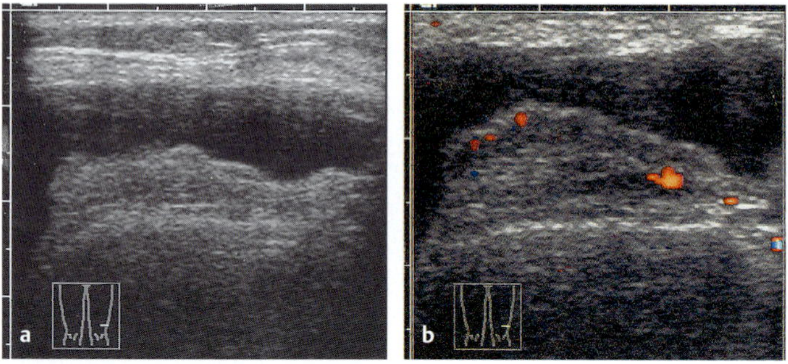

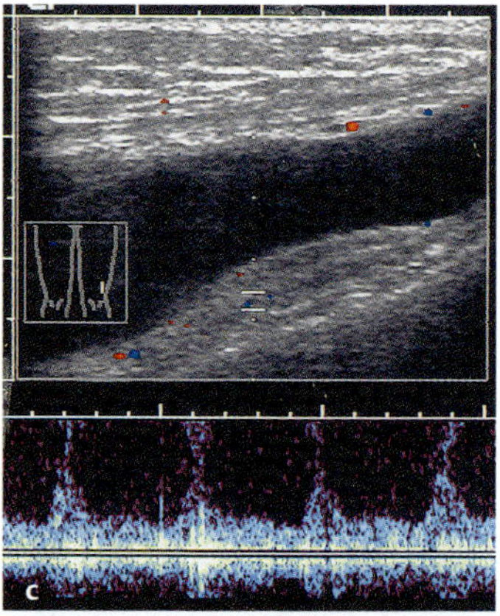

Abb. 45a–c Synovialitis bei Gonarthritis; a Querschnitt B-Mode Übersicht, b kissenartige Synovialisverdickungen mit Vaskularisationen in der FKDS c im Flussprofil typisch ausgeprägte diastolische Flussphase

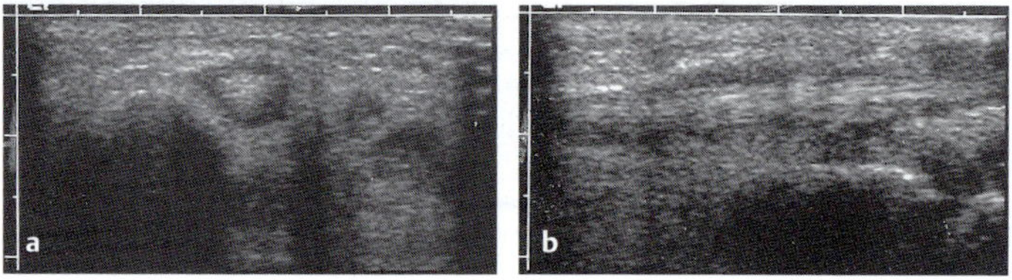

Abb. 46a u. b Tendovaginitis: Echoarmer Saum um die Sehne des M. extensor carpi ulnaris (ECU). a Querschnitt, b Längsschnitt über der distalen Ulna

Allgemeiner Untersuchungsablauf

- **Schallkopf:**
  - *Linearer Hochfrequenzschallkopf* (7,5–15 MHz): Untersuchung oberflächlich gelegener Strukturen (z. B. Sehnen, Bänder) und Untersuchung der kleinen Gelenke (Hände, Füße).
  - *Niederfrequenter linearer Schallkopf* (5 MHz) für tiefer gelegene Gelenke (z. B. Hüft- oder auch Schultergelenke).
  - *Konvexer 3,5-MHz-Schallkopf* nur selten erforderlich, z. B. bei sehr adipösen Patienten.
- **Praktisches Vorgehen:**
  - Orientierung an den charakteristischen anatomischen Leitstrukturen.
  - Aufsuchen der statischen transversalen und longitudinalen Schnittebenen.
  - *Gezielte Ausschnittsvergrößerungen* (RES-Funktion) zur Darstellung einzelner Regionen von besonderem Interesse bei gleichbleibend hoher Auflösung.
  - *Dynamische Untersuchung:* Fließendes Verschieben des Schallkopfs und passive oder aktive Bewegung der untersuchten Strukturen. Das Auffinden diskreter pathologischer Befunde (z. B. von geringen Exsudationen) gelingt oft erst durch aktive oder passive Provokation.

  ◘ ***Immer:*** Vergleich mit der kontralateralen Gelenkregion.

Sonographie der Schulter

- Untersuchung am sitzenden Patienten mit herabhängendem Arm. Unterarm 90° flektiert und supiniert. Dynamische Untersuchung (Innen-/Außenrotation; Abduktion).
- **Schnittebenen:**
  - Ventraler Längsschnitt (Abb. 47).

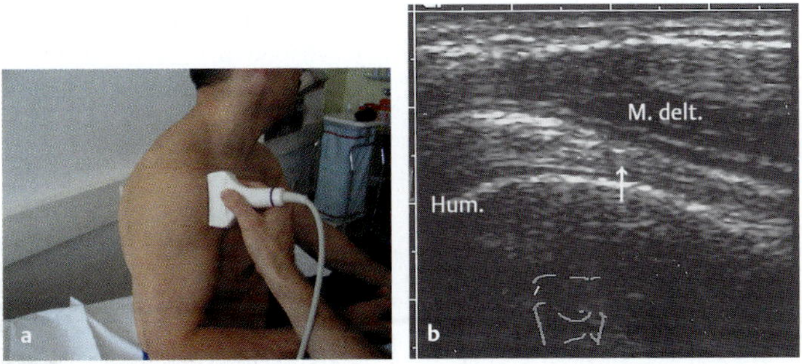

Abb. 47a u. b Sonographie der Schulter: Ventraler Längsschnitt.
a Schnittebene, b Normalbefund: unten Humerus, darüber lange Bizepssehne, darüber M. deltoideus

- Ventraler Querschnitt (Abb. 48).

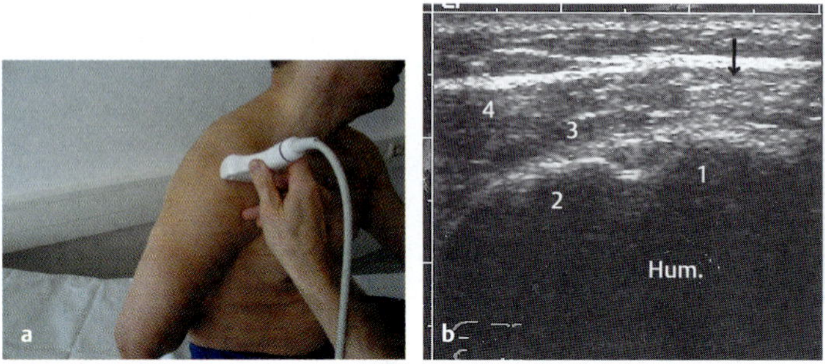

Abb. 48a u. b Sonographie der Schulter: Ventraler Querschnitt. a Schnittebene, b Normalbefund. links = Tuberculum majus, dann Sulcus mit Bizepssehne, rechts Tuberculum minus

- Frontalschnitt entspricht dem lateralen Längsschnitt (Abb. 51).
- Dorsaler Längsschnitt (Abb. 49).

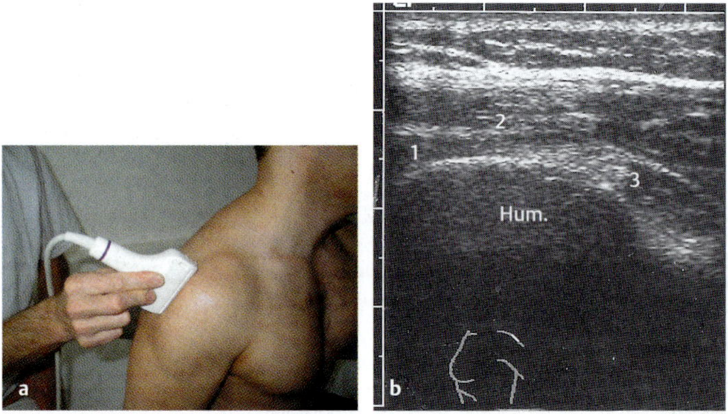

Abb. 49a u. b Sonographie der Schulter: Dorsaler Längsschnitt. a Schnittebene, b Normalbefund. 1 = M. supraspinatus, 2 = M. infraspinatus, 3 = M. teres minor

- Dorsaler Querschnitt (Abb. 50).

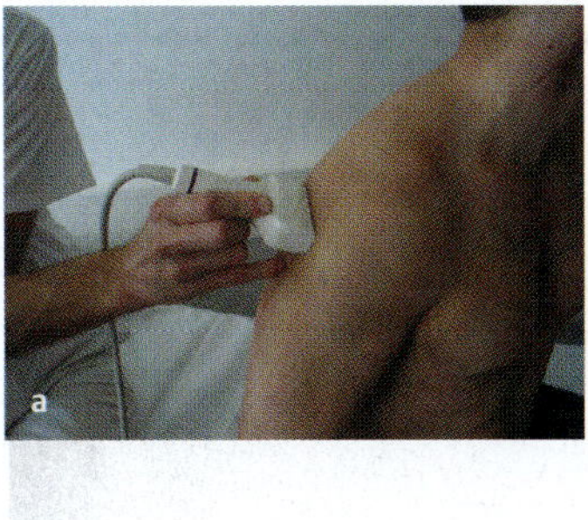

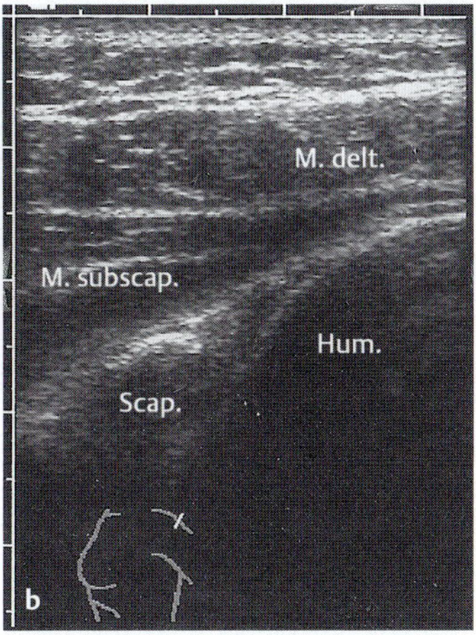

Abb. 50a u. b Sonographie der Schulter: Dorsaler Querschnitt. a Schnittebene, b Normalbefund, rechts Humerus, links daneben Scapularand, darüber M. infraspinatus, über dem Humerus M. deltoideus

- Lateraler Längsschnitt zur Darstellung der Rotatorenmanschette (Abb. 51).

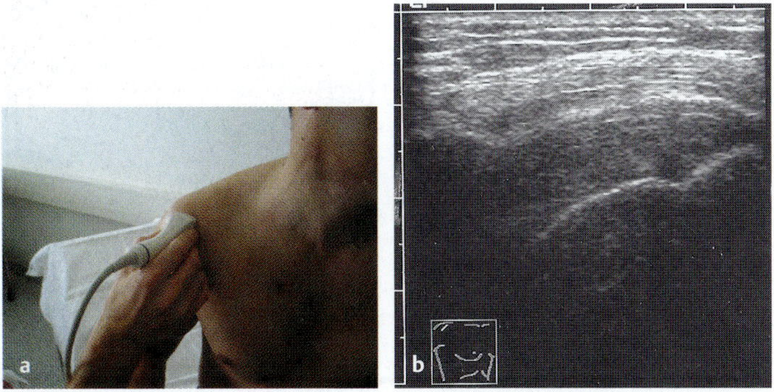

Abb. 51a u. b Darstellung der Rotatorenmanschette im lateralen Längsschnitt. a Schnittebene, b Normalbefund: Das Bild erinnert an einen Vogelkopf mit Schnabel, links Acromion, rechts unten Humerus, dazwischen M. supraspinatus, darüber M. deltoideus

- Lateraler Querschnitt zur Darstellung der Rotatorenmanschette (Abb. 52).

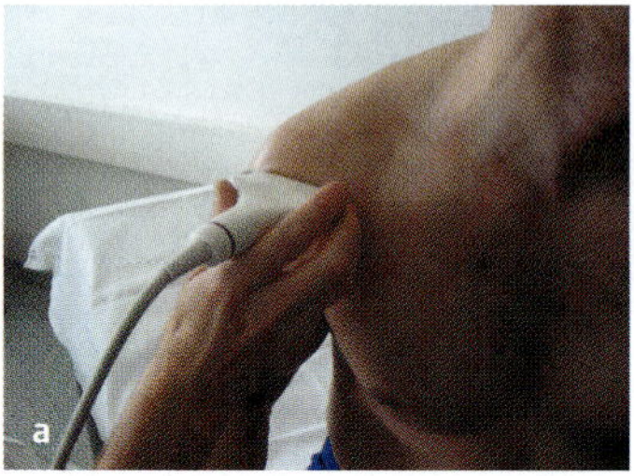

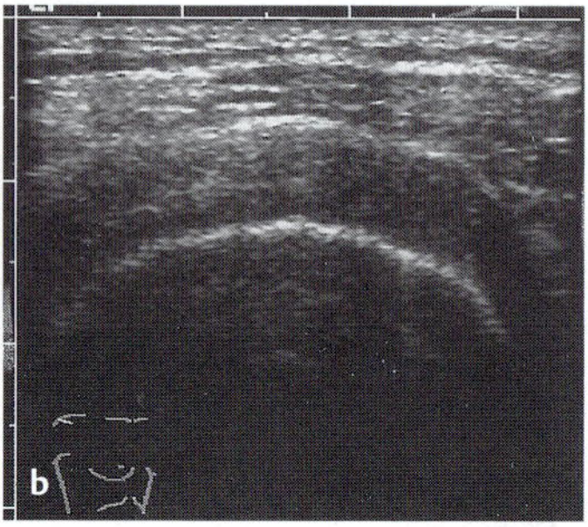

Abb. 52a u. b Darstellung der Rotatorenmanschette im lateralen Querschnitt. a Schnittebene, b Normalbefund: Das Bild gleicht dem Reifen eines Rades, unten: Humerus, darüber Rotatorenmanschette, darüber: M. deltoideus und subkutanes Gewebe

- Axillärer Längsschnitt (Abb. 53): Nachweis von geringen Ergussmengen möglich. Wichtig: Vermeiden eines zu hohen Drucks auf den Schallkopf, um kleine Ergussbildungen nicht zu übersehen.

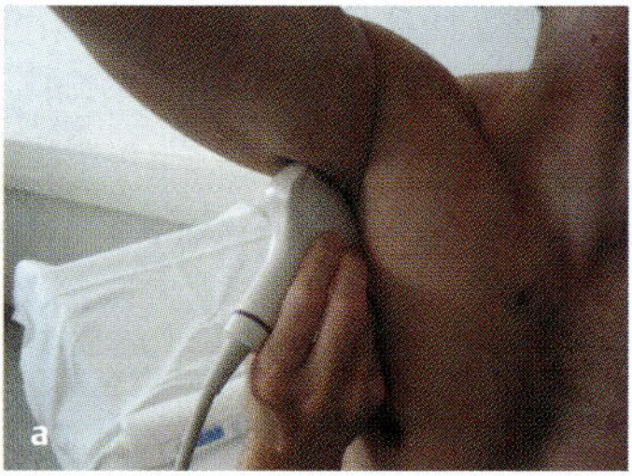

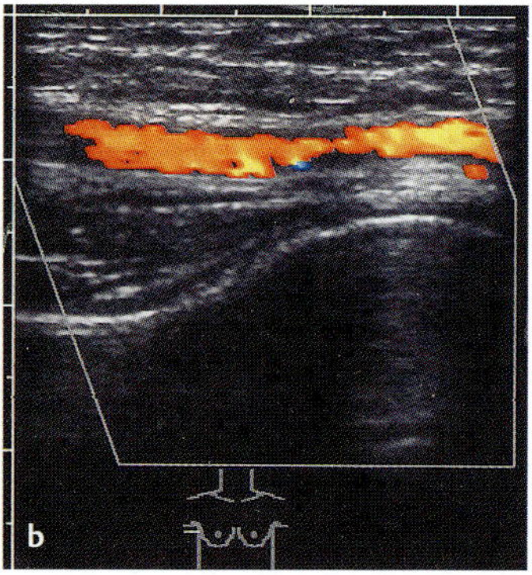

Abb. 53a u. b Axillärer Längsschnitt: a Darstellung des axillären Kapselrezessus, der konkav-parallel zum Collum humeri verläuft. b FKDS: Benachbarte echoarme Formationen = vaskuläre Leitstrukturen (A. axillaris)

Sonographie des Ellenbogens

- Untersuchung am sitzenden Patienten.
- **Schnittebenen:** Dorsale Schnitte bei gebeugtem Ellenbogengelenk, ventrale Schnitte bei gestrecktem Ellenbogengelenk.
  - Ventraler humero-radialer Schnitt (Abb. 54).

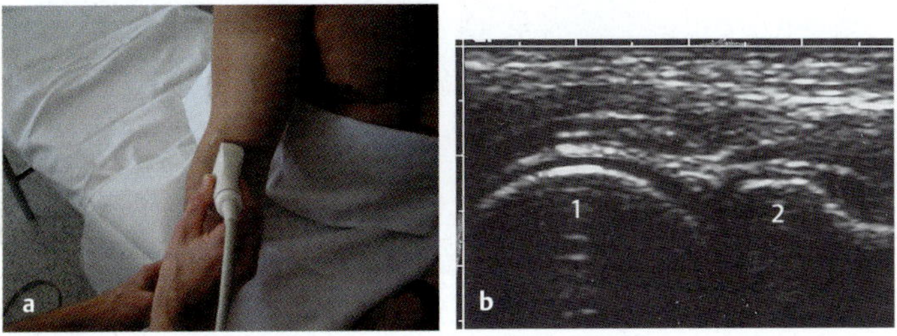

Abb. 54a u. b Sonographie des Ellenbogens: Ventraler humero-radialer Längsschnitt. a Schnittebene, b Normalbefund, 1 Capitulum humeri und 2 Radiusköpfchen

- Ventraler humero-ulnarer Schnitt (Abb. 55).

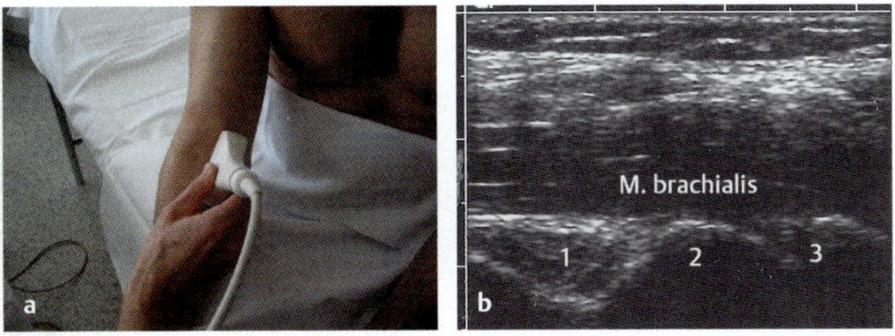

Abb. 55a u. b Sonographie des Ellenbogens: Ventraler humero-ulnarer Schnitt. a Schnittebene, b Normalbefund, 1 = Fossa coronoidea, 2 = Trochlea humeri, 3 = proc. coronoideus ulnae, darüber M. brachialis

- Dorsaler Längsschnitt (Abb. 56).

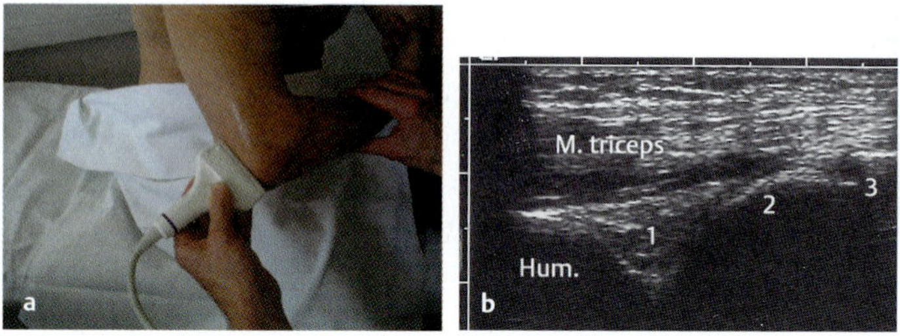

Abb. 56a u. b Sonographie des Ellenbogens: Dorsaler Längsschnitt.
a Schnittebene, b Normalbefund, 1 = Fossa olecrani, 2 = Trochlea humeri, 3 = Olecranon; darüber M. triceps

Sonographie der Handgelenke, Finger und Zehen

- Gerade die kleinen Gelenke sind der sonographischen Diagnostik sehr gut zugänglich.
- **Schnittebenen:** Dorsale und ventrale Quer- und Längsschnitte.

Sonographie der Hüfte

- 5–7,5-MHz-Schallkopf.
- Rücken- bzw. Seitenlage des Patienten.
- **Schnittebenen:**
  - *Ventraler Schnitt* in Längsrichtung des Schenkelhalses (Abb. 57); 90°-Querschnitt in Neutralnullposition; ggf. zusätzliche dynamische Untersuchung mit leichter Flexion des Hüftgelenks (10–20°) und Rotation.
  - *Dorsaler Schnitt* in Längsrichtung des Schenkelhalses; 90°-Querschnitt bei 90°-Hüftflexion (s. Abb. 58).
  - *Lateraler Längsschnitt* über dem Trochanter major (bei der Frage nach einer Bursitis trochanterica).

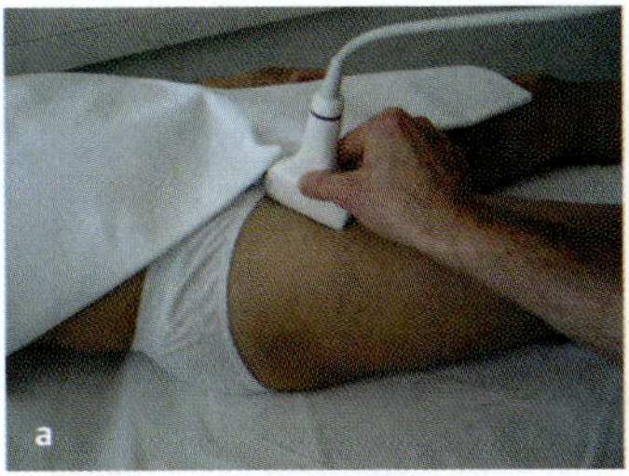

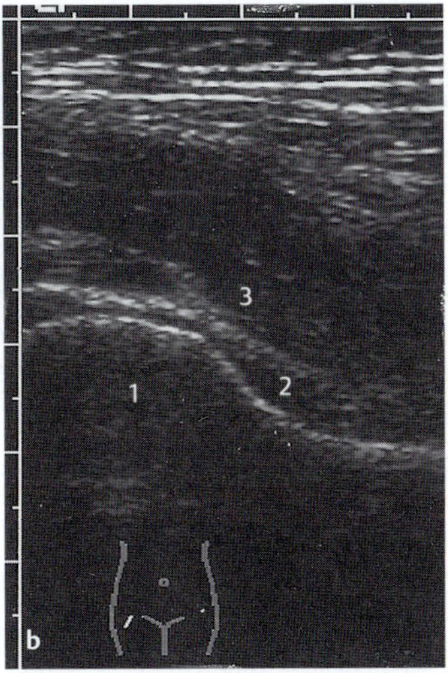

Abb. 57a u. b Sonographie der Hüfte: Ventraler Längsschnitt. a Schnittebene, b Normalbefund. 1 = Caput femoris, 2 = Gelenkkapsel, 3 = M. iliopsoas

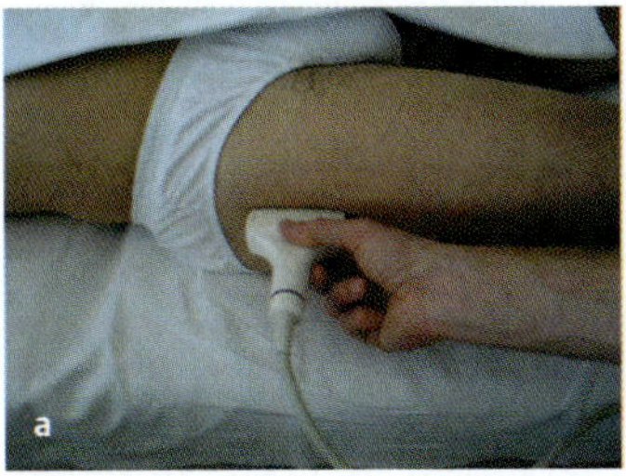

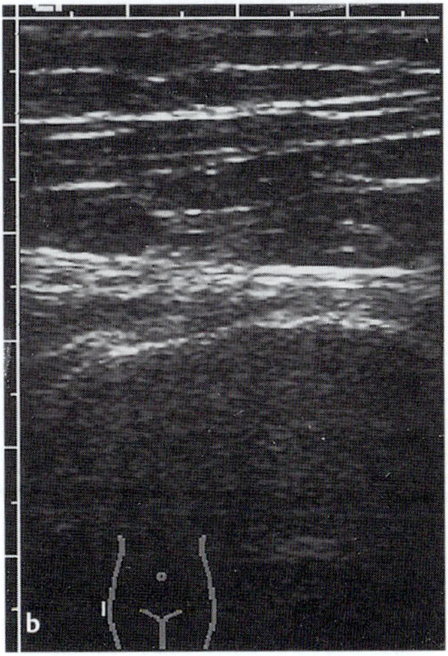

Abb. 58a u. b Sonographie der Hüfte: Lateraler Längsschnitt über dem Trochanter major. a Schnittebene, b Normalbefund, Trochanter major, darüber inserierende Glutäalmuskulatur, darüber subkutanes Binde- und Fettgewebe

Sonographie des Knies

- Rückenlage des Patienten, zur Beurteilung der Kniekehle Bauchlage.
- Durch Beugung Vergrößerung der einsehbaren Gelenkanteile.
- **Schnittebenen:**
  - *Ventrale Längs- und Querschnitte* zur Beurteilung der supra-, para- und infrapatellaren Rezessus (Abb. 59 u. 60).

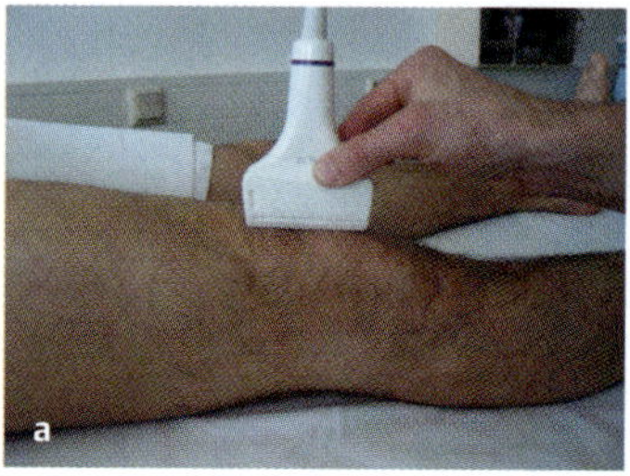

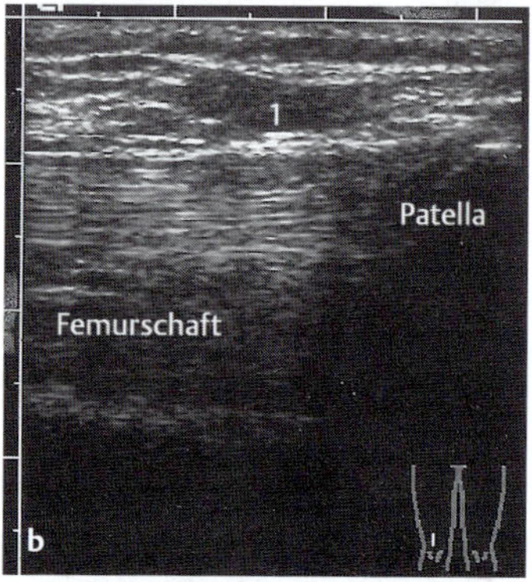

Abb. 59a u. b Sonographie des Knies: Suprapatellarer Längsschnitt. a Schnittebene, b Normalbefund. Patella, Femurschaft, Quadrizepssehne

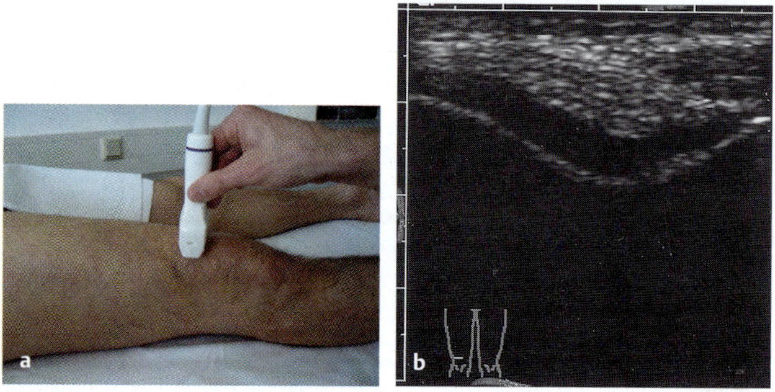

Abb. 60a u. b Sonographie des Knies: Suprapatellarer Querschnitt; Knie in Beugung. a Schnittebene, b Normalbefund. Kuhle = hyaliner Knorpel, links Condylus medialis, rechts Condylus lateralis, darüber quer getroffen Quadrizepssehne

- *Dorsaler Längs- und Querschnitt* zur Beurteilung des Recessus poplitealis bzw. einer Poplitealzyste (Bakerzyste) und der Gefäße (Abb. 61).
- *Ergänzend medialer und lateraler Längsschnitt.*

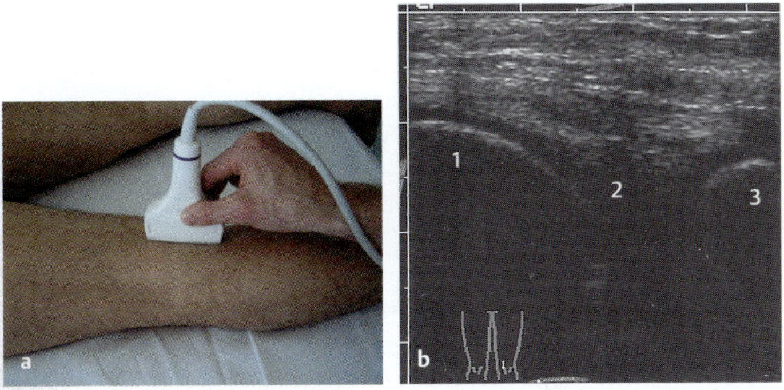

Abb. 61a u. b Sonographie des Knies: Dorsaler (medialer) Längsschnitt rechts. a Schnittebene, b Normalbefund. 1 = Condylus medialis femoris, 2 = Gelenkspalt, 3 = Tibia

Sonographie der Knöchelregion

- ► Patient in Rückenlage, zur Beurteilung der dorsalen Abschnitte in Bauchlage. Freie Lagerung des OSG mit Möglichkeit zur passiven Bewegung.
- ► **Sprunggelenk:**
  - Ventrale und dorsale Längs- und Querschnitte (Abb. 62).

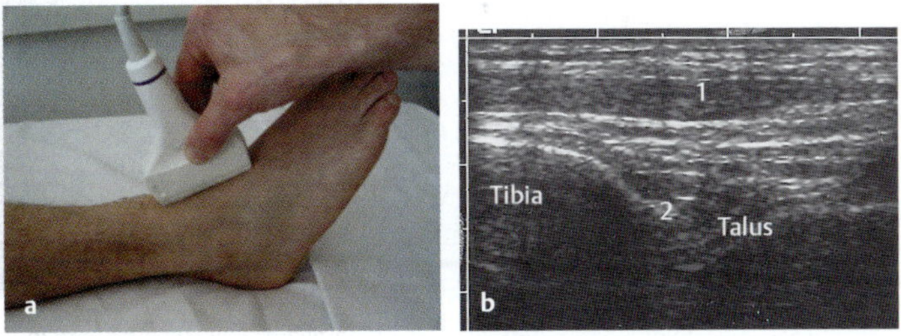

Abb. 62a u. b Sonographie des Sprunggelenks: Ventraler Längsschnitt. a Schnittebene, b Normalbefund, 1 = M. extensor digitorum longus, 2 = OSG-Spalt

- Mediale und laterale Längsschnitte.
- *Dynamische Untersuchung:* Flexion und Extension des OSG.

► **Achillessehne:** Längsschnitt über der Achillessehne (Abb. 63).

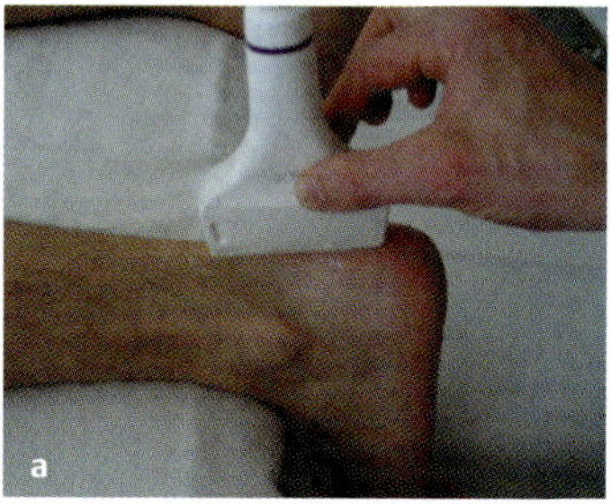

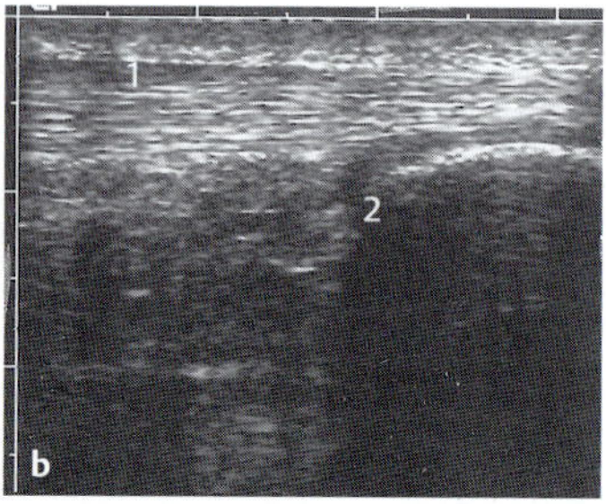

Abb. 63a u. b Sonographie der Achillessehne. a Schnittebene, b Normalbefund, 1 = Achillessehne, 2 = Bindegewebe oder Karger Dreieck, 3 = Kalkaneus

Anhaltswerte zu physiologischen und pathologischen Distanzen in der Arthrosonographie (Tab. 7)

Tabelle 7 · **Anhaltswerte zu physiologischen und pathologischen Distanzen in der Arthrosonographie**

Gelenk	Schnittebene	Messpunkt	mittlerer Wert (mm)	pathologisch (mm)
Schulter	axillärer Recessus longitudinal	Abstand Knochen – Gelenkkapsel	2,2	> 3,5
Rotatorenmanschette (M. supraspinatus)	lateral transversal, 60° Innenrotation	sagittaler Durchmesser	4,6	< 3,0
Ellenbogen	ventral longitudinal	Abstand Knochen – Gelenkkapsel	1,8	> 3,0
Handgelenk	dorsal longitudinal	Abstand Knochen – Gelenkkapsel	1,5	> 3,0
Fingergelenk MCP	volar longitudinal	Abstand Knochen – Gelenkkapsel	0,9	> 2,0
Hüfte	ventral longitudinal	Abstand Knochen – Gelenkkapsel	5,2	> 8,0
Knie	ventral longitudinal Mittellinie	maximaler Saum in Recessus suprapatellaris	2,4	> 5,0
OSG	ventral longitudinal	Abstand Knochen – Gelenkkapsel	1,7	> 3,0

Tabelle 7 · Anhaltswerte zu physiologischen und pathologischen Distanzen in der Arthrosonographie – Fortsetzung

Gelenk	Schnittebene	Messpunkt	mittlerer Wert (mm)	pathologisch (mm)
Achillessehne	posterior longitudinal	sagittaler Durchmesser 2 cm proximal des Calcaneus	4,3	> 6,0
Zehengelenk MTP	anterior longitudinal	Abstand Knochen – Gelenkkapsel	1,6	> 3,0

Anmerkung: Die Werte unterliegen in Abhängigkeit von verschiedenen Parametern einer Streuungsbreite, die angegebenen mittleren Referenzwerte sollen die Größenordnung der jeweiligen Strukturen verdeutlichen. Für die korrekte Beruteilung ist neben dem absoluten Wert der direkte Vergleich mit der kontralateralen Gelenkregion wichtig. Seitendifferenzen > 1 bzw. > 2 mm gelten als wahrscheinliche bzw. sichere Kapselverbreiterung, z. B. durch Erguss oder Synovialisproliferation.

3 Sonographische Dokumentation und Befundung

3.1 Sonographische Dokumentation und Befundung

Vorbemerkung

- Der schriftliche Befundbericht soll kurz und prägnant alle bedeutsamen Befunde umfassen (Normalbefunde und pathologische Befunde). Er kann frei diktiert werden, möglich sind auch standardisierte Vordrucke. EDV-gestützte Systeme setzen sich nach und nach durch. Sie sind genauer, objektiver und schneller. Daneben bedeutet EDV in der Sonographie-Dokumentation eine bessere Vergleichbarkeit und stellt die Basis dar für die Qualitätskontrolle.
- Zusätzlich zur schriftlichen Befundung sind die Bilddokumentation und die Archivierung vorgeschrieben.

Anforderungen an die Dokumentation

- **Schriftliche Dokumentation:**
  - Patientenidentifikation.
  - Untersuchungsort und -datum.
  - Fragestellung, die zur Untersuchung geführt hat; Verdachtsdiagnose.
  - Beschreibung des sonographischen Befundes.
  - Sonographische Enddiagnose mit Stellungnahme zur Fragestellung.
  - Unterschrift des untersuchenden Arztes.
- **Bildliche Dokumentation:**
  - Patientenidentifikation.
  - Untersuchungsort und -datum.
  - Dokumentation der Schnittrichtung (Piktogramm).
  - Gute Bildqualität.
  - Darstellung pathologischer Befunde in 2 Ebenen.

Leitlinienorientierte Dokumentation (DEGUM)

- Für jedes Organ sind so viele Schnitte bildlich zu dokumentieren, dass die wesentlichen Organstrukturen abgebildet sind und wichtige Umgebungssituationen berücksichtigt werden.
- Die Bilddokumentation soll repräsentative Bilder für die folgenden Bereiche enthalten:
  - *Pankreas:* 3 Schnitte (Pankreaskopf mit Proc. uncinatus, Pankreaskorpus mit Gang, Pankreasschwanz).
  - *Leber:* 4 Schnitte (Venenstern, Pfortader, rechter und linker Leberlappen).
  - *Gallenblase/Gallenwege:* 3 Schnitte (Gallenblase längs und quer, Gallengang längs).
  - *Milz:* 1 Schnitt.
  - *Nieren:* Jeweils 2 Schnitte (längs und quer).
  - *Retroperitoneum:* 4 Schnitte (Aorta, ggf. mit Abgängen; V. cava, ggf. mit Zuflüssen; Iliakalgefäße beidseits).

- *Schilddrüse:* 4 Schnitte (beide Lappen längs und quer).
- *Intraabdominelle Lymphknoten:* 5 Schnitte (zöliakal, obere und untere mesenteriale Gruppe, parietal-retroperitoneal und Leberpforte).
- *Gastrointestinaltrakt:* Befundadaptiert; bei vollständiger Fragestellung 9 Schnitte:
  - Magen: Fornix, Korpus, Antrum.
  - Kolon: Ileozäkal, Colon ascendens, transversum und descendens, Sigma und Rektum.
- *Genitalorgane:* Jeweils 2 Schnitte (Uterus/Adnexe bzw. Prostata/Samenblase; evtl. zusätzlich Hoden).
- *Ableitende Harnwege:* 6 Schnitte (Nierenbecken mit Ureterabgang beidseits, Ureterüberkreuzung über Iliakalgefäße beidseits, Harnblase quer mit Ureter prävesikal, Harnblase längs).
- *Nebennieren:* 2 Schnitte.

Sonographische Nomenklatur

► **Vorbemerkung:** Bei der Befundung sollte man sich bemühen, die sonographische Nomenklatur zu benutzen und keine Begriffe aus der Radiologie zu verwenden. Die Befundung besteht aus einer exakten Beschreibung und der Diagnose. Ungenügend darstellbare Organe werden ausdrücklich benannt.

► **Beurteilungskriterien:** Wichtig ist die Beurteilung der Lage, der Form und der Größe, der Kontur, der Nachbarschaftsbeziehung, des Echomusters sowie der Konsistenz und der Bewegungsabläufe. Zu beachten sind auch ein eventuell vorhandener Druckschmerz, die Verformbarkeit sowie Atemverschieblichkeit.

► **Beispiele für sonographische Nomenklaturbegriffe** (alphabetisch):

- Binnenstruktur.
- Defekt.
- Echo (Abb. 64): Echoarm, echodicht, echofrei, echogen, echogleich, echoreich; Echobesatz, Echomuster.
- Gleichmäßig.
- Grob (grobkörnig).
- Heterogen.
- Homogen.
- Inhomogen.
- Intensiv.
- Kontur.
- Läsion.
- Locker.
- Reflex (Abb. 64): Reflexarm, reflexfrei, reflexreich, reflexogen.
- Regelmäßig.
- Regelrecht.
- Schallschatten (Abb. 64b).
- Schallverstärkung.
- Scharf.
- Struktur (Strukturdefekt).
- Ungleichmäßig.
- Unregelmäßig.

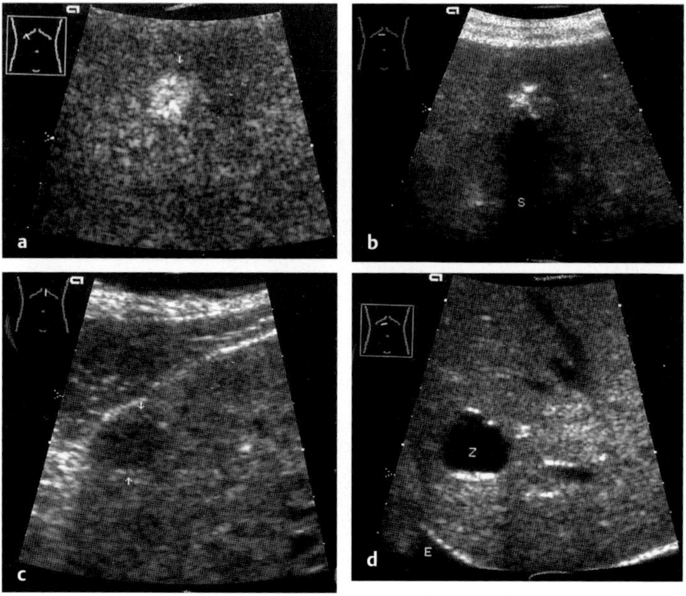

Abb. 64a–d Beispiele für unterschiedliches Echoverhalten. a echoreiche (reflexreiche) Struktur (Pfeil). b hyperechogene (reflexogene) Struktur mit Schallschatten (S). c echoarme (reflexarme) Struktur (Pfeile). d echofreie (reflexfreie) Struktur (Z)

► **Echoreflexe und sonographische Gewebestruktur:** s. Tab. 8.

Tabelle 8 **· Reflexe und Struktur**

Reflexe	**Struktur**
Intensität	
intensiv (große, dicht stehende Reflexe)	echoreich (reflexreich, Abb. 64a)
wenig intensiv (kleine, locker stehende Reflexe)	echoarm (reflexarm, Abb. 64c)
keine (reflexlos)	echofrei (reflexfrei, Abb. 64d)
Verteilung	
gleichmäßig	homogen
ungleichmäßig	inhomogen

4 Funktionsuntersuchungen

4.1 Funktionsuntersuchungen

Grundlagen

- In der Sonographie sind neben statischen Untersuchungen (mit morphologischen Aussagen) auch Funktionsuntersuchungen möglich. Sie machen dynamische Phänomene (mit Informationen über Organfunktionen) sichtbar, was eine deutliche diagnostische Erweiterung bedeutet.
- Im klinischen Alltag haben sich folgende Methoden bewährt:
  - Kontraktionsmessung der Gallenblase.
  - Magenentleerungsmessung (S. 52).
  - Restharnbestimmung (S. 53).
  - Diurese-Urogramm (S. 54).

Sonographische Kontraktionsmessung der Gallenblase

- **Indikationen:**
  - Verdacht auf Zystikusverschluss.
  - Vor Litholyse.
  - Vor Lithotripsie.
- **Messung:**
  - *Mit Planimetrieeinheit:* Messung der größten Längsfläche durch Umfahren der Gallenblasenkontur (Abb. 65 u. 66).

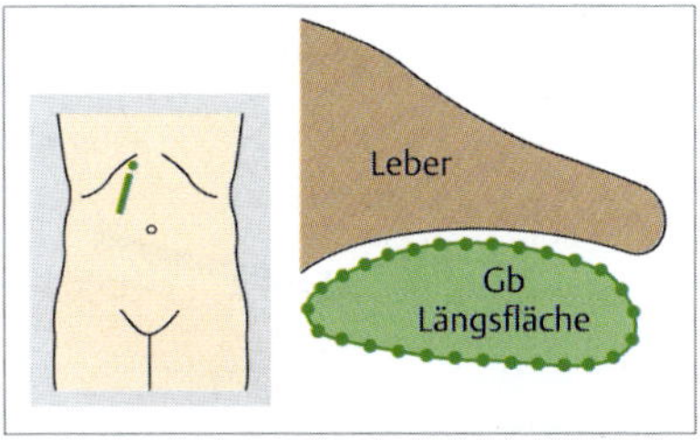

Abb. 65 Gallenblasenplanimetrie in der größten Längsfläche

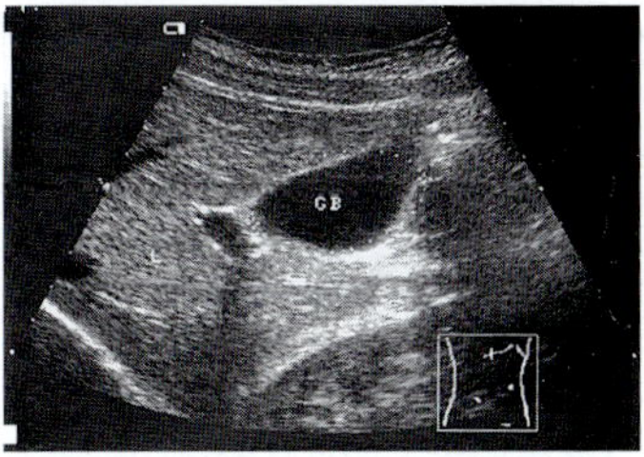

Abb. 66 Sonographische Gallenblasenplanimetrie in der größten Längsfläche. L = Leber, GB = Gallenblase

- *Beim Fehlen einer Planimetrieeinheit:* Messung der drei größten Durchmesser in 2 Ebenen und deren Multiplikation (Länge × Tiefe × Breite) zum Errechnen des Gallenblasen-Volumens nach der Ellipsoidformel („sonographische Restharn-Bestimmung", Abb. 69).

► **Testsubstanz:** Kräftiges, fetthaltiges, nicht standardisiertes Frühstück oder standardisiertes Getränk (z. B. 350 ml Kakao).

► **Durchführung:**
- Am nüchternen Patienten wird die Gallenblase gemessen (s. o.).
- Einnehmen eines fetthaltigen Frühstücks (z. B. Brötchen mit Butter und Käse, 1 Ei und 1 Tasse Schokolade).
- In ca. 10-minütigen Abständen erneute Messungen durchführen.

► **Aussage:**
- Das Kontraktionsmaximum ist nach 30–45 min erreicht, eine Verkleinerung der Gallenblase von mehr als 50 % spricht für eine signifikante Kontraktion.
- Ungenügende oder fehlende Kontraktionen findet man bei Cholezystitis, Zystikusverschluss, Leberzirrhose, Diabetes mellitus, Gravidität und Zöliakie.

Sonographische Magenentleerungsmessung

► **Indikation:** Nachweis einer Magenmotilitätsstörung, z. B. bei diabetischer Neuropathie, nicht diabetischer Neuropathie, Systemerkrankungen.

► **Messung:** Antrumquerschnittsfläche in der Aortomesenterialebene (Abb. 67 u. 68).

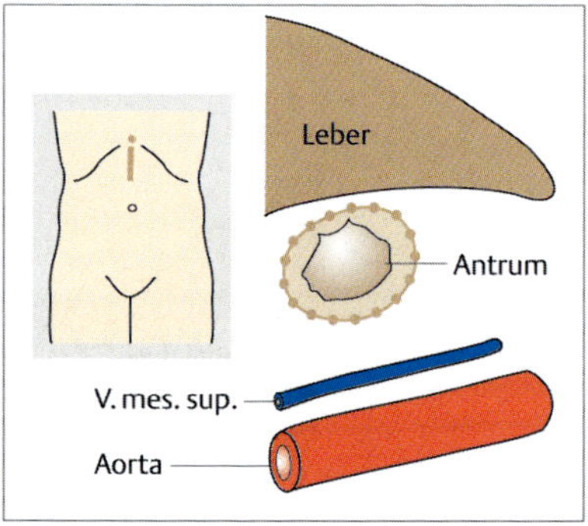

Abb. 67 Antrumplanimetrie in der Aortomesenterialebene

► **Testsubstanz:** Tee.

► **Durchführung:**
- Untersuchung morgens nüchtern am sitzenden oder stehenden Patienten.
- Antrumplanimetrie in der Aortomesenterialebene.
- Trinken von 300 ml ungesüßtem Tee mit einem Strohhalm.
- Erneute Antrumplanimetrien in Abständen von 5 min.

► **Aussage:** Als Messgröße gilt die Zeit von der Bestimmung der maximalen Antrumfläche nach dem Trinken bis zum Wiedererreichen der Antrumfläche vor dem Trinken.
- Normwert: 25 min.
- Nachweis einer Magenentleerungsstörung ab 40 min und mehr.

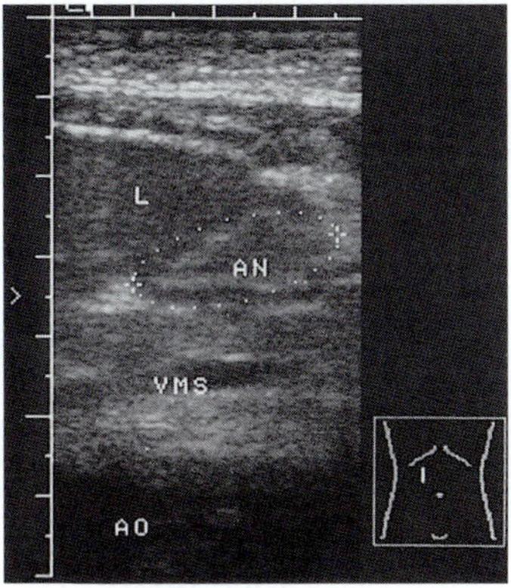

Abb. 68 Sonographische Antrumplanimetrie. VMS = V. mesenterica superior, L = Leber, AO = Aorta, AN = Antrum

Sonographische Restharnbestimmung

- **Indikation:** Bestimmung des Restharns.
- **Messung:** Volumenmessung nach der Ellipsoidformel (s. u.).
- **Durchführung:**
  - Patienten auffordern, die Harnblase vollständig zu entleeren.
  - Sonographische Messung des Restharns nach der Formel (Abb. 69): Vol. (ml) = Breite (cm) × Tiefe (cm) × Länge (cm) × Faktor 0,5
- **Aussage:**
  - Eine Restharnmenge bis zu 50 ml liegt noch im Normbereich.
  - Bei kleinen Volumina werden zu große, bei großen Volumina zu kleine Werte gemessen.

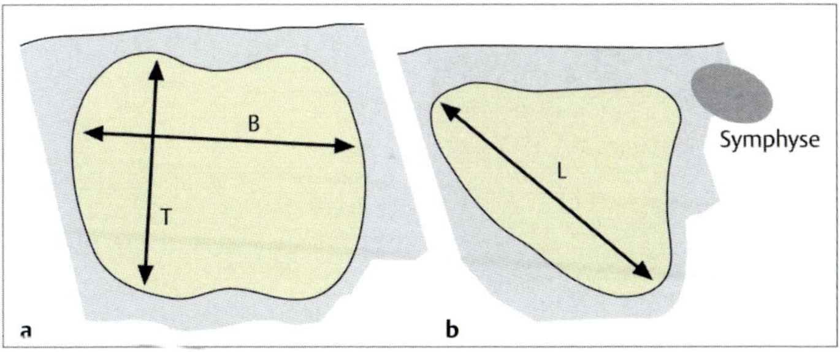

Abb. 69a u. b a Messung im Horizontalschnitt. B = Breite, T = Tiefe. b Messung im Sagittalschnitt. L = Länge

Sonographisches Diurese-Urogramm

- **Indikation:** Nachweis subpelviner Stenosen.
- **Messung:** Querdurchmesser des Sinus renalis-Reflex.
- **Testsubstanz:** Furosemid.
- **Durchführung:**
  - Messung des zentralen Echokomplexes im Querschnitt an der breitesten Stelle.
  - Gabe von 20 mg Furosemid i. v. als Bolus.
  - Erneute Messung nach 5 und 15 min.
- **Aussage:**
  - Ist die Spreizung des zentralen Echokomplexes nach 15 min gegenüber der Messung nach 5 min rückläufig, handelt es sich um einen Normalbefund.
  - Ist die Spreizung zunehmend oder gleichbleibend, besteht der Verdacht auf eine obstruktive subpelvine Stenose.

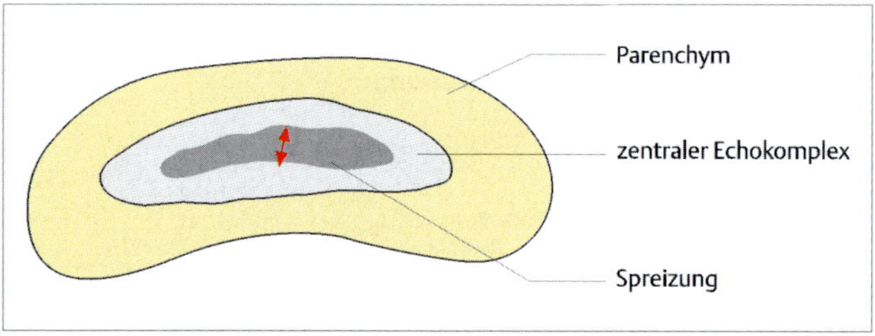

Abb. 70 Messung des Sinus renalis-Reflex

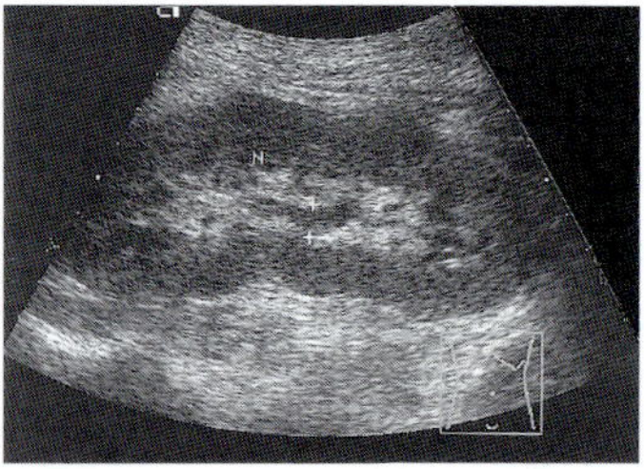

Abb. 71 Sonographische Messung. ++ = Spreizung, N = Niere

5 Interventionelle Sonographie

5.1 Diagnostische Feinnadelpunktion (FNP)

Vorbereitung und Durchführung

- **Richten des Punktionsmaterials** (Abb. 72):
  - Dazu sterile Abdecktücher, sterile Handschuhe.
  - *Voraussetzungen:*
    - Adäquate Gerinnung: Quick > 70 %, Thrombozyten > 100 000/mm^3; bei hämatologischer Systemerkrankung ggf. Faktorenanalyse [z. B. Faktor XIII] sinnvoll.
    - Aufklärung des Patienten.
    - Sicherer Zugangsweg.

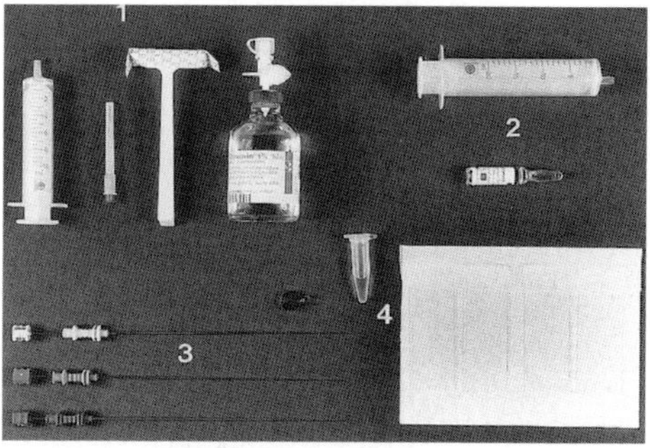

Abb. 72 Material zur Feinnadelaspirationspunktion: 1a–d Spritze, Nadel, Rasierer, Lokalanästhesie; 2 a, b Spritze mit Zitrat; 3 a–c Angiomed-Schneidbiopsie. Kanülen nach Otto, 0,8 mm; 0,95 mm; 1,2 mm oder 4 a, b Objektträger, formalingefülltes Eppendorfhütchen

- **Durchführung mit Transducer zur Feinnadelpunktion** (Abb. 73):
  - Zur Wahrung der Sterilität muss der Schallkopf sterilisiert werden (z. B. Einlegen in Desinfektionslösung) und ggf. der Führungsschacht des Biopsieschallkopfes mit einer Folie ausgekleidet werden. Als Kupplungsmittel kann Desinfektionsspray verwendet werden.
  - Darstellung des zu punktierenden Herdes (Abb. 74a, Abb. 75a).
  - Markierung des Punktionsweges (Abb. 74b, Abb. 75b).
  - Ausmessen der Punktionstiefe (Abb. 74b, Abb. 75b).
  - Durchführen einer Lokalanästhesie.
  - Rasche Punktion mit Biopsienadel entlang des markierten Punktionsweges unter sonographischer Sicht.
  - Entfernung des inneren Mandrins und optische Kontrolle des Nadelspitzenreflexes im gewünschten Punktionsziel (Abb. 74b, Abb. 75c).
  - Unter leichtem Sog und drehender Bewegung der Schneidbiopsiekanüle Gewinnung von zytohistologischem Material.

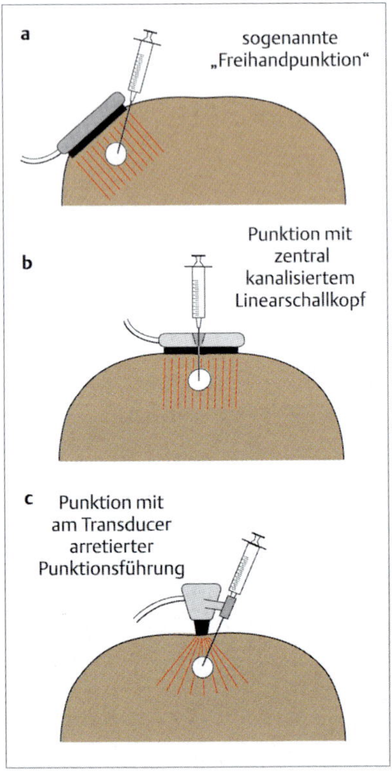

Abb. 73a–c Darstellung der ultraschallgesteuerten perkutanen diagnostischen Feinnadelpunktion

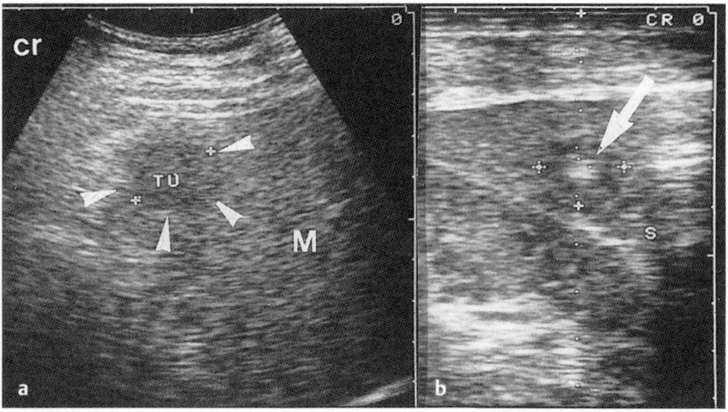

Abb. 74a u. b Diagnostische Feinnadel-Aspirationspunktion. a Rundliche, echoarme, intralienale Raumforderung (TU). b Darstellung des Herdes, hier mit zentral kanalisiertem linearen Kopf. Markierung des Punktionsweges, Ausmessen der Tiefe (Pfeil) und Kontrolle des Nadelspitzenreflexes im Punktionsziel (Pfeil). M = Milz

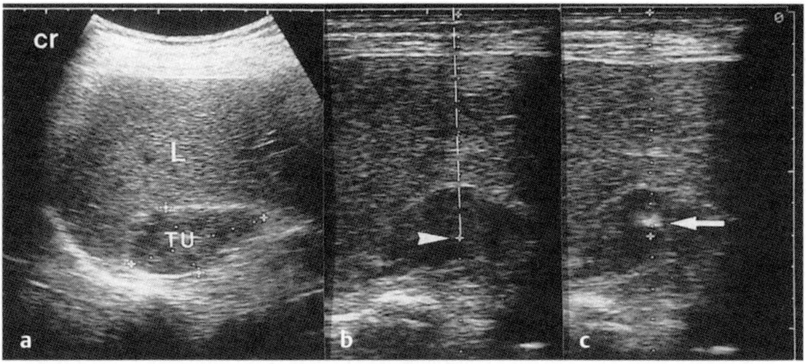

Abb. 75a–c Diagnostische Feinnadel-Aspirationspunktion. a Ovale echoarme Raumforderung (TU) im Bereich der rechten Nebenniere. L = Leber. b Darstellung, Markierung des Punktionsweges und Ausmessen der Tiefe (Dreieckspfeil). c Kontrolle des Nadelspitzenreflexes im Punktionsziel (Pfeil) nach Punktion

► **Aufarbeitung des Materials:**
- Auslassen des mit Zitrat vermengten Materials auf einen Objektträger.
- Einbringen von großen Gewebspartikeln in ein formalingefülltes Eppendorfhütchen.
- Ausstreichen und Lufttrocknen des zytologischen Materials.
- Bei liquidem Material ist die zytologische und bakteriologische Untersuchung indiziert (Abb. 76).

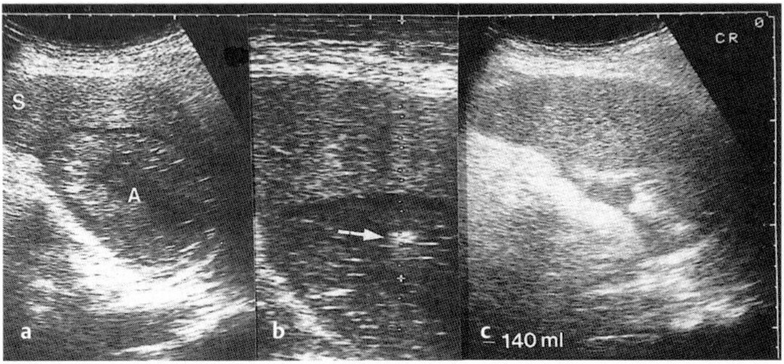

Abb. 76a–c Therapeutische Feinnadel-Drainagepunktionen. a Rundliche, intralienale, glatt begrenzte Raumforderung mit inhomogener Binnentextur. b Die diagnostische Feinnadelpunktion ergab Abszessmaterial; der Pfeil kennzeichnet den Nadelspitzenreflex. c In gleicher Sitzung wurde das Abszessmaterial (140 ml) therapeutisch evakuiert. S = Milz, A = Abszess

Indikationen und spezielles Vorgehen

► **Leber:**
- *Indikation:* Abklärung diffuser und fokaler Prozesse.
- *Beachte:* Bei oberflächennahen Läsionen ist darauf zu achten, dass die Läsion durch normales Lebergewebe punktiert wird.

► **Milz:**
- *Indikation:* Abszess, primär fokale Herde (Abb. 74 u. 76).
- *Beachte:* Die Milz ist ein gefäßreiches Organ; strenge Indikationsstellung.

► **Pankreas:**
- *Indikation:* Karzinom.
- *Beachte:* Bei ungeklärten lokalisierten und operablen Raumforderungen ist eine histologische Diagnosesicherung präoperativ nicht notwendig.
- Bei bildgebender Diagnose eines Pankreaskarzinoms und geplanter Operation FNP des Pankreastumors nicht notwendig.

► **Nebenniere:**
- *Indikation:* Raumforderung unklarer Ätiologie (Abb. 75).
- *Beachte:* Vor Punktion von Nebennierentumoren Phäochromozytom klinisch bzw. laborchemisch ausschließen!

- **Lymphknoten:**
  - *Indikationen:* Malignes Lymphom, Metastase, reaktive Lymphadenopathie.
  - *Einschränkung:* Bei Verdacht auf malignes Lymphom Materialgewinnung durch FNP meist nicht ausreichend; hier ist häufig eine chirurgische Lymphknotenexstirpation notwendig.
- **Niere:**
  - *Indikationen:* Tumorverdacht, Parenchymerkrankung.
  - *Beachte:* Bei V. a. Hypernephrom wird wegen Blutungsgefahr und Impfmetastasierung eine präoperative Diagnosesicherung nicht für sinnvoll erachtet.
- **Schilddrüse:**
  - *Indikationen:* Kalter Knoten, Zyste.
  - *Beachte:* Häufig ist hier eine Lokalanästhesie nicht notwendig
- **Flüssigkeiten:**
  - *Indikationen:* Pleuraerguss, Perikarderguss, Aszites, Zysten, Pseudozysten, Hämatome, Abszesse.
  - *Beachte:*
    - Man unterscheidet eine diagnostische von einer therapeutischen Punktion.
    - Bei der therapeutischen Pleuraergusspunktion maximal 1,5 l in einer Sitzung abpunktieren; bei vorhandenem Unterdruck im Erguss kann es auch schon bei kleineren Punktionsmengen (häufig bei malignem Erguss) zu einer systemischen Mediastinalverschiebung kommen; bei thorakalem Druckgefühl und Hustenreiz die Punktion daher beenden.
- **Weitere Indikationen:** Formationen des Retroperitonealraumes, Thoraxwand, pleuranahe Lunge, Mediastinum, Knochen, Magen-Darm-Kanal, Weichteile usw.

Kontraindikationen

- Fehlendes Einverständnis oder mangelnde Kooperation.
- Schwere Gerinnungsstörung.
- Diagnose auch durch nichtinvasive Maßnahmen möglich.
- Fehlende therapeutische Konsequenz.
- Cave: Oberflächliche gefäßreiche Formationen sind zu beachten!

Bewertung

- **Allgemein:**
  - Fokale Herde (> 2 cm ∅) in parenchymatösen Organen (z. B. Leber, Pankreas, Retroperitoneum, Nebenniere) werden mit ca. 90 %iger Sensitivität und ca. 100 %iger Spezifität diagnostiziert.
  - Komplikationen (Schmerzreaktion, peritoneale Reizung, Blutungen, Infektionen, Impfmetastasen, Galleleck, Pneumothorax, letaler Ausgang) sind bei sorgfältiger Auswahl des Punktionsweges und Beachtung von Kontraindikationen extrem selten.
- **Spezielle Risiken:**
  - *Leber:* Bei oberflächlichen Läsionen ein Hämangiom so sicher wie möglich ausschließen, Blutungsgefahr!
  - *Pankreas:* Achten Sie auf einen sicheren Punktionsweg. Gefahr der Verletzung von Darmstrukturen.
  - *Niere:* Strenge Indikationsstellung.
  - *Pleura:* Bei entlastender Ergusspunktion bei Druckgefühl, Engegefühl oder Hustenreiz Punktion beenden. Gefahr der Mediastinalverschiebung.

5.2 Therapeutische Drainagepunktion

Vorbereitung und Durchführung

- **Voraussetzungen:** Quick > 70 %, Thrombozyten > 100 000/mm³; bei hämatologischen Systemerkrankungen ggf. zusätzliche Faktorenanalyse. Aufklärung des Patienten.
- **Richten des Drainagepunktionsmaterials** (Abb. 77):

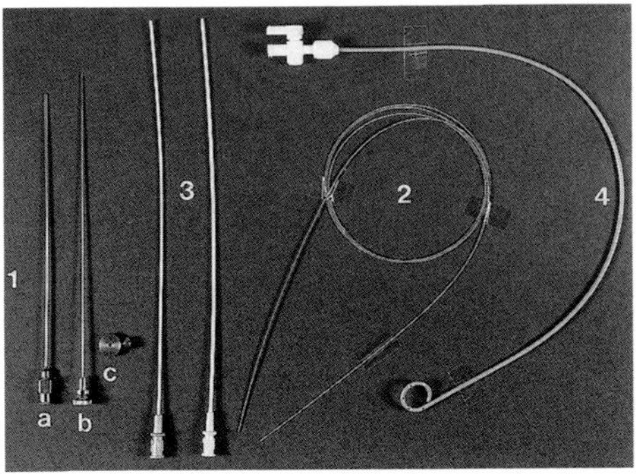

Abb. 77 Material zur Drainagepunktion nach Seldinger. 1 a–c Punktionsnadel (a), Mandrin (b) und Arretierschraube zur Tiefenbestimmung (c). 2 Führungsdraht. 3 Bougies. 4 Pigtail-Katheter, 8 French (z. B. für Zystendrainage)

- Hautdesinfektion, sterile Tücher, Lokalanästhesie, Rasierer, Stilett.
- Drainagematerial: Bei Zystenpunktion häufig dünnlumiger Katheter (8 French) ausreichend, für Abszesspunktion sind dicklumige (doppellumige) Saug-Spül-Katheter (14 French) sinnvoll.
- Nahtmaterial (+ Schere, Nadelhalter).
- Verbandsmaterial.

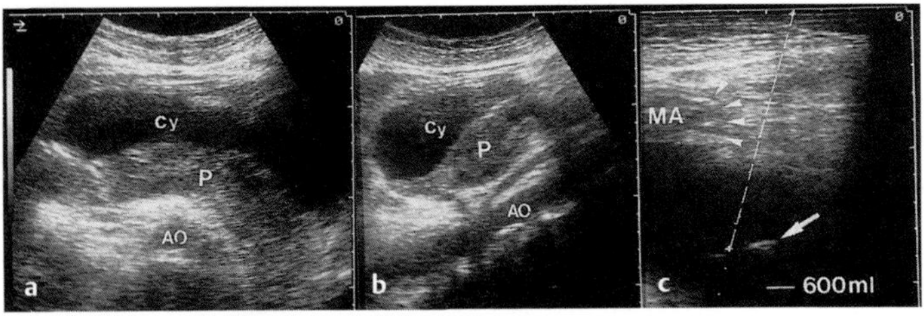

Abb. 78a–c Diagnostische und therapeutische Entlastungspunktion. a Ventral des Pankreas gelegene echofreie liquide Pankreaspseudozyste. AO = Aorta. b Darstellung der Pseudozyste (Cy) im Längsschnitt. c Sorgfältige Wahl des Punktionsweges am Magen vorbei (Pfeile) durch Angabe eines Winkels. Der Pfeil (groß) kennzeichnet den Nadelspitzenreflex

► **Durchführung der Drainagepunktion (Seldingertechnik):**
- Darstellung des Zieles, des Punktionsweges und Ausmessen erfolgt wie bei der diagnostischen Punktion (Abb. 79a), zusätzlich Stichinzision durch Stilett.
- Nach Punktion Entfernen des Mandrins, sonographische Kontrolle der Nadelspitze (evtl. Aspiration, Kochsalzinstillation), Einführen des Führungsdrahtes, Entfernen der Punktionsnadel, Dilatation mittels Bougies, Einführen des Drainagekatheters (Abb. 79b), Entfernen des Führungsdrahtes, Kontrolle der Katheterposition (evtl. röntgenologisch), Annähen des Katheters, Verband.

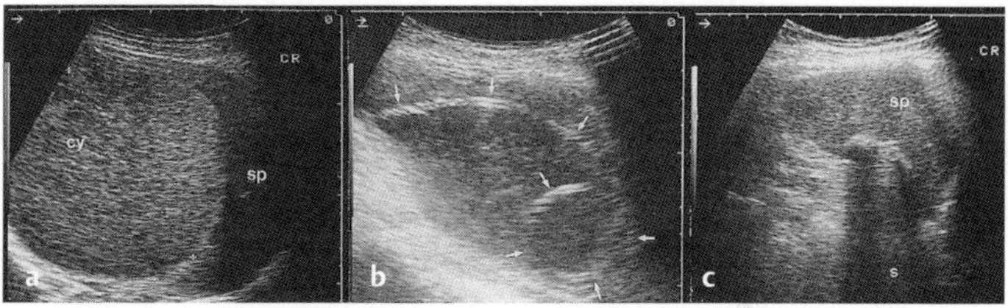

Abb. 79a–c Therapeutische Katheterdrainage. a Große, rundliche, intralienale, glatt begrenzte, zystische Raumforderung mit fluktuierenden Binnenechos bei der real-time-Untersuchung. b Die liquide Raumforderung wurde extern nach Seldingertechnik drainiert. Die Pfeile kennzeichnen den platzierten Katheter. c Die Verlaufskontrolle einige Monate nach Katheterdrainage zeigt eine komplette Rückbildung der zystischen Läsion mit einer Verkalkung als Narbenzustand. SP = Milz, CY = zystische Läsion, S = Schallschatten

Indikationen und spezielles Vorgehen

► **Pseudozysten:** z. B. Pankreas.
- *Therapeutisches Vorgehen*: s. Abb. 80.
- *Durchführung:* s. Abb. 81 u. Abb. 78.

► **Abszesse:** In Leber, Milz, intra- und retroperitoneal, subphrenisch.
- Therapieform der Wahl ist die repetitive therapeutische Drainagepunktion (Abb. 76, S. 58). Alternativ therapeutische Katheterdrainage (Abb. 79).
- *Beachte:* Spülung der Abszesshöhle mit Kochsalz; Drainagen sollten 1–2-mal pro Tag gespült werden, um ein Verkleben zu verhindern.

► **Primäre symptomatische Zysten:** Definitionsgemäß durch potenziell sezernierendes Epithel ausgekleidet.
- Bei Nachlaufen der Zyste nach therapeutischer Drainagepunktion operative Sanierung oder therapeutische Katheterdrainage und Injektion von reinem Alkohol (99,5 %) indiziert. Röntgenologische Lagekontrolle des Katheters notwendig.
- In Leber, Milz, Niere usw. evtl. Kombination mit Sklerosierungsbehandlung.

► **Empyem:** In Thorax, Gallenblase, Aszites, Pleuraerguss, Perikarderguss.

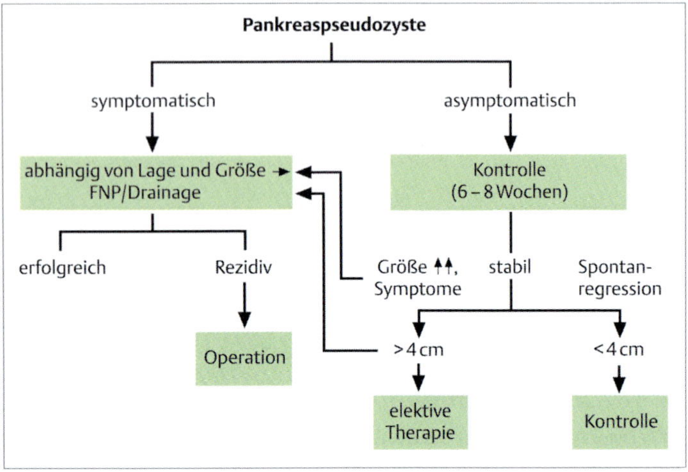

Abb. 80 Therapeutisches Vorgehen bei Pankreaspseudozysten (nach Schwerk)

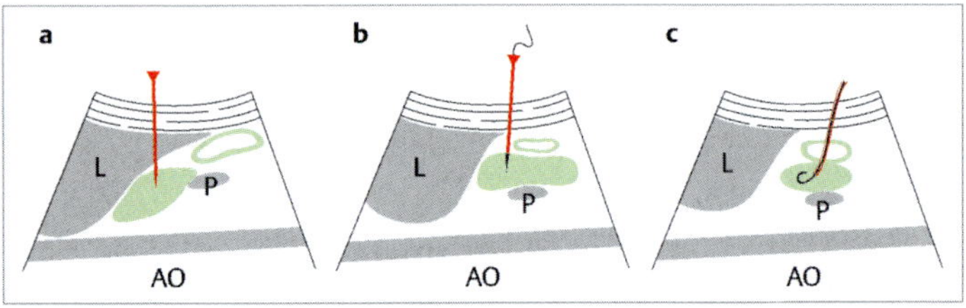

Abb. 81a–c Darstellung der ultraschallgesteuerten perkutanen externen Drainageverfahren von Pankreaspseudozysten (nach Schwerk). a Transhepatische (oder transgastrale) Feinnadelpunktionen. AO = Aorta, L = Leber, P = Pankreas. b Externe Katheterdrainage nach Seldinger-Technik: Der Führungsdraht wird ultraschallgesteuert in die Pseudozyste eingebracht, unter Vermeidung der Passage innerer Organe. c Transgastrale externe Katheterdrainage

Kontraindikationen

- Fehlendes Einverständnis, mangelnde Kooperation.
- Gerinnungsstörung.
- Unsichere Drainageroute.

Spezielle Formen der therapeutischen Drainage

- **Alkoholinstillation:**
  - *Indikation:* Maligne Tumoren (z. B. maligne primäre und sekundäre Lebertumoren), Schilddrüsenadenome.
  - *Voraussetzung*: Gute Darstellbarkeit, solitäre Läsion, Tumorgröße < 5 cm.
- **Suprapubischer Blasenkatheter:**
  - *Indikation:* Inkontinenz bei notwendiger länger dauernder Harnableitung, zum Beispiel bei Abflusshindernis (nichtoperables Prostatakarzinom).
  - Suprapubische Punktionen der gefüllten Harnblase prinzipiell nach klinischer Palpation und Perkussion durchführbar. Lediglich bei kleinen Harnblasenvolumina ultraschallgesteuerte Punktion sinnvoll.
- **Perkutane Nephrostomie:**
  - *Indikation:* Bei Dilatation des Nierenbeckens und sonographisch guter Darstellbarkeit sonographisch gesteuerte Punktion in Kombination mit Röntgendurchleuchtung indiziert.
  - *Durchführung*: Unter Umgehung des vaskularisierten Nierenmarks wird der dilatierte Kelch unter permanenter sonographischer Sicht nach Seldinger-Technik von einem posterolateralen Zugangsweg punktiert. Bougierung und anschließende Einführung eines Pigtail-Katheters (5–8 French).

Bewertung

- **Pankreaspseudozysten:**
  - *Erfolgsrate:* 60–90 % in Abhängigkeit von Lokalisation, Größe und Konsistenz (Abb. 78, S. 60 u. Abb. 81, S. 62).
  - *Komplikationen:* Blutung, Septikämie, Organverletzung in 5–10 %. Sorgfältige Wahl einer „sicheren“ Drainageroute (Vermeidung parenchymatöser Organe, Magen-Darm-Trakt [Abb. 78c], Zwerchfellrippenwinkel!) reduziert die Komplikationsrate.
- **Abszesse:**
  - *Erfolgsrate:* 80–95 %.
  - *Komplikationen:* Bei sicherem Zugangsweg und geeignetem Instrumentarium Komplikationsrate bei ca. 10 % (Sepsis, Blutung, Pleuraempyem, Fistelbildung).
- **Primär symptomatische Zysten:**
  - *Erfolgsrate:* > 95 %.
  - *Komplikationsrate:* < 5 % (Infektion, Blutungen).
- **Empyem:**
  - *Erfolgsrate*: Bei frühzeitig diagnostiziertem Pleuraempyem 72–88 %.
  - *Komplikationsrate*: Gering (Blutungen aus Interkostalgefäßen).
- **Nephrostomie:**
  - *Treffsicherheit:* 95 %.
  - *Komplikationsrate*: 5 % (Blutungen, Infektion).

6 Leitsymptome

6.1 Oberbauchschmerzen

Grundlagen

- **Leitsymptome**: Schmerzen, Fieber, Erbrechen, Kreislaufdepression, Blutbildveränderung, Abwehrspannung, ggf. Stuhlverhalt.
- **Differenzialdiagnosen** sind in Tab. 9 aufgeführt und nach ihrer Häufigkeit im Allgemeinkrankenhaus aufgelistet.

Tabelle 9 **· Differenzialdiagnose der Oberbauchschmerzen**

Diagnose	Sonographische Zeichen
häufig	
akute Cholezystitis (S. 65)	verdickte dreigeschichtete Wand, ggf. Gallenblasenhydrops
Gallensteinkolik (S. 66)	Steinreflex, Schallschatten, Gangaufstau
weniger häufig	
akute Pankreatitis (S. 68)	Organvergrößerung, echoarme, verwaschene Struktur, umschriebene echofreie Läsionen
Magenentleerungsstörung (S. 72)	maximal flüssigkeitsgefüllter Magen, Binnenechos
Myokardinfarkt	in Echokardiographie umschriebene Wandbewegungsstörung
Lungenembolie (S. 69)	bei peripherer Embolie echoarme keilförmige Areale (Thoraxsonographie)
Nierenkolik (S. 67)	echofreies NBKS durch Aufstau, Steinreflex mit Twinkling-Artefakt
Hernie (S. 80)	Bruchsack, ggf. mit wandverdickten Darmschlingen, Lücke im Peritoneum
selten	
Ulkusperforation des Magens und Duodenums (S. 70)	Nachweis freier Luft, ggf. Wandverdickung im Bereich des Ulkus
Gallenblasenperforation (S. 71)	Konturunterbrechung der Gallenblasenwand, freie Flüssigkeit
Niereninfarkt (S. 75)	keilförmige Parenchymveränderung, fehlender Fluss in der FKDS
Milzinfarkt (S. 76)	meist keilförmige echoarme Parenchymveränderung
Nierenvenenthrombose (S. 77)	anfangs vergrößerte, später verkleinerte Nieren; dilatierte Venen

Tabelle 9 · Differenzialdiagnose der Oberbauchschmerzen – Fortsetzung

Diagnose	Sonographische Zeichen
subphrenischer Abszess (S. 74)	inhomogene unscharf begrenzte Formation zwischen Zwerchfell und Leber o. Milz
Cholangitis (S. 336)	
Organeinblutungen (S. 75)	echoarme Raumforderung, meist Organvergrößerung

sonographisch nicht zu klären:
häufig: Gastroenteritis, Pleuritis
weniger häufig: diabetisches Koma mit Pseudoperitonitis, Urämie, Thyreotoxikose, Meckel-Divertikel, Boerhave-Syndrom
selten: hämolytische Krise, hepatische Porphyrie (z. B. akute intermittierende Porphyrie), Addison-Krise, Intoxikation (Blei, Arsen, Giftpilze, Thallium), Hypertriglyzeridämie Typ I

Akute Cholezystitis (Abb. 82 u. 83)

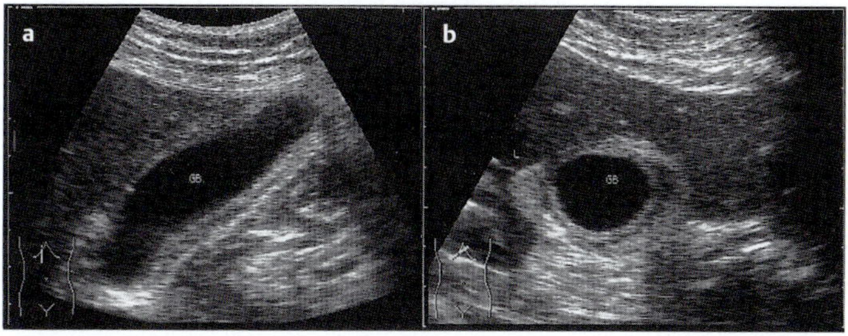

Abb. 82 a u. b Akute Cholezystitis. Durch das Ödem erscheint die Wand der Gallenblase (GB) verdickt und die Wandschichten werden deutlich. L = Leber

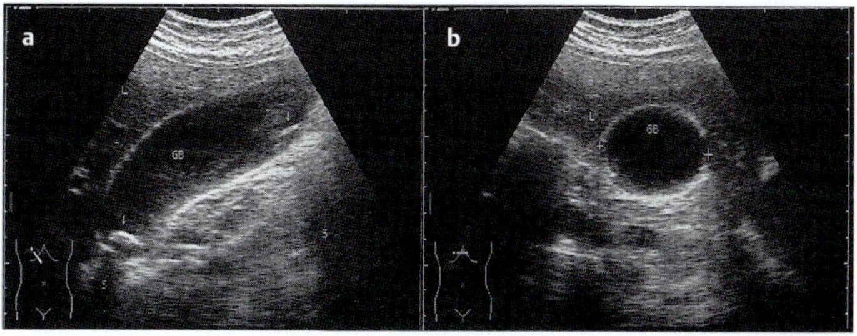

Abb. 83 a u. b Gallenblasenhydrops bei akuter Cholezystitis: Gallenblase (GB) erweitert, druckschmerzhaft, nicht mit dem Schallkopf imprimierbar. Pfeile: Steine mit Schallschatten (S), L = Leber

- s. auch unter Gallenblase S. 345.
- **Klinik:** Oberbauchschmerzen rechts mit Ausstrahlung in die rechte Schulter, Fieber, ggf. Ikterus (wenn die ödematösen, entzündlichen Veränderungen die Gallenwege einbeziehen). Appetitlosigkeit, Brechreiz. Vergrößerte, gespannte und schmerzhafte Gallenblase, die tastbar sein kann (Murphy-Zeichen). Lokalisierte Abwehrspannung, Meteorismus oder abgeschwächte Darmgeräusche wegen paralytischem Ileus sind möglich.
- **Diagnostik:**
  - *Anamnese und körperliche Untersuchung.*
  - *Labor:* Leukozytose, γ-GT und alkalische Phosphatase ↑, ggf. direktes Serumbilirubin ↑, CRP ↑.
  - *Sonographie.*
  - *Röntgen:* Abdomen-Leeraufnahme bei V. a. emphysematöse Cholezystitis.
  - *Biliäre Szintigraphie,* wenn sich die Gallenblase nicht darstellen lässt.
- **Sonographischer Befund:**
  - Druckschmerzhafte Gallenblase.
  - Verdickte Wand, wobei die drei Wandschichten durch Ödembildung gut erkennbar sind (geschichtet).
  - Unscharfe Begrenzung zur Umgebung durch Pericholezystitis möglich.
  - Gallenblasenhydrops mit schmerzhafter, vergrößerter, nicht imprimierbarer Gallenblase möglich.
  - In bis zu 95 % der Fälle lassen sich Konkremente nachweisen.
- **Sicherheit der sonographischen Diagnose:** Sehr hoch; insbesondere in Verbindung mit der Klinik und Anamnese, dem Labor sowie der Kontrollsonographie. Weitere technische Untersuchungen sind nicht notwendig.

Gallensteinkolik (Abb. 84)

- **Klinik:** Anfallsartige, krampfartige schwere Schmerzen durch Kontraktion der Gallenblase. Ursache: Steinverschluss der abführenden Gallenwege und Druckerhöhung in der Gallenblase. Oft nach der Mahlzeit ausgelöst, Dauer 1–4 Stunden (kann mit Restbeschwerden 24 Stunden anhalten). Oft Erbrechen, ggf. Ikterus bei Gangokklusion. Fieber deutet auf eine Komplikation hin.
- **Diagnostik:**
  - *Anamnese:* Oft sind Gallensteine bereits bekannt.
  - *Labor:* ggf. Cholestasezeichen mit erhöhtem Bilirubin, γ-GT, alkalischer Phosphatase.
  - *Sonographie.*

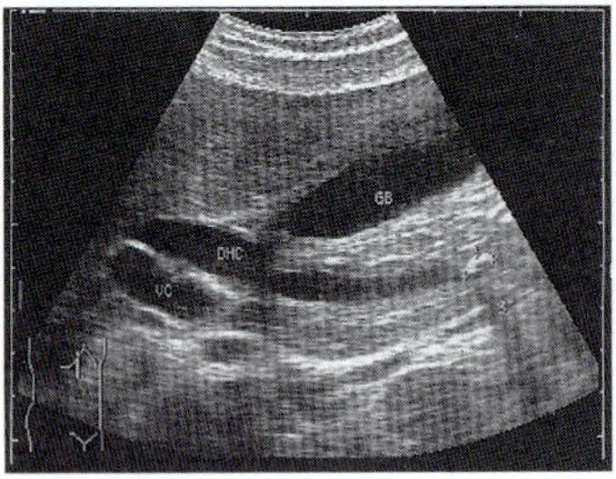

Abb. 84 Gallengangstein: Der Ductus hepatocholedochus (DHC) ist aufgestaut; ein Schallschatten (S) weist auf den intraduktalen Stein (Markierungskreuze) hin. GB = Gallenblase, VC = Vena cava

- **Sonographischer Befund:**
  - Stein: Intensives Echo mit Schallschatten.
  - Im Gallengang oft schlecht abgrenzbar.
  - Schallschatten kann auf Stein hinweisen.
  - Bei Gangaufstau nach Stein suchen:
    - Choledochusstein führt zur Gangerweiterung.
    - Infundibulum- oder Cysticusstein führt zum Gallenblasenhydrops (dtl. vergrößerte und druckschmerzhafte Gallenblase).
    - Präpapilläre Steine können zum Aufstau des Pankreasgangs und zur Pankreatitis führen.
- **Sicherheit der sonographischen Diagnose:** Mit über 90 % Sicherheit ist die Diagnose sonographisch zu stellen, bei atypischem Befund (Schrumpfgallenblase) sinkt die Treffsicherheit auf 65 %. Weitere bildgebende Verfahren sind nur in Ausnahmefällen notwendig (z. B. Röntgen zur Differenzierung einer Porzellangallenblase gegenüber einer Steingallenblase).

Nierenkolik (Abb. 85 u. 86)

- **Klinik:** Charakteristischer wellenförmiger, einseitiger Schmerz, oft in die Leiste ziehend. Übelkeit, Erbrechen; reflektorischer Ileus ist möglich; Hämaturie.
- **Diagnostik**: Sonographie; Urinstatus; ggf. Urogramm.
- **Sonographischer Befund:**
  - Echofrei markiertes Nierenbeckenkelchsystem durch Aufstau.
  - Je nach Sitz des Abflusshindernisses (Stein, Tumor, Lymphknotenpakete) ist der Harnleiter bis dorthin aufgeweitet zu erkennen.
  - Mit dem „Twinkling-Artefakt" (s. S. 9) lassen sich Steine im Ureter besser erkennen und von Darmluft unterscheiden.

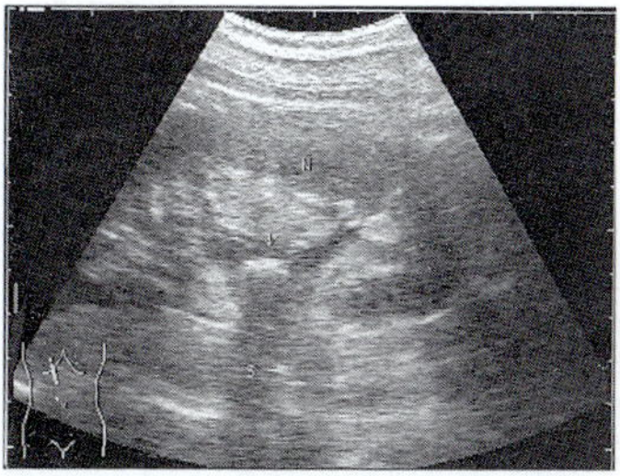

Abb. 85 Nierenbeckenstein: Nierenbecken echoarm erweitert; im Bereich des Ureterabgangs Konkrement mit echoreichem Reflex (Pfeil) und Schallschatten (S). N = Niere

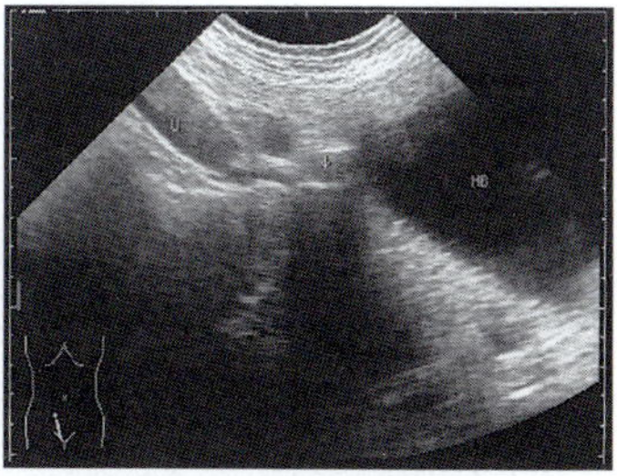

Abb. 86 Ureterstein: Aufgestauter Ureter (U) durch prävesikal gelegenen verschließenden Ureterstein (Pfeil). Ein Schallschatten weist auf den Stein hin. HB = Harnblase

- **Sicherheit der sonographischen Diagnose:** Der Nachweis eines Aufstaus gelingt in bis zu 100 %. Das Abflusshindernis lässt sich in ca. 85 % der Fälle sonographisch nachweisen. Andere bildgebende Verfahren lassen sich komplementär anwenden.

Akute Pankreatitis (Abb. 87–88)

- s. auch unter Pankreas S. 307.
- **Klinik:** Schmerzen unterschiedlicher Stärke; Schmerzmaximum im Epigastrium mit Ausstrahlung meist gürtelförmig in den Rücken, Verstärkung im Liegen. Übelkeit, Erbrechen, Meteorismus, Hypotonie, Tachykardie, Fieber.
- **Diagnostik:**
  - *Anamnese* (bei Frauen oft Gallensteine bekannt, bei Männern meist Alkoholmissbrauch), Schmerzcharakter.
  - *Klinische Untersuchung:* Druckschmerzen mit Maximum im Epigastrium. Oft basaler Lungenbefund (Rasselgeräusch, Atelektase, Pleuraerguss), meist links.
  - *Labor:* Leukozytose, erhöhte Amylase und Lipase (die Höhe korreliert nicht mit der Schwere der Erkrankung), LDH ↑, Hyperglykämie, Hypokalzämie, Hyperbilirubinämie (meist ohne Ikterus), Hypertriglyzeridämie, Hypoxämie, Albuminmangel.
  - *Abdominelle Sonographie, Pleurasonographie.*
  - *Röntgen:* Abdomen-Leeraufnahme im Stehen oder in Linksseitenlage (zum Ausschluss bzw. zum Nachweis eines Ileus und/oder einer Perforation).
  - *ERCP:* Nachweis einer Gangobstruktion und gleichzeitig therapeutisch mit Steinextraktion (nicht bei alkoholbedingter Pankreatitis).
  - Zusätzlich Ultraschall mit Echokontrastverstärker oder Nativ- und Kontrast-CT zur Unterscheidung zwischen vitalem und avitalem Gewebe.
- **Sonographischer Befund:**
  - Oft Luftüberlagerung des Pankreas, auch wegen Magenatonie.
  - Pankreas in den ersten Stunden sonographisch noch nicht verändert; später akut echoärmer und deutlich geschwollen bzw. vergrößert.
  - Pankreasgang bei ödematöser Pankreatitis nicht darstellbar oder bei Steinobstruktion betont bzw. erweitert.
  - Oft echoarme oder echofreie, unscharf begrenzte Formation bei Nekrosenbildung.
  - Häufig echofreier Saum um Pankreas, Leber und besonders Milzhilus im Sinne freier Flüssigkeit im Abdomen.

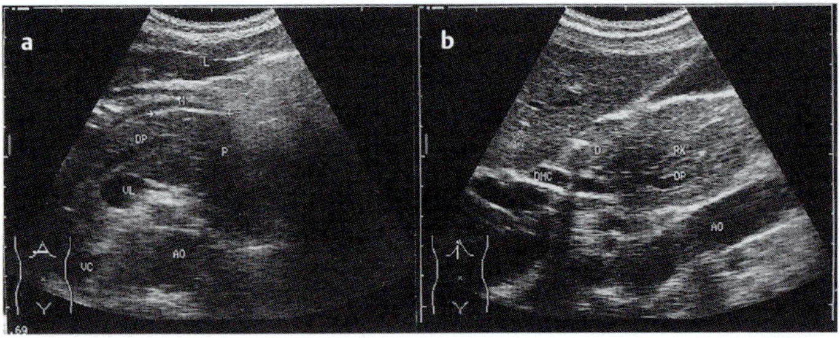

Abb. 87 a u. b Akute Pankreatitis: Das Pankreas (P) ist echoarm verdickt, der Ductus pancreaticus (DP) erweitert. a Oberbauchquerschnitt: Zwischen Leber (L) und Pankreas liegt der Magen (M); peripankreatische Fettgewebsnekrosen (Pfeile). b Oberbauchlängsschnitt: Hier sind der Pankreasgang (DP) im Pankreaskopf (PK) und der Ductus hepatocholedochus (DHC) erweitert dargestellt. VL = V. lienalis, AO = Aorta, VC = V. cava, D = Darm

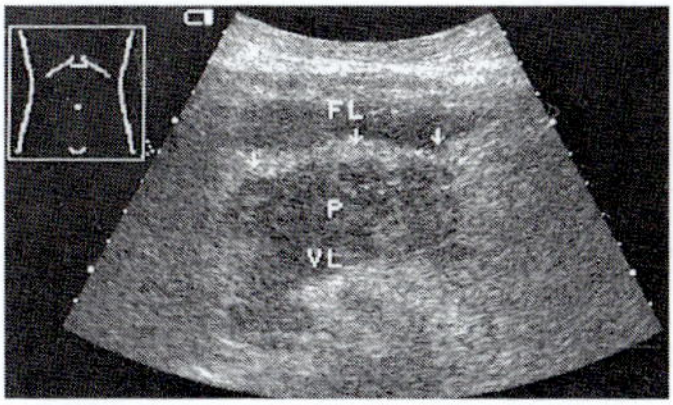

Abb. 88 Akute nekrotisierende Pankreatitis: Zwischen Magenhinterwand und Pankreas (P) mit inhomogenem Echomuster liegt eine echoarme (FL) und eine echoreiche Formation (Pfeile) als Zeichen für freie Flüssigkeit und Nekrosen. VL = V. lienalis

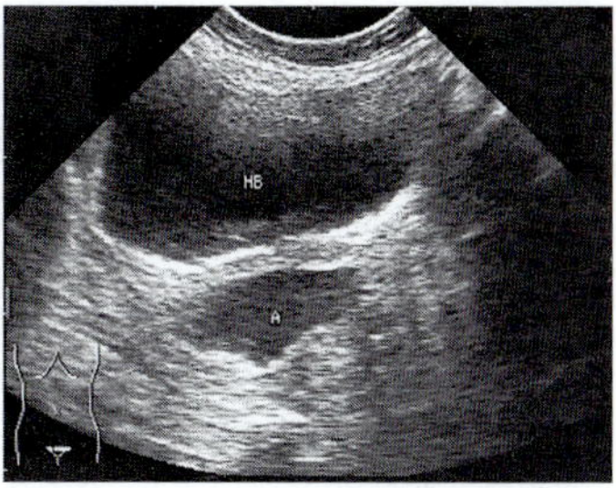

Abb. 89 Nekrose bis zum Douglas-Raum bei Pankreatitis: Echoarme bis freie Raumforderung (A) hinter der Blase (HB)

- Pseudozysten.
- Pleuraerguss.
- *Hinweise für die Genese:*
  - Gallensteine bei biliärer Pankreatitis.
  - Fettleber bei alkoholischer Pankreatitis.
- **Sicherheit der sonographischen Diagnose:** Zu Krankheitsbeginn wird eine geringe Treffsicherheit angenommen. Die CT-Untersuchung sollte eine Treffsicherheit von 60–85 % aufweisen. Besondere Bedeutung kommt der Sonographie in der Verlaufskontrolle zu.

Lungenembolie (Abb. 90)

- s. auch Thorax, Lungeninfarkt S. 421.
- **Klinik:** Dyspnoe, Tachykardie, chronisches Hüsteln, Hämoptysen, Thoraxschmerzen, Angst, Beklemmungsgefühl, Schock.
- **Ursache:** Nur 1/4 aller Venenthrombosen ist vor der Lungenembolie symptomatisch. Nur 1/3 der Lungenembolien wird vor dem Tod diagnostiziert.
- **Diagnostik:**
  - *Blutgasanalyse, D-Dimer, Echokardiographie, EKG, Spiral-CT.*
  - *Beinvenensonographie, Thoraxsonographie* mit Farbdoppler und ggf. mit Echokontrastverstärker, *Abdomensonographie* (weitere Emboliequellen sind u. a. der Plexus prostaticus und Plexus uterovaginalis).
  - *Röntgen-Thorax.*
  - *Lungenszintigramm,* evtl. kombiniert mit Ventilationsszintigramm, Pulmonalisangiographie, ggf. mit lokaler Thrombolyse.
- **Sonographischer Befund:**
  - Ballonierter rechter Ventrikel und rechter Vorhof bei Rechtsherzbelastung; linker Ventrikel eher klein, leer und hyperaktiv.
  - Gelegentlich Embolus in der Arteria pulmonalis nachweisbar, wenn eine zentrale Embolie vorliegt.
  - *Beinvenensonographie:* Evtl. tiefe Beinvenenthrombose mit aufgeweiteter, eher echogener (Thrombus) und nicht komprimierbarer Vene als häufigste Ursache (s. auch S. 218).

- *Thoraxsonographie:* Peripher echoarme keilförmige Areale der Lunge mit gestörter Ventilation (wenn der Infarkt an einer für die Sonographie zugänglichen Stelle liegt).

► **Sicherheit der sonographischen Diagnose:** Die Sonographie hilft, die Diagnose zu erhärten. Bewiesen wird die Lungenembolie durch ein Spiral-CT, eine Szintigraphie oder Pulmonalisangiographie.

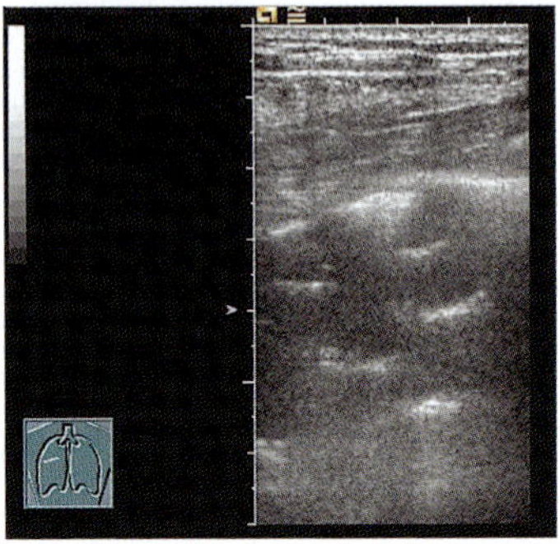

Abb. 90 Lungenembolie: Ausgedehnte echoarme Raumforderung der rechten Lungenspitze ventral mit Infarktpneumonie und Lunfteinschlüssen

Ulkusperforation (Abb. 91 u. 92)

► **Klinik:** Akut einsetzende Schmerzen mit Abwehrspannung, Bluterbrechen, Teerstuhl.

► **Diagnostik:**
- *Anamnese:* Bekanntes Ulkusleiden.
- *Sonographie:* Freie Luft, Ausschluss anderer Schmerzursachen.
- *Endoskopie:* Ulkusnachweis.
- *Rö-Abdomen:* Freie Luft; Rö-Thorax: Luftsichel unter den Zwerchfellen.

► **Sonographischer Befund:**
- *Nachweis freier Luft im Abdomen:*
  - Geringe Mengen sammeln sich in Rückenlage unterhalb der Bauchdecke an (sonographisch echoreiches durchgehendes Band mit inkompletten Schallschatten).
  - Größere Mengen finden sich bei leicht erhöhtem Oberkörper unterhalb der Zwerchfellkuppen.
  - Die Echos überlagern in Linksseitenlage die Leberstruktur.
- Manchmal gelingt die Darstellung einer Wandverdickung im Bereich des Ulkus.

► **Sicherheit der sonographischen Diagnose:** Freie Luft ist ab 1 ml nachweisbar, bei 10 ml ist sie nicht zu übersehen. Die Sonographie gibt entscheidende Hinweise für das Vorliegen einer Perforation. Nachgewiesen wird die Perforationsstelle endoskopisch.

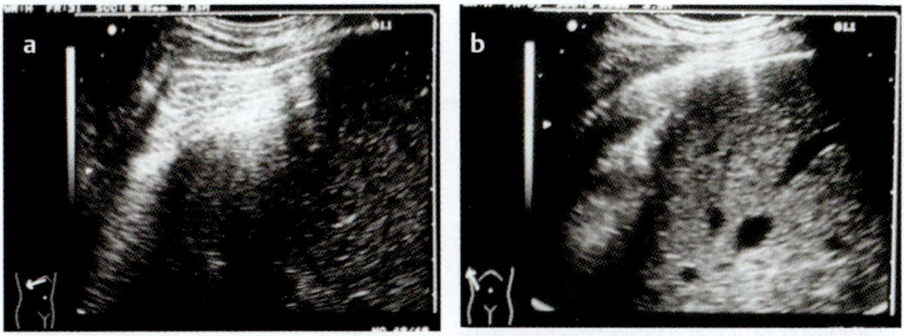

Abb. 91a u. b Freie Luft im Abdomen nach Perforation. a Echoreicher Reflexstreifen auf der Leber. b Freie Luft in Linksseitenlage

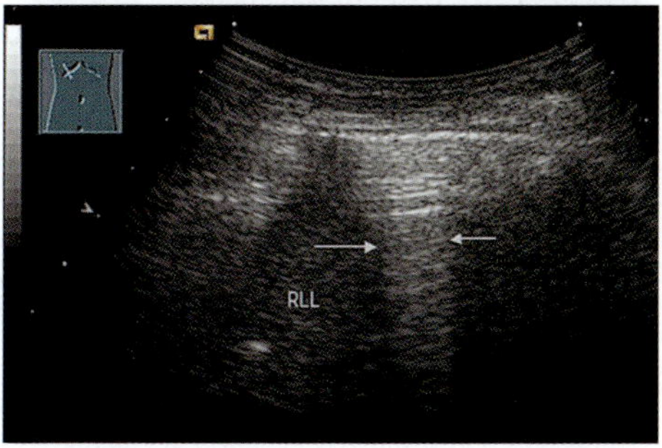

Abb. 92 Freie Luft nach Perforation: Echoreiches Band mit inkomplettem Schallschatten über der Leber. In Linksseitenlage lässt sich die Luft über der Leber noch deutlicher darstellen

Gallenblasenperforation (Abb. 93–95)

- **Klinik:** Nach Schmerzmaximum plötzlich annähernd schmerzfreies Intervall; nach freiem Intervall erneut Schmerzen und Abwehrspannung sowie schweres Krankheitsbild bei Ausbildung einer Peritonitis.
- **Diagnostik:**
  - *Anamnese:* Steinleiden, Entzündung, Krankheitsverlauf.
  - *Sonographie.*
  - *Röntgen:* Abdomen-Leeraufnahme.

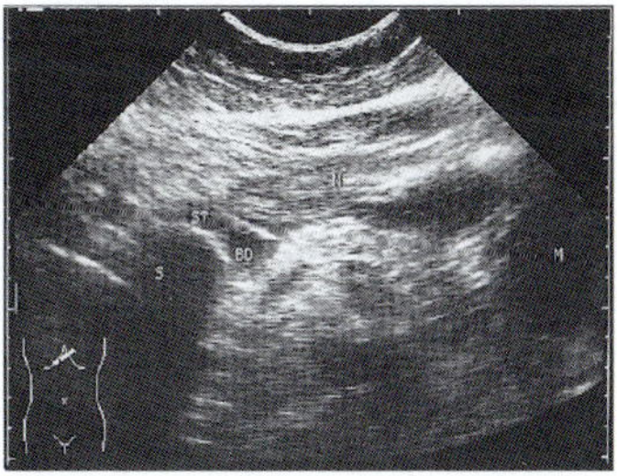

Abb. 93 Gallenblasensteinperforation: Gallenblasenstein (ST) mit echoreichem Eindringecho und Schallschatten (S) im Bulbus duodeni (BD). M = Magen

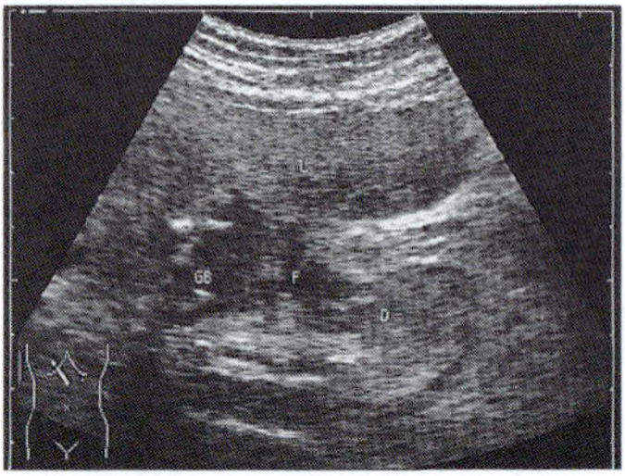

Abb. 94 Gallenblasenperforation (gleicher Patient wie Abb. 93): Gallenblase (GB) unscharf begrenzt mit inhomogenem Binnenecho und Fisteldarstellung (F) ins Duodenum (D). L = Leber

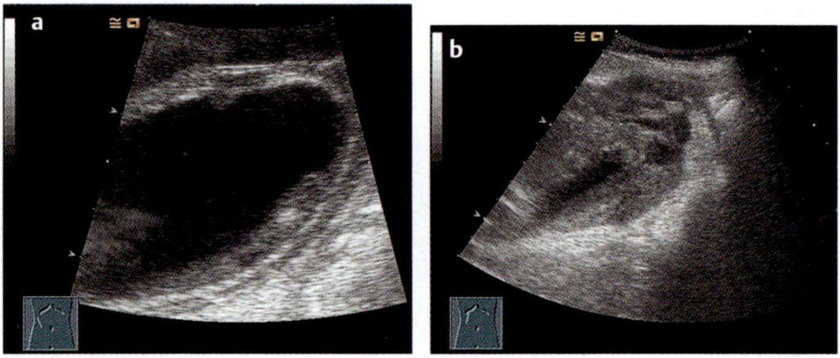

Abb. 95 a u. b Gallenblasenperforation. a Wandverdickte Gallenblase, gedeckt perforiert, noch gefüllt; Kontur unterbrochen durch abgelöste Mukosa. b Perforierte Gallenblase (gleiche Patientin, 65 Jahre): Echoarme unscharf begrenzte Raumforderung um die Gallenblase bei abszedierender Pericholezystitis

- **Sonographischer Befund:**
  - *Bei Cholezystitis:*
    - Gallenblase zur Umgebung nur unscharf abgrenzbar.
    - Echofreier unregelmäßiger Randsaum.
  - Konturunterbrechung der Gallenblasenwand.
  - Gallenblasenwandverdickung.
  - Geringe Mengen freier Flüssigkeit im Abdomen, betont perihepatisch.
- **Sicherheit der sonographischen Diagnose:** Die Unterscheidung zur Pericholezystitis kann unmöglich sein. Eine Konturunterbrechung der Wand macht die Diagnose wahrscheinlich. Eine direkte Verbindung vom Gallenblasenlumen zur freien Bauchhöhle sichert die Diagnose.

Magenentleerungsstörung (Abb. 96)

- **Klinik:** Erbrechen, epigastrischer Druck, Gewichtsverlust, Magenentleerungsstörung.
- **Ursache:** Magenausgangsstenose durch rezidivierende Ulzera, Kompression von außen (Pankreastumor, Zysten etc.), Z. n. Vagotomie oder durch diabetische autonome Neuropathie (Gastroparese).
- **Diagnostik:** Anamnese; Sonographie; Magensonde; Endoskopie zur Klärung der Ursache; ggf. Rö: Magen-Darm-Passage.

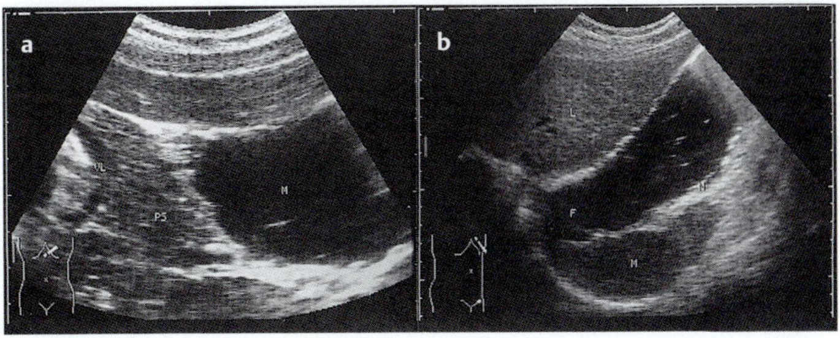

Abb. 96 a u. b Magenatonie. a Verlängerter Interkostalschnitt li: Magenfornix (M) prall mit Flüssigkeit gefüllt (annähernd echofreies Binnenecho). VL = Vena lienalis, PS = Pankreasschwanz. b Subkostaler Schrägschnitt in Linksseitenlage: Prallgefüllter Magen (M) und Fundus (F), Wandschichtung nicht mehr erkennbar. L = Leber

- **Sonographischer Befund:**
  - Maximal flüssigkeitsgefüllter Magen.
  - Peristaltik kann aufgehoben sein.
  - Binnenecho, je nach Konsistenz echofrei bis echoreich, dann schwieriger von der Umgebung abzugrenzen; kann mit Oberbauchtumor verwechselt werden.
- **Sicherheit der sonographischen Diagnose:** Vor Legen einer Magensonde zeigt die Sonographie einen gefüllten Magen. Die Magenentleerungsstörung als Ursache eines akuten Abdomens ist eindeutig zu klären. Nach Entleerung über die Sonde ist der Magen sonographisch annähernd leer.

Aneurysma dissecans der Aorta (Abb. 97)

- **Klinik:** Akutes Schmerzereignis ähnlich einer Nierenkolik, starker Schmerz (wandert mit Fortschreiten der Dissektion). Dyspnoe, Synkope; neurologische Ausfälle sind je nach Sitz der Dissektion u. a. möglich. Ein mehrzeitiges Ereignis ist häufig. Zunächst entsteht lediglich eine Dissektion der Intima mit Paravasat und Ausbildung eines falschen Lumens, später dann komplette Ruptur mit Exitus letalis. Je nach Ausmaß der Dissektion entsteht ein Blutungsschock.
- **Vorkommen:** Meist bei älteren Patienten, bei denen eine Arteriosklerose zu vermuten ist; oft ist ein Bluthochdruck bekannt.
- **Diagnostik:** Am wichtigsten ist es, an die Diagnose zu denken!
  - *Anamnese; Labor:* Hb-Kontrollen.
  - *Sonographie,* insbesondere farbkodierte Duplexsonographie; im thorakalen Bereich transösophageale Sonographie.
  - *CT, Kernspintomographie.*
- **Sonographischer Befund:**
  - Aortenerweiterung > 25 mm, nicht unbedingt massive Erweiterung.
  - Meist echoreiche Plaques als Ausdruck der Atheromatose; hart (mit Schallschatten) oder weich (ohne Schallschatten).
  - Echoreiches flottierendes Band im Aortenlumen (Intimaabriss).
  - Gedoppeltes Aortenlumen; zweites Lumen kann echoreich sein als Zeichen der thrombotischen Verlegung.
  - *FKDS:* Unterscheidung des falschen vom wahren Lumen (durch Nachweis der unterschiedlichen Flussgeschwindigkeiten).

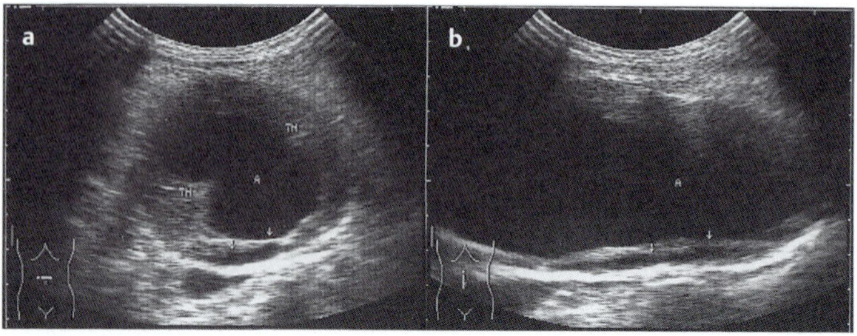

Abb. 97 a u. b Aneurysma dissecans der Aorta abdominalis: Die Aorta (A) ist deutlich erweitert, das Lumen randständig teilthrombosiert (TH). Pfeile: echoreiche Dissektionsmembran mit echofreiem falschem Lumen

- **Sicherheit der sonographischen Diagnose:** Bei ausreichender Sicht kann die Diagnose zu 98 % sonographisch gesichert werden. Präoperativ wird oft ein CT gefordert.

Subphrenischer Abszess (Abb. 98)

- **Klinik:** Unklares Fieber, Schmerzen; ggf. Dyspnoe durch verminderte Atemtiefe.
- **Diagnostik:**
  - *Röntgen Abdomen/Thorax:* Meist neu aufgetretener Zwerchfellhochstand als Hinweis, ggf. basales Lungeninfiltrat und Pleuraerguss erkennbar.
  - *Sonographie.*
  - *CT, MRT.*
  - *Leukozytenszintigraphie.*
  - *Probepunktion.*
- **Sonographischer Befund:**
  - Inhomogene echoarme/echoreiche unscharf begrenzte Formation zwischen Zwerchfell und Leber oder Milz.
  - Mit zunehmender Einschmelzung verändert sich das sonographische Bild.
- **Sicherheit der sonographischen Diagnose:** Sonographie zunächst diagnoseweisend; mittels sonographisch gesteuerter Punktion wird die Diagnose gesichert.

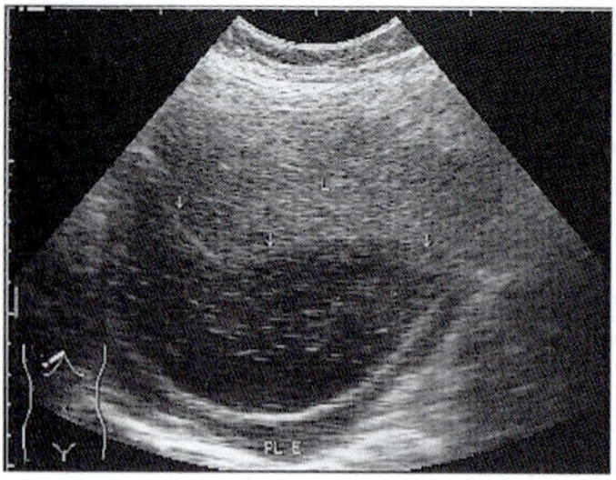

Abb. 98 Subphrenischer Abszess: Dorsal der Leber (L) und unterhalb des Zwerchfells liegt eine echoarme Raumforderung (Pfeile), z. T. mit echoreichem Binnenecho. Zusätzlich Pleuraerguss (PLE)

Organeinblutung (Abb. 99)

- **Klinik:** Akuter meist lokaler Schmerz, schmerzbedingte Schocksymptomatik; peritoneale Reizung; gelegentlich auch Blutungsschock, je nach Ausmaß der Blutung.
- **Diagnostik:**
  - *Anamnese, körperliche Untersuchung.*
  - *Labor:* Kleines Blutbild, Gerinnungsstatus.
  - *Sonographie:* Insbesondere, nach orientierender Untersuchung, am Ort des Schmerzmaximums.
- **Sonographischer Befund:**
  - Echoarme Raumforderung in einem Organ (frische Blutung echoarm bis echofrei, ältere Blutung echogen).
  - Meist Organvergrößerung.
- **Sicherheit der sonographischen Diagnose:** Die Diagnose kann in Kombination mit der Klinik mit hoher Sicherheit gestellt werden. Das sonographische Bild ist typisch. Ggf. weiteres bildgebendes Verfahren, z.B. CT, zur Erhärtung der Diagnose. Gesichert wird die Diagnose mit einer Probe- bzw. Entlastungspunktion (wenn keine Kontraindikation für eine Punktion besteht).

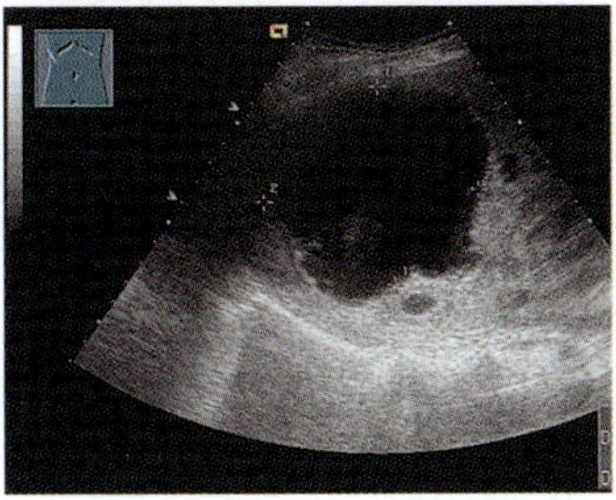

Abb. 99 Einblutung in eine Metastasenleber: Echoarme, scharf begrenzte Raumforderung (Distanzmarken) in der Leber nach einem akuten Schmerzereignis mit Schocksymptomatik

Niereninfarkt (Abb. 100)

- **Klinik:** Flankenschmerz, Hämaturie und Proteinurie; Fieber, Leukozytose; Übelkeit, Erbrechen. Oligurisches Nierenversagen ist möglich; nach einigen Tagen Hypertonie.
- **Diagnostik:** Suche nach Embolie- und Thromboseursache; bei Patienten mit Rhythmusstörungen dran denken.
  - *Labor:* Erhöht sind insbesondere GOT (= AST), LDH (sehr hoch) und AP; LDH und AP können auch im Urin erhöht sein.
  - *Sonographie* mit Verlaufskontrolle, ggf. mit Echokontrastverstärker.
  - *CT* mit Kontrastmittel.
  - *Angiographie* selten notwendig.
- **Sonographischer Befund:**
  - Im akuten Stadium der Nierenarterienembolie erscheint die Nierenmorphologie normal oder zeigt eine dreieckförmige echoarme Echogenitätsveränderung des Nierenparenchyms (die Spitze zeigt zum Pyelon).
  - Später Ausbildung einer echoreichen dreieckförmigen Narbe mit Einziehung der Nierenoberfläche und damit Verschmälerung des Parenchymsaums.

- Bei hämorrhagischer Infarzierung durch Nierenarterienthrombose kommt es infolge der Parenchymblutung zur unregelmäßig echoreichen fleckigen Parenchymveränderung.
- *FKDS:* Fehlender Fluss in der Arterie, bzw. dreiecksförmiger Perfusionsausfall im Parenchym.
- Im Folgestadium: Schrumpfniere.

► **Sicherheit der sonographischen Diagnose:** Die Diagnose des frischen Infarktes ist ohne die farbkodierte Duplexsonographie unsicher. Mit der FKDS ergibt sich eine Sicherheit bis 85 %. Mit zusätzlicher Anwendung von Ultraschallkontrastmittel oder einem Angio-CT wird die Diagnose gesichert.

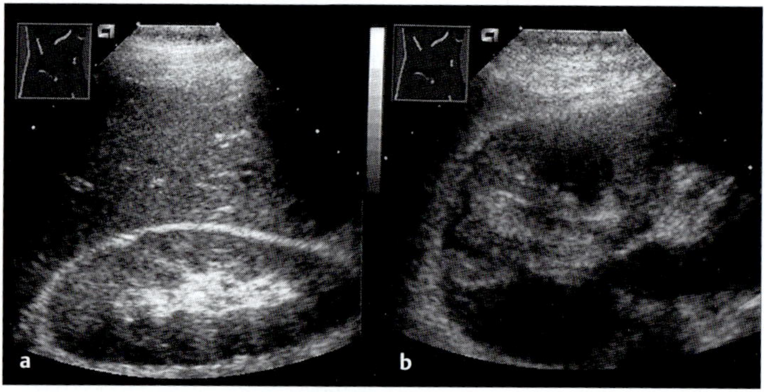

Abb. 100 a u. b Niereninfarkt. a Keilförmiger hyperreflexiver scharf abgegrenzter Bezirk. b FKDS: Der dreieckförmige avaskuläre Bezirk beweist den Infarkt. Klinisch Flankenschmerzen; s. auch Abb. 420b

Milzinfarkt

► s. auch unter Milz S. 328.

► **Klinik:** Plötzlicher linksseitiger Oberbauchschmerz.

► **Diagnostik:**
- *Anamnese:* Grundkrankheiten als Ursache für eine Thrombose (wie Hämoglobinopathien, myeloproliferative Erkrankung) oder Embolie (wie Rhythmusstörung, Arteriosklerose, Herzerkrankungen, Endokarditis).
- *Auskultation* eines perisplenischen Reibegeräusches.
- *Sonographie:* Der sonographische B-Bild-Befund hinkt der Klinik nach. Mit der Anwendung von Echokontrastverstärkern kann der Infarkt rasch detektiert werden.
- *Milzszintigraphie.*
- *Angio-CT* zeigt Veränderung im akuten Stadium.

► **Sonographischer Befund:** Gleiche Ursachen und gleiches Aussehen wie beim Niereninfarkt.
- *Frisch*: Meist keilförmige echoarme oberflächennahe Parenchymveränderung.
- *Alt*: Echoreiche Umformung mit Einziehung.
- Milzinfarkte können sich auch zu zystischen Läsionen verändern.

► **Sicherheit der sonographischen Diagnose:** Die sonomorphologische Veränderung ist gut zu erkennen, die ätiologische Einordnung ist sehr unsicher. Eine sonographische Diagnose im akuten Stadium ist nur mit der farbkodierten Duplexsonographie (FKDS) möglich. Zusätzliche Echokontrastverstärker erhöhen die diagnostische Sicherheit erheblich.

Nierenvenenthrombose (Abb. 101)

► s. auch unter Niere S. 279.

► **Klinik:** Akuter Flankenschmerz, zunächst wie bei einer Nierenkolik; ggf. Fieber, Schüttelfrost. Hämaturie und Proteinurie, Leukozytose. Evtl. akutes Nierenversagen bei beidseitigem Auftreten.

► **Vorkommen:** Gehäuft bei Tumor, nephrotischem Syndrom, Dehydratation, Schwangerschaft, oraler Kontrazeption, Trauma.

► **Diagnostik:**
- Anamnese, Vorerkrankungen.
- Labor (Urinbefund).
- Farbkodierte Duplexsonographie.

► **Sonographischer Befund:**
- Anfangs vergrößerte Niere mit inhomogenem, eher echoarmem Parenchymsaum; später verkleinerte Nieren.
- Gut darstellbare, dilatierte meist echoreiche Venen.
- *FKDS:* Kein Flussnachweis.
- Bei linksseitiger Thrombose kann bei Männern eine linksseitige Hodenstauung nachgewiesen werden.

► **Sicherheit der sonographischen Diagnose:** Bei ausreichender Sicht ist keine weitere technische Untersuchung notwendig. Zur Unterscheidung einer echten Thrombose von einem tumorinvasiven Venenverschluss nutzt man die Duplexsonographie (z. B. im Power Mode) und kann Gefäße in Tumorzapfen nachweisen. Selten sind im Zweifelsfall Angiographie, Phlebographie oder CT notwendig.

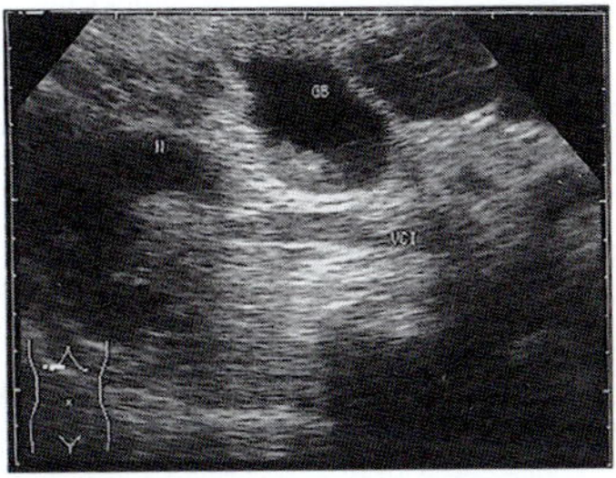

Abb. 101 Nierenvenenthrombose: Niere (N) mit echoarm verdicktem Nierenparenchym, aufgeweitete Nierenvene mit echoreichem Binnenecho bis zur Vena cava inferior (VCI). GB = Gallenblase mit Sludge

6.2 Unterbauchschmerzen

Grundlagen

- **Leitsymptome:** s. S. 64.
- **Differenzialdiagnose:** s. Tab. 10.

Tabelle 10 · Differenzialdiagnose der Unterbauchschmerzen

Diagnose	Sonographische Zeichen
häufig	
Appendizitis	pathologische Kokarde, typische Wandschichtung
Divertikulitis (S. 79)	verdickte echoarme Darmwand, inkompletter Schallschatten durch Luftansammlung
weniger häufig	
Hernie (S. 80)	Bruchsack mit wandverdickten Darmschlingen
Nierenkolik (S. 67)	echofreies NBKS durch Aufstau, Twinkling-Artefakt
selten	
Appendagitis (S. 80)	Fettgewebsnekrose einer Appendix epiploica
Harnverhalt (S. 81)	prall gefüllte Harnblase, echofreies Nierenbecken bei Aufstau
Adnexitis (S. 81)	teils zystische, teils solide Raumforderung, Wandverdickung
stielgedrehte Ovarialzyste (S. 83)	einseitig aufgetriebenes Ovar mit zystischer Formation
Tubarruptur (S. 82)	vergrößerter Uterus, parauterin freie Flüssigkeit
Hodentorsion (S. 83)	vergrößerter isoechogener Hoden, Hydrozele

sonographisch nicht zu klären: s. Tab. 9, S. 65

Appendizitis (Abb. 102)

- s. auch unter Dickdarm S. 380.
- **Klinik:**
  - Zu Beginn Oberbauchschmerzen möglich, Unterbauchschmerzen rechts, Loslassschmerz.
  - Übelkeit, Inappetenz, Erbrechen, selten Stuhlverhalt oder Durchfall.
  - Fieber mit Temperaturdifferenz axillar und rektal.
  - Nach Perforation: Zunächst Erleichterung, dann akutes Abdomen bis zum septisch-toxischen Schock.
- **Diagnostik:**
  - *Anamnese:* Typische Reihenfolge des Auftretens der Beschwerden: Schmerz zunächst schlecht lokalisierbar, eher periumbilikal und epigastrisch, dann zunehmend stärker und anhaltend, Verstärkung unter Husten und Bewegung.
  - *Labor:* Leukozytose, erhöhte Blutsenkung; Urinstatus zum Ausschluss eines Harnwegsinfektes.

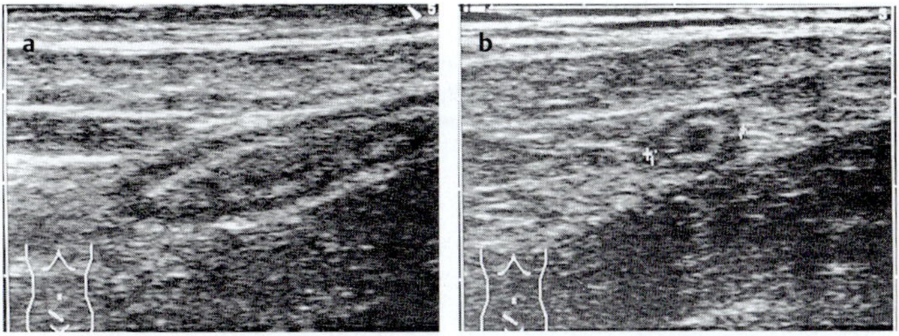

Abb. 102a u. b a Appendizitis, rechtsseitiger Unterbauchschrägschnitt: Ventral des Psoas im Bereich des Zökumpols echoarme Wandverschwellung der Appendix. b Appendizitis, Querschnitt: Pathologische Kokarde (Markierungskreuze), Wandschichtung echoarm-echoreich-echoarm

- **Sonographischer Befund** (Darmsonographie mit 5 MHz-Schallkopf, Aufsuchen des Zökumpols am Übergang in das terminale Ileum):
  - Pathologische kleine Kokarde im rechten Unterbauch mit verdickter und echoarmer Darmwand in Folge eines Wandödems. Wandschichtung: Echoarm-echoreich-echoarm.
  - Schmerzmaximum unter Kompression.
- **Sicherheit der sonographischen Diagnose:** Wird ein verdickter und schmerzhafter Appendix gefunden, so ist die Diagnose gesichert. Ein fehlender pathologischer Befund macht die Diagnose unwahrscheinlich, eine Appendizitis ist damit aber nicht ausgeschlossen. Bei ausreichender Untersuchungszeit und Erfahrung des Untersuchers liegt die Treffsicherheit bei 100 %.

Divertikulitis (Abb. 103)

- s. auch unter Dickdarm S. 381.
- **Klinik:** Schmerzmaximum meist im linken Unterbauch („linksseitige Appendizitis"); oft Blut ihm Stuhl, gastrointestinale Blutung möglich; Fieber, tastbare Resistenz.
- **Diagnostik:** Anamnese; Labor; Sonographie; Kolo-/Sigmoidoskopie (kann jedoch in der Akutphase eine Perforation verursachen).
- **Sonographischer Befund:**
  - Verdickte echoarme Darmwände.
  - Oft kleine Luftansammlung (gefangen im Divertikel), die bei Peristaltik nicht weiterwandert und einen konstanten inkompletten Schallschatten erzeugt.
- **Sicherheit der sonographischen Diagnose:** Bei gezielter Darmsonographie mit hochauflösender Sonde können in bis zu 90 % typische Darmwandveränderungen erkannt werden. Die Diagnose wird dann in Verbindung mit der Klinik gesichert.

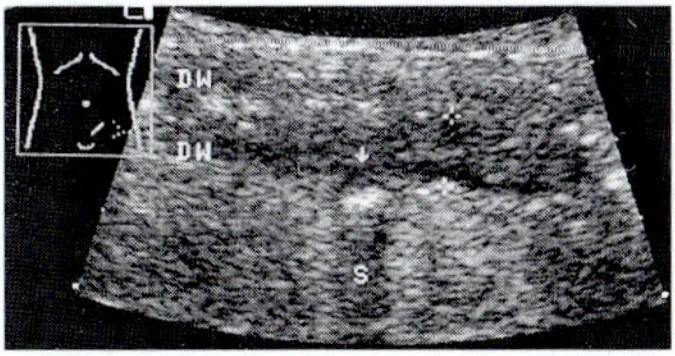

Abb. 103 Divertikulitis: Darmwandschwellung (DW), lufthaltiges Divertikel (Pfeil) mit nachfolgendem Schallschatten (S)

Appendagitis (Abb. 104)

- **Fettgewebsnekrose einer Appendix epiploica:**
  - Bikonvexe echoreiche nicht kompressible Raumforderung.
  - Echoarmer Randsaum.

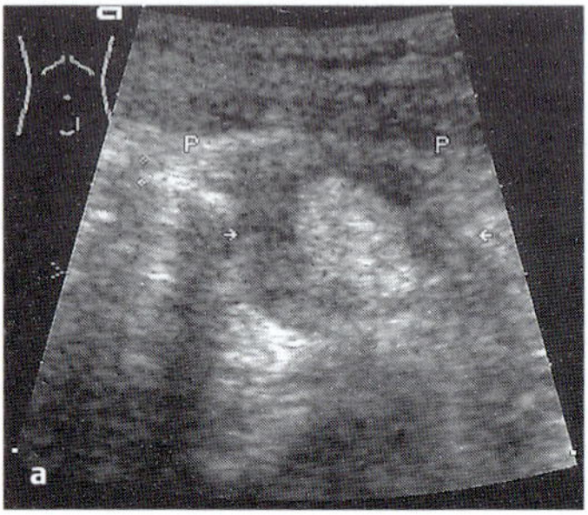

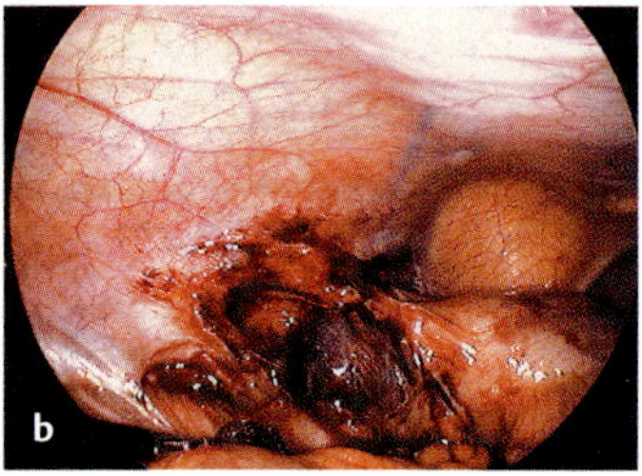

Abb. 104a u. b Appendagitis: a Am Peritoneum (P) entzündliche verbackene nekrotische Appendix epiploica (Pfeile). b Endoskopisches Bild

Hernie (Abb. 105)

- s. auch unter tastbare Resistenzen S. 109.
- **Klinik:** Gut lokalisierbarer Schmerz, bei Inkarzeration anhaltend; meist Resistenz tastbar, oft auch Bruchpforte tastbar; Vergrößerung bei Husten oder Pressen.
- **Diagnostik:**
  - *Anamnese; klinische Untersuchung* mit Inspektion, Auskultation und gezielter Palpation.
  - *Sonographie.*
- **Sonographischer Befund:**
  - Zeichen des mechanischen Ileus (s. S. 85).
  - Lücke im Peritoneum (mit dem 5 MHz- oder 7 MHz-Schallkopf nachweisbar).
  - Im Bruchsack sind netz- oder wandverdickte Darmschlingen zu erkennen. Die Diagnose wird erleichtert, wenn noch Peristaltik vorhanden ist.

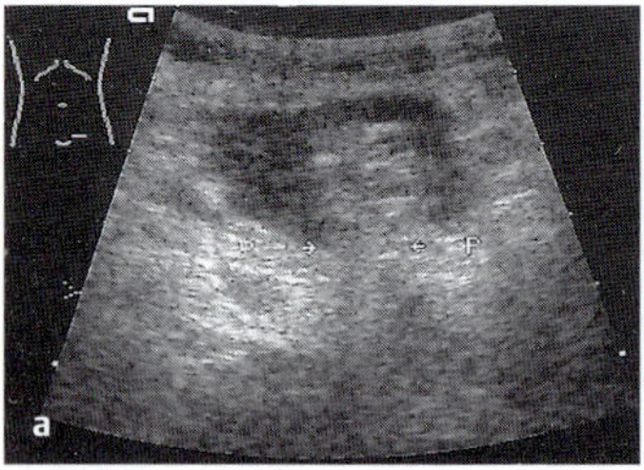

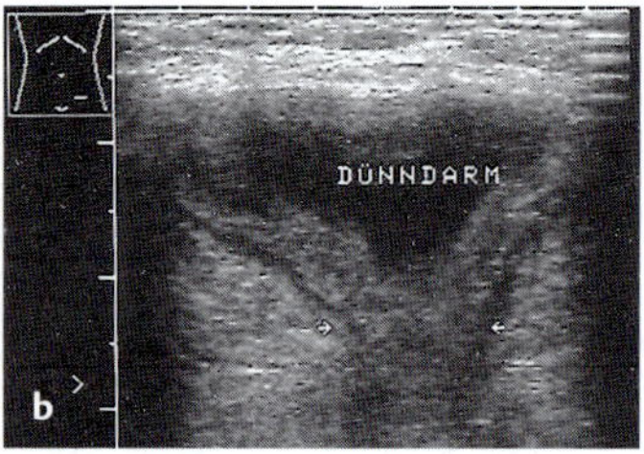

Abb. 105a u. b Inguinalhernien: a Echoreiches Netz im Brucksack. b Hernierter Dünndarm. Bei Einklemmung: immer begleitend Flüssigkeit

- Indirekte Hernie = lateral der Vasa epigastrica gelegener schräg die Bauchwand dursetzender Bruchsack.
- Direkte Hernie: medialer, direkt die Bauchwand durchsetzender Bruchsack.

► **Sicherheit der sonographischen Diagnose:** Die Treffsicherheit kann bis 90% betragen.

Harnverhalt (Abb. 106)

► **Klinik:** Harnverhalt, zunehmende Schmerzen im Unterbauch.

► **Diagnostik:** Anamnese (Schmerzeintritt, Schmerzlokalisation, letztes Wasserlassen); U-status; Sonographie; Urethralkatheter.

► **Sonographischer Befund:**
- Prall gefüllte Harnblase.
- Oft echofrei erweitertes Nierenbecken bei Aufstau mit Blasentamponade.
- Ggf. echoreiches Binnenecho (Blutkoagel).

► **Sicherheit der sonographischen Diagnose:** Der akute Harnverhalt kann mit 100%iger Sicherheit erkannt werden. Die Ursache ist nicht immer gleich auffindbar (Blasentamponade, Prostatahypertrophie, Blasenkarzinom im Bereich der Urethra).

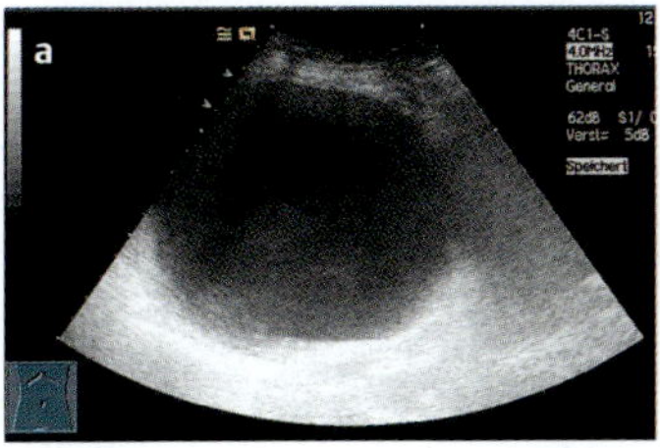

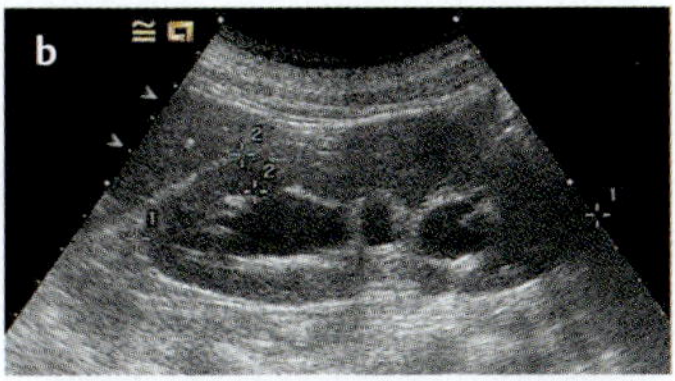

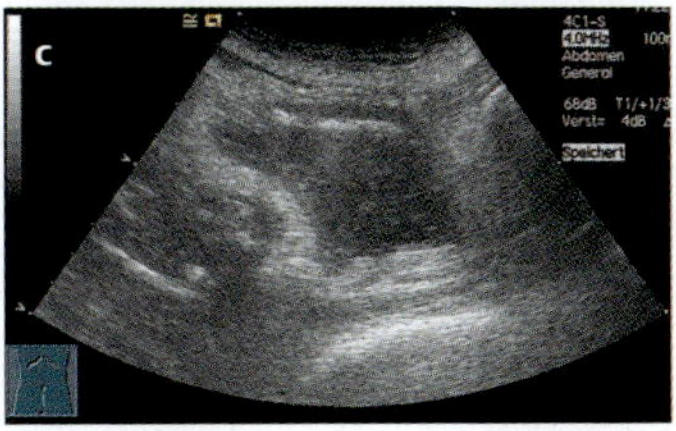

Abb. 106 a–c Harnverhalt. a Prall gefüllte Harnblase mit Druckschmerz, soeben erkennbar echoreiches Binnenecho (Blutkoagel). Klinisch hämorrhagische Zystitis unter Einnahme von ASS 300. b Echofrei erweitertes Nierenbecken bei Aufstau. c Nach Harnblasenspülung (wegen Blasentamponade durch Blutkoagel): Luft in der Harnblase (echoreiche Sichel am Blasendach); beim Spülen wirbeln noch helle Reflexe (Blut) auf

Adnexitis (Abb. 107)

► **Klinik:** Akute oder langsam zunehmende Unterbauchschmerzen, oft beidseitig; oft nach der Menstruation einsetzend; Fieber; schmerzhafter Palpationsbefund.

► **Diagnostik:**
- *Anamnese, Untersuchung.*
- *Labor:* Leukozytose, erhöhte BSG.
- *Sonographie.*
- *ggf. Vaginalsonographie;* eine diagnostische Laparotomie ist selten indiziert.

- **Sonographischer Befund:**
  - Teils zystische, teils solide Raumforderung (echoarm, echoreich) durch Wandverdickung und Eiteransammlung.
  - Druckschmerzhafte Untersuchung.
- **Sicherheit der sonographischen Diagnose:** Die Diagnose kann in etwa 80 % aller Fälle sonographisch gestellt werden. Mit der Vaginalsonographie noch etwas höhere Treffsicherheit. Bei ausgeprägten Befunden kann die Unterscheidung zum Tumor unmöglich sein.

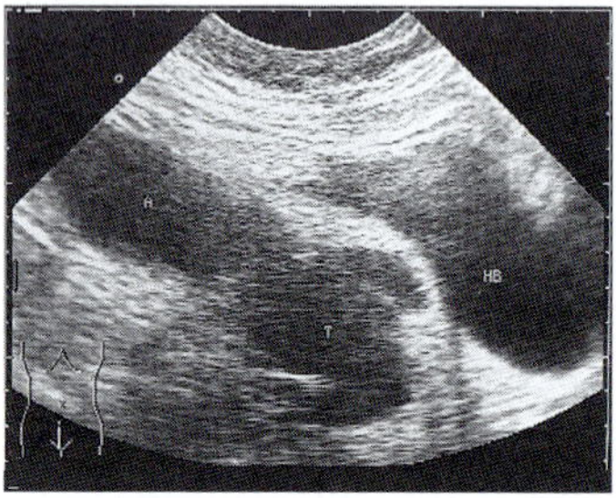

Abb. 107 Adnexitis: Hinter der Harnblase (HB) liegt eine Tumorformation mit echoreichem unregelmäßigem Rand und echoarmem Zentrum (T). Kranial des Tumors echoarme freie Flüssigkeit. Verwechslung mit einem Ovarialtumor bei erhöhten Tumormarkern (Diagnose erst im histologischen Präparat gesichert)

Tubarruptur (Abb. 108)

- **Klinik:** Unterbauchschmerzen, Symptome wie bei Blutungsschock möglich.
- **Diagnostik:**
  - *Anamnese:* Regelanamnese mit Hinterfragen der Stärke der Menstruationsblutung (meist unbekannte extrauterine Gravidität bei jugendlichen und jungen Frauen).
  - *Sonographie.*

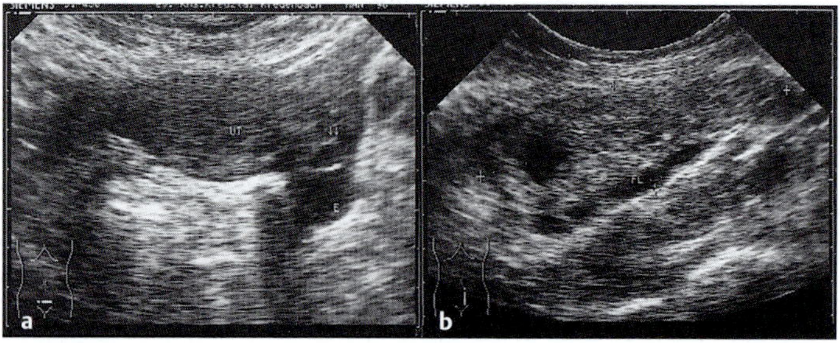

Abb. 108 a u. b Tubarruptur bei extrauteriner Gravidität und Periadnexitis. a Uterus (UT) mit proliferiertem Endometrium, linke Adnexe vergrößert mit Randkonturunterbrechung (Pfeile) und retrouteriner Ergussbildung (E). b Vergrößerte Adnexe (Distanzmarken) mit unregelmäßigem Binnenecho und deutlicher echoarmer Raumforderung (fraglich alte Fruchthöhle). Flüssigkeitssaum (FL) um die Adnexe. Unter der Verdachtsdiagnose Abszess, DD Ovarial-Ca Laparoskopie mit folgender Laparotomie → histologisch Periadnexitis mit älterem Tubarabort

- *Labor*, Graviditäts-Index.
- *Laparoskopie*, ggf. mit anschließender Laparotomie.

► **Sonographischer Befund:** Uterusveränderungen wie in der Schwangerschaft (vergrößert, hochproliferiertes Endometrium, mit und ohne Pseudofruchthöhle). Parauterin freie Flüssigkeit. Oft Embryonalanlage erkennbar.

► **Sicherheit der sonographischen Diagnose:** Die frische Tubarruptur kann in Verbindung mit der Klinik und dem Beta-HCG-Nachweis sonographisch gesichert werden. Kleine und alte Befunde sind sonographisch nur schwer zu klären. Eine Extrauteringravidität ist mit dem Nachweis einer ektopen Frucht gesichert. Ohne Fruchtnachweis kann sie in 80 % der Fälle sonographisch gesichert werden.

Stielgedrehte Ovarialzyste (Abb. 109)

► **Klinik:** Plötzlich einsetzender, kolikartiger, an Intensität zunehmender Schmerz; manchmal nach abrupter Körperdrehung.

► **Diagnostik:** Das Wesentliche ist, daran zu denken!
- *Rektale bzw. vaginale Untersuchung:* Hochschmerzhafter Tumor.
- *Sonographie, Vaginalsonographie.*
- *Laparoskopie* in Laparotomiebereitschaft.

► **Sonographischer Befund:**
- Einseitig aufgetriebenes Ovar mit zystischer Formation.
- Oft läßt sich der torquierte Stiel als echoreiches Band darstellen.

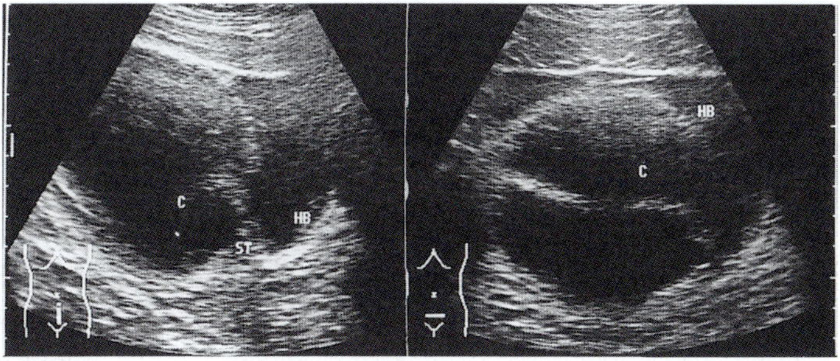

Abb. 109 a u. b Stielgedrehte Ovarialzyste: Zyste (C) mit echofreiem Binnenecho neben der Harnblase (HB); der Stiel (ST) ist als echoreiches Band erkennbar

► **Sicherheit der sonographischen Diagnose:** Die Zyste ist mit hoher Sicherheit zu erkennen. Die Zuordnung kann schwierig sein. In Verbindung mit der Klinik und nach Ausschluss einer Schwangerschaft kann die Diagnose sonographisch gesichert werden.

Hodentorsion

► **Klinik:** Heftige, plötzlich einsetzende Schmerzen; Schwellung und Rötung des Skrotums; Übelkeit, Erbrechen.

► **Diagnostik:**
- *Anamnese:* Alter.
- *Labor* zur Unterscheidung einer Orchitis oder Epididymitis.
- *Sonographie.*

- **Sonographischer Befund:**
  - Vergrößerter Hoden.
  - Nach Tagen Verkleinerung bis zur Atrophie.
  - Echoidentisch zum gesunden Hoden.
  - In Tagen zunehmend echoarm bis zu echofreien Arealen als Zeichen der Nekrosen.
  - Nebenhoden vergrößert.
  - Hydrozele.
  - Fehlende Vaskularisation (FKDS).
- **Sicherheit der sonographischen Diagnose:** Verwechslungen mit Tumoren oder Entzündungen sind möglich. Mit der farbkodierten Duplexsonographie lässt sich die Diagnose durch fehlenden Flussnachweis zu 100 % stellen (nach Diagnosestellung sofortige Operation!).

6.3 Diffuse Bauchschmerzen

Grundlagen

- **Leitsymptome:** s. S. 64.
- **Differenzialdiagnose:** s. Tab. 11.

Tabelle 11 **· Differenzialdiagnose diffuser Bauchschmerzen**

Diagnose	Sonographische Zeichen
häufig	
Gastroenteritis (S. 372)	betonte Darmwände, vermehrt flüssigkeitsgefüllter Darm, ggf. echoarme kleine Lymphknoten mesenterial
Koprostase	distendierte gefüllte Darmschlingen mit Luft in den aufgespannten Haustren
mechanischer Ileus (S. 85)	Pendelperistaltik, weit gestellte, vermehrt flüssigkeitsgefüllte Darmschlingen
paralytischer Ileus (S. 86)	fehlende Peristaltik, weit gestellte Darmschlingen
Peritonitis (S. 86)	verdicktes Peritoneum, Dilatation des Darms ohne Wandschwellung, freie Flüssigkeit
weniger häufig	
Mesenterialgefässverschluss (S. 87)	langstreckige segmentale Wandschwellung, akut Lumeneinengung, verminderte Peristaltik
Aneurysma dissecans der Aorta (S. 73)	Aortenerweiterung, echofreies flottierendes Band im Lumen, gedoppeltes Lumen
selten	
intraabdominelle Blutung (S. 89)	annähernd echofreie Flüssigkeit um die Organe, bei Organrupturen Kapselkonturunterbrechung

sonographisch nicht zu klären: s. Tab. 9, S. 65

Mechanischer Ileus (Abb. 110–113)

- s. auch unter Dünndarm S. 373.
- **Klinik:**
  - Periodische, krampfartige Schmerzen. Bei einer Strangulation fehlt der kolikartige Schmerzcharakter; ein Dünndarmileus ist schmerzhafter als ein Dickdarmileus.
  - Stuhlverhalten, Windverhalten, Erbrechen: Je höher der Verschluss lokalisiert ist, um so eher und heftiger tritt Erbrechen auf.
  - Aufgetriebenes Abdomen.
- **Diagnostik:** Anamnese, Auskultation, Tastbefund; Sonographie; Röntgen: Abdomen-Leeraufnahme; Endoskopie.
- **Sonographischer Befund:**
  - Lokalisierbare umschriebene Pendelperistaltik.
  - Weit gestellte Darmschlingen, vermehrt flüssigkeits- und stuhlgefüllt.
  - *Ursache erkennbar:*
    - Gallenstein (wird nach Entleerung ins Duodenum oder Kolon nach gedeckter Gallenblasenperforation rasch größer): Typische echoreiche Sichel, in der Regel kompletter Schallschatten.
    - Bride: Echoreiches einschnürendes Band, verdickte Darmwand durch venöse Stauung.
    - Tumor: Umschriebene Darmwandverschwellung, pathologische Kokarde.
    - Invagination: Kokade mit innerem und äußerem echoarmen Ring (Darmwand) und dazwischen liegendem echoreichen Zwischenring (Darmlumen zwischen ineinander gestülpter Darmwand).
    - Bezoar: Lumenverlegender Fremdkörper (echoreiche, echoarme Formation oft unregelmäßige Oberfläche), oft schattengebend; kann intermittierende Zeichen des Ileus auslösen, kann anfangs noch wandern. Wird meist dann deutlich symptomatisch, wenn die Ileozäkalklappe nicht passiert werden kann.
- **Sicherheit der sonographischen Diagnose:** Sehr hoch, bis 100%; in der Frühphase; sensibler als die Röntgenuntersuchung.

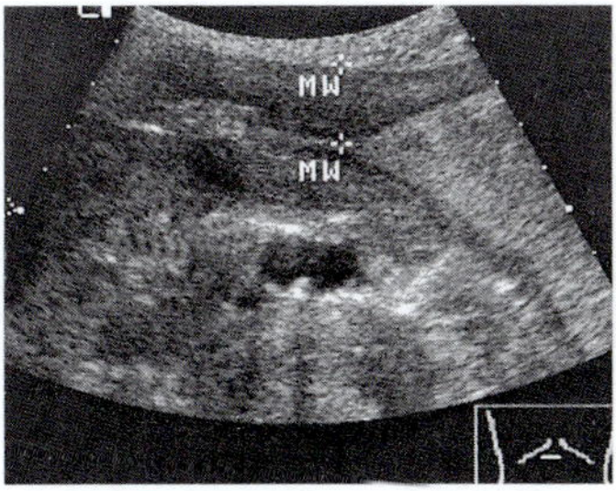

Abb. 110 Mechanischer Ileus durch hochgradig stenosierenden zirkulären Antrumtumor: Wandschwellung (Mw) auf 17 mm (Distanzmarken). Klinisch unstillbares Erbrechen

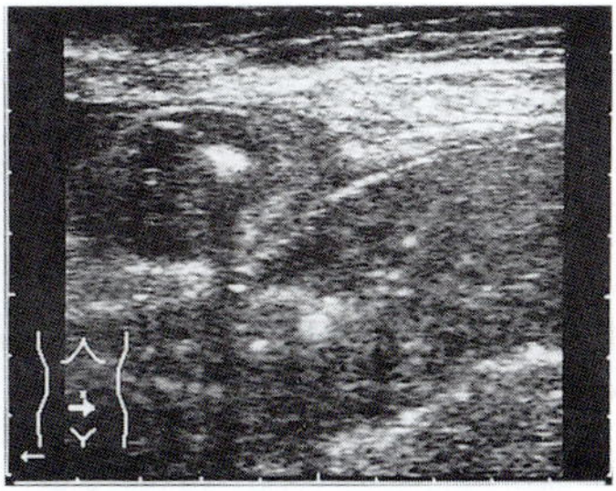

Abb. 111 Bridenileus, Mittelbauchquerschnitt: Pathologische Kokarde mit deutlich verdickter Darmwand, die nach dorsal etwas spitz zuläuft (Bride). Darmlumen mit Luft und Schallschatten erkennbar

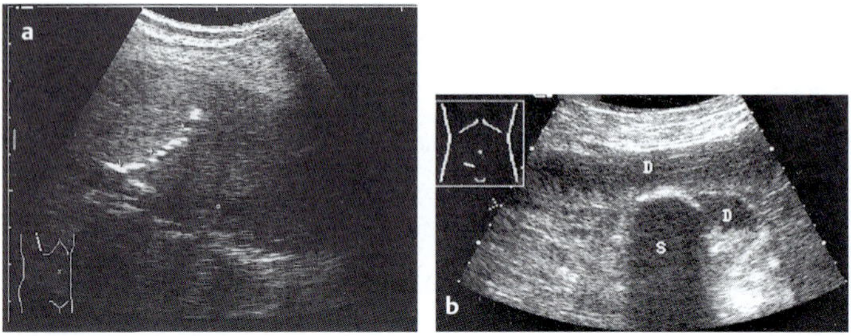

Abb. 112 a u. b Gallenstein-Dünndarmileus. a Luft in einem intrahepatischen Gallengang (Pfeile) nach Steinperforation in das Duodenum. b Gallenstein verlegt das Darmlumen. Der Stein wird an der echoreichen Sichel und dem kompletten Schallschatten (S) erkannt

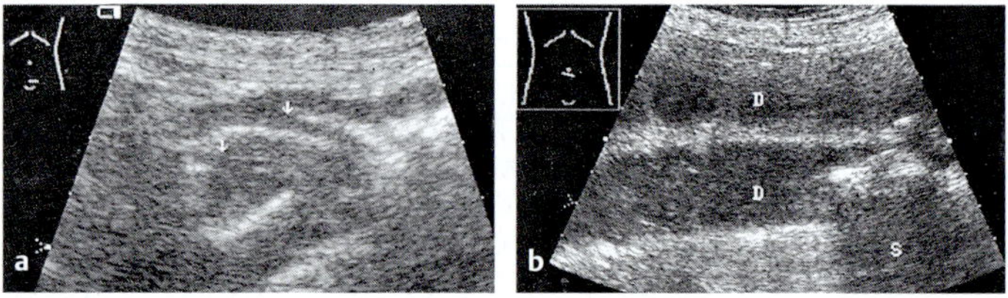

Abb. 113 a u. b Invagination und Bezoar-Ileus. a Invagination (Darmwand in Darm). Pfeile: echoarme Darmwände. b Bezoar-Ileus: Flüssigkeitsgefüllter Darm (D), inhomogener Fremdkörper mit Schallschatten (S)

Paralytischer Ileus (Abb. 114, S. 87)

- s. auch unter Dünndarm S. 374.
- **Klinik:** Siehe mechanischer Ileus.
- **Diagnostik:** Anamnese mit Frage nach möglichen auslösenden Ursachen; klinisch fehlende Darmgeräusche; sonst s. unter mechanischer Ileus.
- **Sonographischer Befund:**
  - Fehlende Peristaltik, meist den gesamten Darm betreffend.
  - Weit gestellte Darmschlingen.
  - *Toxisches Megakolon:* Die Darmschlingen sind überbläht; die ventrale Wand ist ausgedünnt.
  - Durch die langstreckige Luftansammlung mit Schatten sind die dorsalen Darmwände nicht beurteilbar.
- **Sicherheit der sonographischen Diagnose:** Wie beim mechanischen Ileus.

Peritonitis (Abb. 114)

- **Klinik:** Schweres Krankheitsbild bis zum Schock, Herz- und Niereninsuffizienz; gespanntes Abdomen, diffuse oder lokal begrenzte Schmerzen; Stuhlverhalt, Übelkeit, Erbrechen, Fieber.

► **Diagnostik:**
- *Anamnese und Krankheitsverlauf:* Appendizitis, Perforation bei Divertikulitis, Ulkusleiden oder Gallenblase, Z. n. Cholezystektomie und Choledochusrevisionen, gangränöse Darmobstruktion durch Briden (Voroperationen) oder inkarzerierte Hernien.
- *Labor:* Entzündungszeichen, deutliche Leukozytose.
- *Sonographie.*
- *Selten diagnostische Lavage* zum Erregernachweis.
- *Peritonealbiopsie.*

► **Sonographischer Befund:**
- Verdicktes Peritoneum.
- Bei Ausbildung einer entzündlichen Peritonitis kann es zur Verklebung der Darmschlingen kommen. Auch durch Fingerpalpation sind die Darmschlingen dann nicht voneinander zu trennen.
- Dilatation des Darmes (aufgrund mangelnder Resorption) ohne Wandschwellung mit eingeschränkter bis aufgehobener Peristaltik. Ein paralytischer Ileus kann resultieren.
- Meist zellreiches Exsudat, die freie Flüssigkeit im Abdomen zeigt oft echoreiches Binnenecho.

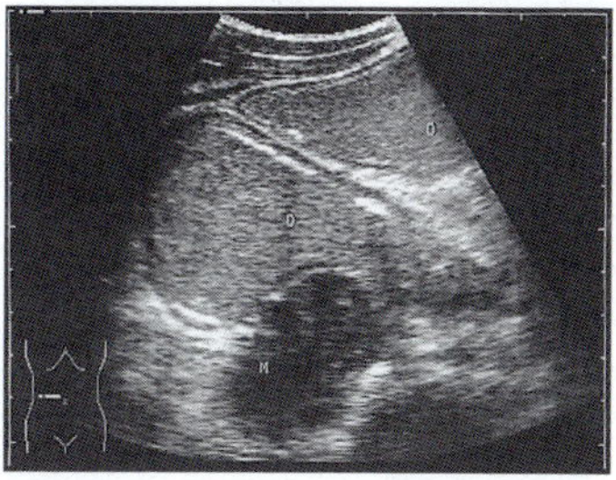

Abb. 114 Entzündliche Peritonitis mit paralytischem Ileus bei M. Crohn: Darmschlingen (D) liegen dicht nebeneinander, weitgestellt, kotgefüllt, ohne dass eine Wandverdickung nachzuweisen ist; fehlende Motilität. Dorsal gelegen kräftiger Psoas (M)

► **Sicherheit der sonographischen Diagnose:** Die Peritonitis selbst ist nur selten eindeutig zu sehen. Die Begleitveränderungen sind jedoch gut zu erkennen. Bei Nachweis eines infizierten Aszites (durch Punktion) ist die Diagnose sicher.

Mesenterialgefäßverschluss (Abb. 115–117)

► **Klinik:** Schlagartiger Schmerzbeginn, kolikartig, umschrieben, später diffus; Rückgang der Schmerzen bei Verschlechterung des Befindens; Ausbildung einer Darmgängrän mit Peritonitis und Abwehrspannung, Sepsis, Schock; Erbrechen, Übelkeit, Durchfall und Obstipation sind möglich.

► **Ursache** häufig kardial: Absolute Arrhythmie bei Vorhofflimmern, dilatative Kardiomyopathie, Aneurysma nach Herzinfarkt.

► **Verlauf:** Eine Embolie entwickelt sich noch rascher als eine Thrombose.

► **Diagnostik:**
- *Labor:* u. a. Azidose, Laktaterhöhung, Leukozytose.
- *Sonographie,* Dopplersonographie der Mesenterialgefäße (A. mesenterica superior und inferior).
- *Röntgen:* Kolonkontrasteinlauf mit Gastrografin: Nachweis von „Daumenabdrücken“ (Wandwülste).

- *Zöliako-/Mesenterikographie.*
- Suche nach der Emboliequelle und/oder Zeichen von Atherosklerose.

► **Sonographischer Befund:**

- Langstreckige, segmentale echoarme erhebliche Wandschwellung, später geringer ausgeprägt.
- Akute Lumeneinengung, später Dilatation durch ischämisch bedingter Resorptionsstörung.
- Verminderte, später aufgehobene Peristaltik.
- *Dopplersonographie:* Arteriosklerose der Mesenterialgefäße, gelegentlich mit Stenose des Truncus coeliacus oder der A. mesenterica superior nachweisbar (Abb. 117).

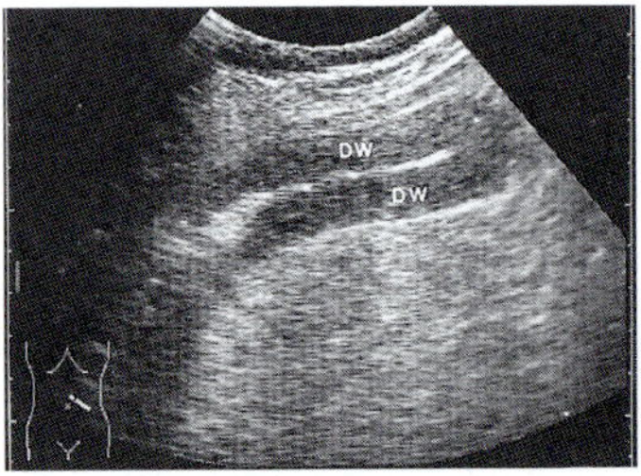

Abb. 115 Mesenterialinfarkt: Abschnittsweise verdickte echoarme Darmwand (DW) mit aufgehobener Peristaltik. Das Darmlumen ist als echoreiches Band erkennbar

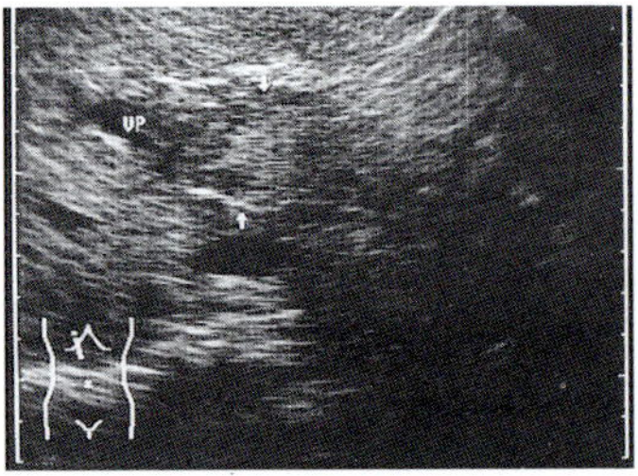

Abb. 116 Akute Pfortaderthrombose: In der Vena portae (VP) Raumforderung mit leberidentischem Binnenecho (Pfeile). Dopplersonographisch kein Flussnachweis

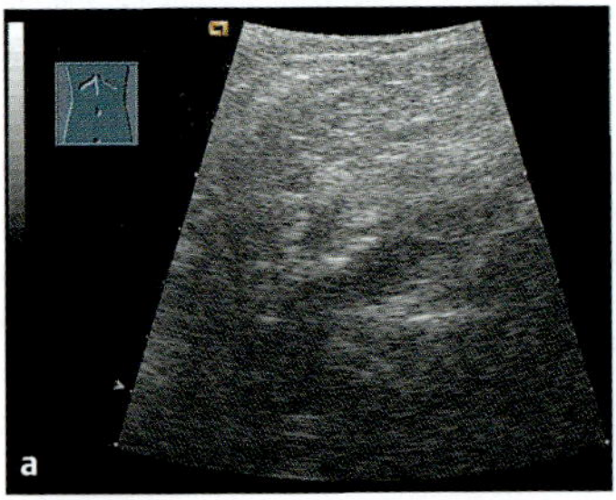

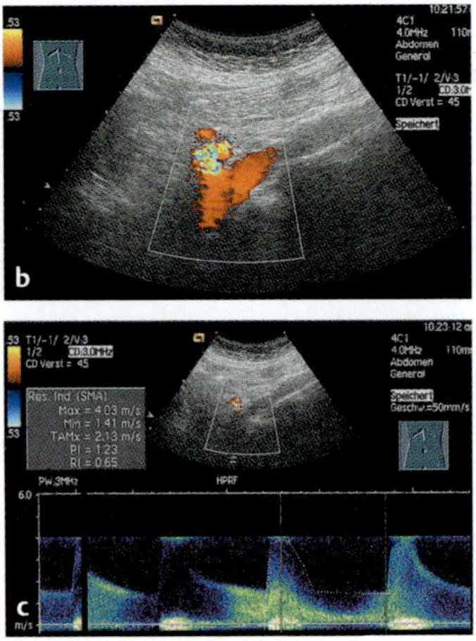

Abb. 117 a–c a Stenose der A. mesenterica superior (AMS): Echoreiche Plaques im Abgangsbereich der A. mesenterica superior, zunächst kaum zuzuordnen. b FKDS: Bunte Farbpixel (Aliasing) als Hinweis für Turbulenzen, hohe Strömungsgeschwindigkeiten. c Spektralkurve der PW-Doppler-Ableitung: Flussbeschleunigung bis 4 m/sek

► **Sicherheit der sonographischen Diagnose:** Typische sonographische Zeichen erlauben die Eingrenzung der Diagnose. Eine Ausschlussdiagnose ist nicht möglich. Die endgültige Diagnose wird intraoperativ gestellt, da sonographisch oft keine Differenzierung zwischen arteriell stenotischem oder thrombotischem und venösem Gefäßverschluss möglich ist.

Intraabdominelle Blutung (Abb. 118)

► **Klinik:** Akutes Schmerzereignis, lokal oder diffus; bei bedeutsamen Blutungen Kreislaufschock, aufgetriebenes Abdomen, Abwehrspannung.

► **Diagnostik:**
- *Anamnese:* Vorangegangenes Trauma mit Schmerzereignis (Unfall, Tritt, Sturz etc.), Tumorleiden (eingeblutete Metastase).
- *Sonographie;* sonographische Verlaufskontrollen, da eine zweizeitige Organruptur möglich ist
- *Labor*: Kontrolle des HK- und Hb-Wertes sind zwingend!
- *Probepunktion:* Im Zweifelsfall und bei größeren Mengen intraabdominaler Flüssigkeit kann probepunktiert werden.
- *Probelaparotomie* (diagnostisch).

► **Sonographischer Befund:**
- Annähernd echofreie Flüssigkeit um die Organe.
- Ältere organisierte Hämatome sind meist inhomogen und echoreicher.
- Lokalisiertes oder im gesamten Bauchraum verteiltes Blut.
- Kapselkonturunterbrechung bei Organruptur (Niere, Milz, Leber etc.).

► **Sicherheit der sonographischen Diagnose:** Bereits 10–15 ml Flüssigkeit können sonographisch nachgewiesen werden. Die Art der Flüssigkeit kann mit einer gezielten Probepunktion bestimmt werden. Selten können auch Tumoren und Metastasen rupturieren und heftig bluten.

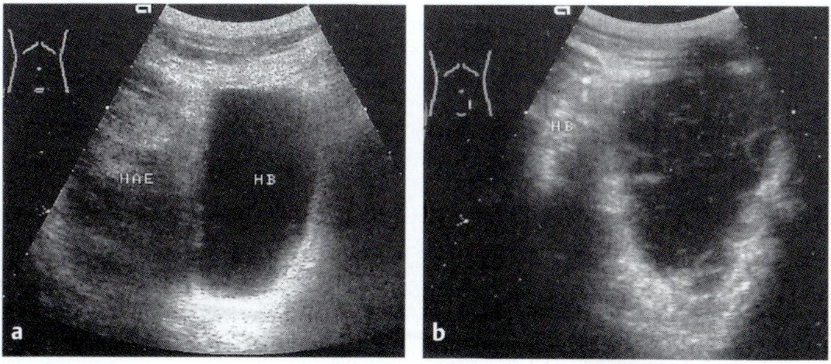

Abb. 118 a u. b a Intraabdominelle Blutungen: a Echoreiche Koagel (2 Tage) rechter Unterbauch. b Noch in Gang befindliche arterieller Blutung, nahezu echofrei. Skiunfall

6.4 Diarrhö, Obstipation

Grundlagen

- **Einteilung:** Akut/chronisch; infektiös; bei organischen Veränderungen.
- **Leitsymptome:**
  - Stuhlfrequenz häufiger als 4 Stühle am Tag bzw. 2 oder weniger pro Woche.
  - Stuhlmenge mehr als 250 g pro Tag bzw. deutlich zu wenig (normal ca. 80–150 g).
  - Konsistenz weich bis flüssig bzw. hart.
  - Der Stuhlgang kann mit und ohne begleitende Beschwerden, schleimig, blutig, wässrig oder körnig sein und deutlich sichtbare Nahrungsreste enthalten.
- **Vorbemerkungen:**
  - Die Anamnese ist besonders wichtig, da die Deutung der Stuhlgewohnheit nicht einheitlich ist. Günstig ist eine „Stuhlvisite".
  - Alle Diarrhöen müssen sowohl auf das Vorliegen einer Infektion als auch einer organischen Krankheit hin untersucht werden. Dazu gehören Blutuntersuchungen, ggf. auch zum Erregernachweis (Blutkultur, KBR), und Stuhluntersuchungen zum Erregernachweis bzw. Antikörpernachweis (z. B. Clostridien-AK).
  - Alle echten Obstipationen lassen einen stenosierenden Prozess vermuten.
  - Nur wenige Krankheitsbilder lassen sich sonographisch klären. Meist ist eine Endoskopie mit Probeentnahme und histologischer Beurteilung notwendig und sinnvoll.
- **Differenzialdiagnosen** werden nach ihrer Häufigkeit im Allgemeinkrankenhaus in Tab. 12 aufgelistet.

Tabelle 12 · Differenzialdiagnose der Diarrhö und Obstipation

Diagnose	Sonographische Zeichen
häufig	
Morbus Crohn (S. 91)	homogene echoarme Wandverdickung, oft > 10 mm, diskontinuierlicher Befall, mangelnde Peristaltik
Colitis ulcerosa (S. 92)	kontinuierlicher Befall, unregelmäßige Wandbegrenzung zum Lumen (Pseudopolypen), seltener Wandverdickung
abdominaler Tumor, Passagehindernis (S. 92)	Tumor: Kokarde, umschriebene Wandverdickung bis 8 mm Passagehindernis: Pendelperistaltik, weit gestellte, vermehrt flüssigkeitsgefüllte Darmschlingen
chronische Pankreatitis, Pankreasinsuffizienz (S. 92)	inhomogenes Parenchym mit groben echoreichen Binnenechos (Fibrose, Verkalkung)
Divertikulitis (S. 93)	verdickte echoarme Darmwand, inkompletter Schallschatten durch Luftansammlung
weniger häufig	
Hernie (S. 80)	Bruchsack mit wandverdickten Darmschlingen, Lücke im Peritoneum

Tabelle 12 · Differenzialdiagnose der Diarrhö und Obstipation – Fortsetzung

Diagnose	Sonographische Zeichen
selten	
Pseudoobstruktion (S. 94)	weit gestellte Darmschlingen, verminderte Peristaltik, kein Passagehindernis

sonographisch nicht zu klären:
häufig: viraler, bakterieller und parasitärer Darmbefall, Morbus Whipple, Panarteriitis nodosa der Mesenterialgefäße, Medikamente, Intoxikation, Colon irritabile
weniger häufig: Laktasemangel, reflektorisch bei Schmerzen, Flüssigkeitsmangel, Elektrolytstörungen
selten: Lymphangitis toxoplasmatica abdominalis, Malabsorptionssyndrom (Diagnostik s. Abb. 436, S. 311), Darmpolypen, Karzinoidsyndrom, hormonaktiver Tumor, Hyperthyreose/Hypothyreose, Lebensmittelallergie, Antikörpermangelsyndrom, Mukoviszidose, Mesenteriallymphknoten-Tbc

Morbus Crohn

- s. auch unter Dünndarm S. 374; Dickdarm S. 378.
- **Klinik:** Diarrhö, gelegentlich blutig; abdominelle Schmerzen im Bereich des Entzündungsmaximums; Fieber und Abgeschlagenheit, Malabsorptionssyndrom.
- **Diagnostik:**
  - *Untersuchung:* Palpabler Tumor (Verklebung entzündeter Darmabschnitte infolge der transmuralen Entzündung beim M. Crohn); häufig Fistelnachweis.
  - *Sonographie.*
  - *Hohe Koloskopie mit Ileoskopie* und Probeentnahme in allen Darmabschnitten (ein Morbus Crohn muss sich nicht makroskopisch zeigen, wenn nur die tiefen Wandabschnitte betroffen sind, daher bei jedem Verdachtsfall reichlich Biopsien entnehmen).
  - *Ggf. auch Gastroduodenoskopie*, dann auch mit Probeentnahme aus dem tiefen Duodenum, ggf. unter Einsatz der Watson-Kapsel (zur Klärung einer Sprue).
  - *Radiologisch:* Kolonkontrasteinlauf mit Doppelkontrast nur notwendig, wenn eine endoskopische Untersuchung nicht möglich ist oder Divertikel vermutet werden.
- **Sonographischer Befund:**
  - Homogene echoarme, langstreckige Wandverdickung, oft über 10 mm, gelegentlich dreifache Schichtung.
  - Mangelnde Peristaltik.
  - Lumeneinengung mit prästenotischer Dilatation.
  - Diskontinuierlicher Befall.
  - Befall des Zökums und des terminalen Ileums.
  - Häufig betonte Lymphknoten in der Umgebung der entzündeten Darmabschnitte.
  - *Komplikationen* sind deutlich erkennbar:
    - Abszess (echoarme bis -freie, unregelmäßig begrenzte Formation, ohne Bewegung).
    - Konglomerattumor.
    - Fistel.
    - Aszites.

- **Sicherheit der sonographischen Diagnose:** Die sonographisch erkennbaren Darmwandveränderungen sind nicht spezifisch für eine chronisch entzündliche Darmerkrankung. Die Summe der Veränderungen und deren Verteilungsmuster in Verbindung mit der Anamnese machen die Diagnose jedoch wahrscheinlich. Insbesondere die erkennbaren Komplikationen legen die Diagnose nahe.

Colitis ulcerosa

- s. auch unter Dickdarm S. 379.
- **Klinik:** Chronische Diarrhö, häufig blutig; Anämie, selten Schmerzen.
- **Diagnostik:**
  - *Sonographie.*
  - *Hohe Koloskopie mit Ileoskopie* und Probeentnahme in allen Darmabschnitten auch zum Karzinomausschluss bei langjähriger Krankheit, insbesondere Rektumbiopsie (auch zur sicheren Unterscheidung zum M. Crohn).
  - *Ggf. auch Gastroduodenoskopie.*
  - *Radiologisch:* Kolonkontrasteinlauf mit Doppelkontrast nur notwendig, wenn eine endoskopische Untersuchung nicht möglich ist.
- **Sonographischer Befund:**
  - Kontinuierlicher Darmbefall, meist auf Rektum, Sigma und Colon descendens beschränkt.
  - Seltener Wandverdickung erkennbar bis max. 8 mm (nicht so ausgeprägt wie bei M. Crohn), die Wanddicke scheint mit der Krankheitsaktivität zu korrelieren.
  - Unregelmäßige echoarme oder echoreiche Wandbegrenzung zum Lumen, als Zeichen der Pseudopolypenausbildung.
  - Starres Rohr mit fehlenden Haustren bei länger bestehender Erkrankung.
  - Komplikation: Toxisches Megakolon.
- **Sicherheit der sonographischen Diagnose:** Die sonographischen Zeichen können auch bei erregerbedingten Darmerkrankungen auftreten, daher ist die Endoskopie mit Biopsieentnahme wichtig.

Abdominaler Tumor, Passagehindernis

- s. auch diffuse Bauchschmerzen, mechanischer Ileus S. 85; Dickdarm, diffus infiltrierendes Karzinom S. 382, kolorektales Karzinom S. 384.
- **Hinweis:** Der abdominale Tumor bleibt lange asymptomatisch und wird erst mit dem Auftreten von Verdrängungserscheinungen bzw. durch Lumenverlegung oder andere Seiteffekte (z. B. Thrombose) symptomatisch.

Chronische Pankreatitis, Pankreasinsuffizienz

- s. auch Pankreas, chronische Pankreatitis S. 308, Pankreaskopf-/Pankreasschwanzpankreatitis S. 314, fokale Pankreatitis S. 315.
- **Klinik:** Rezidivierende Oberbauchschmerzen (bei ausgebranntem Pankreas keine Schmerzen mehr); breiig, fettig glänzende Stühle; Gewichtsverlust, Diabetes.
- **Diagnostik:**
  - *Anamnese:* Bei rezidivierenden Pankreatitiden in der Anamnese auslösende Ursache erfragen (oft Alkoholkrankheit, Gallensteinleiden, Medikamente, zystische Fibrose, Mangelernährung, Enzymmangel).
  - *Stuhlvisite:* Stuhlsammeln über drei Tage, wiegen. Mittleres Tagesgewicht von > 150 g spricht für Pankreasinsuffizienz (eine Sprue muss dabei ausgeschlossen sein, s. Abb. 436, S. 311).

- *Labor:* Glukoseintoleranz bis manifester Diabetes mellitus; oft erhöhte Cholestasewerte; ggf. Stuhlfettbestimmung (mehr als 7 g Fett/d ist pathologisch); seltener Chymotrypsinbestimmung und/oder Pankreaselastase im Stuhl; oft Vitamin-Mangel.
- *Sekretin-Pankreozymin-Test* selten notwendig.
- *Sonographie;* ggf. Röntgen-Pankreas-Zielaufnahme (grobschollige Verkalkung).
- *Endoskopisch retrograde Cholangiopankreatikographie* (ERCP).

► **Sonographischer Befund:**
- Pankreas kann normal groß sein, verkleinert oder auch vergrößert erscheinen.
- Parenchym in der Regel etwas inhomogen mit groben echoreichen Binnenechos (Fibrose, Verkalkung).
- Echoarme bis -freie unregelmäßige Anteile sind als Zeichen der Pseudozystenbildung möglich.
- Organoberfläche kann unscharf und gewellt erscheinen.
- Unregelmäßig geformter, etwas aufgeweiteter Pankreasgang mit und ohne Kalk.
- Darmwandverdickung im duodenalen C möglich.
- Mangelnde Kompressibilität und „En-bloc"-Bewegung des fibrotischen Organs entsprechend der Aortenpulsation.

► **Sicherheit der sonographischen Diagnose:**
- Sind Gangerweiterung, Verkalkung und Pseudozysten erkennbar, so ist die Diagnose sicher und gelingt in fast 85 % der Fälle sonographisch. Darüber hinaus scheint die CT-Untersuchung bei unsicheren Befunden eine etwas höhere Treffsicherheit zu bieten.
- Feinnadelpunktionen können bei der Unterscheidung zwischen einer segmentalen Pankreatitis/Zysten und einem Pankreastumor helfen, allerdings ist die Zytologie/Histologie auch nicht immer eindeutig.
- Wegen der Gefahr der Metastasierung im Stichkanal sollte keine perkutane Probepunktion bei sonographisch gesichertem Tumor bzw. bei unklarem Befund und geplanter bzw. noch möglicher Operation erfolgen. Eine endosonographisch geführte Punktion ist möglich, da der Stichkanal später mitreseziert werden kann.

Divertikulitis (Abb. 119)

► s. auch unter Dickdarm S. 383; unter Unterbauchschmerzen S. 79.

► **Hinweis:** Eine „Rechtsseitendivertikulitis" des nach rechts geschlagenen Sigmas kann mit einer Appendizitis verwechselt werden.

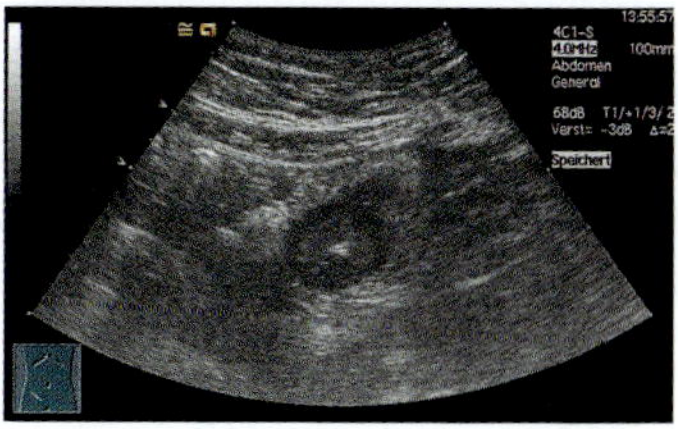

Abb. 119 Pathologische Kokarde im rechten Unterbauch: Sigmadivertikulitis mit Peridivertikulitis; DD: V. a. Appendizitis mit beginnend perityphlitischem Abszess

Hernie

► s. unter Unterbauchschmerzen S. 80; unter tastbare Resistenzen S. 109.

Pseudoobstruktion (Abb. 120)

► **Einteilung:**
- Chronisch, intermittierend, sekundär (Diabetes mellitus, Myxödem, Amyloidose, Sklerodermie, Dermatomyositis, Muskeldystrophie, endokrine Störungen).
- Idiopathisch.
- Akut (Ogilvie-Syndrom) nach schweren Krankheiten oder chirurgischen Eingriffen.

► **Klinik:** Intermittierende abdominelle Schmerzen, aufgeblähtes Abdomen, Übelkeit, Erbrechen (lässt an mechanischen Ileus denken); Obstipation, ggf. intermittierend Diarrhö mit Steatorrhö (bei Blindsacksyndrom mit Überwucherung von Darmbakterien); Ernährungsstörung bis zur Anorexie.

► **Diagnostik:**
- *Anamnese, klinische Untersuchung.* Wichtig: Rektale digitale Untersuchung (Rektumampulle bei Pseudoobstruktion stuhlgefüllt, bei echter Obstruktion leer).
- *Labor* mit Überprüfung auf endokrine Störungen.
- *Sonographie.*
- *Endoskopie mit Biopsie* (Amyloidose, Muskeldystrophie). Luftabsaugen kann auch gleich Therapie sein.

► **Sonographischer Befund:**
- Weit gestellte Darmschlingen mit vermehrtem Flüssigkeitsgehalt.
- Dünn- und Dickdarm kann betroffen sein.
- Verminderte Peristaltik.
- Kein Passagehindernis.
- Darmwand erscheint ausgedünnt.
- Die dorsale Wand kann oft wegen Dehiszenz und Luftansammlung in den ventralen Anteilen nicht eingesehen werden.

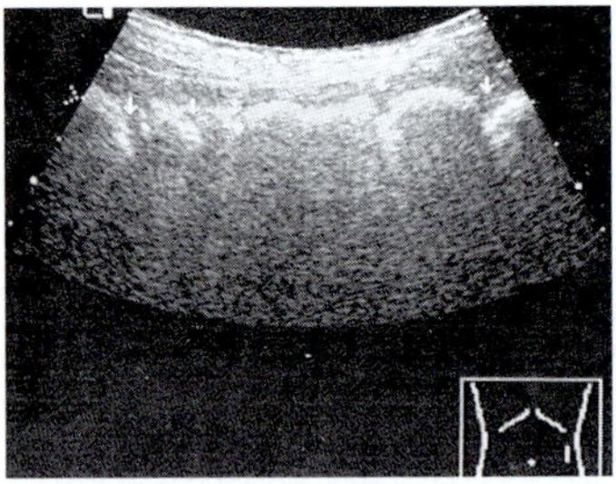

Abb. 120 Pseudoobstruktion: Übermäßig aufgeblähte Kolonschlingen mit ventraler Luftansammlung (echoreiche Sicheln). Bei diesem Patienten sind die Plicae (Pfeile) und Haustren noch abgrenzbar

► **Sicherheit der sonographischen Diagnose:** Der sonographische Befund ist eindeutig; die Diagnose bleibt unsicher, da die Ursache nicht erkannt werden kann. Ein stenosierender Prozess könnte übersehen werden. Klärung bringt die Endoskopie und histologische Beurteilung der Biopsie.

6.5 Unklares Fieber

Grundlagen

- **Leitsymptome:** Krankheitsgefühl; meist undulierend subfebrile Temperaturen, aber auch Fieber möglich; Blutbildveränderungen, Anämie, BSG-Erhöhung; Gewichtsverlust, Nachtschweiß; Obstipation/Diarrhö, ggf. beides im Wechsel.
- **Bemerkungen:**
  - Grundsätzlich müssen Infektionskrankheiten ausgeschlossen werden.
  - Häufig sind unbekannte Abszesse für Krankheit und Fieber verantwortlich. Danach muss gezielt gesucht werden, ggf. auch mit CT-Untersuchung.
  - Es kommen annähernd alle Tumoren in Frage.
  - Werden vergrößerte Lymphknoten gefunden, kann anhand der Lymphabflussbahnen nach dem Primärtumor gesucht werden (Tab. 13 und Abb. 131, S. 103). Allgemein gilt, dass oberflächliche Lymphgefäße mit den Hautvenen verlaufen, tiefe den Arterien folgen.

Tabelle 13 · Viszerale Lymphknotenstationen und ihre Beziehung zum Ausgangstumor

Lymphknotenstation	Ausgangstumor
untere mesenteriale Lymphknotenmetastasen	linksseitiges Kolon, Sigma
obere mesenteriale Lymphknotenmetastasen	rechtsseitiges Kolon, Dünndarm, Pankreas
zöliakale Lymphknotenmetastasen	unterer Ösophagus, Magen
Lymphknotenmetastasen der Leberpforte	unterer Ösophagus, Magen, Kolon, Leber, Gallenblase, Pankreas, Urogenitalsystem

- **Differenzialdiagnosen** werden nach der Häufigkeit im Allgemeinkrankenhaus in Tab. 14 gelistet. Es werden solche Tumoren genannt, die wenig spezifische Beschwerden machen und daher auch schwerer zu finden sind. Man muss daran denken, nach ihnen zu suchen.

Tabelle 14 · Differenzialdiagnose des unklaren Fiebers

Diagnose	Sonographische Zeichen
häufig	
gastrointestinale Tumoren	echoarme Rundherde, Darmkokarden, Subileuszeichen
Pankreastumor (S. 97)	echoarme Raumforderung, aufgeweiteter Pankreasgang und Gallengang
Abszess (S. 98)	echoarme glatt begrenzte Raumforderung, ggf. echoreiche Binnenechos
Lungenembolie (S. 69)	

Tabelle 14 · Differenzialdiagnose des unklaren Fiebers – Fortsetzung

Diagnose	Sonographische Zeichen
weniger häufig	
Hypernephrom (S. 98)	inhomogener Tumor, variable Echogenität, Pseudokapsel
Nebennierentumor (S. 99)	echoarme Raumforderung zwischen V. cava bzw. Aorta und oberem Nierenpol
malignes Lymphom (S. 100)	diffuse Organinfiltration bzw. multiple echoarme Rundherde extra- und intraabdominell entlang der Gefäßstraßen
Mammakarzinom (S. 100)	variable Echogenität, unscharfe Begrenzung mit Tumorausläufern, meist inhomogenes Binnenecho
Endokarditis (S. 101)	verdickte Klappen, echoreiche Auflagerungen, Klappeninsuffizienz (TTE oder TEE)
selten	
Sarkom (S. 101)	
Vorhofmyxom (S. 101)	intrakavitäre echoreiche Masse, meist gut beweglich

sonographisch nicht zu klären:
häufig: zentrales Bronchialkarzinom (thoraxwandständige Tumoren können sonographisch nachgewiesen und punktiert werden)
weniger häufig: Leukämie
selten: Melanom

Gastrointestinale Tumoren (Abb. 121 u. 122)

- s. auch diffuse Bauchschmerzen, mechanischer Ileus S. 85, paralytischer Ileus S. 86.
- **Klinik:** Wechselndes Stuhlverhalten, Blutabgänge, Gewichtsverlust.
- **Diagnostik:** Anamnese mit gezielter Befragung; klinische Befunderhebung mit rektaler Untersuchung; Laboruntersuchungen; Endoskopie; CT-Abdomen.
- **Sonographischer Befund:**
  - Echoarme Rundherde entlang des Mesenteriums oder der Gefäße.
  - Darmkokarden.
  - Subileuszeichen, ggf. intermittierend.

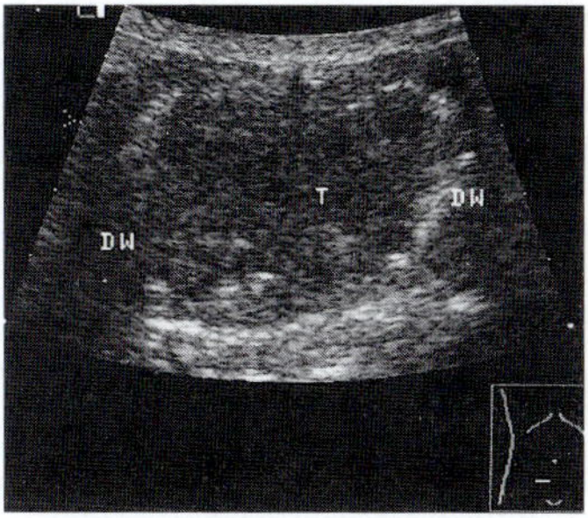

Abb. 121 Darmtumor: Pathologische Raumforderung (T) mit verdickter Darmwand (DW)

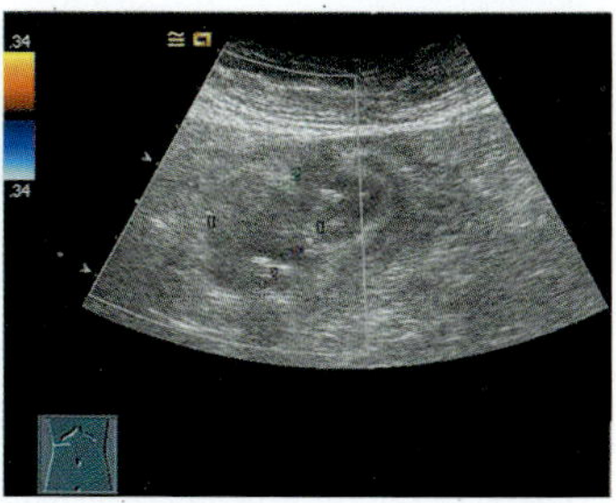

Abb. 122 Kolontumor im Bereich der rechten Flexur: Inhomogen echoarme Raumforderung des Kolons, Wandverschwellung. Klinisch tastbarer Tumor

- **Sicherheit der sonographischen Diagnose:** Pathologische Darmveränderungen können vom geübten Untersucher mit hoher Sicherheit erkannt werden. Mit Hilfe der Sonographie kann dann die Tumorsuche rationell gestaltet werden. Zur Klärung sind zusätzliche Untersuchungen mit gezielter Fragestellung notwendig.

Pankreastumor (Abb. 123)

- s. auch Pankreas, Pankreaskarzinom S. 315.
- **Klinik:** Der Tumor bleibt je nach Lage (Pankreasschwanz) lange symptomfrei, beim Auftreten von Symptomen ist der Tumor meist nicht mehr heilbar (vor allem dann, wenn lokale/Fernmetastasen und/oder Gefäßinfiltrationen nachgewiesen sind). Symptome sind: Ikterus, unteres Kavasyndrom durch Verdrängung, Oberbauchschmerzen.
- **Diagnostik:** Sonographie; ERCP; ggf. CT. Probepunktion nur bei inoperablen Tumoren zur Diagnosesicherung. Histologische Diagnose intraoperativ.
- **Sonographischer Befund:**
  - Echoarme Raumforderung.
  - Aufgeweiteter Pankreasgang.
  - Aufgestauter Gallengang.

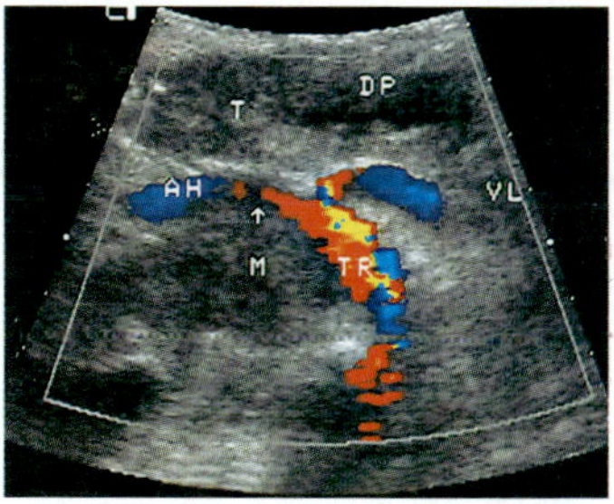

Abb. 123 Metastase eines Pankreastumors: Durch die Metastase (M) wird die A. hepatica komprimiert (Pfeil), der Tumor (T) komprimiert den Pankreasgang (DP), der erheblich aufgeweitet ist. VL = Vena lienalis, TR = Truncus coeliacus

- **Sicherheit der sonographischen Diagnose:** Die Sonographie kann bei ausreichender Sicht die Veränderungen eindeutig erkennen. Zwischen einer Pankreatitis und einem Tumor kann nicht immer unterschieden werden. In Zweifelsfällen rechtzeitige Probelaparotomie anstreben.

Abszess (Abb. 124 u. 125)

- s. auch Arterien und Venen, Protheseninfektion S. 213; Oberbauchschmerzen, subphrenischer Abszess S. 74; unter postoperative Besonderheiten S. 447.
- **Vorbemerkung:** Abszesse können durch Fortleitung unter Ausschwemmung von Bakterien in allen Organen entstehen. Gelegentlich geht ihnen ein interventioneller Eingriff voraus. Hier kann die Anamnese weiterhelfen.
- **Klinik:** Unklares Fieber, dtl. Krankheitsgefühl; gelegentlich dumpfer Schmerz im Bereich des Abszesses; je nach Lage auch tastbare Resistenz möglich.
- **Diagnostik:** Anamnese; Blutbild, Blutkultur; Sonographie (auch gezielt von den Beschwerden leiten lassen).
- **Sonographischer Befund:**
  - Echoarme, meist unregelmäßig aber glatt begrenzte Raumforderung.
  - Echoreiche Binnenechos bei Gasbildnern.

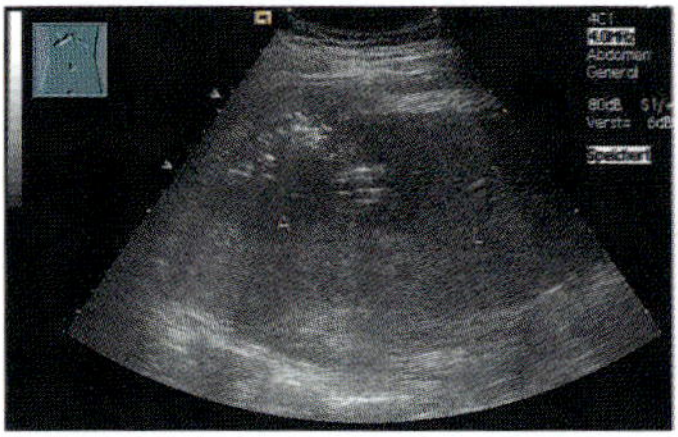

Abb. 124 Leberabszess durch Gasbildner: Echoarme Raumforderung (A) mit echoreichen Binnenechos (Luft). L = Leber

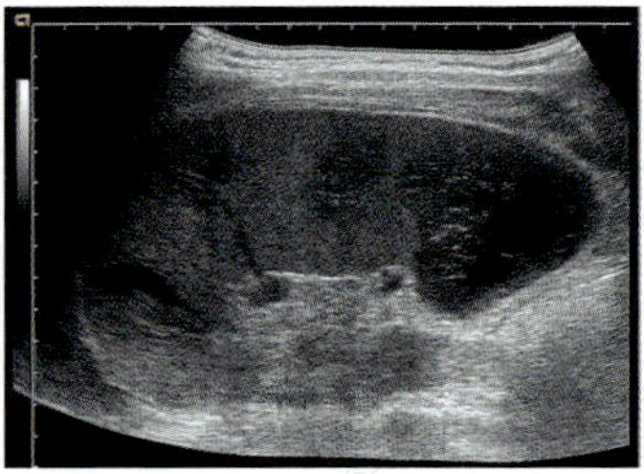

Abb. 125 Milzabszess: Echoarme unscharf begrenzte Raumforderung der Milz

- **Sicherheit der sonographischen Diagnose:** Die Diagnose kann mit hoher Sicherheit sonographisch gestellt werden. Farbdoppler und Harmonic Imaging sind hilfreich. In Zweifelsfällen kann eine Sonographie mit Ultraschallkontrastverstärkern durchgeführt werden, in der der Bereich als avaskulär erkannt wird (meist entbehrlich). Den Beweis erbringt eine Probepunktion mit Asservation des Punktats (zum Erregernachweis und Erstellen eines Antibiogramms). In gleicher Sitzung Entleeren des Abszesses und ggf. sonographisch gesteuerte Abszessdrainage.

Lungenembolie

- s. unter Oberbauchschmerzen S. 69.

Hypernephrom (Abb. 126)

- **Klinik:** Meist keine Symptome, intermittierendes Fieber ohne Infektion kann alleiniges Zeichen sein; meist Mikrohämaturie, selten makroskopische Hämaturie. Bei verdrängender Größe: Flankenschmerzen, tastbare Resistenz im Abdomen. Metastasierung in Lunge, ZNS, Knochen, Schilddrüse. Erst spät Müdigkeit, Gewichtsverlust und Kachexie.

- **Diagnostik:** Sonographisch frühzeitig erkannte Tumoren sind operativ heilbar!
  - *Urinstatus:* Jede Erythrozyturie muss auf ernsthafte Erkrankungen untersucht werden: Tumoren der Harnblase, der Niere, der ableitenden Harnwege, eine Glomerulonephritis (Zylinder im Urinsediment), Pyelonephritis sind mögliche Ursachen.
  - *Sonographie.*
  - *i. v. Pyelogramm; ggf. CT-Abdomen.*
- **Sonographischer Befund:**
  - Inhomogener Tumor der Niere, evtl. mit regressiven Veränderungen und/oder Einblutung.
  - Nierenkapsel wird überschritten.
  - Variable Echogenität im Vergleich zum Nierenparenchym.
  - Gut abgrenzbar durch Pseudokapsel.

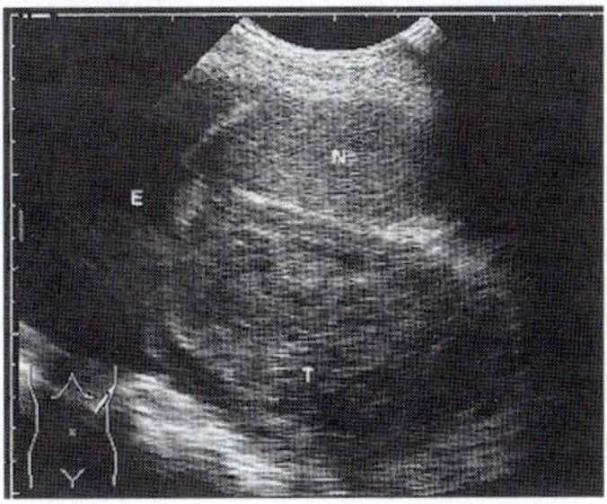

Abb. 126 Hypernephrom (Adenokarzinom der Niere): Großer, gut abgrenzbarer Tumor (T) mit inhomogenem Binnenecho im Bereich der linken Niere (N). E = Pleuraerguss

- **Sicherheit der sonographischen Diagnose:** Auch kleine asymptomatische Nierenzellkarzinome können frühzeitig in der Routinesonographie nachgewiesen werden. Unter günstigen Bedingungen lassen sich Tumoren ab einer Größe von 5 mm darstellen. Bei der gezielten Tumorsuche werden Nierenveränderungen sicher erkannt und können weiteren Untersuchungen zugeführt werden. Der Befund kann mit einer zystischen Läsion verwechselt werden; eine Probepunktion ist notwendig. Eine Zyste enthält klare gelbliche Flüssigkeit, ein Karzinom hat trübes, eventuell blutiges Sekret, die Zytologie kann negativ bleiben.

Nebennierentumor (Abb. 127)

- **Klinik:** Abgeschlagenheit, Elektrolytstörungen, Hormonstörungen; Oberbauchschmerzen als Verdrängungszeichen; Ödeme durch Kavakompressionssyndrom.
- **Diagnostik:**
  - *Anamnese, klinischer Befund.*
  - *Labor* (20 % der Nebennierentumoren sind nicht funktionell): Elektrolyte, ggf. Cortisolspiegel im Tagesverlauf, ggf. Androgene, Aldosteron und Suppressionstest.
  - *Sonographie*; sonographisch gesteuerte Probepunktion.
  - *ggf. CT-Untersuchung.*
- **Sonographischer Befund:**
  - Echoarme Raumforderung rechts zwischen Vena cava und oberem Nierenpol (dann leicht Kavakompressionssyndrom möglich), oder links zwischen Aorta und oberem Nierenpol.

- Bei voluminöser Nierenfettkapsel kann der Tumor auch von der Niere entfernt erscheinen.

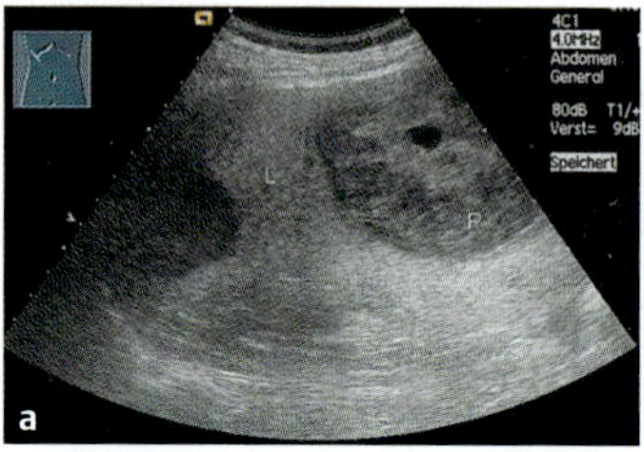

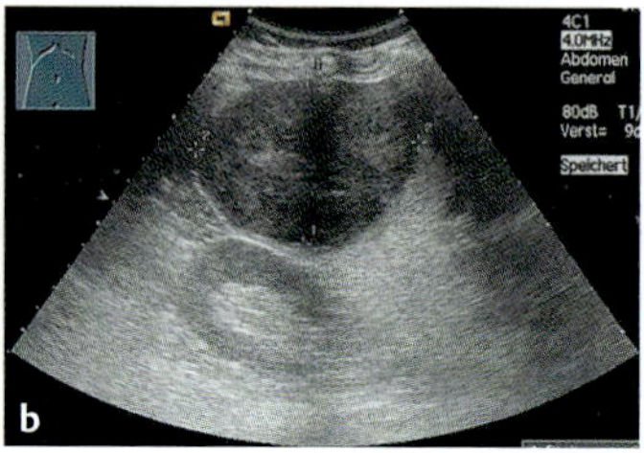

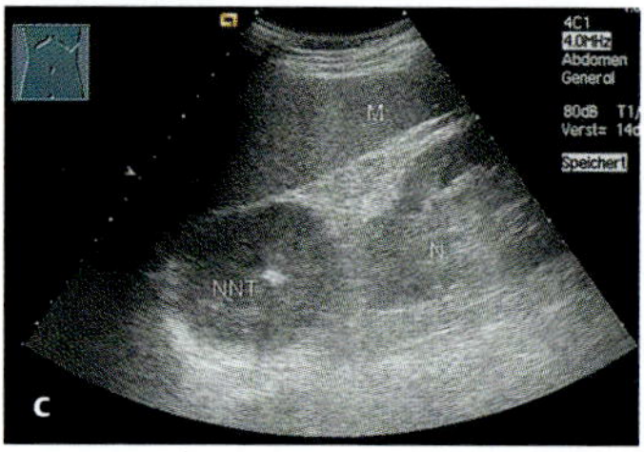

Abb. 127 a–c Nebennierentumor. a Inhomogen echoarme Raumforderung (P) „in“ der Leber (L), V. a. Lebertumor. b Echoarme Raumforderung (Distanzmarken) im Bereich des oberen Nierenpols rechts (gleicher Patient). c Im Flankenschnitt kann ein großer echoarmer Nebennierentumor (NNT) medial des ventralen Anteils des oberen linken Nierenpols (N) nachgewiesen werden → Diagnose: Phäochromozytom. M = Milz

► **Sicherheit der sonographischen Diagnose:** Nebennierenkarzinome sind selten kleiner als 3 cm, Adenome sind gewöhnlich kleiner als 6 cm. Mit einer hohen Wahrscheinlichkeit kann ein Nebennierentumor ab einer Größe von 2–3 cm nachgewiesen werden. Er ist meist nur durch die gezielte Sonographie nachweisbar. Die Dignität des Tumors wird durch die ultraschallgesteuerte Punktion geklärt.

Malignes Lymphom

► s. Hepatosplenomegalie, hochmalignes Lymphom S. 155; tastbare Resistenzen, hochmalignes Lymphom S. 105; vergrößerte Lymphknoten, malignes Lymphom S. 117.

Mammakarzinom (Abb. 128)

► **Klinik:** Unspezifisch, ggf. nur erhöhte BSG; tastbare Resistenz der Mamma.

► **Diagnostik:**
- *Inspektion:* Gerötete Haut, eingezogene Mamille ggf. mit pathologischer Sekretion, Apfelsinenhaut; *Palpation:* Derber, wenig verschieblicher Tumor.
- *Sonographie.*
- – *Mammographie;* in Zweifelsfällen Exstirpation.

► **Sonographischer Befund:**
- Ausschluss einer Zyste.
- Meist unscharfe Begrenzung mit Tumorausläufern.
- Meist inhomogenes Binnenecho.
- Extrem variable Echogenität.

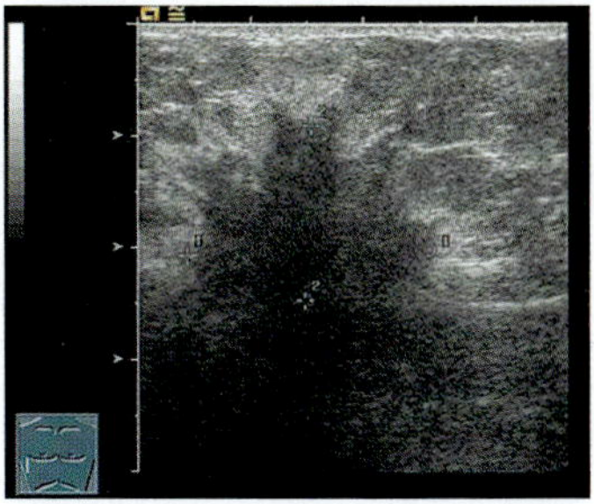

Abb. 128 Unscharf begrenzte echoarme Raumforderung der Mamma (69-jährige Patientin). Klinisch derber nicht verschieblicher, nicht schmerzhafter Knoten der rechten Mamma

- **Sicherheit der sonographischen Diagnose:** Die Knoten können sonographisch gut nachgewiesen werden. Die Dignität bleibt unsicher. Weitere Untersuchungen sind notwendig. Eine sonographisch gesteuerte Punktion kann die Diagnose sichern.

Sarkom

- s. Abb. 167a u. b, S. 127.
- **Bemerkung:** Das Sarkom wird durch seine Komplikationen, meist Verdrängungserscheinungen, symptomatisch (Magensarkome ulzerieren oft und bluten). Es lässt sich sonographisch gut darstellen. Die Histologie ist für die Diagnose zwingend notwendig.

Vorhofmyxom

- **Klinik:** Unspezifische Krankheitszeichen, Fieber, Gewichtsverlust, ggf. Herzgeräusch.
- **Diagnostik:** Vordringlich ist, dass an diese Diagnose überhaupt gedacht wird. Hinweisend sind erhöhte BSG, Anämie, Abgeschlagenheit. Zur Diagnosefindung: Transthorakale und transsösophageale Echokardiographie.
- **Sonographischer Befund.**
  - Intrakavitäre echoreiche Masse, meist gut beweglich.
  - Schnelle Größenzunahme möglich.
- **Sicherheit der sonographischen Diagnose:** Die Diagnose bleibt unsicher. Die Abgrenzung zum intrakavitären Thrombus ist schwierig. Unter thrombolytischer Therapie sollte ein Thrombus kleiner werden.

Endokarditis (Abb. 129 u. 130)

- **Klinik:** Deutlich eingeschränktes Allgemeinbefinden.
- **Diagnostik:**
  - Anamnestisch bekanntes Klappenvitium; daran denken, insbesondere bei Patienten mit Klappenersatz!
  - Wiederholt Blutkulturen; Echokardiographie, TEE.
- **Sonographischer Befund:**
  - *Transthorakale Echokardiographie* (TTE): Klappeninsuffizienz; echodichte, verdickte Klappen, ggf. flottierende Klappenauflagerungen erkennbar (im TTE schlechter erkennbar, da sie sich auf der vom Schallkopf abgewandten Seite befinden).

- *Transösophageale Echokardiographie* (TEE): Verdickte Klappen, echoreiche flottierende Auflagerungen: An der Aortenklappe eher zur Aorta, an der Mitralklappe eher auf der Vorhofseite, selten an der Trikuspidalklappe (hier häufiger bei Z. n. nach Katheterismus, Drogenabhängigen), selten an der Pulmonalklappe.

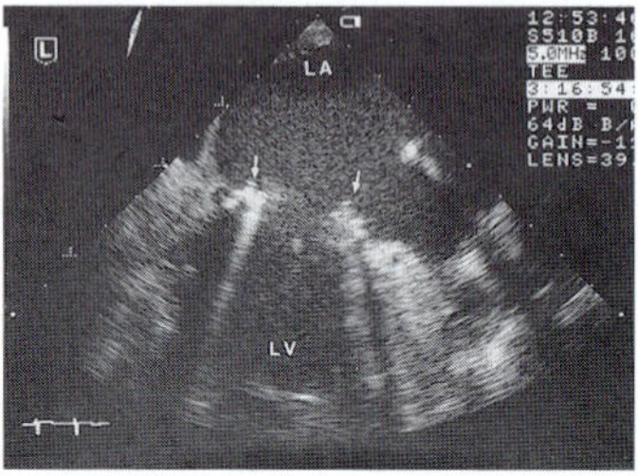

Abb. 129 Mitralklappenendokarditis nach Mitralklappenersatz: Echoreiche Klappenränder, kolbig aufgetrieben (Pfeil); homogenes, leicht echogenes Binnenecho (Spontanechos) im linken Vorhof (LA) bei Mitralklappeninsuffizienz. Ein Flottieren der endokarditischen Auflagerung unter real time erkennbar. LV = linker Ventrikel

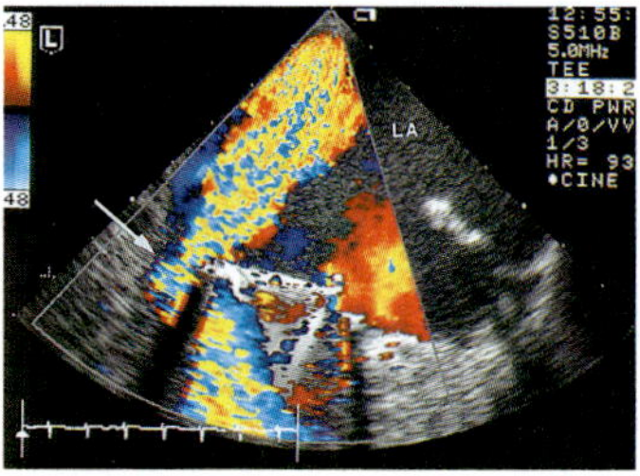

Abb. 130 Mitralklappenendokarditis (gleiche Patientin wie Abb. 129), FKDS: Nachweis eines paravalvulären Lecks (Pfeil) als Ursache der Regurgitation in den linken Vorhof (LA)

► **Sicherheit der sonographischen Diagnose**: Die Klappenveränderungen sind mit der TEE eindeutig zu sehen. Verwechslungen mit fibrotischen oder thrombotischen Auflagerungen sind leicht möglich. Zur Diagnosesicherung müssen mehrere Blutkulturen positiv sein. Kontrolluntersuchungen mit Rückgang der Veränderungen unter antibiotischer Behandlung beweisen die Diagnose.

6.6 Tastbare Resistenzen

Grundlagen

- Leitsymptome: Tastbare, vergrößerte Lymphknoten, schmerzhaft und nicht schmerzhaft (s. auch S. 112); tastbare Resistenzen unklarer Dignität. Vergrößerte Lymphknoten können auf entfernt gelegene Krankheitsprozesse (Tumor, Infektion) hinweisen. Abb. 131 zeigt die Lymphabflussbahnen, nach denen man eine Infektionsquelle suchen kann.

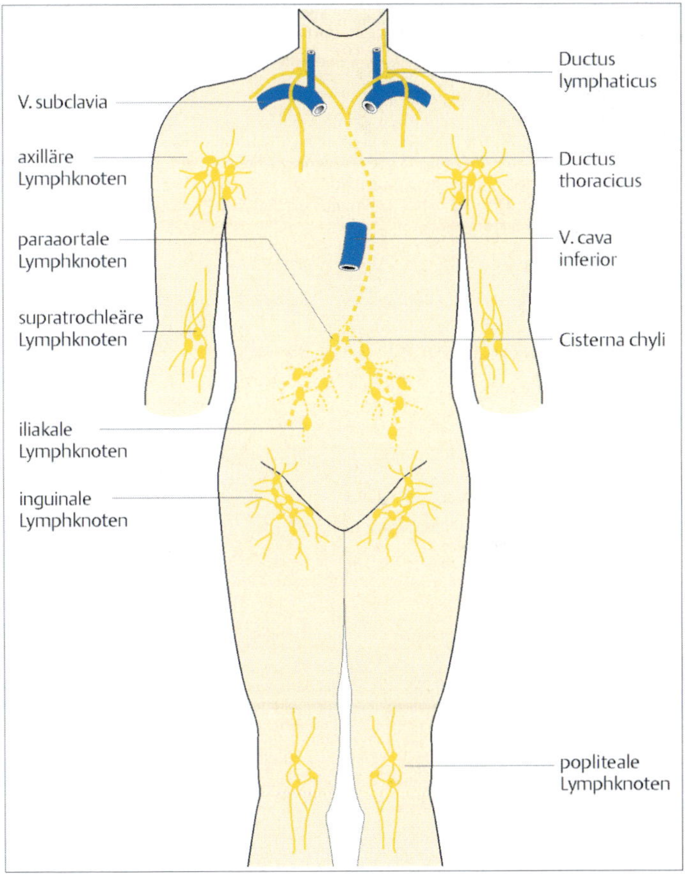

Abb. 131 Lymphabflussbahnen

► **Differenzialdiagnosen** werden nach ihrer Häufigkeit im Allgemeinkrankenhaus in Tab. 15 aufgelistet.

Tabelle 15 · Differenzialdiagnose der tastbaren Resistenzen

Diagnose	Sonographische Zeichen
generalisiert	
häufig	
hochmalignes Non-Hodgkin-Lymphom (S. 105), Lymphogranulomatose Hodgkin (S. 105)	multiple echoarme Raumforderungen (S. 118), vergrößerte Lymphknoten, Sandwichzeichen, multifokaler Befall
sonographisch nicht zu klären: *häufig:* Leukose (CLL) *selten:* Infektionen (Lymphozytosis infectiosa acuta, Toxoplasmose, Pfeiffer'sches Drüsenfieber, Aids, Röteln, Lues, Histoplasmose, Tropenkrankheiten), Systemerkrankungen (Lupus erythematodes, chronische Polyarthritis Still, Makroglobulinämie Waldenström, Lymphosarkomatose, Felty-Syndrom, Dermatitis exfoliativa generalisata, Retikuloendotheliose), hereditäre Erkrankungen	
regional	
häufig	
hochmalignes Lymphom (S. 105)	
sonographisch nicht zu klären: *häufig:* Erysipel *weniger häufig:* Lymphangitis *selten:* Infektionen (Katzenkratzkrankheit, Tropenkrankheiten, Lues, Primäraffekt, Milzbrand)	
lokal	
häufig	
Strumaknoten (S. 106)	
Leisten-, Schenkel- oder Bauchdeckenhernie (S. 109)	unterschiedliche Echogenität, ggf. Peristaltik
entzündliche Lymphknoten (S. 114)	echoarme vergrößerte Lymphknoten, ovalär

Tabelle 15 · Differenzialdiagnose der tastbaren Resistenzen – Fortsetzung

Diagnose	Sonographische Zeichen
weniger häufig	
Mammatumor (S. 100)	inhomogen, echoarm
eitrige Thyreoiditis (S. 191)	inhomogen, echoarm/echoreich
Speicheldrüsenschwellung (S. 108)	meist echoarme ovaläre Herde
Metastasen (S. 110)	Rundherde unterschiedlicher Echogenität je nach Primärtumor und Stadium
Varixknoten (S. 110)	echofreier gut komprimierbarer Knoten, Blutfluss in der FKDS
selten	
Halszyste (S. 108)	echofreie Raumforderung
malignes Lymphom (S. 117), Lymphogranulomatose Hodgkin	vergrößerte Lymphknoten, Sandwichzeichen
Lipom, Fibrom (S. 111)	runder o. ovalärer gut abgrenzbarer Herd; echoarm: Fibrom; echoreich: Lipom

sonographisch nicht zu klären:
weniger häufig: Infektionen (Erysipel, M.Pfeiffer, Tonsillitis), Systemkrankheiten (lymphatische Leukämie)
selten: Infektionen (Lymphangiitis, Impfreaktion, Otitis media, Angina Plaut-Vincent, Pseudokrupp, Kinderkrankheiten, Stomatitis ulcerosa, Aktinomykose, venerische Erkrankungen, Tropenkrankheiten), Systemkrankheiten (Makroglobulinämie Waldenström, Pancoast-Tumor, Lymphangiom, maligne Retikulose)

Hochmalignes Lymphom/Lymphogranulomatose Hodgkin (Abb. 132 u. 133)

- s. auch unter vergrößerte Lymphknoten S. 117; Hepatosplenomegalie S. 152.
- **Hinweis:** Typisch für das maligne Lymphom sind das multifokale Auftreten und das Sandwichzeichen der vergrößerten Lymphknoten.

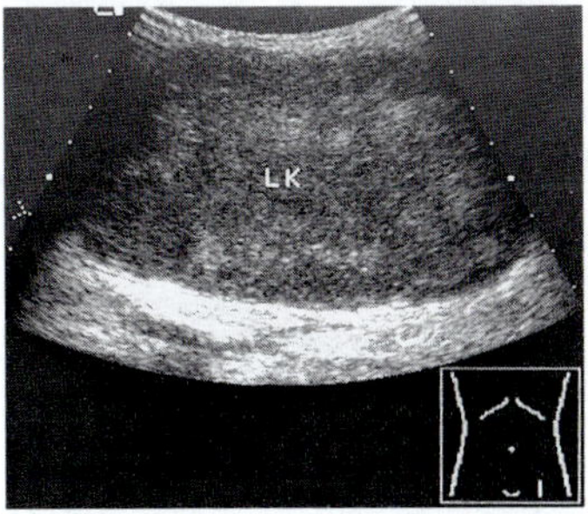

Abb. 132 Hochmalignes Lymphom: Echoarmer, glatt begrenzter Rundherd mit echoreichem Zentrum (LK). Klinisch tastbare Lymphknoten in der Leiste

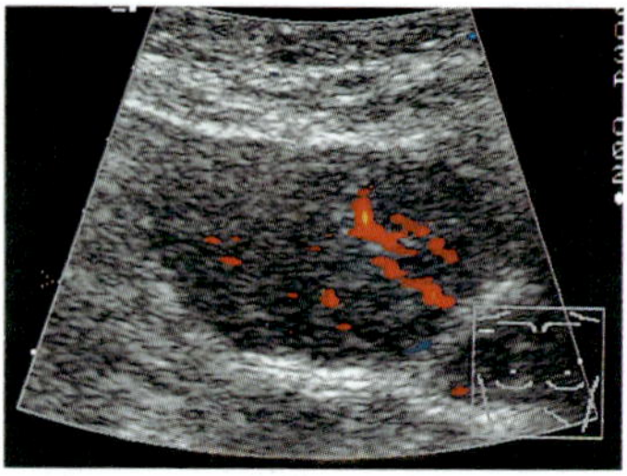

Abb. 133 Hochmalignes Lymphom, FKDS (gleicher Patient wie Abb. 132): Irreguläre zentrale Blutgefäße. Klinisch tastbarer Lymphknoten in der Axilla

Strumaknoten (Abb. 134–137)

- s. auch unter Schilddrüse S. 423; unter Struma, Hyper- und Hypothyreose S. 186.
- **Vorbemerkung:** Das Befinden eines Patienten mit Struma kann so eingeschränkt sein, dass ein Tumorleiden nahe liegt. Neu auftretende Schwellungen können schnell wachsende Schilddrüsenkarzinome, Einblutungen oder ein schnelles Knotenwachstum bedeuten. Nimmt die Dyspnoe rasant zu, so muss an eine Einblutung in ein Schilddrüsenkarzinom gedacht werden.
- **Klinik:** Tastbare, oft sichtbare Schwellung im Halsbereich, nicht schmerzhaft; Luftnot mit Stridor bis zur Intubationspflicht. Wenn die Dyspnoe schon länger besteht: Reduziertes Allgemeinbefinden.

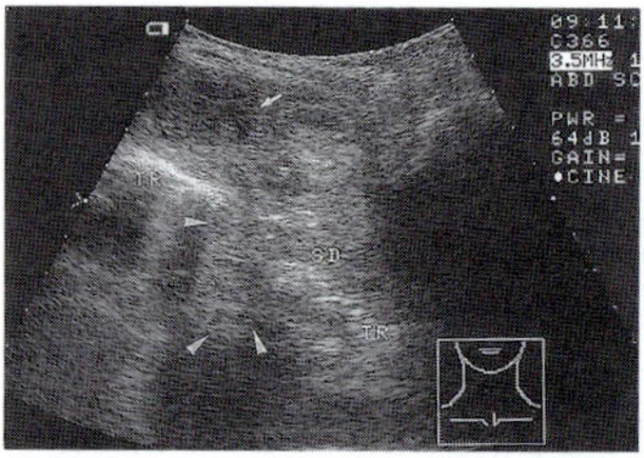

Abb. 134 Struma mit Einblutung: Vergrößerte inhomogene Schilddrüse (SD), echofreie unregelmäßige Formation (Pfeil, mit der FKDS kann eine frische Einblutung nachgewiesen werden). Die Trachea (TR) ist durch den Strumaknoten (Pfeile) eingeengt. Verdachtsdiagnose: Schilddrüsenkarzinom. Klinisch rasante Zunahme der Luftnot, Notintubation

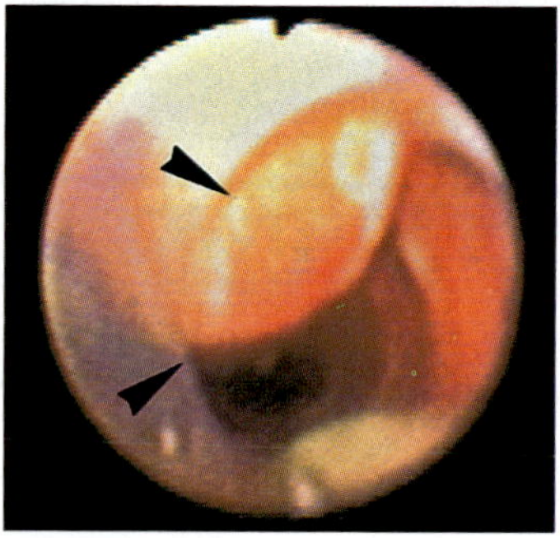

Abb. 135 Endoskopie: Trachealeinengung durch Tumor (gleicher Patient wie Abb. 134): Am Ende des Trachealtubus (Pfeile) wird ein Knoten sichtbar, der die Trachea einengt, daher frustraner Extubationsversuch. Histologie → blande Struma mit Einblutung (möglicherweise iatrogen nach Legen eines Katheters in die Vena jugularis interna)

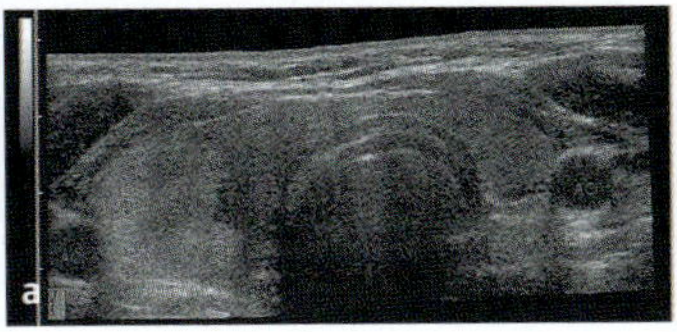

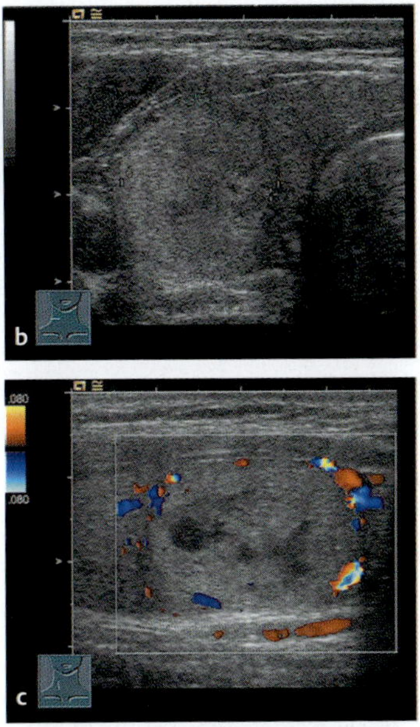

Abb. 136 a–c Schilddrüsenknoten. a Panorama-Aufnahme: Asymmetrische Schilddrüse, links hypoplastisch, rechts mit großem tastbaren Solitärknoten. b Solitärknoten (Distanzmarken) mit regressiven Veränderungen. c FKDS: Der echoarme Randsaum erweist sich als gefäßreicher Saum

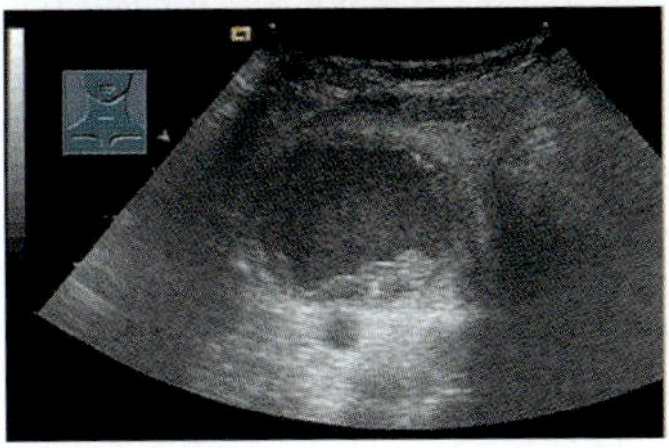

Abb. 137 Eingebluteter zystisch degenerierter Schilddrüsenknoten. Klinisch neu aufgetretene derbe tastbare Schwellung am Hals

- **Diagnostik:** Anamnese; Sonographie; falls Notintubation erforderlich: Tracheoskopie im Anschluss.
- **Sonographischer Befund:**
  - Vergrößerte Schilddrüse mit und ohne Knoten.
  - Eventuell kann die Tracheaeinengung oder -verlegung erkannt werden.
- **Sicherheit der sonographischen Diagnose:** In vielen Fällen kann durch die Sonographie die Diagnose gestellt werden. Oft werden zusätzliche Laborparameter benötigt, die in einer Notsituation noch nicht zur Verfügung stehen; dann bleibt die Diagnose unsicher.

Eitrige Thyreoiditis

- s. unter Struma, Hyper- und Hypothyreose S. 186; Schilddrüse, Abszess S. 431.

Speicheldrüsenschwellung

- s. auch Kapitel Kopfspeicheldrüsen S. 436.
- **Einteilung:**
  - *Parotitis:*
    - Akut bakteriell, viral, oder allergisch.
    - Chronisch bei Systemerkrankung, Z. n. Bestrahlung.
  - *Tumoren:*
    - Benigne: z. B. Adenom, Zystadenolymphom.
    - Maligne: z. B. Azinuszelltumor, Mukoepidermoidtumor, Karzinome, malignes Lymphom, Metastasen (lokoregionär Bronchial-CA, Melanom).
  - *Gangstein.*
  - *Trauma.*
  - *Zysten.*
- **Klinik:** Schwellung; Fieber; Blutbildveränderungen. Malignomverdächtig sind schnelles Wachstum, Schmerzhaftigkeit, Fazialislähmung, zervikale Lymphknotenmetastasen, derbe Infiltration, ggf. Hautulzeration, schlechte Verschieblichkeit.
- **Diagnostik:**
  - Anamnese.
  - Palpation: Konsistenz, Beweglichkeit.
  - Sonographie; Probepunktion.
- **Sonographischer Befund:**
  - *Echofrei:* Zyste.
  - *Echoreich:* Gangstein.
  - *Meist echoarme ovaläre Herde:*
    - Bei Malignität: Unscharfe Begrenzung, oft multipel, infiltrierend wachsend.
    - Bei Benignität: Scharfe Begrenzung, gute Abgrenzbarkeit.
- **Sicherheit der sonographischen Diagnose:** Die sonographischen Zeichen sind eindeutig zu erkennen. Die Dignität kann nur mit Hilfe der Histologie geklärt werden. Alle Speicheldrüsenschwellungen, die nicht eindeutig auf eine bekannte virale Infektion zurückgeführt werden können, sollten deshalb punktiert werden. Das Punktat sollte zytologisch und bakteriologisch untersucht werden.

Halszyste (Abb. 138)

- **Klinik:** Halszysten werden erst bei Infektion symptomatisch, und zwar durch schmerzhafte Halsschwellung, tastbare Lymphknoten, Fieber und Schluckstörung.
- **Diagnostik:**
  - *Anamnese; Palpation.*
  - *Sonographie.*
  - *Probepunktion* mit zytologischer Untersuchung, Erregernachweis mit Antibiogramm.
  - Untersuchungen zum Ausschluss anderer Infektionsherde (Otitis, Cholesteatom), z. B. Röntgen.
- **Sonographischer Befund:**
  - Echofreie Raumforderung am Rand des M. sternocleidomastoidens.
  - Zyste: Elastisch, komprimierbar; bei Abszedierung Zyste mit echoreicherem Inhalt.

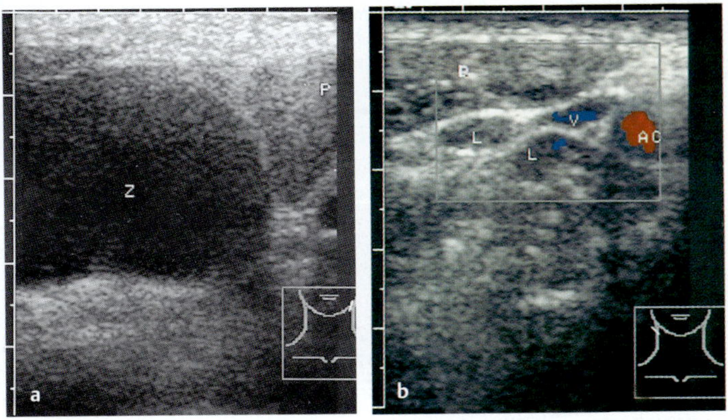

Abb. 138 a u. b Infizierte Halszyste (Z) und vergrößerte Halslymphknoten (L). a B-Bild, vor Punktion. b FKDS: A. carotis (AC) und V. jugularis (V) sind farbbelegt; die Zyste wurde punktiert. P = Parotis

- **Sicherheit der sonographischen Diagnose:** Die Zyste ist gut erkennbar und mit der FKDS eindeutig von Gefäßen zu unterscheiden. Eine Halszyste kommt selten vor und kann bei bakterieller Infektion kaum von einem Parotisabszess unterschieden werden. Hier hilft die Zytologie weiter.

Leisten-, Schenkel- oder Bauchdeckenhernie (Abb. 139)

- s. auch Unterbauchschmerzen, Hernie S. 80.
- **Klinik:** Weiche schmerzlose Vorwölbung unterschiedlicher Größe, bei Einklemmung Schmerzen.
- **Diagnostik:**
  - *Anamnese.*
  - *Palpation:* Weiche Konsistenz, meist wegdrückbar; Auskultation: Darmgeräusche.
- **Sonographischer Befund:**
  - Schallkopfnahe Formation.
  - Unterschiedliche Echogenität, je nach Inhalt.
  - Ggf. Peristaltik nachweisbar.
  - Bei Bauchdeckenhernien ist eine Unterbrechung des Peritoneums erkennbar.

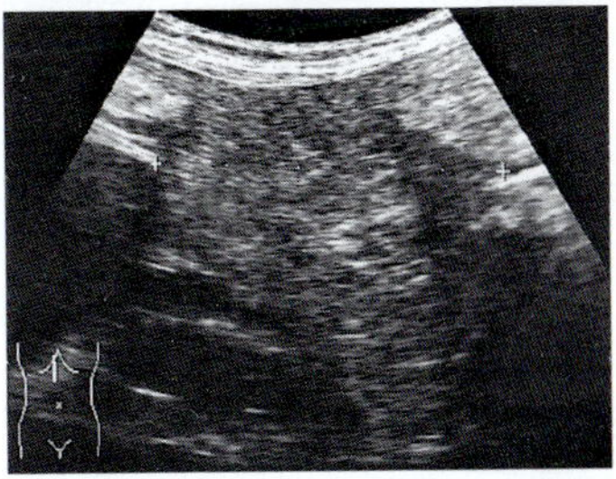

Abb. 139 Bauchdeckenhernie: Echoarmer, tastbarer Rundherd (Distanzmarken)

► **Sicherheit der sonographischen Diagnose:** Die Hernie selbst ist, wenn sie dem Ultraschall zugänglich ist, eindeutig zu sehen. Fehlt die Peristaltik, kann die Hernie mit Lymphknoten und Tumoren verwechselt werden. Die Klinik ist dann diagnoseweisend.

Metastasen (Abb. 140)

► **Klinik:** Beschwerden aufgrund des Primärtumors, Symptome durch Verdrängungserscheinungen, z. B. oberes und unteres Kavasyndrom (s. S. 127).
► **Diagnostik:** Sonographie; Probepunktion: Die Zytologie hilft bei der Primärtumorsuche. Weitere Tumorsuche durch Röntgen-Thorax mit Durchleuchtung, ggf. CT Thorax und/oder CT Abdomen und Becken, endoskopische Untersuchungen.
► **Sonographischer Befund:**
- Rundherde unterschiedlicher Echogenität, abhängig vom Primärtumor.

► **Sicherheit der sonographischen Diagnose:** Allein durch die Sonographie kann ein benigner Lymphknoten nicht sicher von einer Metastase unterschieden werden. Hinweisende Kriterien s. Abb. 144 u. 145a u. b, S. 113; Tab. 16, S. 112.

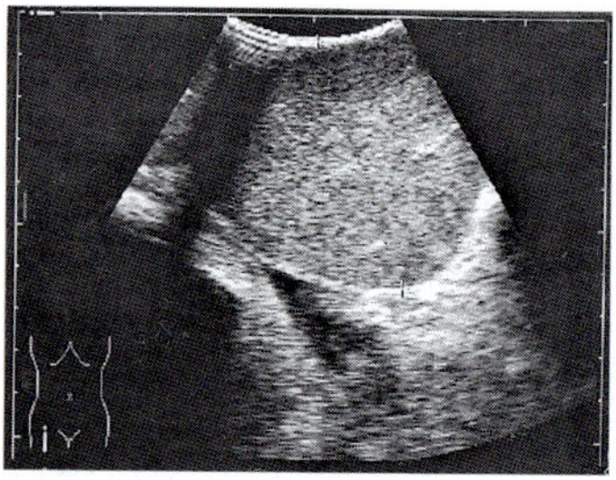

Abb. 140 Lymphknotenmetastase: Große Tumorformation (Distanzmarken) im Bereich der rechten Leiste bei indolenter alter, kachektischer Patientin; Verwechslung mit einer Leistenhernie ist möglich. Histologie → Metastase eines papillären Adenokarzinoms

Varixknoten (Abb. 141)

► **Klinik:**
- Livide, lokalisierte knotige Schwellung.
- Bei Infektion hochgradig druckschmerzhaft mit geröteter Umgebung und Verhärtung.

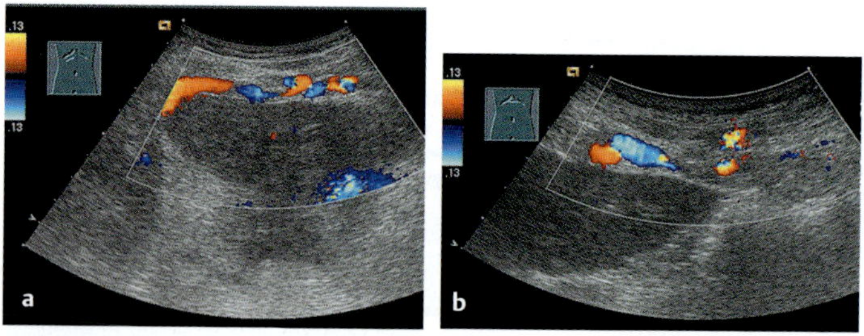

Abb. 141 a u. b Rekanalisierte Nabelvene, FKDS. a Bis zur Bauchdecke gut zu verfolgen. b Verbindung durch das Peritoneum, knotige (tastbare) Formation (Varixknoten) unter der Bauchwand, mit der FKDS gut erkennbar. Klinisch alkoholtoxische Leberzirrhose

- **Diagnostik:** Kompressionssonographie der Beinvenen, selten Beinvenenphlebographie notwendig (s. S. 198).
- **Sonographischer Befund:**
  - Echofreier, gut komprimierbarer Knoten.
  - *FKDS:* Nachweis eines Blutflusses. Ausschluss einer Thrombose oder einer arteriovenösen Fistel (nach Linksherzkatheteruntersuchung oder Dilatationsbehandlung) durch die normale Flussgeschwindigkeit.
- **Sicherheit der sonographischen Diagnose:** Der Varixknoten kann, wenn er schallkopfnahe liegt, eindeutig erkannt werden.

Lipom/Fibrom (Abb. 142)

- **Klinik:** Schwellung, keine Krankheitszeichen.
- **Diagnostik:**
  - *Anamnese.*
  - *Palpation:* Teigig, verschieblich, nicht schmerzhaft.
  - Größe kann langsam zunehmen; in Zweifelsfällen: Probepunktion.
- **Sonographischer Befund:**
  - Runder oder ovalärer Herd.
  - Glatt, gut abgrenzbar.
  - Echoarmer Randsaum durch Verdrängung möglich.
  - Verschieblich.
  - *Fibrom* eher echoarm.
  - *Lipom* eher echoreich.

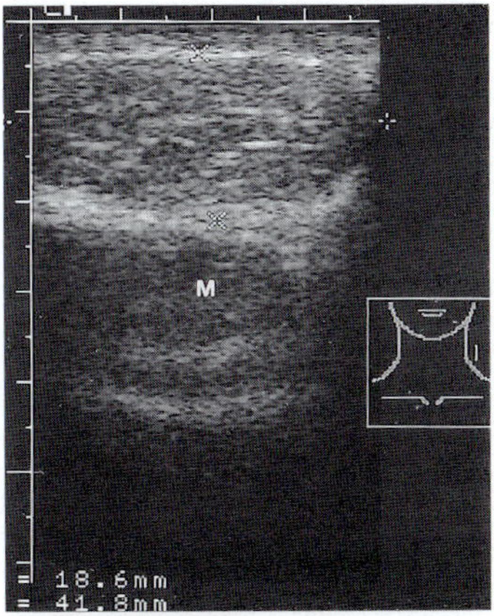

Abb. 142 Lipom (Distanzmarken): Im Vergleich zur Halsmuskulatur (M) echoreichere, prallelastische, gut verschiebliche Raumforderung

- **Sicherheit der sonographischen Diagnose:** Die einzelnen Merkmale lassen sich sonographisch gut herausarbeiten. Zur Sicherheit sollte eine Feinnadelpunktion mit zytologischer Beurteilung erfolgen. Bleibt der Befund unsicher, erfolgt die Exstirpation.

6.7 Vergrößerte Lymphknoten

Grundlagen

- **Vorbemerkung:** Die Beurteilung vergrößerter Lymphknoten hängt von der Anamnese, dem klinischen Untersuchungsbefund, serologischen Befunden und definitiv von der histologischen Untersuchung ab.
- **Beurteilungskriterien:** s. Tab. 16.

Tabelle 16 **· Sonographische Beurteilungskriterien für die Dignität bzw. Malignität von Lymphknoten**

Lokalisation (Abb. 143)	oberflächlich/tief, viszeral/parietal
Größe, Form, Rindenverbreiterung, Hiluszeichen (Abb. 144)	Länge/Breite < 2, Länge/Breite ≥ 2
Echogenität (Abb. 145)	echogener Hilus, echoarme Rinde
Vaskularisation	fehlend, astartig, aberrante Gefäße

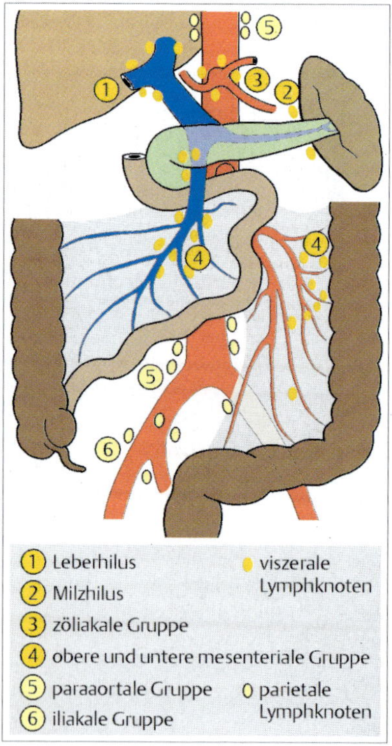

Abb. 143 Lokalisation: Abdominale Lymphknotenstationen

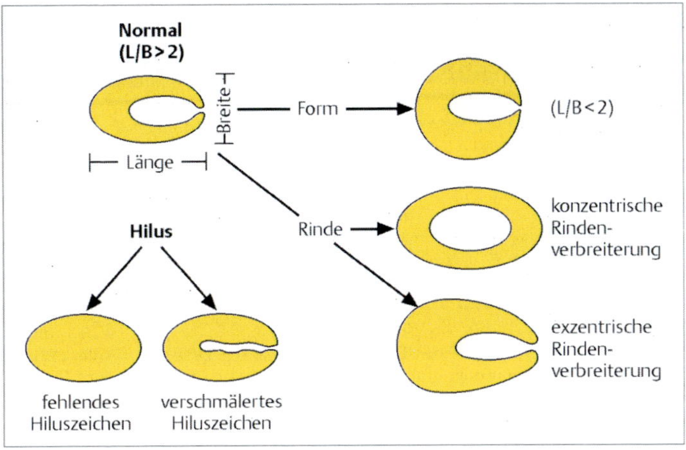

Abb. 144 Sonomorphologie peripherer Lymphknoten (nach Vasallo u. Mitarb.)

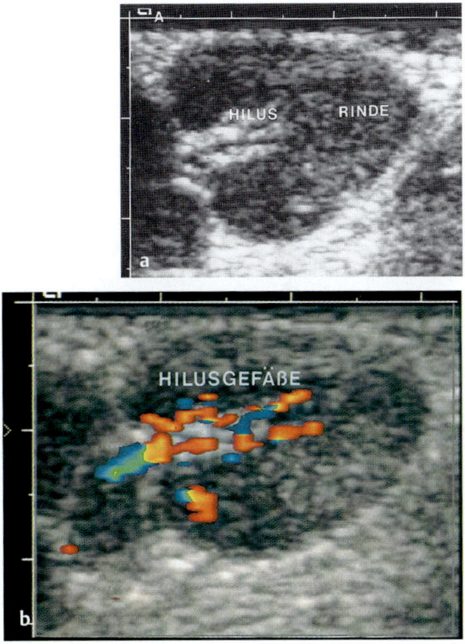

Abb. 145 a u. b Echogenität. a Vergrößerter Lymphknoten mit Darstellung des echogenen Hilus und des echoarmen Rindenparenchyms.
b Die Hilusgefäße verlaufen innerhalb des echogenen Hilus

► **Differenzialdiagnose:** Tab. 17.

Tabelle 17 · Differenzialdiagnose der vergrößerten Lymphknoten

Diagnose	Sonographische Zeichen
entzündliche Lymphknoten (S. 114)	variable Größe, L/B-Quotient ≥ 2, betonter echogener Hilus
Lymphknotenmetastasen (S. 116)	variable Größe, L/B-Quotient häufig < 2, fehlendes Hiluszeichen, aberrante Gefäße
malignes Lymphom (S. 117)	variable Größe, L/B-Quotient häufig < 2, fehlendes Hiluszeichen, variable Befallsmuster, variable Echogenität, vermehrte Gefäßdarstellung in der FKDS

► **Ursachen:** Tab. 18 gibt einen Überblick über häufige Ursachen für vergrößerte Lymphknoten. Die sonographische Untersuchung trägt wesentlich zur Dignitätsbeurteilung bei.

Tabelle 18 · Häufige Ursachen für vergrößerte Lymphknoten (LK)

Entzündliche LK	Metastatische LK	Malignes Lymphom
Tonsillitis	HNO-Karzinom	niedrigmalignes NHL
Pharyngitis	Bronchialkarzinom	hochmalignes NHL
Mononukleose	Schilddrüsenkarzinom	Morbus Hodgkin
Toxoplasmose	Mammakarzinom	
Röteln	Ösophaguskarzinom	
Tuberkulose	Magenkarzinom	
Lymphadenitis mesenterica	Gallenblasenkarzinom	
Ileitis	Kolonkarzinom	
Appendizitis	malignes Melanom	
Divertikulitis	Sarkom usw.	
Hepatitis		
Cholezystitis usw.		

Entzündliche Lymphknoten

► **Häufigste Ursachen**: s. Tab. 18.
► **Klinik:** Häufig richtungsweisend zur Diagnose (lokaler Infekt mit regionärer LK-Vergrößerung): z. B. Entzündungszeichen, schmerzhafter Palpationsbefund, positive serologische Befunde.
► **Sonographische Diagnose:** Bei peripherer Lymphadenopathie sonographische Kriterien zur Dignitätsbeurteilung hilfreich (Abb. 144 u. 145, S. 113).
- Variable Größe, L/B Quotient häufig ≥ 2.
- Betonter echogener Hilus; gelegentlich konzentrische oder exzentrische Rindenverbreiterung.
- Häufiger Darstellung von Hilusgefäßen oder astartigem Gefäßverlauf.

► **Sonographische Befunde** (Beispiele, Abb. 146–149):

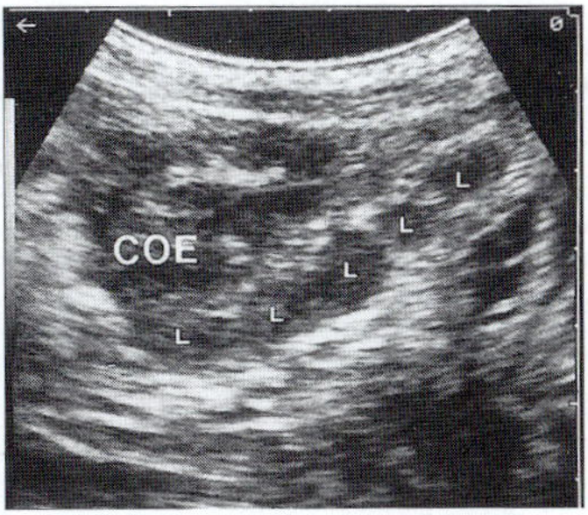

Abb. 146 Multiple parakolische Lymphknoten (L) bei Ileozökaltuberkulose. COE = Zökum

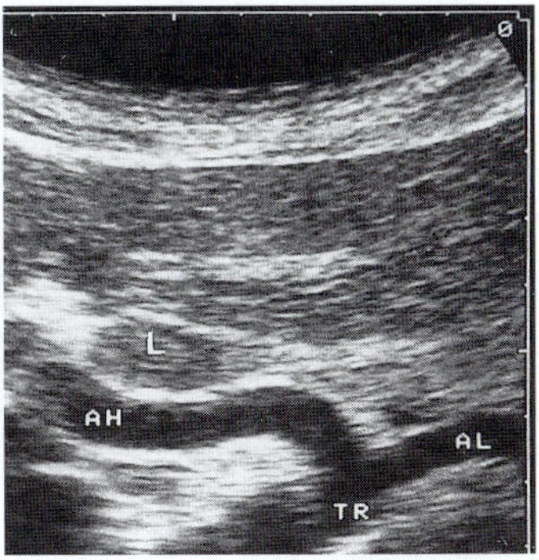

Abb. 147 Solitärer echoarmer Leberhiluslymphknoten (L) bei infektiöser Hepatitis. AH = A. hepatica, Al = A. lienalis, TR = Truncus coeliacus

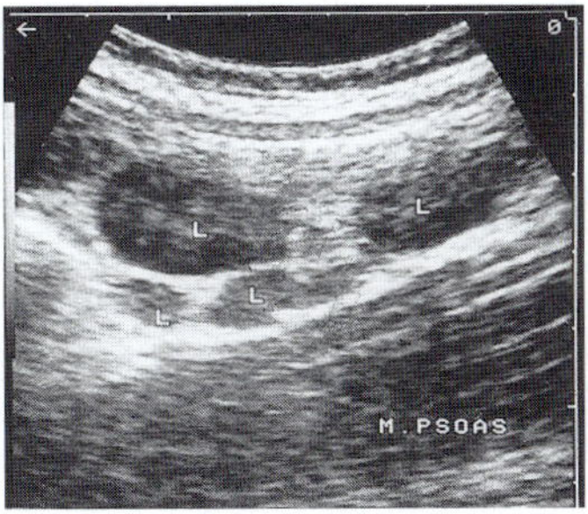

Abb. 148 Multiple große Lymphknoten (L) entlang des rechten Musculus psoas bei Lymphadenitis mesenterica

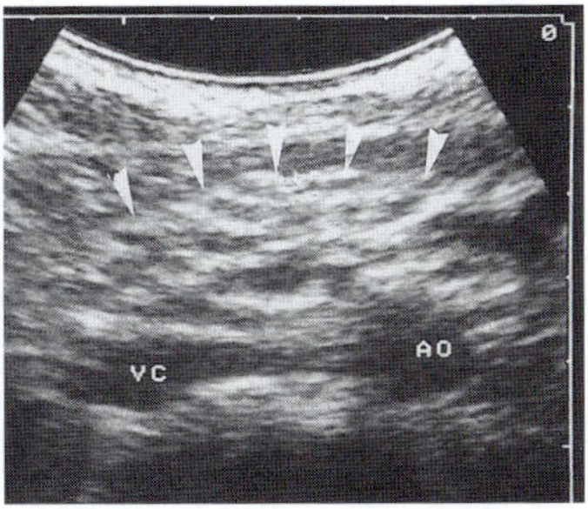

Abb. 149 Scheckige Strukturinhomogenität des Mesenteriums durch kleine Lymphknoten (Pfeile) bei Gastroenteritis. VC = V. cava, AO = Aorta

► **Weiterführende Diagnostik:**
- *Bei charakteristischer Klinik:* Sonographische Verlaufskontrolle unter evtl. Therapie ausreichend.
- *Bei fehlender Klinik,* fehlender Rückbildung, raschem Wachstum → LK-Exstirpation; sichere sonographische Zeichen für Benignität gibt es nicht.

Lymphknotenmetastasen

► **Häufigste Ursachen:** s. Tab. 18, S. 114.
► **Klinik:** Häufig richtungsweisend zur Diagnose; LK-Vergrößerung von großer prognostischer Bedeutung beim Tumorstaging (T, N, M), besonders bezüglich der Operabilität (Abb. 150).

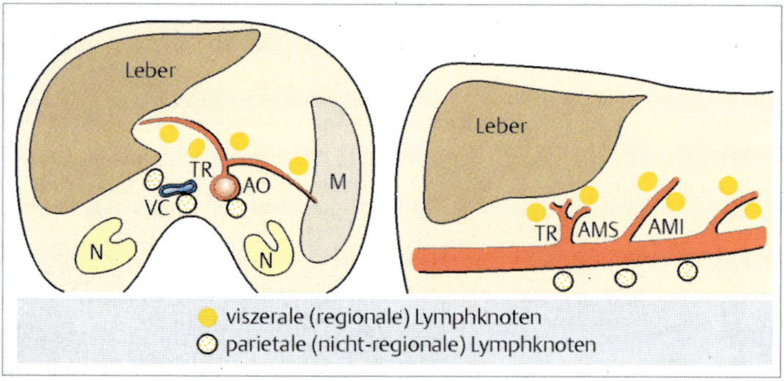

Abb. 150 Darstellung der regionalen und „über"-regionalen Lymphknotenstationen bei Tumoren des Gastrointestinaltrakts

► **Sonographische Diagnose:**
- Sichere Abgrenzung zu benignen LK nicht möglich.
- Variable Größe (Abb. 151 u. 152), L/B-Quotient häufig < 2.
- Echogener Hilus häufig aufgebraucht (fehlendes Hiluszeichen, häufig im Lymphabflussgebiet des Primärtumors lokalisiert, Abb. 153).
- Bei peripheren LK zeigt die FKDS häufig aberrante Gefäße.

► **Weiterführende Diagnostik:**
- Bei gesicherter maligner Primärhistologie und Vergrößerung > 2 cm LK wahrscheinlich befallen. Im Zweifelsfall histologische Sicherung (bei therapeutischer Konsequenz); meist exaktes Staging erst pathologisch möglich.
- Für die Detektion mediastinaler, hilärer, paraaortaler und iliakaler LK ist die Computertomographie häufig besser; für das Staging von gastrointestinalen Tumoren (außer Kolon und Dünndarm) ist die Endosonographie die Methode der Wahl.

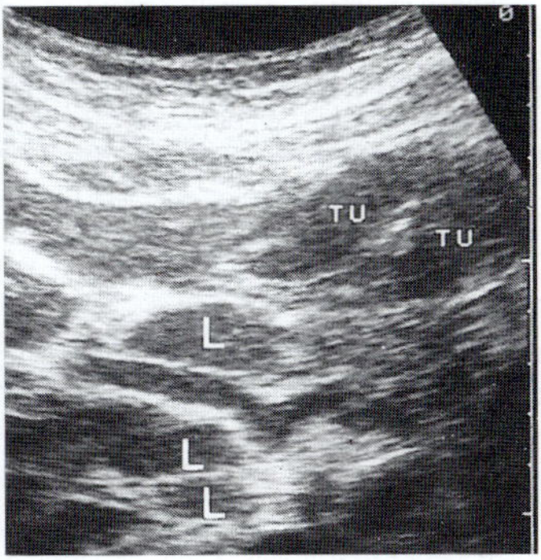

Abb. 151 Multiple größere Lymphknoten (L), um den Truncus coeliacus gruppiert bei Magenkarzinom (TU)

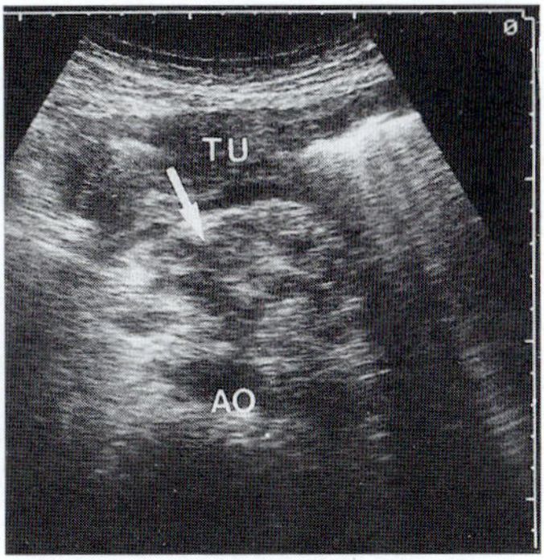

Abb. 152 Scheckige kleinnoduläre Infiltration (Pfeile) im Bereich des Truncus coeliacus bei regionaler Lymphknotenmetastasierung und Magenkarzinom (TU). AO = Aorta

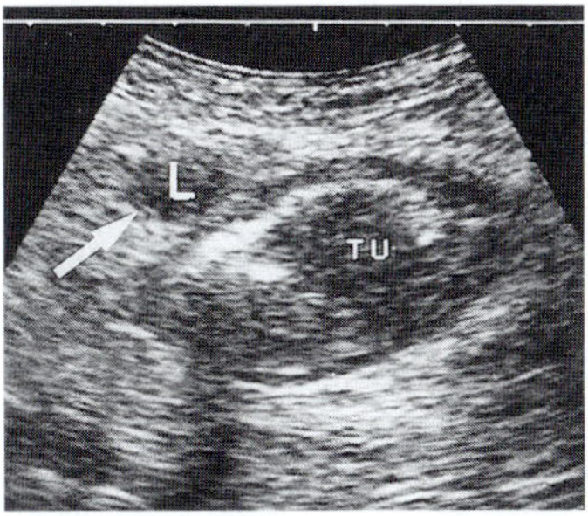

Abb. 153 Kleiner regionaler Lymphknoten (Pfeil) in unmittelbarer Nachbarschaft von Sigma und intraluminalem Tumorwachstum (TU) bei Kolonkarzinom

Malignes Lymphom

- **Häufigste Ursachen:** s. Tab. 18, S. 114.
- **Klinik:** Häufig richtungsweisend für die Diagnose (B-Symptome, generalisierte LK-Vergrößerung, Blutbild, LDH-Erhöhung). Stadieneinteilung von großer prognostischer und therapeutischer Konsequenz (Tab. 19, Abb. 154 u. 155).

Tabelle 19 · Stadieneinteilung maligner Lymphome mit primär nodalem Befall nach der modifizierten Ann-Arbor-Klassifikation

Stadium	
I	Befall einer Lymphknotenregion (I)
	oder eines extralymphatischen Organs oder Gewebes (IE)
II1	Befall von zwei benachbarten Lymphknotenregionen ober- oder unterhalb des Zwerchfells (II1)
	oder einer Lymphknotenregion mit lokalisiertem Übergang auf ein benachbartes Organ oder Gewebe (II1E)
II2	Befall von zwei nicht benachbarten Lymphknotenregionen oder von mehr als zwei benachbarten Lymphknotenregionen ober- oder unterhalb des Zwerchfells (II2)
	einschließlich eines lokalisierten Befalls eines extralymphatischen Organs oder Gewebes (II2E)
III	Befall von Lymphknoten ober- oder unterhalb des Zwerchfells (III)
	einschließlich eines lokalisierten Befalls eines extralymphatischen Organs oder Gewebes (IIIE)
	oder eines Befalls der Milz (IIIS)
	oder von beiden (IIISE)
IV	Lymphknotenbefall mit diffusem oder disseminiertem Befall extralymphatischer Organe und Gewebe

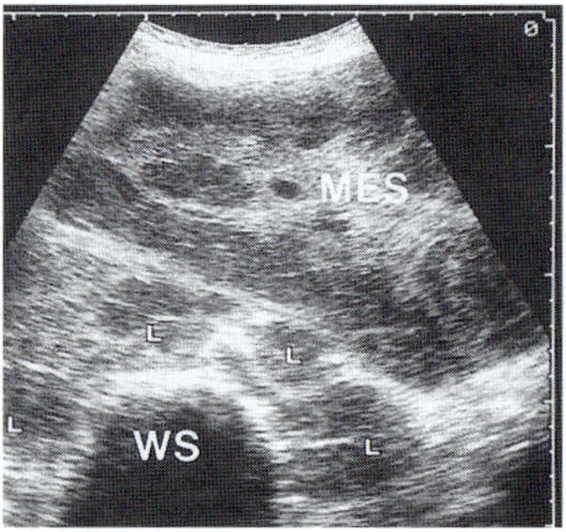

Abb. 154 Ausgeprägter Lymphombefall der paraaortalen Lymphknotenregion (L) sowie des Mesenteriums (MES) bei Non-Hodgkin-Lymphom. WS = Wirbelsäule

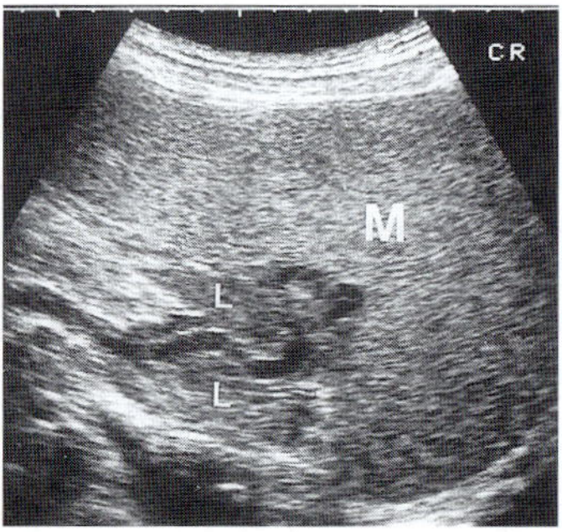

Abb. 155 Konfluierende, um die Milzarterie gelegene Hiluslymphome (L) bei Non-Hodgkin-Lymphom. M = Milz

► **Sonographische Diagnose:**
- Sichere Abgrenzung zu benignen und metastatischen LK rein sonomorphologisch nicht möglich.
- Variable Größe (Abb. 156 u. 157), L/B-Quotient häufig < 2.

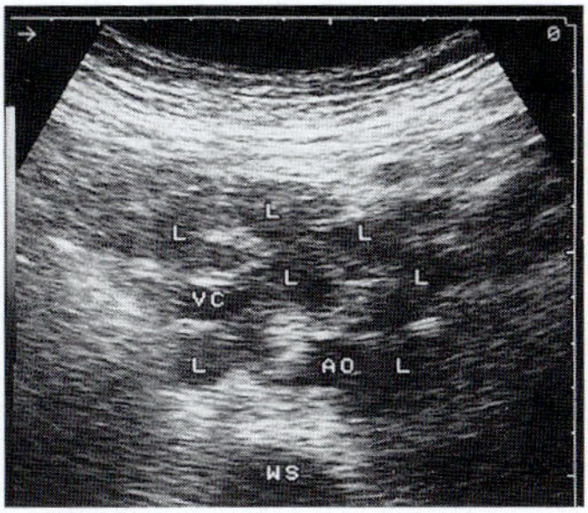

Abb. 156 Multiple kleinere paraaortale und mesenteriale Lymphknoten (L) bei Morbus Hodgkin. VC = V. cava, AO = Aorta, WS = Wirbelsäule

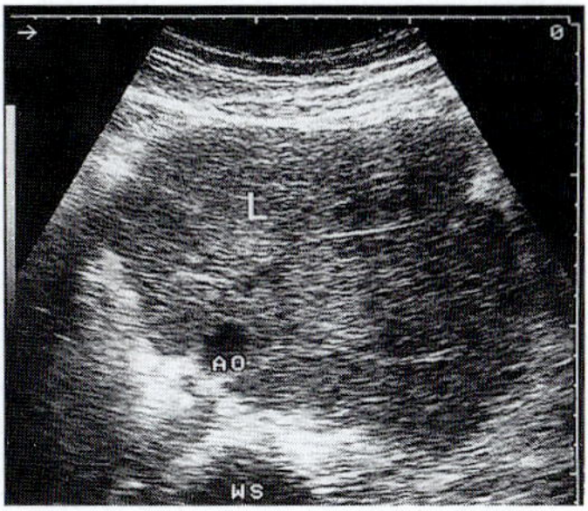

Abb. 157 Großes solitäres paraaortales Lymphom (L) bei malignem Non-Hodgkin-Lymphom. AO = Aorta, WS = Wirbelsäule

- Echogener Hilus meist aufgebraucht; variable Befallsmuster mit gelegentlich extremer Größe, häufig konfluierend (Abb. 158); multipel auftretende variable Echogenität. Infiltrationsmuster s. Abb. 159.
- Häufiger verstärkte Gefäßdarstellung in der FKDS.

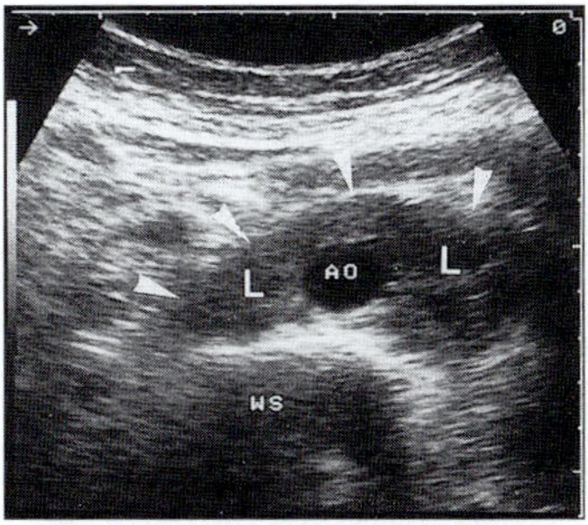

Abb. 158 Konfluierende Lymphomplatte (L), welche die Aorta (AO) ummauert (Pfeile) bei malignem Non-Hodgkin-Lymphom. WS = Wirbelsäule

► **Weiterführende Diagnostik:** Bei gesichertem malignen Lymphom und Vergrößerung > 2 cm LK wahrscheinlich befallen. Computertomographie des Abdomens nur bei fehlender sonographischer Beurteilbarkeit notwendig. Staging-Laparotomie (Morbus Hodgkin) nur bei therapeutischen Konsequenzen indiziert; große Bedeutung der sonographischen Verlaufsuntersuchung unter der Therapie.

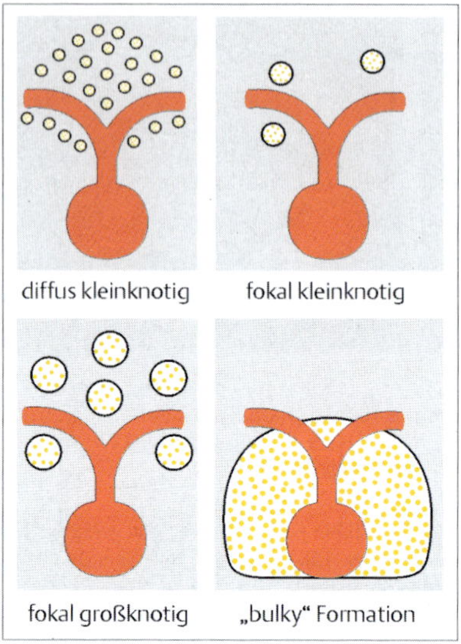

Abb. 159 Sonographische Infiltrationsmuster abdomineller Lymphknoten. Beispiel Oberbauchquerschnitt: Abgang des Truncus coeliacus

Verwechslungsmöglichkeiten

- Sie sind vielseitig und lokalisationabhängig:
  - *Hals* → Zysten, Abszesse.
  - *Abdomen* → Darmstrukturen (meist durch Peristaltik abgrenzbar, Abb. 160), Zysten, Abszesse, Hämatome (charakteristische Klinik).
  - *Leiste* → Hämatome, Hernien, Aneurysmata.
- **Weiterführende Diagnostik bei unklaren Befunden:**
  - Im Zweifelsfall diagnostische Punktion, insbesondere bei Abszessverdacht oder bei pankreatogenen Pseudozysten.
  - Aneurysmata sind durch farbkodierte Dopplersonographie abgrenzbar.

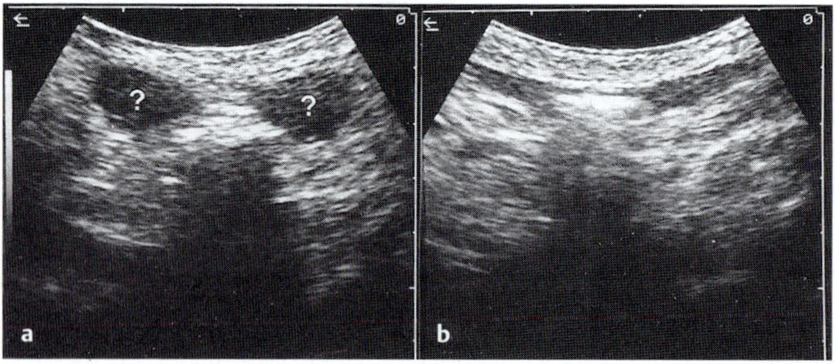

Abb. 160 a u. b Echoarme lymphomverdächtige mesenteriale Raumforderungen, durch peristaltische Größenveränderung als Darmschlingen identifizierbar

6.8 Ödeme

Grundlagen

- **Leitsymptome**: Geschwollene Extremitäten, Luftnot mit Lungenstauung, ggf. Pleuraerguss, Aszites und Anasarka.
- **Differenzialdiagnosen** werden nach der Häufigkeit im Allgemeinkrankenhaus in Tab. 20 aufgelistet.

Tabelle 20 · Differenzialdiagnose der Ödeme

Diagnose	Sonographische Zeichen
generalisiert	
häufig	
Rechtsherzinsuffizienz (S. 122)	echofrei gestaute Venen, Echokardiographie: dilatative Rechtsherzabschnitte
weniger häufig	
Leberkrankheiten (S. 122, 240)	
Schwangerschaftsödeme (S. 122)	Ausschlussdiagnose; unauffälliges Venensystem, kein Aszites o. Pleuraerguss
selten	
Myxödem (S. 123)	Schilddrüsenatrophie
akute Glomerulonephritis (S. 123)	vergrößerte Nieren, echoreiches Parenchym, betont echoarme Markpyramiden, verwaschene Parenchym-Pyelon-Grenze
sonographisch nicht zu klären: *häufig:* idiopathisches Ödem, prämenstruell *weniger häufig:* nephrotisches Syndrom, Medikamente *selten:* Quincke-Ödem, exsudative Enteropathie, intestinale Lymphangiektasie, M. Whipple, Ménétrier-Syndrom, Cushing-Syndrom, Malabsorptionssyndrom, Beriberi, Hungerödem, Mehlnährschaden, Morbus haemolyticus neonatorum	
lokalisiert	
häufig	
Beinvenen-/Beckenvenenthrombose (S. 125)	deutlich erweiterte Venen, ggf. echoreicheres Binnenecho, fehlende Komprimierbarkeit
Varikosis des tiefen Beinvenensystems (S. 126)	dilatierte Venen, gut komprimierbar, pathologische Flussverhältnisse
Linksherzinsuffizienz (S. 124)	Pleuraerguss; Echokardiographie: vergrößerter linker Ventrikel, eingeschränkte Pumpfunktion

Tabelle 20 · Differenzialdiagnose der Ödeme – Fortsetzung

Diagnose	Sonographische Zeichen
selten	
Phlegmasia coerulea dolens (S. 128)	maximal dilatierte Venen, thrombotisches Material, fehlender Fluss, fehlende Komprimierbarkeit
oberes/unteres V. cava-Syndrom (S. 127)	dilatierte V. cava; ggf. Darstellung des verursachenden Tumors
sonographisch nicht zu klären: *häufig:* postthrombotisches Syndrom *weniger häufig:* lymphatische Ödeme (Elephantiasis nostra [rezidivierendes Erysipel mit Lymphangitis obliterans]), thermische, mechanische, chemische oder bakterielle Kapillarschäden *selten:* Lymphangiopathia obliterans, Lymphödem praecox Meige, kongenitales Lymphödem Millroy, Osteomyelitis, Skleronychie-Syndrom	

Rechtsherzinsuffizienz

- s. auch unter Aszites S. 160; Niereninsuffizienz, Schockniere S. 140.
- **Hinweis zur Untersuchung:** Während der Ultraschalluntersuchung des Oberbauchs kann der Schallkopf im medianen Oberbauchquerschnitt nach kranial gekippt werden, wodurch der vergrößerte rechte Vorhof mit der einmündenden gestauten V. cava inferior und in der Regel auch der vergrößerte rechte Ventrikel gut dargestellt werden können.

Leberkrankheiten

- s. auch Niereninsuffizienz, hepatorenales Syndrom S. 139; Aszites, Leberzirrhose S. 161; Leber, Leberzirrhose S. 245 u. 248.
- **Hinweis zur Untersuchung:** Eine farbkodierte Duplexuntersuchung oder Doppleruntersuchung im Power-Mode ist wichtig, um Gefäßveränderungen wie Venenverschlüsse und Pfortaderthrombose oder eine Flussumkehr bei portaler Hypertonie zu erkennen.

Schwangerschaftsödem

- **Klinik:** Bekannte Schwangerschaft, generalisierte Ödeme, vermehrte Gewichtszunahme.
- **Diagnostik:** Ausschluss anderer Ursachen wie: Herzinsuffizienz, Medikamente, tiefe Beinvenenthrombose, Nierenerkrankung. Besonders wichtig ist die Differenzierung zu einer drohenden EPH-Gestose (Eiweißausscheidung im Urin, Bluthochdruck).
- **Sonographischer Befund:**
  - Unauffälliges Venensystem mit guter Komprimierbarkeit.
  - Keine Flüssigkeitsansammlung in präformierten Höhlen (Pleura, intraperitoneal).
  - Normale Darstellung der Nieren.
  - Normales Echokardiogramm.
- **Sicherheit der sonographischen Diagnose:** Das banale Schwangerschaftsödem ist der sonographischen Darstellung nicht zugänglich. Weitere Ursachen eines

Ödems in der Schwangerschaft sind aber mit hoher Sicherheit auszuschließen. Damit ist die Diagnose als Ausschlussdiagnose durch die Sonographie zu sichern.

Myxödem

- **Klinik:** Ödeme, tiefe Stimme, Bradykardie, Hypothyreose.
- **Diagnostik:** TSH, T_3 T_4-Werte, TPO-AK hoch.
- **Sonographischer Befund:**
  - Kleine hyporeflexive Schilddrüse.
  - Fakultativ Narben, Kalk.

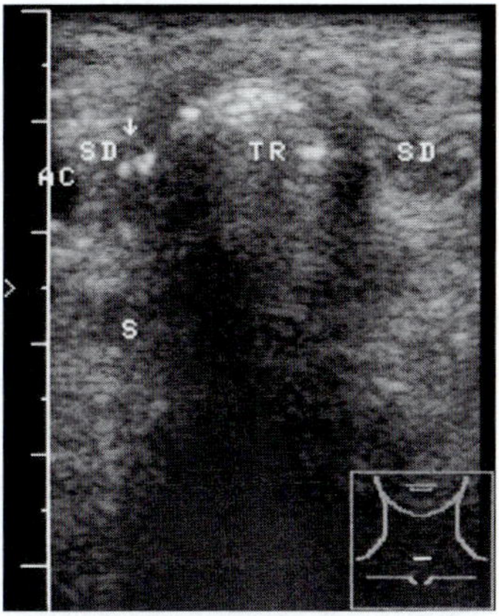

Abb. 161 Myxödem infolge vollständiger Schilddrüsenatrophie (SD) mit Mikrokalk und Schallschatten (S)

Akute Glomerulonephritis

- s. auch unter Niere S. 280.
- **Klinik:** Generalisierte Ödeme, beginnend periorbital; Aszites und Pleuraerguss möglich; Hämaturie, Proteinurie (nach schäumendem Urin fragen); Bluthochdruck.
- **Diagnostik:**
  - *Urinuntersuchung, Urinstatus:* Proteinurie, Hämaturie, ggf. Erythrozytenzylinder und Leukozytenzylinder; 24-h-Sammelurin: Proteinurie kann mehr als 3 g/d betragen, Blutchemie, Hypalbuminämie (< 2,5 g/dl).
  - *Abdominelle Sonographie.*
  - *Röntgen-Thorax* (Lungenstauung ohne Herzvergrößerung, ohne Dyspnoe).
  - *Nierenbiopsie* nicht zwingend erforderlich, jedoch zur Ursachenklärung hilfreich.
- **Sonographischer Befund:**
  - Beidseits vergrößerte Nieren.
  - Verdicktes echoreiches Parenchym; kann bei anderen akuten Nephritiden echoärmer erscheinen, je nach Ausmaß des entzündlichen Ödems.
  - Betonte echoarme Markpyramiden.
  - Verschmälerung des zentralen Echokomplexes.
  - Ggf. lokaler Druckschmerz.
  - Verwaschene Parenchym-Pyelon-Grenze.

- Ggf. dorsale Schallverstärkung, je nach Ödem.
- Ggf. perirenale Flüssigkeit.

► **Sicherheit der sonographischen Diagnose:** Die sonographischen Veränderungen bei akuter Nephritis sind eindeutig zu erkennen. Die Sonographie kann jedoch die Ursachen einer akuten Nephritis nicht differenzieren.

Linksherzinsuffizienz (Abb. 162 u. 163)

► s. auch Pleura, transsudativer Erguss S. 415.

► **Klinik:** Dyspnoe, mangelnde Belastbarkeit, ggf. Angina pectoris. Weitere klinische Zeichen je nach Ursache: Hypertonie, Klappenvitium, etc.

► **Diagnostik:**
- *Anamnese, körperliche Untersuchung:* Akutes Ereignis?; Lungenstauung, Dämpfung?; Blutdruck.
- *Labor:* Kleines Blutbild, CK, CKMB, GOT, AP, Elektrolyte, Kreatinin, BSG.
- *EKG; Röntgen-Thorax.*
- *Abdominelle Sonographie; Echokardiographie.*

► **Sonographischer Befund:**
- *Pleurasonographie:* Echofreie Raumforderung oberhalb des Zwerchfells, oft rechts mehr als links, als Zeichen eines Pleuraergusses.
  - Gelegentlich echoreiche flottierende Bänder (Fibrin) bei längerem Bestehen des Ergusses.
  - Echoreiche, wenig bewegliche, kompakt erscheinende Gebilde (Lungengewebe) können Anzeichen von Lungenatelektasen sein.

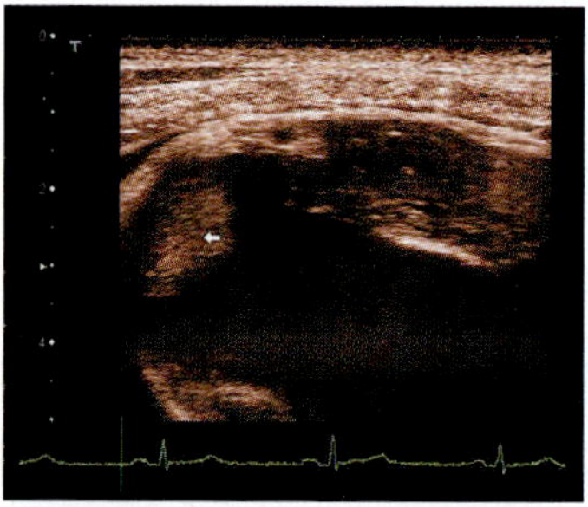

Abb. 162 Linksherzinsuffizienz, FKDS: Linksventrikuläres Spitzenaneurysma nach Herzinfarkt mit wandständigem Thrombus (Pfeil)

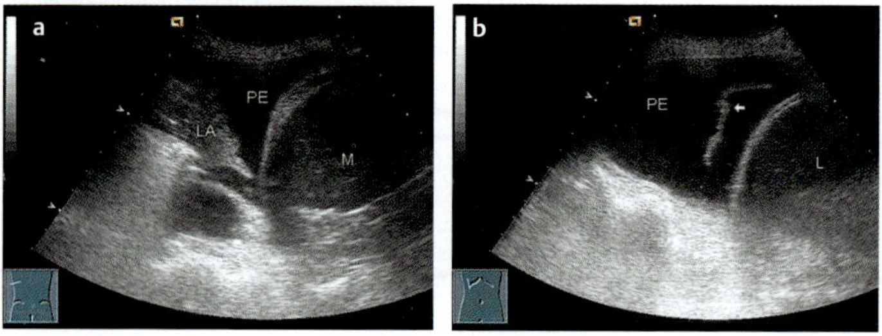

Abb. 163a u. b Pleuraerguss. a Pleuraerguss (PE) links mit Lungenatelektase (LA) durch Kompression. M = Milz. b Pleuraerguss (PE) rechts mit Fibrinfaden (Pfeil). L = Leber

- Zeichen der Rechtsherzinsuffizienz, wenn die Linksherzinsuffizienz schon lange besteht.
- *Echokardiographie:* Vergrößerter linker Ventrikel, eingeschränkte Pumpfunktion; ggf. Klappenvitium als Ursache erkennbar; ggf. Zeichen der hypertensiven Herzerkrankung (diastolische Pumpfunktionsstörung, linksventrikuläre Hypertrophie).

► **Sicherheit der sonographischen Diagnose:** Eine Linksherzinsuffizienz ist sonographisch durch Pleurasonographie und Echokardiographie mit 100%iger Sicherheit zu diagnostizieren. Zur Ursachenklärung sind weitere Untersuchungen notwendig.

Beinvenen-/Beckenvenenthrombose (Abb. 164 u. 165)

► s. auch unter V. cava und periphere Venen S. 216.

► **Klinik:** Beinschwellung, meist einseitig; häufiger links als rechts (linke Iliakalvene unterkreuzt die Arteria iliaca und wird komprimiert); meist schmerzhaft; wenig eindrückbares Ödem.

► **Diagnostik:**
- *Anamnese:* Mobilität, Grundkrankheiten, auch Symptome möglicher Folgekrankheiten abfragen (z. B. Hüsteln bei Lungenembolie, atemabhängiger Thoraxschmerz).
- *Labor:* Kleines Blutbild mit HKT, Gerinnungsparameter, mit D-Dimere; ggf. Serum- und EDTA-Blut für spätere gerinnungsphysiologische Untersuchung einfrieren.
- *Beinvenensonographie:* Verbesserte Darstellbarkeit durch farbkodierte Duplexsonographie; die Unterschenkelvenen werden im Sitzen untersucht.
- *Abdominelle Sonographie.*
- Ggf. in unklaren Fällen Beinenvenenphlebographie.
- Darüber hinaus nach einem noch unbekannten Tumor als Auslöser suchen!

► **Sonographischer Befund:**
- Deutlich erweiterte Venen; die Vene ist doppelt so weit wie die begleitende Arterie (bei frischer Thrombose).
- Ggf. echoreicheres Binnenecho (Thrombus) erkennbar:
  - Flottierend oder wandständig.
  - Umspült oder wandständig.
- Venen nicht oder nur unzureichend komprimierbar.

► **Sicherheit der sonographischen Diagnose:**
- Die Venensonographie ist leicht zu erlernen und in der Hand des Geübten eine sichere Methode im Bereich der Oberschenkel. Eine Thrombose in diesem Bereich lässt sich mit hoher Sicherheit nachweisen oder ausschließen. Im abdominellen Bereich, kleinen Becken und im Unterschenkelbereich lässt sich eine Thrombose gut darstellen. Im Unterschenkelbereich kann nur schwer zwischen frischen und alten Thrombosen unterschieden werden.
- Besteht klinisch der hochgradige Verdacht auf eine Thrombose und zeigt die Sonographie keinen eindeutigen Befund, so sollte eine Phlebographie durchgeführt werden (s. S. 221). Auch diese muss jedoch, insbesondere im Becken bei mangelnder Kontrastierung der Venen, keinen eindeutigen Befund liefern.

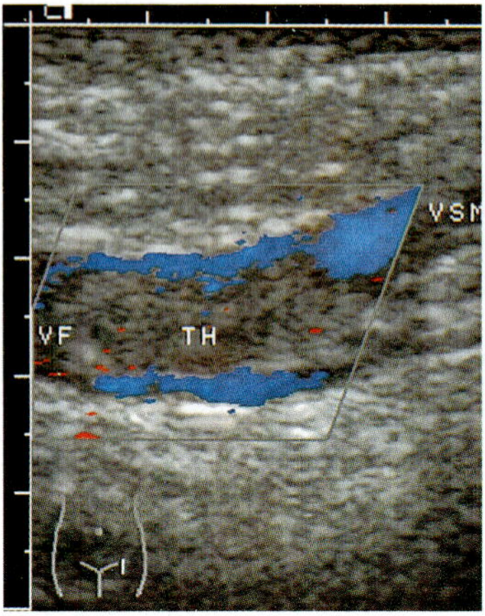

Abb. 164 Thrombose der V. femoralis communis, FKDS: In der dilatierten V. femoralis (VF), unmittelbar an der Mündungsstelle der V. saphena magna (VSM), erkennt man einen blutumflossenen Thrombus (TH)

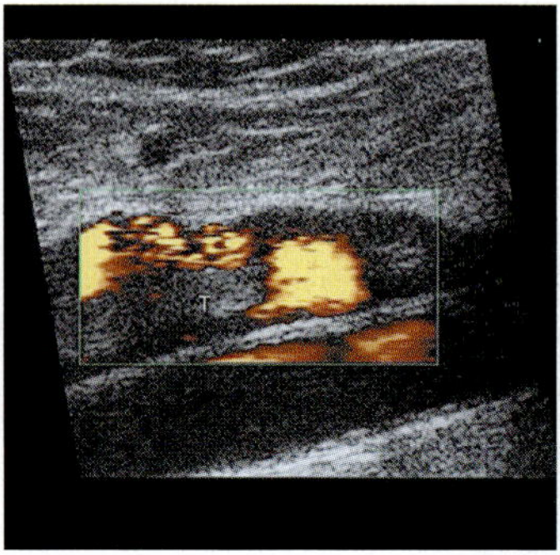

Abb. 165 Umflossener Thrombus (T) in der V. poplitea; A. poplitea dorsal der V. poplitea

Varikosis des tiefen Beinvenensystems (Abb. 166)

- **Klinik:** Sichtbare Venenzeichnung; Spannungsgefühl; keine ausgeprägten Schmerzen, eher Spannen und Ziehen; Beinschwellung, vermehrt nach langem Stehen und am Abend.
- **Diagnostik:**
  - *Anamnese, klinische Untersuchung.*
  - *Beinvenensonographie; Dopplersonographie der Venen* (Darstellung von Crosseninsuffizienzen).
- **Sonographischer Befund:**
  - Dilatierte Venen.
  - Gute Komprimierbarkeit.
  - Pathologische Flussverhältnisse.
- **Sicherheit der sonographischen Diagnose:** Die Bewertung des Befundes entspricht derjenigen bei der tiefen Beinvenenthrombose.

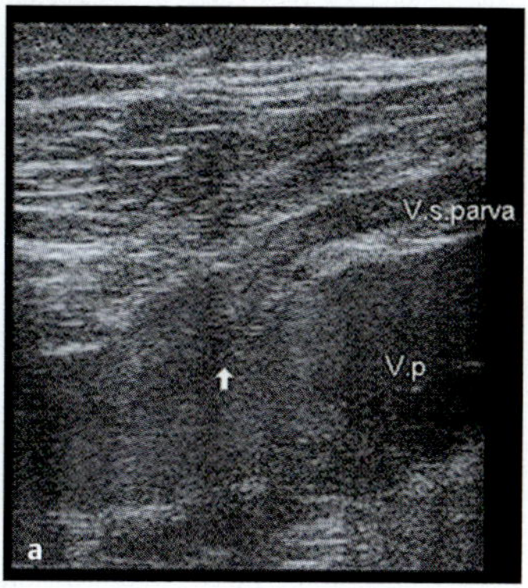

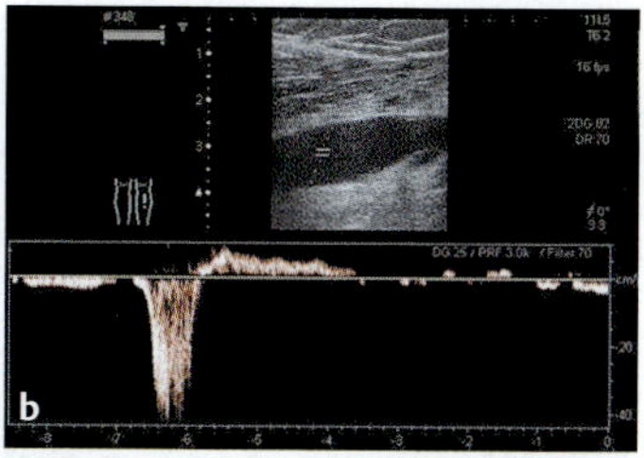

Abb. 166 a u. b Varikosis. a Erweiterte V. poplitea und V. saphena parva mit echoreichen Spontanechos; Einmündung der V. saphena parva in die V. poplitea (Pfeil). b Prüfung der Klappeninsuffizienz und Messung der Refluxzeit

Oberes/unteres Vena-cava-Syndrom (Abb. 167 u. 168)

- s. auch Leber, chronische Pfortaderthrombose S. 256; Tumorsuche, Verdrängung/Fixierung/Infiltration S. 462.
- **Klinik:** Zeichen der globalen Herzinsuffizienz durch mangelnden Rückfluss zum Herzen: Dyspnoe, Tachykardie, Hypotonie; distal der Kavaverlegung Ödembildung.
- **Diagnostik:** Wesentlich ist es, an die Möglichkeit dieser Diagnose zu denken!
  - *Abdominelle Sonographie.*
  - *Tumorsuche.*
- **Sonographischer Befund:**
  - Dilatierte Vena cava.
  - Meist kann ein Tumor als Verlegungsursache erkannt werden:
    - Metastase oder Tumor, Kompression von außen.
    - Tumorzapfen intraluminal.
- **Sicherheit der sonographischen Diagnose:** Die Diagnose kann in der Regel sonographisch leicht gesichert werden. Eine Zusatzuntersuchung mit CT und Probepunktion zur Klärung der Therapiemöglichkeit (Chemotherapie, Strahlentherapie etc.) ist erforderlich.

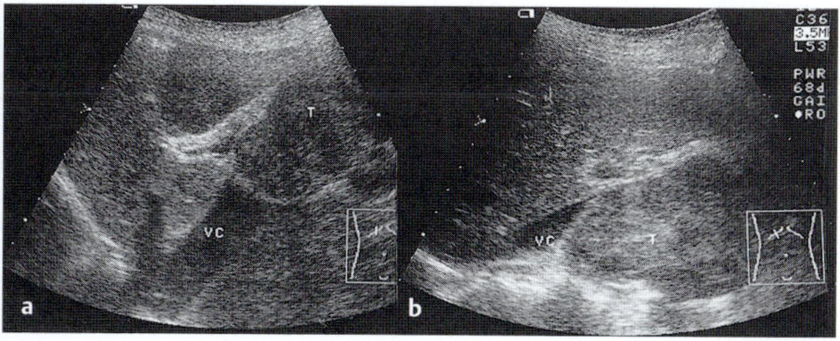

Abb. 167 a u. b Unteres Kavasyndrom: Retroperitoneal gelegenes Sarkom (T), welches die V. cava (VC) komprimiert

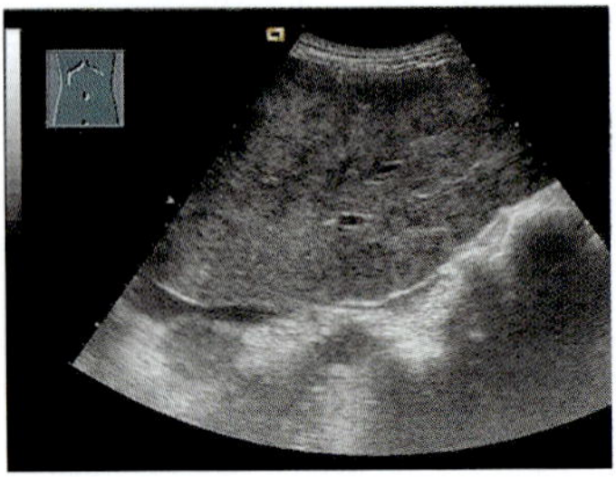

Abb. 168 Metastasenleber mit Kompression der V. cava

Phlegmasia coerulea dolens

- **Klinik:** Extrem schmerzhafte Extremitätenschwellung (Verlegung aller Venen), foudroyanter Krankheitsverlauf; arterielle Versorgung durch Kompression behindert; kalte und livide Extremität.
- **Diagnostik:**
  - *Klinische Untersuchung.*
  - *Venensonographie* mit Darstellung der Abflussbahn und Suche nach der Verschlussursache.
- **Sonographischer Befund:**
  - Maximal dilatierte Venen.
  - *FKDS:* Fehlender Flussnachweis.
  - Fehlende Komprimierbarkeit.
- **Sicherheit des sonographischen Befundes:** Die Diagnose stützt sich auf die Sonographie in Verbindung mit der Klinik.

6.9 Niereninsuffizienz – Akutes Nierenversagen

Grundlagen

- **Leitsymptome:** Erniedrigte oder fehlende Urinausscheidung, erhöhte Retentionswerte im Blut, Ödeme möglich.
- **Einteilung:**
  - *Prärenal.*
  - *Renal:* Glomerulonephritis (Tab. 21 u. 22) oder interstitielle Nephritis (Tab. 23).
  - *Postrenal* (lässt sich eindeutig sonographisch beweisen oder ausschließen).
  - Erworben.
  - Angeboren.

Tabelle 21 · **Einteilung der Glomerulonephritis**
akute Glomerulonephritis
rapid-progressive Glomerulonephritis
chronische Glomerulonephritis (membranös, membranoproliferativ, mesangioproliferativ)
thrombotische Mikroangiopathie
minimal-change Nephritis

Tabelle 22 · Vorkommen der Glomerulonephritis

Glomerulonephritis bei Systemerkrankungen	Wegener-Granulomatose, Panarteriitis, Lupus erythematodes, Goodpasture-Syndrom
Glomerulonephritis bei Stoffwechselerkrankungen	Diabetes mellitus (Glomerulosklerose Kimmelstiel Wilson), Amyloidose

Tabelle 23 · Einteilung der interstitiellen Nephritis

Form der Nephritis	Ursachen
bakterielle Nephritis	bakterielle Infektion
abakterielle Nephritis	Medikamente
	metabolisch
	Obstruktion
	immunologisch
	andere Ursachen: Zystennieren, multiples Myelom, Sichelzellanämie, Balkannephritis, Strahlennephritis

► **Differenzialdiagnosen** werden nach ihrer Häufigkeit im Allgemeinkrankenhaus in Tab. 24 aufgelistet.

Tabelle 24 · Differenzialdiagnose der Niereninsuffizienz

Diagnose	Sonographische Zeichen
häufig	
Flüssigkeitsmangel (S. 130)	kollabierte V. cava, leere Harnblase, unauffällige Nieren
Glomerulosklerose Kimmelstiel-Wilson (S. 132)	anfangs vergrößerte Nieren, im Verlauf Zeichen der chronischen Glomerulonephritis (s. u.), dann der chronischen Pyelonephritis (s. u.)
Herzinsuffizienz (S. 131)	echoarme Niere mit verbreitertem Parenchymsaum, gestaute V. renalis
weniger häufig	
chronische Pyelonephritis (S. 135)	verkleinerte Niere, unregelmäßige Oberfläche mit narbigen Einziehungen, verschmälerter echogener Parenchymsaum, Kelchzysten/-ektasie
chronische Glomerulonephritis (S. 133)	diffuse Strukturverdichtung, verwaschene Rinden-/Markgrenze, betonte echoarme Markpyramiden
Hydronephrose (S. 135)	volle Harnblase, gestauter Ureter, dilatiertes Nierenbeckenkelchsystem, verdrängter Sinus renalis, Nierenparenchymschwund
Ureterverschluss (S. 136)	dilatierter Ureter, ggf. aufgeweitetes Nierenbeckenkelchsystem

Tabelle 24 · Differenzialdiagnose der Niereninsuffizienz – Fortsetzung

Diagnose	Sonographische Zeichen
Pyonephrose (S. 137)	dilatiertes Nierenhohlsystem, gel. echoreiches Binnenecho
Analgetikanephritis (S. 138)	schlechte Abgrenzbarkeit, irregulär verdichtetes Parenchym, Papillenspitzenverkalkung
Schrumpfniere (S. 138)	dysproportionierte kleine Niere, Parenchymverschmälerung, vermehrte Parenchymechogenität
selten	
Blasentamponade (S. 139)	volle Harnblase, oft echoreiches Binnenecho (Blut, Detritus, Stein)
akute Glomerulonephritis (S. 280)	Verbreiterung der Nierenrinde, relativ echogen zu den betonten Markpyramiden
hepatorenales Syndrom (S. 139)	unauffällige Nieren, Aszites, Zeichen der Leberzirrhose/-schädigung
Schockniere (S. 140)	vergrößerte Nieren, betont echoarmes Parenchym, geschwollene Markpyramiden, Sinus renalis verschmälert
Nierensteinleiden (S. 141)	je nach Sitz des Steins und Dauer der Erkrankung unterschiedliches Bild: – echoreiches Nierenbecken mit Schallschatten – Aufstau des Nierenbeckens, Ureterstein mit Schallschatten
Goodpasture-Syndrom (S. 133)	vergrößerte abgerundete Niere, unscharf begrenzte Markpyramiden, inhomogenes echoreiches Parenchym
Nierenarterienembolie (S. 134)	Ausfall der Perfusion mit konsekutiver keilförmiger echoreicher Transformation des Nierenparenchyms
Urethraverschluss (S. 141)	volle Harnblase, meist Kompression von außen
Zystenniere (S. 141)	multiple echofreie Raumforderungen, Verdrängung des Nierenparenchyms
Nierenamyloidose (S. 142)	beidseits vergrößerte Nieren, echoärmeres Parenchym
medulläre Nephrokalzinose (S. 142)	deutlich echogene Markpyramiden, z. T. Schallschatten
Gichtnephropathie (S. 142)	verkleinert, bucklige Oberfläche, verschmälertes Parenchym, Konkremente
sonographisch nicht zu klären: *selten:* Kalziumoxalatnephritis, Fanconi-Syndrom (Tubulustransportstörung, angeboren), Aminosäurediabetes Abderhalden, renale hypochlorämische Azidose, renale Hyperkalzämie Fanconi, Kaliumverlustsyndrom Albright-Hadorn, Salzverlust-Nephritis Thorn und viele andere mehr	

Flüssigkeitsmangel

► **Einteilung:** Prärenales Nierenversagen, entweder durch Verminderung des Gesamtflüssigkeitsvolumens oder durch vermindertes Angebot an die Nieren (Perfusionsstörung).

- **Klinik:** Verminderte oder fehlende Urinausscheidung, Somnolenz möglich, ggf. Fieber; Zeichen des Low-output-Syndroms bei Herzinsuffizienz.
- **Diagnostik:**
  - *Anamnese* mit Erfragen der Ursachen eines Flüssigkeitsmangels (verminderte Aufnahme, erhöhter Verlust).
  - *Labor:* Kleines Blutbild mit HKT.
  - *Sonographie.*
  - *Echokardiographie* zur Klärung einer kardialen Genese.
  - ggf. zentraler Venenkatheter: ZVD messen zum Abschätzen des Flüssigkeitsmangels (Beurteilung in Kenntnis des Echobefundes!); Rechtsherzkatheter zur Messung linksventrikulärer Füllungsdrucke (meist nicht erforderlich).
- **Sonographischer Befund:** Insgesamt sind die Schallbedingungen bei trockenem Gewebe schlecht.
  - Kollabierte Vena cava, auch andere Venen sind wenig gefüllt.
  - Leere Harnblase.
  - Sonomorphologisch unauffällige Nieren.
  - *Echokardiographie:* Hyperaktive leere Ventrikel bei Volumenmangel. Eingeschränkte Pumpfunktion auch bei dilatiertem Ventrikel möglich (Vorwärtsversagen; dann sind die Venen in der Regel eher gestaut und das Nierenparenchym geschwollen).
- **Sicherheit der sonographischen Diagnose:** Die sonographischen Zeichen des Flüssigkeitsmangels sind eindeutig. Der Wiedereintritt der Diurese nach Flüssigkeitsbelastung ist beweisend.

Herzinsuffizienz mit Low-output-Syndrom (Abb. 169–171)

- s. auch Schockniere S. 140; Aszites, Rechtsherzinsuffizienz S. 165; Ödeme, Linksherzinsuffizienz S. 124; Hepatosplenomegalie, kardiale Einflussstauung S. 153.
- **Anmerkung:** Eine Herzinsuffizienz führt einerseits zur verminderten arteriellen Versorgung der Organe (mit der Möglichkeit einer Anurie). Andererseits kommt es durch Rückstau zu einer venösen Überfüllung der Organe (mit den Folgen Pleuraerguss und später Aszites). Die Organveränderungen können sonographisch gesehen werden.

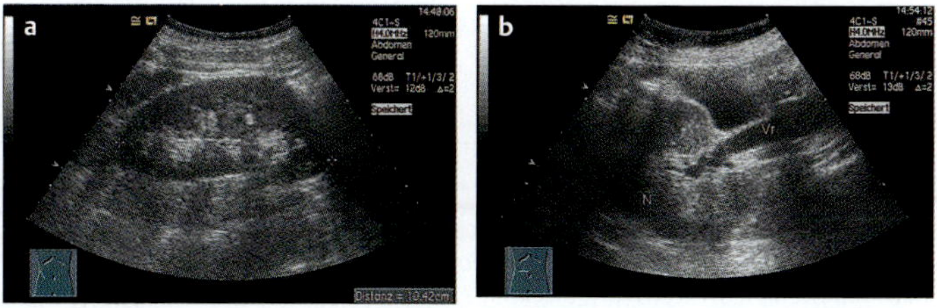

Abb. 169 a u. b Nierenbefunde bei Low-output-Syndrom. a Echoarme Niere rechts mit verbreitertem Parenchymsaum. Klinisch akute Anurie und leere Harnblase, Kreatinin noch gering erhöht. b V. renalis (Vr) ist offen und gestaut; duplexsonographisch erfolgte der Ausschluss einer Nierenvenenthrombose

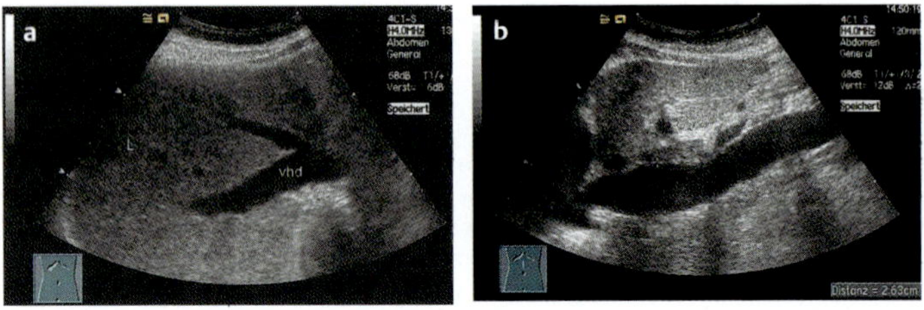

Abb. 170 a u. b Leberbefunde bei Low-output-Syndrom. a Echoarm durchtränkte Leber mit gestauten Lebervenen. Klinisch maximal erhöhte Transaminasen. L= rechter Leberlappen, vhd= Vena hepatica dextra. b Dorsal der Leber (L) deutlich gestaute V. cava (Distanzmarken), auf 2,6 cm erweitert

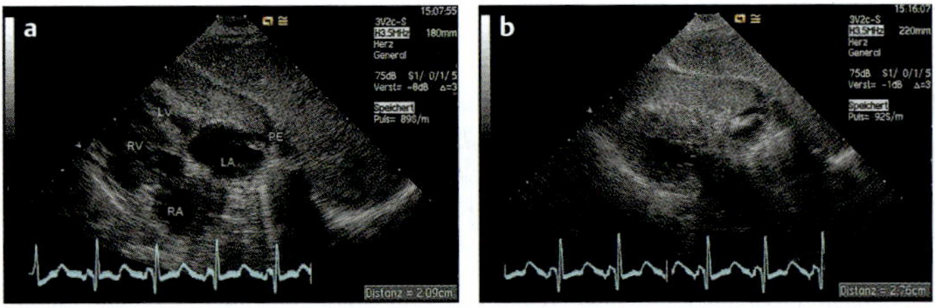

Abb. 171 a u. b Global eingeschränkte Pumpfunktion des Herzens bei Füllungsbehinderung durch Perikarderguss (PE). a Echoreiche bolusartige Masse (Distanzmarken) im Perikardbeutel, damit Zeichen des Hämoperikards; kaum gefüllte Ventrikel, betonte Vorhöfe, Trikuspidalinsuffizienz. PE = Perikarderguss, LA = linker Vorhof, RA = rechter Vorhof, LV = linker Ventrikel, RL = rechter Ventrikel. b Echogener Perikarderguss (Distanzmarken; 2,76 cm). Klinisch drohende Ventrikeltamponade im Rahmen eines Myokardinfarktes mit Perikarditis

Glomerulosklerose Kimmelstiel Wilson

- s. auch Niere, diabetische Nephropathie S. 280.
- **Klinik:** Langjährig bestehender Diabetes mellitus, Hypertonie. Die Krankheit mündet in eine terminale Niereninsuffizienz mit Dialysepflicht.
- **Diagnostik:**
  - *Labor:* 24-h-Sammelurin, Messung der Gesamteiweißausscheidung; erhöhte Retentionswerte (Kreatinin, Harnstoff).
  - *Sonographie.*
  - *Probepunktion:* Selten notwendig (histologisch: Diffuse, exsudative und noduläre Veränderungen; im Endzustand der Glomerulosklerose kann die zugrunde liegende Erkrankung histologisch nicht mehr erkannt werden).
- **Sonographischer Befund:** Beidseitiger Befund.
  - *Zu Anfang* bei Hyperfiltration vergrößerte Nieren.
  - *Im Verlauf Zeichen der chronischen Glomerulonephritis:*
    - Echoreiches Parenchym.
    - Betonte echoarme Markpyramiden.
    - Parenchymschwund.

- *Später Zeichen der chronischen Pyelonephritis:*
  - Narben (echoreiche Parenchymeinziehung).
  - Abszesse.
  - Papillennekrose.
  - Verkalkungen im Papillenbereich.
- **Sicherheit der sonographischen Diagnose:** Die sonographischen Zeichen sind bei ausreichender Sicht eindeutig. In Kenntnis des zugrunde liegenden Diabetes lässt sich die Diagnose sonographisch sichern, so dass keine weitere Diagnostik erforderlich ist. In der Regel ist auch eine Nierenbiopsie nicht notwendig.

Chronische Glomerulonephritis

- s. auch unter Niere S. 281.
- **Klinik:** Schleichender Beginn mit peripheren Ödemen, später Bluthochdruck und eingeschränkte Nierenfunktion.
- **Diagnostik:**
  - *Urinbefund:* 24-h-Sammelurin: Unselektive Proteinurie, Mikrohämaturie, ggf. Erythrozyturie, ggf. Erythrozytenzylinder und Leukozytenzylinder (Zylinder beweisen eine glomeruläre Erkrankung), hyaline und granuläre Zylinder.
  - *Labor:* Dysproteinurie, Hyperlipidämie.
  - *Sonographie* mit Verlaufskontrolle.
  - *Nierenbiopsie:* Histologischer Nachweis und Differenzierung (histologischer Befund: Leukozytäre Infiltration, Hyalinablagerung, Sklerose und Fibrose, tubuläre Atrophie). Nicht erforderlich bei Befundkonstellation für eine Minimalläsion (Wohlbefinden, normale Filtrationsrate, zellfreies Urinsediment und Normotonie).
- **Sonographischer Befund:** Uniformer Befund, gleich welcher Ursache; im Endstadium auch histologisch nicht mehr zu differenzieren. Sonogramm kann lange Zeit annähernd normal bleiben (zumindest in der Größe) und erst ab einer Niereninsuffizienz mit deutlich erhöhten Kreatininwerten pathologisch ausfallen (nach Minimalveränderungen suchen!).
  - Diffuse Strukturverdichtung.
  - Verwaschene Rinden-/Markgrenze.
  - Betonte echoarme Markpyramiden.
  - Beidseits homogen verkleinerte Nieren.
- **Sicherheit der sonographischen Diagnose:** Der sonographische Befund ist im späteren Stadium eindeutig. Zur Ursache kann jedoch keine Aussage getroffen werden.

Goodpasture-Syndrom

- **Klinik:** Bluthusten bei Lungenbeteiligung mit Lungeninfiltrat; mikrozytäre Anämie; progredientes Nierenversagen.
- **Diagnostik:**
  - *Anamnese; körperliche Untersuchung*, insbesondere Racheninspektion.
  - *Urin-Status:* Nachweis von Erythrozyturie und Proteinurie.
  - *Röntgen Thorax* mit spezifischen Veränderungen.
  - *Antikörper-Nachweis:* Nachweis von Antikörpern gegen die Basalmembran im Blut (auch notfallmäßig); fluoreszenzmikroskopischer Nachweis von Antibasalmembran-Antikörpern in der Nierenbiopsie. (Im Unterschied dazu sind bei der Wegener-Granulomatose antineutrophile zytoplasmatische Antikörper [C-ANCA] bei aktiver Krankheit in nur 88 % der Fälle positiv, in der Remissionsphase zu 43 % positiv.)

- **Sonographischer Befund:**
  - Vergrößerte abgerundete Niere.
  - Unscharf begrenzte Markpyramiden.
  - Inhomogenes, echoreiches Parenchymmuster.
- **Sicherheit der sonographischen Diagnose:** Die Zeichen des akuten Nierenversagens sind eindeutig. Die Ursache lässt sich sonographisch nicht festlegen; hierzu müssen weitere Untersuchungen durchgeführt werden (um die Patienten möglichst rasch einer Therapie zur Elimination der Antikörper zuzuführen, z. B. einer Plasmapherese).

Nierenarterienembolie (Abb. 172–174)

- s. auch Oberbauchschmerzen, Niereninfarkt, S. 75; Niere, vaskuläre Schrumpfniere S. 281, vaskuläre Narben S. 291.
- **Vorkommen:** Die Nierenarterienembolie ist wahrscheinlich gar nicht so selten. Neben Herzrhythmusstörungen als Ursache einer Thrombembolie (z. B. absolute Arrhythmie bei Vorhofflimmern) muss auch an eine Embolie durch Cholesterinkristalle gedacht werden.
- **Sonographische Diagnostik:** Die farbkodierte Duplexsonographie hilft bei der Diagnostik weiter. Unter Verwendung eines Echokontrastverstärkers können die Nierenarterien besser dargestellt werden und der Perfusionsausfall im Nierengewebe kann eindeutig demarkiert werden.

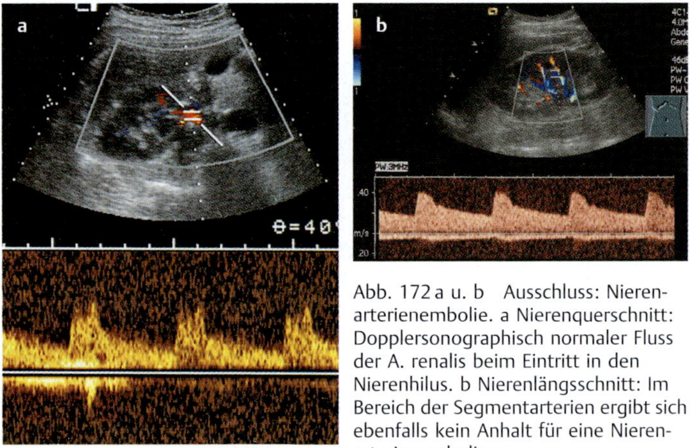

Abb. 172 a u. b Ausschluss: Nierenarterienembolie. a Nierenquerschnitt: Dopplersonographisch normaler Fluss der A. renalis beim Eintritt in den Nierenhilus. b Nierenlängsschnitt: Im Bereich der Segmentarterien ergibt sich ebenfalls kein Anhalt für eine Nierenarterienembolie

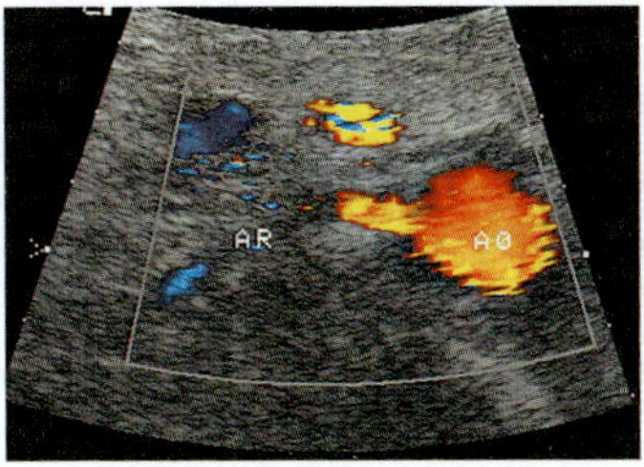

Abb. 173 Rechte Nierenarterie am Abgang aus der Aorta mit normalem Flussprofil

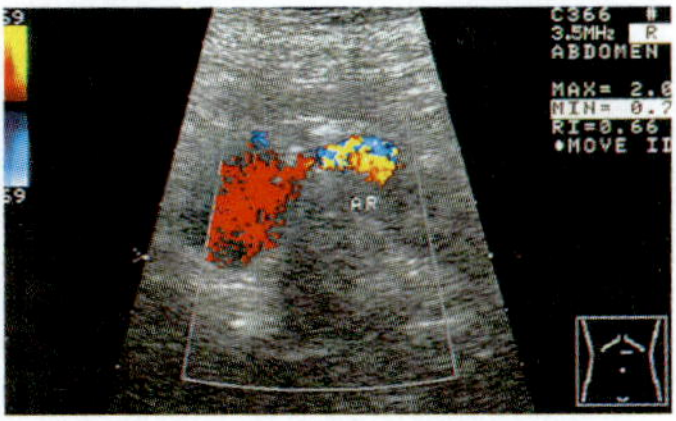

Abb. 174 Nierenarterienstenose am Abgang aus der Aorta. AR = linke Nierenarterie

Chronische Pyelonephritis

- s. auch unter Niere S. 279.
- **Klinik:** Uncharakteristische Miktionsbeschwerden mit Nykturie; progrediente Niereninsuffizienz mit Abgeschlagenheit, Leistungsminderung, Müdigkeit, Anämie und Visusverschlechterung; Druckschmerz bei akutem Schub einer Pyelonephritis; Hypertonie.
- **Diagnostik:**
  - *Anamnese:* Rezidivierende Pyelonephritiden, Erkrankungen als Kleinkind, bekannte Abflussstörung (z. B. früherer Bettnässer, Ureterozele).
  - *Urinuntersuchung:* Bakteriurie, Erregernachweis mit Antibiogramm, Leukozyturie mit Leukozytenzylinder, Proteinurie; Sammelurin mit Kreatininclearance.
  - *Labor:* CRP, kleines Blutbild, Elektrolyte, Kreatinin, Harnsäure, Harnstoff, Glukose.
  - *Sonographie.*
  - Weitere Untersuchungen wie CT, Röntgen-Leeraufnahme und i. v. Urogramm erübrigen sich bei guter sonographischer Sicht.
- **Sonographischer Befund:**
  - Verkleinerte Niere.
  - Meist einseitiger Befund.
  - Umschrieben verschmälerter und vermehrt echogener Parenchymsaum.
  - Unregelmäßige Nierenoberfläche mit narbigen Einziehungen (DD: Z. n. Niereninfarkt, Resektion und Nephrostomie, Tuberkulose).
  - Kelchzysten, -ektasie.
  - Häufig Verkalkungen.
  - Im Endstadium Schrumpfniere.
- **Sicherheit der sonographischen Diagnose:** Sonographisch typische Zeichen mit umschriebenen Parenchymveränderungen machen die Diagnose sehr wahrscheinlich. Beweisend sind Kelchzysten.

Hydronephrose

- s. auch Urogenitalorgane, obstruktive Kelch-Pyelonektasie S. 393.
- **Klinik:** Druckschmerz in den Flanken möglich, langsam zunehmende Niereninsuffizienz.

- **Diagnostik:**
  - *Anamnese:* Frage nach Grundkrankheiten, die eine Abflussbehinderung, Blasenentleerungsstörung oder Blasenatonie nahelegen.
  - *Sonographie.*
- **Sonographischer Befund:**
  - Volle Harnblase bei Blasenentleerungsstörung.
  - Gestauter Ureter.
  - ggf. Abflusshindernis im Ureter erkennbar: Ureterstein, Kompression von außen durch Tumor/Metastase oder Lymphknoten.
  - Dilatiertes Nierenbeckenkelchsystem.
  - Verdrängter Sinus renalis.
  - Schwund des Nierenparenchyms.
- **Sicherheit der sonographischen Diagnose:** Mit bis zu 98 %iger Sicherheit wird eine Obstruktion sonographisch richtig erkannt. Die eigentliche Ursache kann jedoch nicht immer erfasst werden.

Ureterverschluss (Abb. 175)

- s. auch Oberbauchschmerzen, Nierenkolik S. 67.
- **Klinik:** Kolikartige Flankenschmerzen, Oligo-/Anurie; bei intermittierendem Verschluss kann auch intermittierend eine Polyurie auftreten; bei länger bestehendem Verschluss und Aufstau kommt es in Folge des Nierenparenchymschwundes zur Niereninsuffizienz mit erhöhten Retentionswerten.
- **Diagnostik:**
  - *Labor:* Großes Blutbild, Kreatinin, Elektrolyte, Harnstoff und Harnsäure.
  - *Urinuntersuchung:* Bakteriurie, Leukozyturie (bei Infekt), Hämaturie (bei Stein, Tumor), Kristalle.
  - *Sonographie.*
  - *ggf. i. v. Urogramm* (Vorsicht bei Niereninsuffizienz); ggf. CT.
- **Sonographischer Befund:**
  - Dilatierter Ureter bis zum Passagehindernis.
  - ggf. aufgeweitetes Nierenbeckenkelchsystem.
  - Graduelle Einteilung der Stauung anhand der Ausprägung der Veränderungen (s. S. 393).
  - Verlegung des Lumens von innen durch Stein, Pus, Koagel oder Tumor.

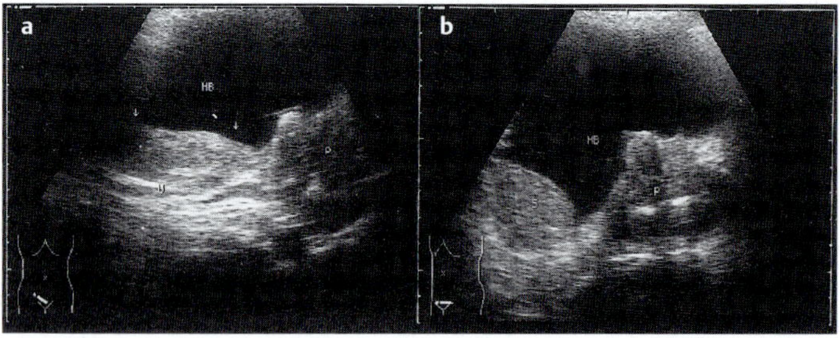

Abb. 175 a u. b Prostatakarzinom in zwei Ebenen: Die Prostata (P) ist unregelmäßig geformt mit inhomogenem Echomuster. Sie imprimiert die Harnblase (HB), in der sich als Folge der Abflussstörung Sludge (S, Pfeile) ansammelt. Der Ureter (U) ist komprimiert und aufgestaut

- Kompression von außen durch Tumor, Metastase, Retroperitonealfibrose (M. Ormund) oder malignes Lymphom.
- Leere Harnblase nur, wenn Befund beidseits vorliegt (selten).

► **Sicherheit der sonographischen Diagnose:** Die Diagnose wird mit hoher Treffsicherheit (fast 100%) gestellt, wenn es auch zu einer Dilatation des Nierenbeckenhohlsystems gekommen ist (ohne die es nicht zu einer Niereninsuffizienz kommt). Die Verschlussursache ist weit weniger häufig darstellbar. Der Ureter ist durch seine retroperitoneale Lage insgesamt oft schlecht einsehbar und nur in dilatiertem Zustand zu verfolgen. Bei Verdacht auf hochsitzenden Ureterverschluss ohne Nachweis der Ursache bestehen Verwechslungsmöglichkeiten mit einer Fibrolipomatose oder kleinen peripelvinen Zysten.

Pyonephrose (Abb. 176)

► s. auch Niere, chronische Pyelonephritis S. 282, infizierter Aufstau S. 296.

► **Klinik:** Bereits länger bestehende Abgeschlagenheit, Harnwegsinfekt, Fieber; meist schweres allgemeines Krankheitsbild bis zur Sepsis.

► **Diagnostik:**
- *Labor:* Blutchemie, BSG; Urinsediment mit bakteriologischer Untersuchung; Erregernachweis, Antibiogramm.
- *Sonographie.*
- *Sonographisch gesteuerte Probepunktion* und Drainage des Pus: Bei bestehender Abflussstörung erforderlich.

► **Sonographischer Befund:**
- Dilatiertes Nierenhohlsystem.
- Gelegentlich echoreiches Binnenecho als Hinweis auf Pus oder Detritus.

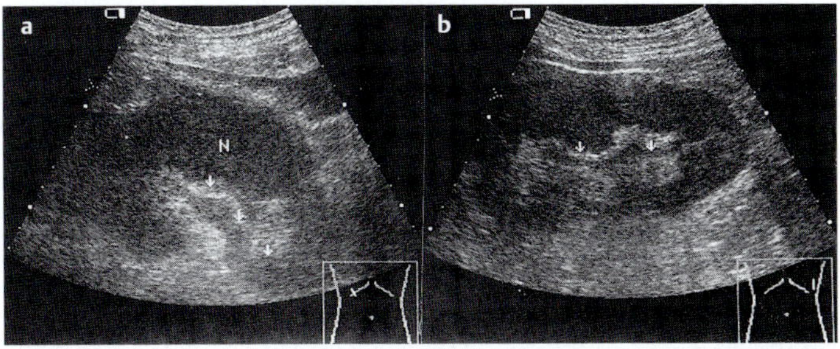

Abb. 176 a u. b Pyonephrose: Relativ echoarmes Nierenparenchym (N), das Nierenbecken ist gespreizt, das Nierenbeckenhohlsystem (Pfeile rechtes Bild) bis in den Ureterabgang (Pfeile linkes Bild) aufgeweitet und mit echogenem Binnenecho (Pus) angefüllt. a Querschnitt, b Längsschnitt. Klinisch junger Patient mit Diabetes mellitus

► **Sicherheit der sonographischen Diagnose:** Die Sonographie ist wegweisend, die Diagnose kann mit einer Probepunktion gesichert werden. Auch der therapeutische Erfolg und Verlauf unter sonographischer Kontrolle sichern die Diagnose.

Analgetikanephritis

- s. auch unter Niere S. 283.
- **Klinik:** Diffuses Beschwerdebild mit Schmerzen, psychischen Auffälligkeiten, später kolikartigen Bauchbeschwerden (bei Abgang von Papillenspitzennekrosen), Dysurie; langsam fortschreitende Niereninsuffizienz, durch die die Diagnose meist erst gestellt wird. Pathomechanismus: Die Analgetika führen zur Schädigung der Gefäßversorgung.
- **Diagnostik:**
  - *Anamnese:* Der Tablettenmissbrauch wird meist nicht genannt, auch weil die Bedeutung nicht recht gewertet wird. Wichtig ist eine wertfreie Befragung!
  - *Urinuntersuchung:* Milde Proteinurie, Mikrohämaturie, sterile Leukozyturie, Salzverlust von mehr als 30 mmol/d bei salzfreier Kost, renale tubuläre Azidose, Metaboliten von Phenazetin im Urin nachweisbar (N-Acetyl-p-Aminophenol).
  - *Blutchemie:* Kreatininerhöhung, Anämie (auch wegen gastrointestinalem Blutverlust).
  - *Sonographie,* ggf. sonographisch gesteuerte Probepunktion.
  - Ausschluss von diabetischer Nephropathie, Sichelzellanämie, Nierentuberkulose, akuter Pyelonephritis.
- **Sonographischer Befund:**
  - Schlechte Abgrenzbarkeit.
  - Irregulär verdichtetes Parenchym.
  - Kranzförmige Papillenspitzenverkalkung.
  - Sekundäre Zysten.
  - *Hinweis:* Die Veränderungen beginnen an den Papillenspitzen und schreiten dann zur Rinde hin fort. Papillarspitzennekrosen können auch bei chronischer Pyelonephritis, Diabetes mellitus, Sichelzellanämie und obstruktiver Uropathie vorkommen.
- **Sicherheit der sonographischen Diagnose:** Bei sonographischem Nachweis von Papillenspitzennekrosen ist die Diagnose sehr wahrscheinlich. Bei bekanntem Analgetikamissbrauch kann die Diagnose als gesichert gelten.

Schrumpfniere

- s. auch Nierenarterienembolie S. 134; Niere, vaskuläre Schrumpfniere S. 281.
- **Einteilung:**
  - *Einseitig:* Chronische Pyelonephritis, Nierenarterienstenose, länger bestehende Nierenvenenthrombose, DD hypoplastische Niere.
  - *Beidseitig:* Chronische Glomerulonephritis, diabetische Nephropathie, Nephrosklerose, weitere Systemerkrankungen, seltener zweiseitige chronische Pyelonephritis.
- **Klinik:** Endstadium einer chronischen Nephritis mit Niereninsuffizienz, oft leichte Ermüdbarkeit, schlechte Belastbarkeit, Dyspnoe bei Pleuraerguss und Ödemen, Anämie; bei beidseitigem Befund besteht Dialysepflicht.
- **Diagnostik:**
  - Anamnese.
  - Labor mit kleinem Blutbild; Uricult und Urinsediment, Sammelurin, Kreatinin und Kreatininclearance.
  - Sonographie.
- **Sonographischer Befund:**
  - Dysproportionierte verkleinerte Nieren. (Wenn nur eine Niere betroffen ist, so ist in der Regel die kontralaterale Seite kompensatorisch vergrößert.)

- Parenchymverschmälerung.
- Zunahme der Parenchymechogenität.
- Schwierige Organabgrenzung, gelegentlich nur noch an kortikalen Zysten (zystisch degenerierte Markpyramiden oder sekundäre Retentionszysten) erkennbar.

► **Sicherheit der sonographischen Diagnose:** Ist die Niere darstellbar, verkleinert und dysproportioniert, gilt die Diagnose als gesichert. Eine Punktion erübrigt sich, da im Endzustand keine histologische Klärung mehr möglich ist.

Blasentamponade (Abb. 177)

► **Klinik:** Anurie, ggf. Druck und Schmerzen im Unterbauch; bei längerem Bestehen mit Aufstau: Kolikartige Flankenschmerzen.

► **Diagnostik:**
- *Anamnese und Untersuchung:* Tastbarer Unterbauchtumor (gefüllte Harnblase); Frage nach auslösendem Ereignis (Nierenbiopsie, Blasenpunktion o. ä.).
- *Sonographie,* ggf. Probepunktion.
- *Zystoskopie.*

► **Sonographischer Befund:**
- Volle Harnblase.
- Oft echoreiches Binnenecho: Blut (ggf. nach Blasenpunktion, Katheterismus), Detritus, Stein, Tumor.

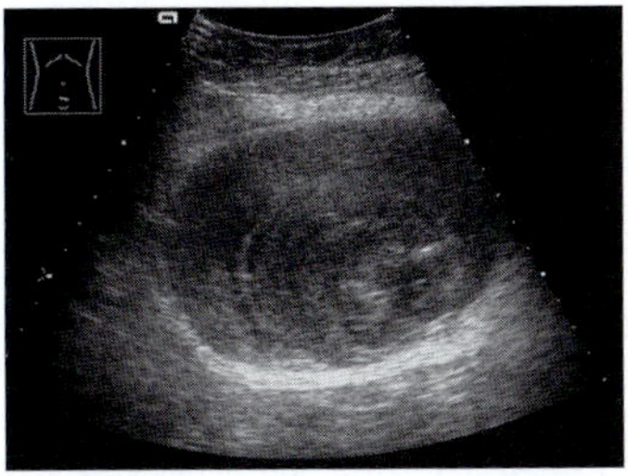

Abb. 177 Blasentamponade: Die Harnblase zeigt eine geschichtete echoreiche Raumforderung (Blutkoagel) nach Legen eines suprapubischen Katheters

► **Sicherheit der sonographischen Diagnose:** Die Blasentamponade ist eindeutig zu erkennen. Weitere Untersuchungen sind nur zur Ursachenklärung notwendig.

Akute Glomerulonephritis

► s. unter Ödeme S. 123; unter Niere S. 280.

Hepatorenales Syndrom (Abb. 178)

► **Klinik:** Bekannte Leberzirrhose, meist dekompensiert mit Aszites und gastrointestinaler Blutung; Hypotonie; zunehmende Niereninsuffizienz bis zur Anurie. Kann ausgelöst werden durch forcierte Diurese, Aszitespunktion, Blutung, Sepsis und potenziell nierentoxische Medikamente.

► **Diagnostik:**
- *Anamnese und klinischer Befund;* orientierende neurologische Untersuchung zur Stadieneinteilung (Flappingtremor, Schreibprobe, Zahlenverbindungstest).
- *Labor.*

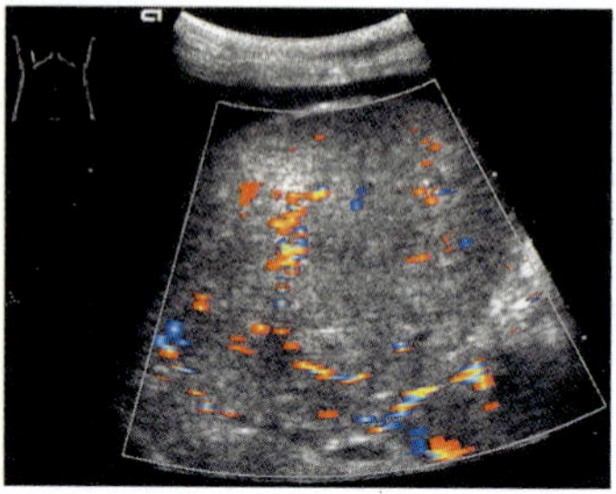

Abb. 178 Akutes Nierenversagen bei hepatorenalem Syndrom: Leberzirrhose mit echoreichen Lebernekrosen und Aszites fehlende Lebervenen, statt dessen überwiegend kaliber starke Arterien; FKDS

- *Sonographie.*
- *Ösophagogastroduodenoskopie:* Ösophagusvarizen, Fundusvarizen.
- Gründe für die Nierenfunktionsstörung werden nicht gefunden: Normaler Urinbefund, Pyelographie unauffällig (daher selten notwendig), Nierenbiopsiebefund unauffällig (Probepunktion wird kaum durchgeführt).

► **Sonographischer Befund:**
- Freie Flüssigkeit in der Bauchhöhle (Aszites).
- Zeichen der Leberzirrhose (s. unter Aszites S. 161) oder Zeichen anderer Ursachen für einen Leberzelluntergang.
- Nieren bds. sonographisch unauffällig.
- Wichtig ist die Suche nach anderen, von der Lebererkrankung unabhängigen Nierenerkrankungen!

► **Sicherheit der sonographischen Diagnose:** Die sonographischen Zeichen sind eindeutig, und mit der Summe der Symptome und dem Krankheitsverlauf steht die Diagnose. Eine genaue Ursache ist nicht bekannt. Es wird eine Durchblutungsstörung angenommen.

Schockniere (Abb. 179)

► s. auch Niere, akutes Nierenversagen S. 278.

► **Einteilung:** Bei der Schockniere entsteht das Nierenversagen durch prärenale Ursachen: Traumatisch, postoperativ, septisch.

► **Klinik:** Oligurie, Anurie; periphere Ödeme; Hypertonie; Lungenödem.

► **Diagnostik:**
- *Anamnese:* Suche nach der auslösenden Ursache: Volumenmangel, kardiogener Schock, Sepsis, Medikamente.
- *Blut und Urinuntersuchung.*
- *Sonographie.*

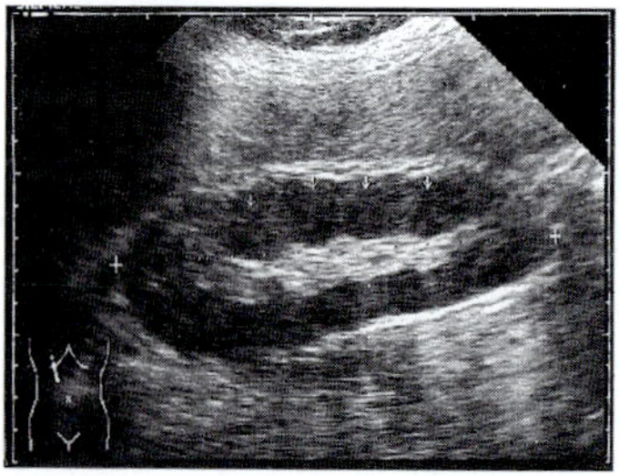

Abb. 179 Akutes prärenales Nierenversagen bei Rechtsherzinsuffizienz: Niere mit 14 cm Längsdurchmesser (Distanzmarken) deutlich vergößert, geschwollenes, echoarm transformiertes Parenchym, geschwollene Markpyramiden (Pfeile)

► **Sonographischer Befund:**
  - Vergrößerte Nieren.
  - Betont echoarmes Parenchym, distale Schallverstärkung kann vorkommen (je nach Ausprägung des Ödems).
  - Geschwollene Markpyramiden.
  - Meist unscharfe Grenze zwischen Parenchym und Sinus renalis.
  - Sinus renalis durch Parenchymschwellung komprimiert und verschmälert.

► **Sicherheit der sonographischen Diagnose:** Der Befund ähnelt dem bei Rechtsherzinsuffizienz und Stauungsniere. In Verbindung mit der Klinik kann die Diagnose sonographisch gesichert werden.

Nierensteinleiden

► s. auch Oberbauchschmerzen, Nierenkolik S. 67; Niere, Nierenkelch-/Nierenbeckenstein S. 299; Urogenitalorgane, Harnsteinkolik S. 392.

► **Bemerkung:** Bei lange bestehendem Steinleiden mit rezidivierenden Koliken kann eine Niereninsuffizienz auftreten.

Urethraverschluss

► **Klinik:** Harnverhalt bei voller Harnblase; meist Unterbauchschmerzen, bei Aufstau auch Flankenschmerzen.

► **Diagnostik:**
  - *Anamnese:* Voroperationen, Strahlentherapie etc.
  - *Sonographie.*
  - ggf. Endoskopie; ggf. CT.

► **Sonographischer Befund:**
  - Volle Harnblase.
  - Meist Kompression von außen durch vergrößerte Prostata oder Tumor.

► **Sicherheit der sonographischen Diagnose:** Die Urethra kann sonographisch selten dargestellt werden. Pathologische Veränderungen in ihrer Umgebung sind aber insbesondere bei gefüllter Harnblase gut darstellbar.

Zystenniere

► s. auch unter Niere S. 284.

► **Klinik:** Ober- und Mittelbauchschmerzen, Hämaturie; rezidivierende Nierenkolik bei Koagelbildung nach Zysteneinblutung und Abgang in das Nierenbeckenhohlsystem ist möglich. Rezidivierende Harnwegsinfekte, progredientes Nierenversagen bis zur Dialysepflicht; Hypertonie.

► **Diagnostik:**
  - *Untersuchung, Anamnese:* Vergrößerte tastbare Nieren; familiär gehäuftes Auftreten, Familienuntersuchung sinnvoll.
  - *Urinuntersuchung.*
  - *Sonographie.*

► **Sonographischer Befund:**
  - Multiple echofreie Raumforderungen (Zysten).
  - Zysten stehen eng beieinander und sind abgeplattet; das Nierenparenchym kann vollkommen verdrängt sein.
  - Beidseitiger Befund.

► **Sicherheit des sonographischen Befundes:** Der sonographische Befund ist, wenn die Nieren noch identifiziert werden können, eindeutig. Weitere Diagnostik ist dann nicht erforderlich.

Nierenamyloidose

- s. auch unter Niere S. 281.
- **Klinik:** Unspezifische Proteinurie. Symptome der Grundkrankheit, die zur Amyloidose führt, stehen im Vordergrund.
- **Diagnostik:**
  - Laboruntersuchung von Blut und Urin.
  - Abdominelle Sonographie.
  - Sonographisch gesteuerte Nierenpunktion zur histologischen Beurteilung.
- **Sonographischer Befund:**
  - Beidseits vergrößerte Nieren.
  - Verbreitertes echoärmeres Nierenparenchym.
  - Oft auch andere parenchymatöse Organe vergrößert, z. B. Milz.
- **Sicherheit der sonographischen Diagnose:** Der sonographische Befund ist unspezifisch. Allein die Probepunktion kann die Verdachtsdiagnose erhärten.

Medulläre Nephrokalzinose

- s. auch unter Niere S. 292.
- **Definition:** Verkalkung der Medulla renalis (= Pyramides renales) in unterschiedlichem Ausmaß.
- **Vorkommen:**
  - Analgetikamissbrauch (Paracetamol, Phenazetin, Aspirin, u. a.).
  - Renal tubuläre Azidose.
  - Primäre Hyperoxalurie.
  - Unter der Therapie einer Zystinurie.
- **Klinik:** Zunehmende Niereninsuffizienz.
- **Sonographischer Befund:** Deutlich echogene Markpyramiden, zum Teil schallschattengebend.

Gichtnephropathie (Abb. 180)

- **Vorkommen/Verlauf:**
  - Chronische Hyperurikämie.
  - Ablagerung von Natriumurat im Nierenbeckenkelchsystem.
  - Kristallisation im Tubulus und Sammelröhrchen.
  - Entzündliche Prozesse.
  - Entwicklung einer medullären Fibrose mit Fibrose der Papillenspitzen.
- **Klinik:** Zunehmende Zeichen der Niereninsuffizienz; oft Bluthochdruck; oft Pyelonephritis.
- **Diagnostik:**
  - *Labor*: Oft Hyperlipidämie und Bakteriurie.
  - *Sonographie.*
- **Sonographischer Befund:**
  - Verkleinerte Nieren.
  - Buckelige Oberfläche.
  - Verschmälerter Parenchymsaum.
  - Konkremente.
- **Sicherheit der sonographischen Diagnose:** Mit hoher Wahrscheinlichkeit gesichert, wenn laborchemisch eine Harnsäurenerhöhung nachgewiesen ist und weitere klinische Zeichen der Gicht bestehen.

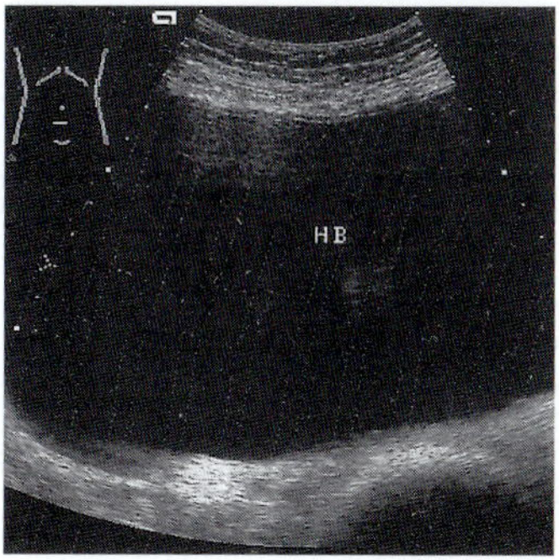

Abb. 180 Massive Harnblasenvergrößerung (HB) infolge Uretrastenose; Volumen 1482 ml!

6.10 Ikterus

Grundlagen

- **Leitsymptome:**
  - Cholestase mit erhöhten Leberwerten (alk. Phosphatase, Glutamat-Transpherase, Bilirubin etc.).
  - Gelbfärbung der Haut (Ikterus ab Bilirubin > 3 mg/dl), Juckreiz, heller Stuhl, dunkler Urin, Müdigkeit.
  - Ein schmerzloser Ikterus ist in mehr als 95 % der Fälle maligner Genese!
- **Untersuchungssystematik:** Insbesondere zu beachten sind:
  - *Lebergröße, -konfiguration:*
    - Glatte/höckrige Oberfläche.
    - Noduläre Parenchymveränderungen.
    - Portalgefäßabbrüche /-verlagerungen.
    - Vermehrte Leberkonsistenz/Sichtpalpation.
    - Herzpulsatorische Impression des linken Leberlappens.
  - *Verstärkte leberarterielle Perfusion* (farbkodiert-duplexsonographisch) als Zirrhose-Kriterien.
  - *Erweiterte Gallenwege:* Bei biliärer Abflussstörung durch intraduktale Druckerhöhung erweitert (intrahepatisch segmental oder nur eine Hälfte des Lappens betreffend → kein Ikterus). Bei fehlender Parenchymelastizität (wie ei der Zirrhose) ist nur eine diskrete Erweiterung der intrahepatischen Gallenwege möglich.
- **Sicherheit der sonographischen Diagnosefindung:** Die Unterscheidung einer parenchymatösen Ursache von einer biliären Abflussstörung ist fast immer möglich, ebenso der Nachweis der Etage der Obstruktion und der lithogenen oder malignen Ursache. Ein Ikterus bei akuter Hepatitis und bei Hämolyse verläuft ohne sonomorphologische Veränderungen.
- **Differenzialdiagnosen** werden nach ihrer Häufigkeit im Allgemeinkrankenhaus in Tab. 25 aufgelistet.

Tabelle 25 · Differenzialdiagnose des Ikterus

Diagnose	Sonographische Zeichen
häufig	
Leberzirrhose hepatitisch/ toxisch (S. 145)	
Cholelithiasis (S. 145)	Stein mit Schallschatten, ggf. Gangokklusion mit prästenotischer Gangerweiterung
Gallengangsokklusion/ -tumor (S. 146)	erweiterte Gallengänge, ggf. auch Aufstau des Ductus pancreaticus; weitere Befunde je nach Ursache
weniger häufig	
Lebertumor (S. 149)	Raumforderung in der Leber, mit oder ohne Gallenwegsobstruktion, echofreie Flüssigkeit im Bauchraum
Cholangitis (S. 150)	Zeichen der Sklerosierung (PSC), Zeichen der Entzündung, Wandverbreiterung, Lymphknoten, ggf. Darstellung der Ursache (eitrige Cholangitis; Stein, Tumor, Abszess)
Fettleberhepatitis (toxische Hepatose, NASH, S. 151)	Lebervergrößerung, homogene Zunahme der Echogenität, abgerundeter Rand, Schallabschwächung
Cholezystitis (S. 151)	
selten	
Budd-Chiari-Syndrom (S. 151)	
sekundär biliäre Zirrhose (S. 151)	Zeichen der Leberzirrhose, Nachweis der Ursache für die Gallenwegsobstruktion
Helminthose (Askaris, S. 342)	Lumenverlegung durch Askariden
Papillomatose (S. 339)	echoarme, unscharf begrenzte unbewegliche Lumenaussparung
Caroli-Syndrom (S. 147)	zystische Erweiterung intrahepatischer Gallengänge, ggf. Zeichen der Cholangitis, Gallensteine
Gallengangskompression/ -infiltration (S. 147)	
Gallengangsatresie (S. 168)	

sonographisch nicht zu klären:
weniger häufig: Hepatitis epidemica, primär biliäre Leberzirrhose, cholestatische Hepatose, Icterus juvenilis Meulengracht
selten: Galaktosämie, Dubin-Johnson-Syndrom, Morbus Rotor, Kugelzellanämie, Thalassämie, paroxysmale Hämoglobinurie, Hämoglobinanomalie, Enzymstörung der Erythrozyten, Autoimmunhämolysen, toxische Hämolysen durch Isoimmunkörper, Icterus neonatorum simplex, Morbus haemolyticus neonatorum, Neugeborenen-Infektion, angeborene Hämolyse, reaktive Hepatitis bei Infektionen, toxischer Leberschaden, Morbus Crigler-Najjar

Leberzirrhose hepatitisch/toxisch (Abb. 181)

- s. auch Aszites, Leberzirrhose S. 161; Leber, Leberzirrhose S. 245 und schwere chronische Hepatitis mit Umbau/Leberzirrhose S. 244.

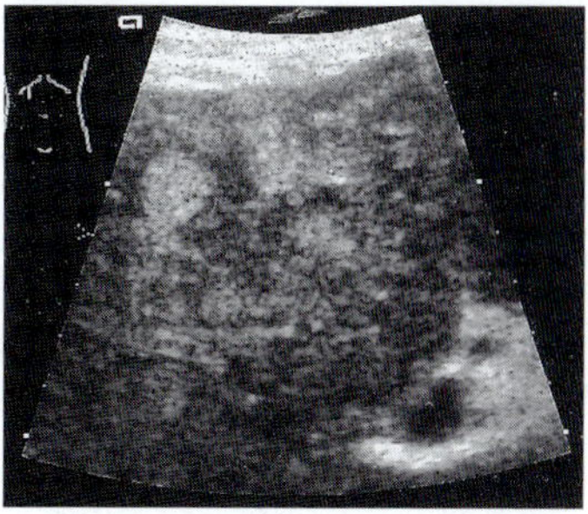

Abb. 181 Leberzirrhose: Echoreiche Nekrosen. Mehrfachpunktion → kein Tumor

Cholelithiasis (Abb. 182 u. 183)

- s. auch Oberbauchschmerzen, Gallensteinkolik S. 66; Gallengänge, Gangsteine S. 343u. Gallengangszysten S. 337.
- **Vorkommen:**
  - *Intrahepatisch* (Abb. 182): Das Caroli-Syndrom (zystische Erweiterung intrahepatischer Gallengänge) führt zu rezidivierenden Cholangitiden mit Abszessbildung und prädisponiert u. a. zur Steinbildung. Differenzialdiagnostisch Hepatikolithiasis.
  - *Extrahepatisch* (Abb. 183): Im D. hepaticus communis, D. choledochus, präpapillär.

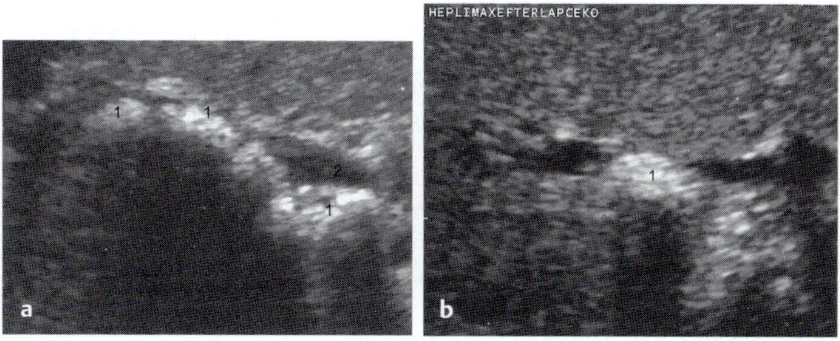

Abb. 182 a u. b Intrahepatische Cholelithiasis. a Caroli-Syndrom: Ausgeprägte Cholelithiasis (1), erweiterter intrahepatischer Gallengang (2). b Hepatikolithiasis

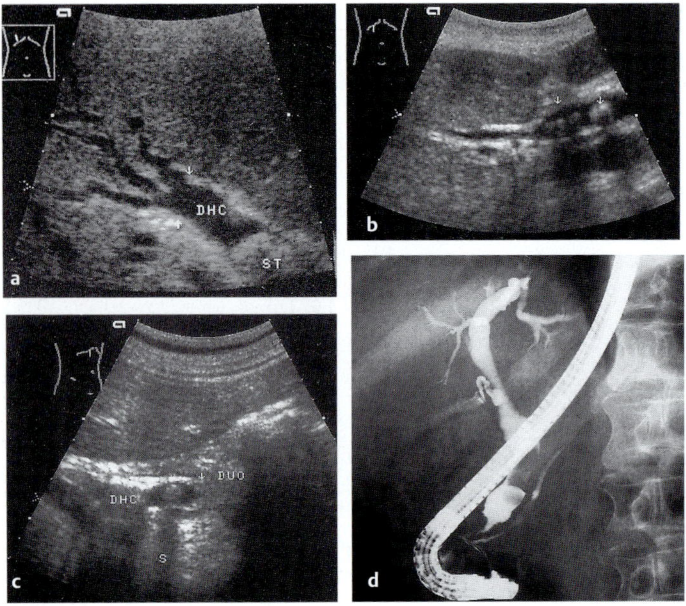

Abb. 183 a–d Choledocholithiasis. a Großer okkludierender Stein (ST) im D. hepaticus communis (DHC) mit prästenotischen Gangerweiterungen bis in die intrahepatischen Gangaufzweigungen (Pfeile). b Vier Gallengangssteine (Pfeile), nicht okkludierend (normal weiter intrahepatischer Gang). c Zwei präpapilläre Steine, Schallschatten (S). Pfeil: Bereich der Papille an der Dorsalwand des Duodenum (DUO). ERCP zu c: Nachweis der zwei sonographisch gesehenen präpapillären Steine

Gallengangsokklusion/-tumor (Abb. 184)

- s. auch Gallengänge, Gallengangspapillomatose S. 339, intrahepatisches Gallengangkarzinom S. 339, Gangerweiterung infolge Kompression/Infiltration durch Metastasen S. 341, echofreie Gangerweiterung bei obstruktiver Cholestase S. 341.
- **Klinik:**
  - Schmerzloser Ikterus oder
  - Ikterus mit kolikartigen Schmerzen.
- **Diagnostik:**
  - *Anamnese.*
  - *Labor:* Erhöhtes konjugiertes direktes Bilirubin.
  - *Sonographie.*
  - *ERCP.*
  - Probebiopsie nur bei unsicherer Diagnose, nicht zur Bestätigung eines Tumors.

- **Sonographischer Befund:** Erweiterte Gallengänge, je nach Sitz des Hindernisses; ggf. mit Aufstau des Ductus pancreaticus.
  - *Stein* (Abb. 184): Echoreichere, unter Lagewechsel bewegliche Masse, meist nur inkompletter Schallschatten (intraduktal entstandene Steine sind meist kalkarme Pigmentsteine).
  - *Gallengangspapillomatose* (multiple schleimproduzierende Epitheltumoren): Echoarme, unscharf begrenzte Lumenaussparung, nicht beweglich. s. auch S. 339.
  - *Askaridiasis:* Lumenverlegung durch Askariden. s. auch S. 342.
  - *Klatskin-Tumor:* Erweiterter intrahepatischer Gallengang im Bereich der Hepatikusgabel mit distal gelegener echoarmer Gallengangsverlegung, unscharf begrenzt. s. auch S. 340.

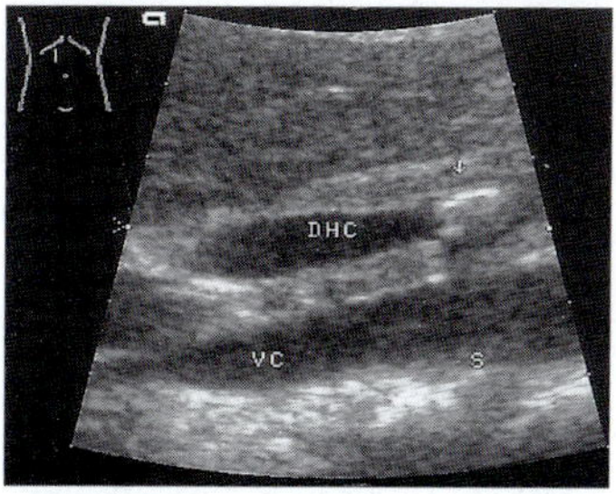

Abb. 184 Großer Gallengangstein (Distanzmarken), der den Ductus hepatocholedochus (DHC) inkomplett verlegt

- **Sicherheit der sonographischen Diagnose:** Die dilatierten Gallengänge sind eindeutig zu sehen. Die Ursache bleibt trotz erweiterter Diagnostik gelegentlich unklar und wird erst intraoperativ und mit nachfolgender histologischer Aufbereitung des Operationsmaterials eindeutig geklärt.

Gallengangskompression/-infiltration (Abb. 185–190)

- **Ursachen:** Seltene Ursache eines Ikterus ist die Kompression der Gallenwege durch Lymphknoten, eine Pseudozyste, Duodenaldivertikel, Mirizzi-Stein oder bei Caroli-Syndrom. Etwas häufiger dagegen sind Gallengangsinfiltrationen durch Tumorinvasion.
  - *Mirizzi-Syndrom* (Abb. 185): Formvariante des Ductus cysticus mit tiefer Mündung und parallelem Verlauf zum Ductus hepaticus. Eine Steineinklemmung im Ductus cysticus oder im Gallenblasenhals kann zur Kompression des Ductus hepaticus führen. Beim Mirizzi-Syndrom kommt es zu chronischen Gallengangstenosen aufgrund rezidivierender Cholangitiden. Je nach Zirkumferenz des Ductus hepatocholedochus werden vier Schweregrade unterschieden.
  - *Caroli-Syndrom* (Abb. 182a, S. 145): Zystische Erweiterung des intrahepatischen Gallenganges, diffus oder lokalisiert. Meist sind Kinder betroffen, oft mit Oberbauchschmerzen und Ikterus. Häufig Cholangitiden und Steinbildung sowie Nieren- und Pankreaszysten. Oft in Kombination mit angeborener periportaler Leberfibrose. Verwechslung mit Tumor durch eingedickte Galle in erweiterten Gallengängen ist möglich.

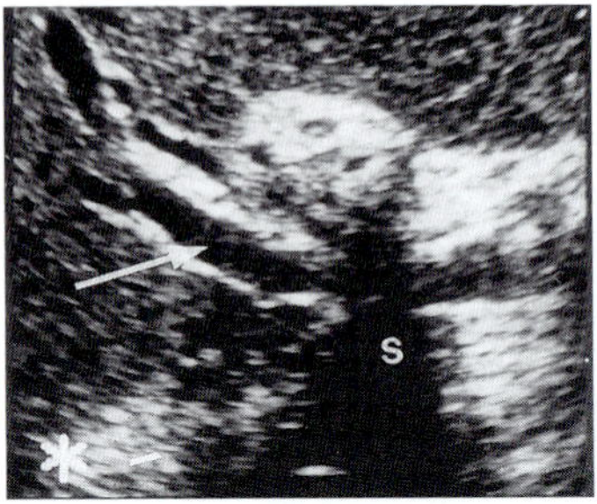

Abb. 185 Mirizzi-Stein mit Schallschatten (S) und nur geringer Gallenwegserweiterung (Pfeil), kein Choledocholith

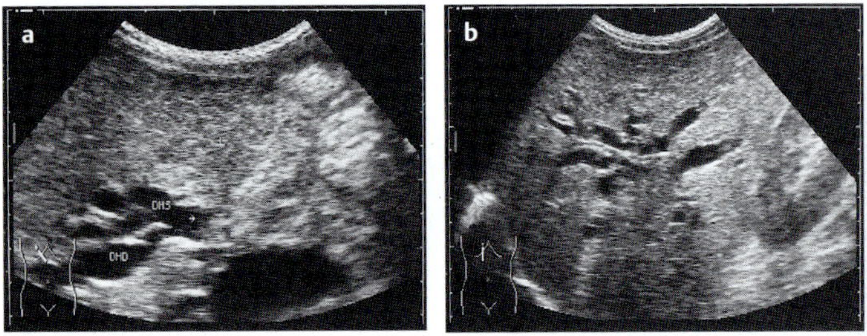

Abb. 186 a u. b Kompression des D. hepaticus (DH) durch kleine Lymphknotenmetastasen (Pfeil): Erweiterte hiläre Gallengangskaliber und ein Zuviel an tubulären Strukturen im hilusnahen Parenchym (b)

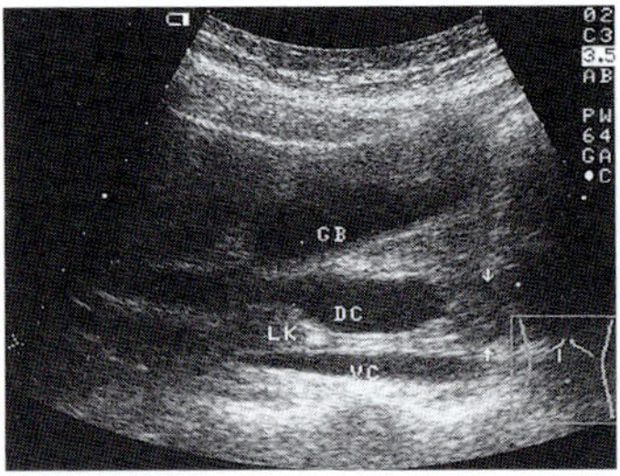

Abb. 187 Kompression des Ductus hepatocholedochus (DC) durch entzündliche Lymphknoten (LK, Pfeile). GB = Gallenblase, VC = V. cava. Klinisch Verdacht auf maligne Papillenstenose und Operation. Histologie → kein Malignom, sondern lediglich Entzündung und Fibrose der Papille mit vergrößerten Lymphknoten

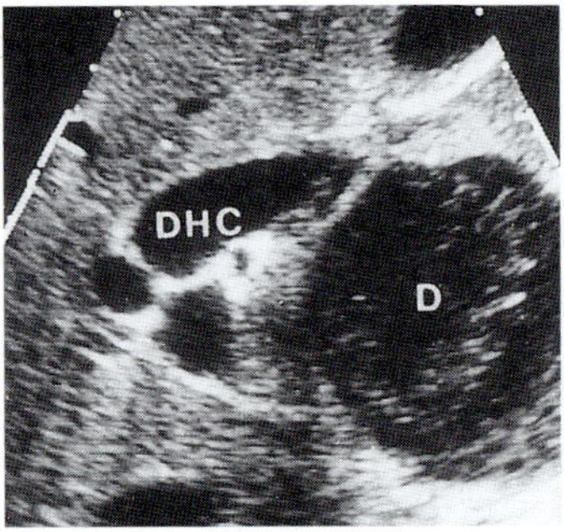

Abb. 188 Kompression des Ductus hepatocholedochus (DHC) durch ein Duodenaldivertikel (D). Verwechslung mit einer Zyste ist möglich

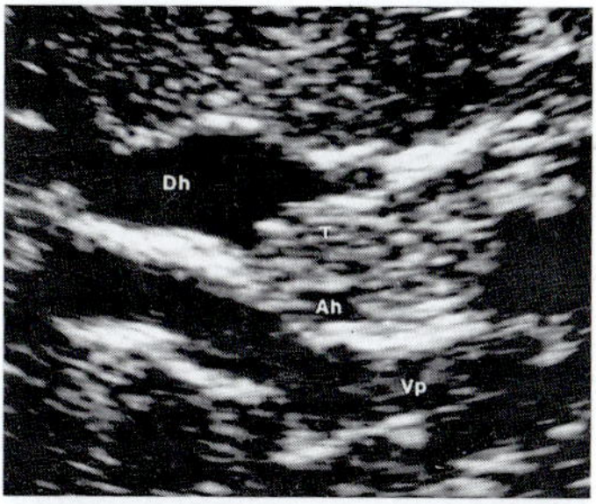

Abb. 189 Malignomtypischer Gangabbruch: Bei fehlendem Hydrops ist nur der Ductus hepaticus (Dh) durch den Tumor (T) infiltriert. Ummauerung der (in loco typico gelegenen) A. hepatica (Ah). Vp = V. portae

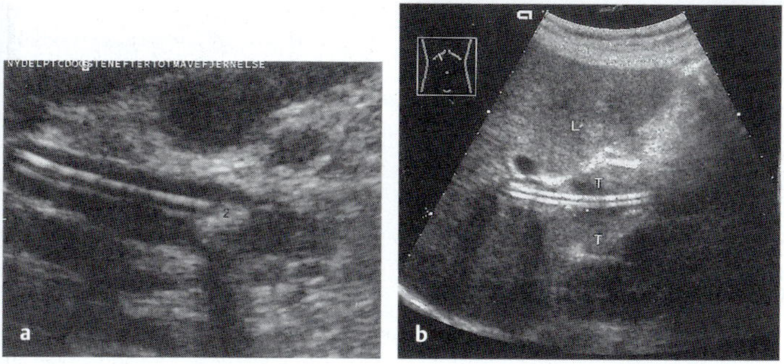

Abb. 190 a u. b Versorgung mit Stent. a Stent und Stein im gestauten D. hepatocholedochus. b Stent im D. hepatocholedochus bei vollständiger Gangausfüllung durch ein papillomatöses Gallengangskarzinom

Lebertumor (Abb. 191)

- s. auch Leber, primäres Leberkarzinom S. 259, Metastasen S. 259.
- **Klinik:** Schmerzloser Ikterus (oft erstes Zeichen und einziger Indikator eines primären Lebertumors!); ggf. bekanntes Tumorleiden; später aufgetriebenes Abdomen mit Aszites.
- **Diagnostik:** Anamnese; Labor; Sonographie; ggf. Angio-CT; Feinnadelpunktion.
- **Sonographischer Befund:**
  - Echofreie Flüssigkeit im Bauchraum.
  - Raumforderung unterschiedlichster Echogenität und Form (s. auch Tumorsuche S. 454):
    - Abgrenzbar mit Abflusshindernis und konsekutivem Aufstau der Gallenwege.
    - Diffus mit Funktionsverlust des Leberparenchyms, Ikterus, auch ohne Gallenwegsobstruktion.
  - Metastasenleber.
- **Sicherheit der sonographischen Diagnose:** Bei gezielter Untersuchung lassen sich Rundherde ab einer Größe zwischen 1 und 2 cm in 80 % der Fälle nachweisen.

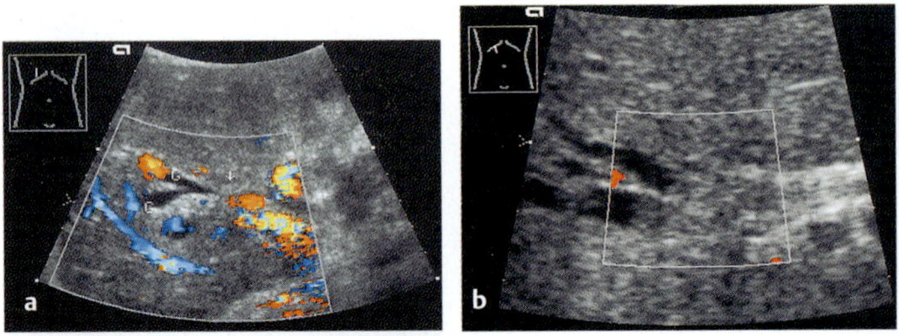

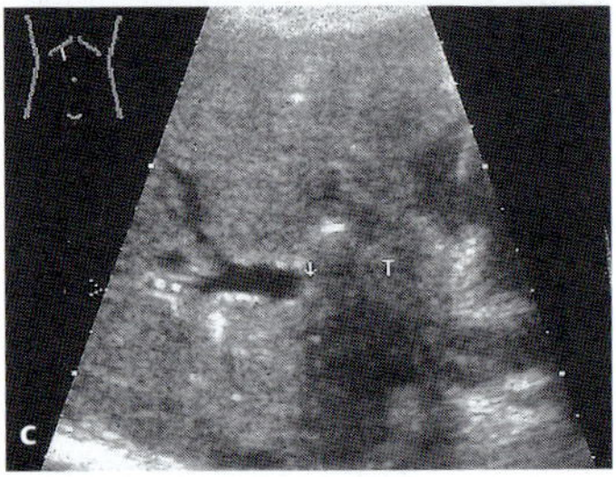

Abb. 191 a–c Tumorbedingte Cholestase. a Intrahepatisch bei cholangiozellulärem Karzinom. b Intrahepatisch bei Lebermetastasen eines Kolonkarzinoms. c Extrahepatisch bei Gallenblasentumor (T) mit Infiltration in den D. hepatocholedochus und Gangabbruch (Pfeil)

Cholangitis (Abb. 192)

- s. auch Gallengänge, Gallengangsludge/-eiter S. 343 und sklerosierende Cholangitis S. 338.
- **Einteilung:**
  - *Akute eitrige Cholangitis.*
  - *Primär sklerosierende Cholangitis (PSC):* Assoziiert mit chronisch entzündlichen Darmerkrankungen; führt zur biliären Leberzirrhose.
  - *Chronische, nicht eitrig destruierende Cholangitis* (Vorstadium der primär biliären Zirrhose [PBC]): Sonographisch nicht zu erkennen; die Sonographie dient

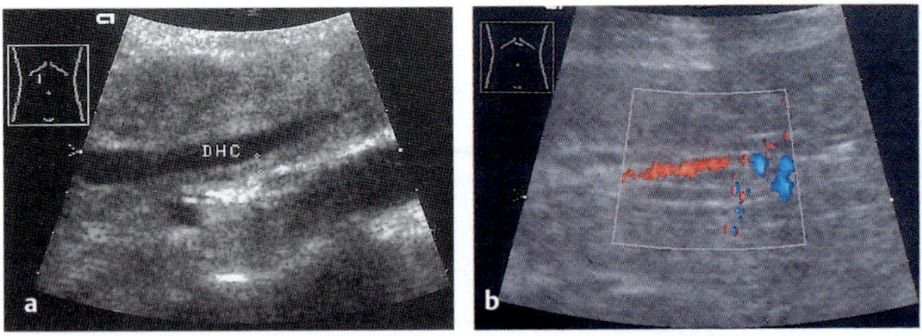

Abb. 192a u. b. a Cholangitis bei chronischem Steinverschluss: Erweiterter D. hepatocholedochus, deutliche Wandverdickung auf 4 mm; b Chronische sklerosierende Cholangitis mit Ausbildung einer Leberzirrhose, Ausschnitt linker Leberlappen: „Dreispurige Autobahn“, mittig rot verbreitere Arterie

dem Ausschluss anderer Ikterusursachen. Typisch: Mitochondriale Antikörper in 96% positiv.
- *Vaskuläre Cholangitis.*

► **Klinik der akuten eitrigen Cholangitis:** Schlechtes Allgemeinbefinden bis zum septischen Schock, Fieber, Ikterus, rechtsseitige Oberbauchschmerzen.

► **Diagnostik:** Anamnese, Begleiterkrankung; Labor; Sonographie; ERCP:
- Bei PSC: Unregelmäßige Lumenweite der Gallenwege; Biopsie, Histologie.
- Bei PBC: Auffällig zarte intra- und extrahepatische Gallenwege.

► **Sonographischer Befund:**
- *Sklerosierungszeichen* bei PSC (s. Abb. 479, S. 338):
  - Verbreiterte, echoreiche Wände der Gallenwege.
  - Unregelmäßiges Gallengangslumen mit umschriebenen Erweiterungen intra- oder auch extrahepatisch.
  - Betonung der Arterien im Portaltrakt und der intrahepatischen Gallengänge (dreispurige Autobahn).
  - Bildung der Zirrhose: Zuerst entstehen Gefäßveränderungen und dann Leberkonturveränderungen.
- *Entzündungszeichen bei eitriger Cholangitis:*
  - Verdickung und Schichtung der Wand.
  - Echoreiches Material im Gallengang.
- *Entzündungsursachen:* Stein, Abszess, Tumorverschluss.

► **Sicherheit der sonographischen Diagnose:** Sonographisch wird die Diagnose nur wahrscheinlich, erhärtet wird sie durch die ERC, die Biopsie und die Klinik.

Fettleberhepatitis/chronisch toxische Hepatose, NASH

► s. auch Leber, toxische Fettleber/toxische chronische Hepatose S. 246.

► **Klinik:** Schmerzen im rechten Oberbauch, Appetitlosigkeit, Übelkeit, Gewichtsabnahme, Hepatomegalie, Splenomegalie, Ikterus, Fieber.

► **Diagnostik:** Anamnese; klinischer Befund; Labor: Erhöhte Transaminasen, GLDH; Sonographie; Leberbiopsie/Leberhistologie.

► **Sonographischer Befund:**
- Lebervergrößerung.
- Diffuse homogene Echogenitätsvermehrung („weiße Leber").
- Die Leber ist deutlich echoreicher als die normale Niere oder der M. psoas.
- Die Portalfelder erscheinen echoarm (Kontrastumkehr).

► **Sicherheit der sonographischen Diagnose:** Die Fettleber kann sonographisch in über 90% eindeutig nachgewiesen werden, die Ursache der übermäßigen Fetteinlagerung ist damit aber noch nicht geklärt.

Cholezystitis

► s. Oberbauchschmerzen, akute Cholezystitis S. 65; Gallenblase, akute Cholezystitis S. 350, Wandabszess S. 352, chronische Cholezystitis S. 355.

Budd-Chiari-Syndrom

► s. unter Aszites S. 168; unter Hepatosplenomegalie S. 156; unter Tumorsuche, Deformierung/Infiltration von Gefäßen S. 462.

Sekundär biliäre Zirrhose

► **Klinik:** Abgeschlagenheit, Leistungsminderung, Druck-/Völlegefühl im Oberbauch; Übelkeit, Erbrechen, Ikterus, Pruritus mit Kratzspuren, Spider naevi, Teleangiektasien, Palmarerythem, Lackzunge, hormonelle Störungen.

- **Diagnostik:**
  - *Anamnese.*
  - *Klinischer Befund:* Leber verhärtet, zunächst vergrößert, später verkleinert.
  - *Labor:* Verminderte CHE, Quick, Albumin; erhöht sind AP, LAP, γGT und Bilirubin (konjugiertes).
  - *Sonographie,* etwa gleichwertig CT.
  - *Biopsie;* Histologie sichert die Diagnose.
- **Sonographischer Befund:**
  - Typische Zeichen der Leberzirrhose (s. S. 245).
  - Nachweis der Ursache einer Gallengangsobstruktion:
    - Zeichen der chronischen Pankreatitis.
    - Choledochusverschluss, Gallenstein.
    - Choledochuszyste.
- **Sicherheit der sonographischen Diagnose:** Die Sicherheit beträgt nur 85 %. Insbesondere besteht Unsicherheit in der Frühphase der Erkrankung.

Gallengangsatresie

- s. unter Aszites S. 168.

6.11 Hepatosplenomegalie

Grundlagen

- **Leitsymptom:** Druckschmerz im rechten und linken Oberbauch, tastbare Organvergrößerung.
- **Differenzialdiagnosen** werden nach ihrer Häufigkeit im Allgemeinkrankenhaus in Tab. 26 aufgelistet.

Tabelle 26 · Differenzialdiagnose der Hepatosplenomegalie

Diagnose	Sonographische Zeichen
häufig	
Leberzirrhose (S. 153)	
kardiale Einflussstauung (S. 153)	
Fettleber (S. 154)	vergrößerte, echoreiche homogene Leber; Lebervenenrarefizierung
Lebertumor oder Metastase (S. 154)	echoarme o. echogene Raumforderungen, vergrößerte Leber und Milz, Gallengangsaufstau
weniger häufig	
hochmalignes Lymphom/Lymphogranulomatose Hodgkin (S. 155)	vergrößerte Leber und Milz, vergrößerte Lymphknoten
Zystenleber (S. 156)	zahlreiche echofreie Rundherde (bei Einblutung echoreich)

Tabelle 26 · Differenzialdiagnose der Hepatosplenomegalie – Fortsetzung

Diagnose	Sonographische Zeichen
selten	
Pfortaderthrombose (S. 156)	vergrößerte Milz, venöse Kollateralen (rekanalisierte Nabelvene, Venenkonvolut)
Milzvenenthrombose (S. 156)	erweiterte Milzvene, fehlender Flussnachweis
Budd-Chiari-Syndrom (S. 156)	Verschluss der großen Lebervenen, meist echoreichere Lebervenen, fehlender Flussnachweis
konstriktive Perikarditis (S. 157)	echoarme Vergrößerung der Leber, Stauung der V. cava
Echinokokkuszyste der Leber (S. 158)	echofreier Rundherd mit echogener Wand, Verkalkungen
Leberfibrose (S. 158)	vergröbertes Parenchymmuster, periportale Fibrose, Zeichen der portalen Hypertonie

sonographisch nicht zu klären:
häufig: Sepsis durch verschiedene Erreger, infektiöse Mononukleose, Hepatitis epidemica, toxischer Leberschaden
weniger häufig: familiäre Hyperlipidämie, Hämochromatose, Endocarditis lenta, Morbus Boeck, Bluterkrankungen (hämolytische Anämie, chronisch myeloische Leukämie, Thrombozytose, Osteomyelofibrose), Malaria
selten: Amyloidose, Bluterkrankungen (Polyzythaemia vera, Makroglobulinämie Waldenström, akute Erythromyelose, Porphyria erythropoetica), Tropenkrankheiten, weitere Infektionskrankheiten (Morbus Weil, Morbus Bang, Rückfallfieber, etc.), Salmonellose, Paratyphus, Miliartuberkulose, Zytomegalie, Stoffwechselkrankheiten (Speicherkrankheiten wie Morbus Gaucher, Morbus Wilson, Fruktoseintoleranz), Rubeolen

Leberzirrhose (Abb. 193)

► s. auch unter Aszites S. 161; unter Leber S. 245 und 247.

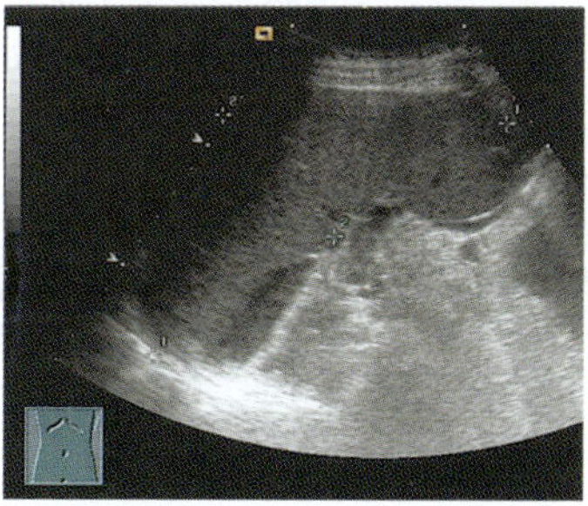

Abb. 193 Deutlich vergrößerte Milz bei Leberzirrhose infolge des portalen Hochdrucks

Kardiale Einflussstauung

► s. Niereninsuffizienz, Herzinsuffizienz S. 131, Schockniere S. 140; Leber, Stauungszirrhose S. 244; V. cava und periphere Venen, Stauung S. 216.

Fettleber (Abb. 194)

- s. auch Leber, alimentäre/diabetische Fettleber S. 243, toxische Fettleber S. 246.
- **Klinik:** Vergrößert tastbare Leber, ggf. Druckschmerz; Symptome der auslösenden Krankheiten.
- **Diagnostik:** Anamnese; Labor: Leberwerte, Lipide, BZ, HbA1c.
- **Sonographischer Befund:**
  - Vergrößerte, plumpe, echoreiche, homogene Leber (im Vergleich zur gesunden Niere deutlich echogener).
  - Lebervenenrarefizierung.
  - Dorsale (distale) Schallabschwächung.

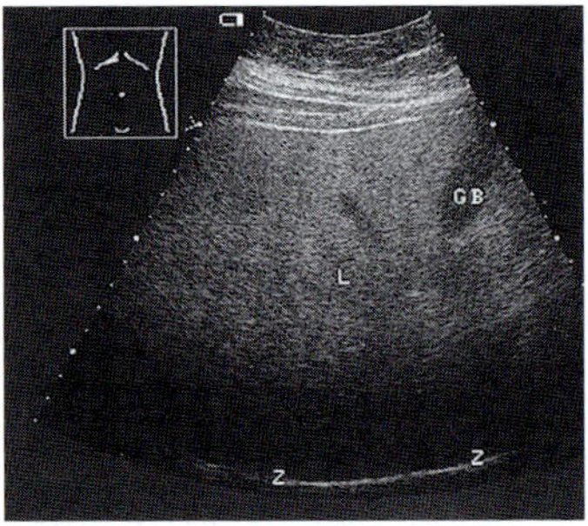

Abb. 194 Fettleber: Vergrößerte Leber (L) mit dichtem, homogenem Echomuster, Lebervenen nur schummrig zu erkennen, deutliche dorsale Schallabschwächung. GB = Gallenblase, Z = Zwerchfell

- **Sicherheit der sonographischen Diagnose:** Die Sonographie liefert nur den Hinweis auf eine Fetteinlagerung. Daher wird der Befund umschrieben mit „Aussehen wie bei Fettleber“. Sicherheit liefert eine Punktion, die jedoch selten indiziert ist. Weiterhin werden andere Ursachen einer echogenen Lebervergrößerung (s. S. 243) ausgeschlossen. Eine therapeutische Konsequenz betrifft die Vermeidung oder Behandlung der auslösenden Ursachen (Diabetes mellitus, Glykogenose, Fettstoffwechselstörung, Alkoholkrankheit, etc.). Oft ist keine Ursache erkennbar.

Lebertumor oder Metastase (Abb. 195)

- s. auch unter Ikterus S. 149; Leber, primäres Leberkarzinom S. 259, Metastasen S. 259.
- **Klinik:** Metastasen können zunächst klinisch inapparent sein. Durch Drucksteigerung und Kompression der Gallenwege kann es zum Ikterus kommen. Eine Größenzunahme der Leber kann zu erheblichen Beschwerden führen (z. B. untere Einflussstauung und Druckschmerzen).
- **Sonographischer Befund:**
  - Echoarme oder echogene mehr oder weniger scharf begrenzte Raumforderungen (meist Rundherde).
  - Vergrößerte Leber.
  - Gallengangsaufstau.

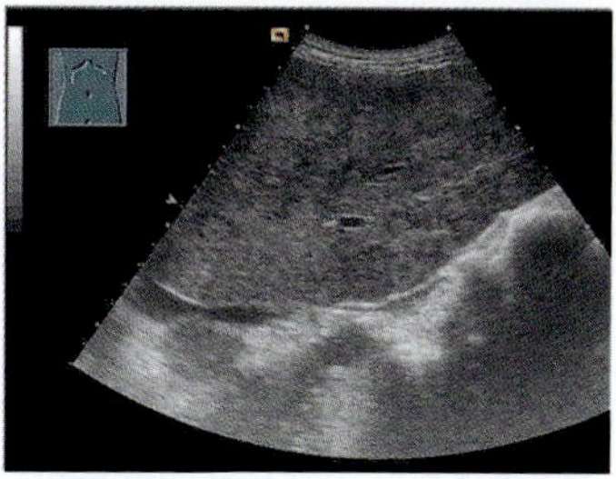

Abb. 195 Erheblich vergrößerte Leber mit multiplen z. T. schießscheibenartigen Rundherden → „Metastasenleber", die die Cava komplett komprimiert und zur unteren Einflussstauung führt (Cavakompressionssyndrom)

- **Sicherheit der sonographischen Diagnose:** Die Raumforderungen sind meist gut zu sehen. Die Anwendung von Echokontrastverstärker hilft bei dem Auffinden und der Differenzierung von Leberraumforderungen. Eine sonographisch geführte Punktion mit Biopsie bringt den Beweis.

Hochmalignes Lymphom/Lymphogranulomatose Hodgkin (Abb. 196)

- s. auch unter tastbare Resistenzen S. 105; vergrößerte Lymphknoten, malignes Lymphom S. 117; Milz, Milzlymphom S. 327; Leber, hämatologische maligne Systemkrankheiten S. 249.
- **Klinik:** Vergrößerte, tastbare Lymphknoten, Abgeschlagenheit, Fieber, Nachtschweiß, Gewichtsverlust.
- **Diagnostik:**
  - *Labor:* Differenzialblutbild, BSG; LDH, Tuberkulintest (z. B. Tine-Test).
  - *Sonographie* mit Staging.
  - Suche nach oberflächlichen Lymphknoten.
  - *Lymphknotenexstirpation* oder Probepunktion.
- **Sonographischer Befund:**
  - Vergrößerte Leber.
  - Vergrößerte Milz.
  - Weitere vergrößerte Lymphknoten im Bauchraum und peripher in den Weichteilen.

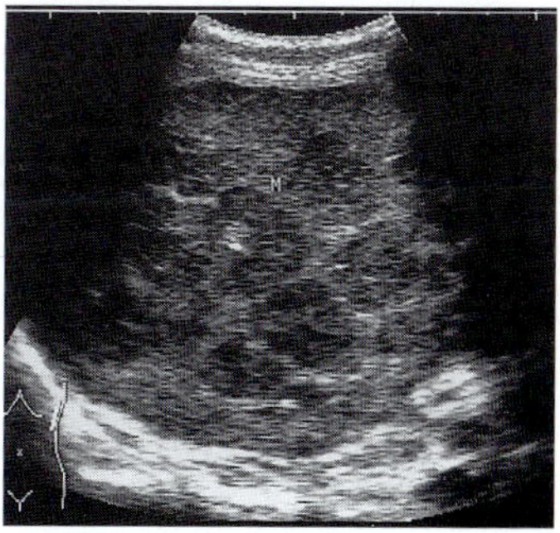

Abb. 196 Hochmalignes Non-Hodgkin-Lymphom der Milz (M)

- **Sicherheit des sonographischen Befundes:** Beim Nachweis mehrerer Organmanifestationen und Lymphknotenvergrößerungen ist die Diagnose wahrscheinlich; insbesondere dann, wenn die Milz befallen ist, da sich in diesem Organ selten Metastasen anderer Primärtumoren ansiedeln. Beweisend ist dann die Histologie (am besten am komplett exstirpierten Lymphknoten).

Zystenleber

- s. auch unter Leber S. 252.
- **Klinik:** Oft keine Beschwerden; ggf. uncharakteristisches Druck- und Völlegefühl im Abdomen.
- **Diagnostik:**
  - *Anamnese,* insbesondere Familienanamnese.
  - *Untersuchung:* Tastbar vergrößerte Leber mit höckriger, prall elastischer Konsistenz.
  - *Labor:* Nicht wegweisend und nur bei Komplikationen verändert, keine Leberfunktionsänderung.
  - *Sonographie:* Leber, Niere, ggf. auch sonographische Untersuchung von Familienmitgliedern; Kontrolluntersuchung.
  - *Probepunktion* bei Größenänderung nach Ausschluss einer Echinokokkose.
- **Sonographischer Befund:**
  - Zahlreiche echofreie Rundherde.
  - Nach Einblutung kann der Zysteninhalt auch echoreich erscheinen.
  - Zysten können abgeflacht, weil aneinanderliegend sein.
- **Sicherheit der sonographischen Diagnose:** Der sonographische Befund ist eindeutig. Wenn andere Organe ebenfalls Zysten enthalten und eventuell Familienmitglieder ebenfalls Zysten tragen, besteht an der Diagnose kein Zweifel. Weitere Untersuchungen sind dann nicht erforderlich.

Pfortaderthrombose und Milzvenenthrombose

- **Pfortaderthrombose** s. Aszites, Pfortaderhochdruck S. 163; diffuse Bauchschmerzen, Mesenterialgefäßverschluss S. 87; Pfortadervenen, Lichtungsverbreiterung (portale Hypertension) S. 268, chronische Pfortaderthrombose S. 272.
- **Milzvenenthrombose** s. Aszites, Pfortaderhochdruck, S. 163.

Budd-Chiari-Syndrom (Abb. 197)

- s. auch unter Aszites S. 168; Tumorsuche, Deformierung/Infiltration von Gefäßen S. 460.
- **Beispiel** (Abb. 197): Lebervenenverschluss unter hormonellen Antikonzeptiva; Patientin mit erhöhter γ-GT. Lebersonographie und ERCP zunächst unauffällig; im Verlauf von vier Wochen Hypertrophie des Lobus caudatus und partieller Verschluss der Lebervenen.

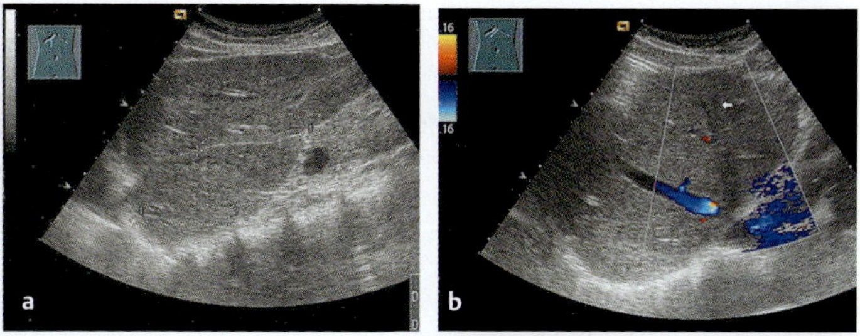

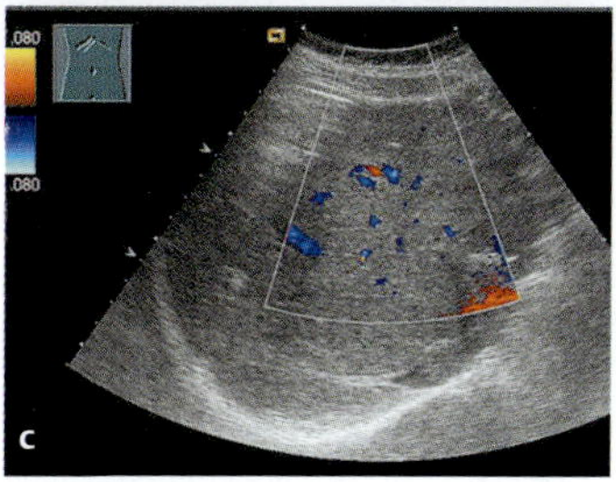

Abb. 197 a–c Budd-Chiari-Syndrom. a Vergrößerter Lobus caudatus (Distanzmarken). b FKDS: Verschlossene linke Lebervene (Pfeil), fehlende Farbkodierung. c FKDS: Die Lebervenen in der Peripherie sind kaum nachweisbar, nur wenige Farbpixel in den Gefäßen sind erkennbar. Die Leber ist inhomogen, wolkig echorreicher im Bereich der Venenverschlüsse

Konstriktive Perikarditis

- **Klinik:** Schwäche, Müdigkeit, Gewichtsverlust, Appetitlosigkeit; Einflussstauung mit erweiterten Halsvenen, Belastungsdyspnoe, häufig Orthopnoe; Stauungszeichen: Hepatomegalie, Aszites (auffälliger als periphere Ödeme), Splenomegalie; exsudative Enteropathie bei behinderter Lymphdrainage des Dünndarms.
- **Diagnostik:**
  - *Labor:* Kleines Blutbild, HKT, Hypalbuminämie, Proteinurie, Leberfunktionswerte (pathologisch: Quick, CHE).
  - *EKG:* Niedervoltage.
  - *Röntgen-Thorax,* ggf. mit Durchleuchtung: Lungenstauung, Herz normal groß oder leicht vergrößert, Verkalkungen sind in der Hälfte der Fälle sichtbar.
  - *Sonographie und Echokardiographie.*
  - *CT-Thorax.*
- **Sonographischer Befund:**
  - Freie Flüssigkeit in der Bauchhöhle (Aszites).
  - *Leberveränderungen:*
    - Echoarme Vergrößerung durch Stauung, gut durchschallbar.
    - Später Leberzirrhose.
  - Vergrößerte Milz durch Stauung (DD infektiöse Endokarditis, Trikuspidalklappenfehler).
  - Stauung der Vena cava u. a.
  - Nierenvergrößerung durch Stauung möglich.
  - *Echokardiographie:* Nachweis einer Perikardverdickung (deutlich echoreiches Band hinter dem linken Ventrikel); die Ventrikelvolumina sind annähernd normal.

- **Sicherheit der sonographischen Diagnose:** Der sonographische Befund ist typisch und eindeutig zu erkennen, aber nicht beweisend. Weitere Ursachen können sonographisch und laborchemisch ausgeschlossen werden. Wichtig ist die klinische Untersuchung: Der Befund einer dekompensierten Leberzirrhose bei einem Patienten mit gestauten Halsvenen ist hoch verdächtig auf eine konstriktive Perikarditis. Die Halsvenenstauung ist durch eine forcierte Diurese nicht beeinflussbar.

Echinokokkuszyste der Leber

- s. auch unter Leber, zystische Läsionen S. 254.
- **Organbefall:** Leber, Lunge, Knochen, ZNS, Herz.
- **Klinik:** Je nach Befallsmuster lange symptomfrei, später druckbedingte Schmerzen durch Organkapselspannung; tastbarer „Tumor“ im rechten Oberbauch. Intermittierende Gallengangskompression kann eine rezidivierende Cholelithiasis vortäuschen; Ikterus möglich. Bei Austritt von Hydatidenflüssigkeit: Fieber, Pruritus, Urtikaria, Eosinophilie, Anaphylaxie. Bei Lungenbefall: Husten, Hämoptysen, Thoraxschmerzen.
- **Diagnostik:**
  - *Labor:* Differenzialblutbild, Antikörper (falsch negative Befunde möglich).
  - *Sonographie.*
  - *Röntgen-Thorax:* Unregelmäßige Rundherde.
  - ggf. CT.
- **Sonographischer Befund:**
  - Annähernd echofreier Rundherd mit allen Kriterien einer Zyste (Echinococcus granulosus/-cysticus) oder
  - Rosettenartig aneinandergelagerte Zysten (Echinococcus multilocularis/-alveolaris).
  - Scharf begrenzt.
  - Echogene Wand.
  - Verkalkung.
- **Sicherheit der sonographischen Diagnose:** Wenn Tochterzysten innerhalb einer größeren Zyste nachweisbar sind, gilt die Diagnose als gesichert. Verkalkte Wände sind eindeutig erkennbar und weisen auf die Diagnose hin. Beweisend könnte die Aspiration des Zysteninhaltes mit Nachweis der Häkchen sein. Wegen der Gefahr der Infektionsausbreitung wird von einer Aspiration abgeraten. Die endgültige Diagnose wird im Rahmen einer therapeutischen Zystendrainage und folgender Alkoholinstallation, evtl. nach chirurgischer Intervention gestellt.

Leberfibrose

- s. auch unter Leber S. 244.
- **Einteilung:** Bindegewebige Umwandlung z. B. durch Kollagenablagerungen auch in Folge einer Infektionskrankheit (z. B. Schistosomeninfektion) oder kongenital.
- **Klinik:** Relativ gutes Allgemeinbefinden, später möglicherweise Beschwerdebild wie bei der portalen Hypertonie (siehe im Kap. Aszites, Pfortaderhochdruck, S. 163).
- **Diagnostik:**
  - Labor nicht wegweisend (normale Leberwerte), keine Leberzellschädigung.
  - *Untersuchung, Leberpalpation:* Klein, fest, knotig.
  - *Sonographie;* eine Biopsie ist selten erforderlich.
- **Sonographischer Befund:**
  - Leber mit etwas vergröbertem Parenchymmuster.
  - Periportale Fibrose, echoreiche Ummauerung (fibrotischer Umbau der Portaläste, echoreiche Bänder).

- Keine Regeneratknoten wie bei Zirrhose.
- Zeichen der portalen Hypertonie (siehe Kap. Aszites, S. 163).
- Splenomegalie weniger häufig als bei Leberzirrhose.
- Kongenitale Form kann mit Zystenniere oder Zystenleber kombiniert sein.

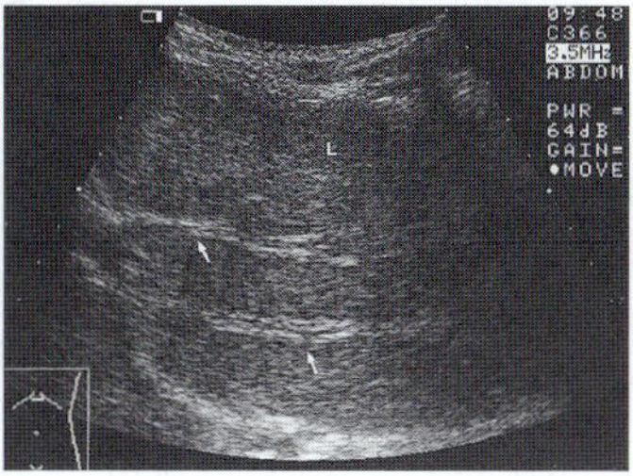

Abb. 198 Kongenitale Leberfibrose: Die Leber (L) erscheint normal groß mit leicht vergröbertem Parenchymmuster. Die fibrotische Ummauerung der Portalgefäße (Pfeile) ist gut erkennbar

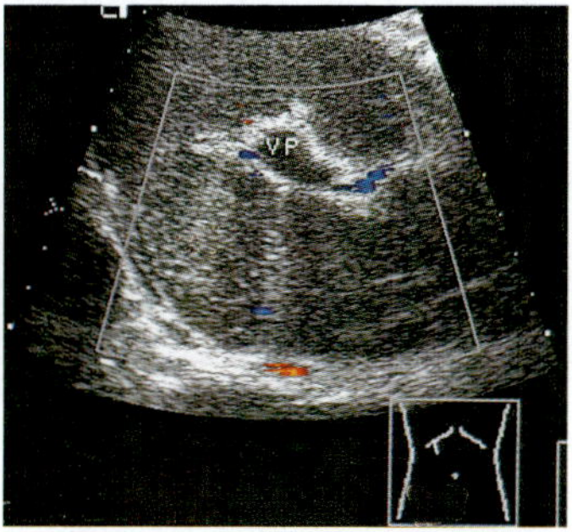

Abb. 199 Kongenitale Leberfibrose: Pfortaderhauptstamm (VP), annähernd quer getroffen, zeigt noch deutlicher die echoreiche fibrotische Ummauerung (gleiche Patientin wie Abb. 198 und Abb. 200)

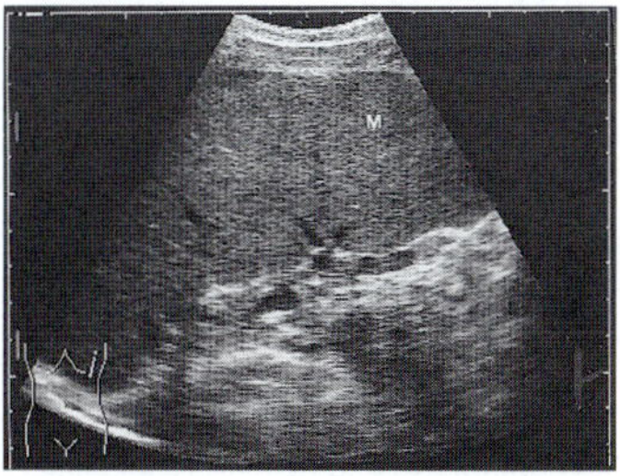

Abb. 200 Splenomegalie bei kongenitaler Leberfibrose: Die Milz (M) ist mit 16 cm Länge und einer Tiefe von 6 cm bei zierlicher Patientin deutlich vergrößert

► **Sicherheit des sonographischen Befundes:** Die sonographischen Merkmale sind so charakteristisch, dass sich eine Biopsie in der Regel erübrigt.

6.12 Aszites

Grundlagen

- **Leitsymptome:** Zum Teil aufgetriebenes Abdomen, ausladende Flanken, „schlanke" Extremitäten, freie Flüssigkeit in der Bauchhöhle (sonographisch ab 30 ml nachweisbar), Spannungs- und Völlegefühl, ggf. Dyspnoe und Tachykardie.
- **Differenzialdiagnosen** werden in Tab. 27 nach ihrer Häufigkeit im Allgemeinkrankenhaus aufgelistet.

Tabelle 27 · **Differenzialdiagnose des Aszites**

Diagnose	Sonographische Zeichen
häufig	
Leberzirrhose (S. 161)	Verplumpung des Lobus caudatus, wellige Oberfläche, löchrig erscheinende Kapselbildung, Kalibersprung des Portalsystems von zentral nach peripher
Peritonealkarzinose (S. 162)	echofreie Formation im Bauchraum, echogen verdicktes Peritoneum, ggf. Tumorformation
Peritonitis (S. 163)	echoreiche Verdickung des Peritoneums, gefangene Flüssigkeit, lokale oder diffuse Darmparalyse
Pfortaderhochdruck (S. 163)	vergrößerte Milz, venöse Kollateralen (rekanalisierte Nabelvene, Venenkonvolut)
abdomineller Tumor (S. 164)	variables Aussehen, meist echoarm/echogen, von der Umgebung abgegrenzt, scharf begrenzt oder auch unscharf infiltrierend
weniger häufig	
Pankreatitis (S. 165)	je nach Erkrankungsstadium differentes Aussehen: normal, echoreich, echoarm, mit Kalk, mit Zysten
Rechtsherzinsuffizienz (S. 165)	vergrößerte, gestaute Leber, dilatierte Lebervenen, aufgeweitete V. cava
selten	
Perikarderguss (S. 166)	echofreie Raumforderung im Perikardbeutel, Ventrikel eher leer und hyperaktiv
Ileus, paralytischer Ileus (S. 167)	meist weit gestellte Darmschlingen, fehlende Peristaltik umschrieben oder diffus, oft echoarm verdickte Darmwand, vermehrte oder verminderte Füllung
Meigs-Syndrom (S. 167)	freie Flüssigkeit in der Bauchhöhle, Pleuraerguss, echoarme Vergrößerung des Ovars (meist einseitig)
Mesenterialgefäßthrombose (S. 87)	dopplersonographisch fehlender Flussnachweis in der Arterie (Embolie) oder den erweiterten echoarmen Venen (Thrombose)
Budd-Chiari-Syndrom (S. 168)	stark vergrößerte druckdolente Leber, hypertrophierter Lobus caudatus, große Lebervenen nicht darstellbar, kein Fluss in der FKDS

Tabelle 27 · Differenzialdiagnose des Aszites – Fortsetzung

Diagnose	Sonographische Zeichen
Lebertumor/Lebermetastasen (S. 263)	Raumforderung der Leber unterschiedlicher Echogenität (je nach Ursprung)
Gallengangsatresie (S. 168)	ableitende Gallenwege nicht nachweisbar

sonographisch nicht zu klären:
weniger häufig: Hypoproteinämie (nephrotisches Syndrom, Malabsorption), primär biliäre Leberzirrhose
selten: Mesenterial-Tbc, hämorrhagische Diathese, fulminante Hepatitis, akute Leberdystrophie, intestinale Lymphangiektasie, Morbus Wilson, Galaktosämie

Leberzirrhose (Abb. 201 u. 202)

- s. auch Leber, schwere chronische Hepatitis mit Umbau/Leberzirrhose S. 247.
- **Einteilung:**
  - Hepatitisch (gleichartiges Bild bei Siderozirrhose u. autoimmuner Zirrhose).
  - Toxisch.
  - Sekundär biliär.
  - Primär sklerosierende Cholangitis.
- **Klinik:** Abgeschlagenheit, Leistungsminderung, Gewichtsabnahme (bei großen Aszitesmengen selten auch -zunahme), Druck-/Völlegefühl im Oberbauch, Übelkeit, Erbrechen; aufgetriebenes Abdomen, Ikterus, Pruritus mit Kratzspuren, Spider naevi, Teleangiektasien, Palmarerythem, Lackzunge; hormonelle Störungen, Ödeme, Leberinsuffizienz mit gastrointestinaler Blutung, Koma.
- **Diagnostik:**
  - *Anamnese:* Alkohol, Virushepatitis, Medikamente.
  - *Untersuchung:* Leber verhärtet, zunächst vergrößert, später verkleinert.
  - *Labor:* Vermindert sind CHE, Quick, Albumin; erhöht sind AP, LAP, γGT und Bilirubin (konjugiert = direkt). Hepatitisserologie, Gerinnungsstatus u. a.
  - *Sonographie* etwa gleichwertig zum CT.
  - *Biopsie* (z. B. mit Menghininadel), Histologie.
- **Sonographischer Befund:**
  - *Vorbemerkungen:* Erst Leberstruktur-/-konturveränderung, dann Gefäßveränderungen (bei hepatitischen und toxischen Verläufen). Erst Organvergrößerung, später Organverkleinerung (Atrophie). Der rechte Leberlappen ist von der Atrophie mehr betroffen, der linke mehr von der Vergrößerung (bis zum Berühren der Milz = Kissing-Phänomen).
  - Verplumpung des Lobus caudatus.
  - Leberrand abgerundet, Oberfläche wellig, Kapsel scheinbar unterbrochen.
  - Kalibersprung des Portalsystems, die Portaläste erscheinen wie amputiert zur Peripherie.
  - *Zeichen der portalen Hypertonie:*
    - Flussumkehr.
    - Kollateralenbildung.
    - Rekanalisierung der Nabelvene.
    - Splenomegalie.
    - Aszites.
  - Möglicherweise *Nachweis der Ursache einer Gallengangsobstruktion:*
    - Zeichen der chronischen Pankreatitis.
    - Choledochusverschluss.

- Choledochuszyste.
- Gallengangssklerosierung (s. Abb. 479, S. 338).

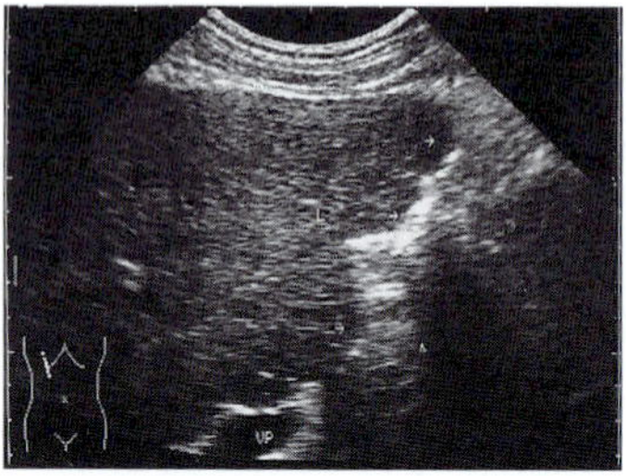

Abb. 201 Leberzirrhose: Die Leber hat ein grobfleckiges Binnenecho, der Unterrand zeigt grobe Knoten (Pfeile), die Leberkapsel ist scheinbar unterbrochen. VP = V. portae

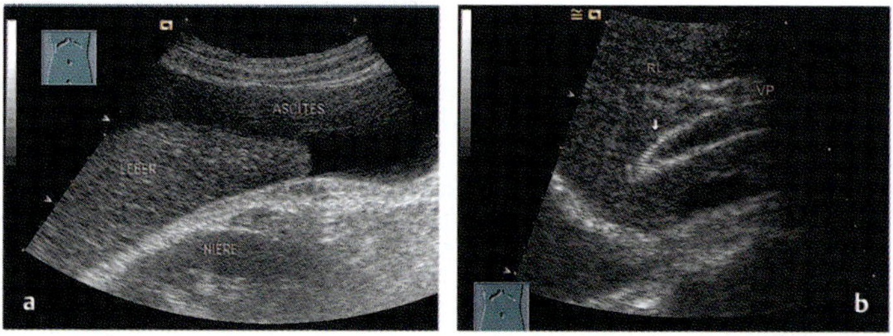

Abb. 202 a u. b Dekompensierte Leberzirrhose mit therapierefraktärem Aszites bei chronischer Hepatitis C, vor und nach Anlage eines transjugulären portovenösen Shunts (TIPS; Pfeil). a Plumpe, echoarme Leber mit vergröberter Echogenität des Parenchyms, echofreie Flüssigkeit um die Leber. b Nach Anlage eines TIPS kein Aszites mehr nachweisbar. RL = rechter Leberlappen, VP = Vena portae

► **Sicherheit der sonographischen Diagnose:** Die Leberzirrhose kann zu Krankheitsbeginn nicht sicher sonographisch erkannt werden. Es müssen alle Diagnosekriterien gewichtet werden. Es ist schwer, zwischen einer ausgeprägten Fibrose und einer Zirrhose zu unterscheiden. In fortgeschrittenerem Krankheitsstadium gelingt die Diagnose zu 100 %.

Peritonealkarzinose

► s. auch Tumorsuche, pathologische Flüssigkeiten S. 451.
► **Klinik:** Deutlich reduziertes Allgemeinbefinden, diffuse abdominelle Schmerzen, aufgetriebenes gespanntes Abdomen bei Aszites.
► **Diagnostik:**
- *Anamnese* (bekanntes Tumorleiden).
- *Sonographie.*
- *Aszitespunktion* mit bakteriologischer und zytologischer Untersuchung und laborchemischer Untersuchung (Leukozyten, Eiweiß, Pankreas- und Leberenzyme, LDH, Cholesterin und Glukose).
- *Feinnadelpunktion* des Peritoneums zur Zytologie.
- *Laparoskopie.*

► **Sonographischer Befund:**
- Weitgehend echofreie Formationen im Bauchraum (Aszites), flottierende echogene solide Anteile.
  - Bei kleinen Mengen Aszites: Echofreier Saum um Organe.
  - Bei großen Mengen Aszites: Schwimmende, jedoch aneinanderklebende Darmschlingen.
- Verdicktes Peritoneum und Mesenterium.
- ggf. Tumorformation aufgelagert erkennbar.

► **Sicherheit der sonographischen Diagnose:** Die Diagnose wird durch den laborchemischen Nachweis von malignem Aszites und durch die Laparoskopie gestellt. Die Sonographie ist unsicher.

Peritonitis

► s. auch unter diffuse Bauchschmerzen S. 86.

► **Einteilung:**
- *Bakteriell* (sonographisch keine erregerspezifische Veränderung): Nach Perforation, bei Appendizitis etc.; Durchwanderung, hämatogene Streuung (bei Tuberkulose).
- *Chemisch*: Durch Pankreassaft, Magensäure, Galle.
- *Steril.*

► **Klinik:** Reduziertes Allgemeinbefinden, schweres Krankheitsgefühl, deutliche abdominelle Druckschmerzen, lokale oder (meist) diffuse Abwehrspannung.

► **Sonographischer Befund:**
- Echoreiche Verdickung des Peritoneums.
- Lokaler oder diffuser Druckschmerz.
- Geringe Mengen gefangener Peritonealflüssigkeit.
- Lokale oder diffuse Darmparalyse mit lokal vermehrter Darmflüssigkeit.

► **Sicherheit der sonographischen Diagnose:** Zur Klärung der Diagnose sind weitere Untersuchungen unabdingbar.

Pfortaderhochdruck (Abb. 203)

► s. auch diffuse Bauchschmerzen, Mesenterialgefäßverschluss S. 87; Leber, Lichtungsverbreiterung (portale Hypertension) S. 268, chronische Pfortaderthrombose S. 272.

► **Einteilung:**
- *Präsinusoidal:*
  - Extrahepatisch: z. B. Milzvenenthrombose, Pfortaderthrombose.
  - Intrahepatisch: z. B. Schistosomiasis.
- *Sinusoidal:* z. B. Leberzirrhose, chronisch aktive Hepatitis (s. S. 244).
- *Postsinusoidal:*
  - Extrahepatisch: z. B. Budd-Chiari-Syndrom.
  - Intrahepatisch: z. B. Venenverschlusskrankheit.

► **Klinik:** Aszites (Zunahme des Bauchumfanges), Hypersplenismus, Splenomegalie (kann Thrombozytopenie und Panzytopenie bedingen), gastrointestinale Blutung, hepatische Enzephalopathie (alle Formen neurologischer Ausfälle sind möglich, insbesondere Denkstörung und wechselnde Bewusstseinlage).

► **Diagnostik:**
- Anamnese und klinischer Befund.
- Sonographie; farbkodierte Duplexsonographie.
- Ösophago-/Fundoskopie.

► **Sonographischer Befund:**
- Vergrößerte Milz.

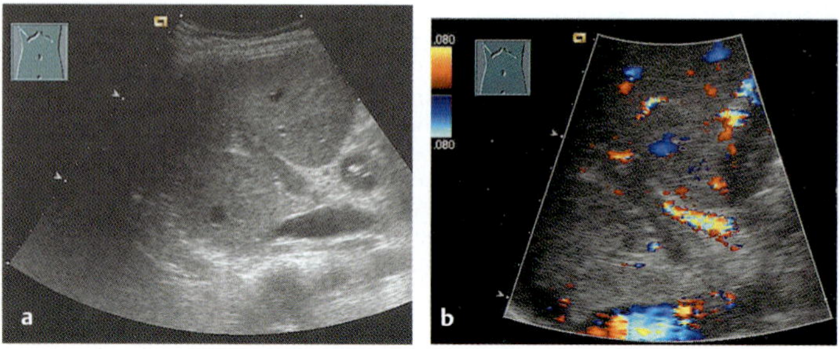

Abb. 203 a u. b Pfortaderthrombose. a Echoarmes Band in der Leberpforte bei 24-jähriger Patientin nach Milzexstirpation. b FKDS: Das echoarme Band im Bereich der Pfortader bleibt ohne Flussnachweis, auch bei niedrig eingestellter PRF, daneben die A. hepatica mit Farbcodierung. Verlängerter Interkostalschnitt

- Venöse Kollateralen: Rekanalisierte Nabelvene, Venenkonvolut in der Bauchdecke (ohne Duplexsonographie Verwechslung mit Lymphknotenpaket möglich).
- Aszites.
- *Je nach Ursache:*
  - Zeichen der Leberzirrhose.
  - Aufgeweitete Milzvenen oder Pfortader ohne Fluss.
  - Leere Lebervenen.
  - Verminderte Flussgeschwindigkeit in der V. portae; oder Retrofluss.

► **Sicherheit der sonographischen Diagnose:** Die Zeichen der portalen Hypertonie sind eindeutig zu erkennen, wenn gezielt nach ihnen gesucht wird.

Abdomineller Tumor (Abb. 204)

► s. auch Ikterus, Gallengangsokklusion/-tumor S. 146, Lebertumor S. 149; Leber, primäres Leberkarzinom S. 259, Metastasen S. 259.

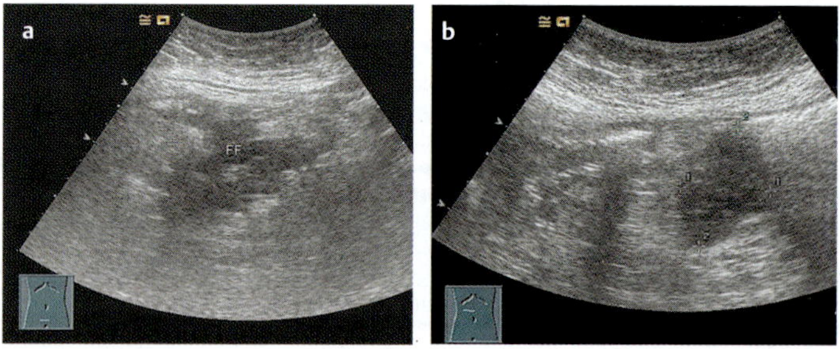

Abb. 204 a u. b Aszites bei Kolontumor. a Echoarme freie Flüssigkeit (FF) im Unterbauch bei Kolontumor. b Echoarme Wandverschwellung bei Kolontumor (Distanzmarken) der rechten Flexur

Pankreatitis (Abb. 205)

► s. auch Oberbauchschmerzen, akute Pankreatitis S. 68; Pankreas, Pankreaskopf-/Pankreasschwanzpankreatitis (schwere) S. 314, akute Pankreatitis S. 307.

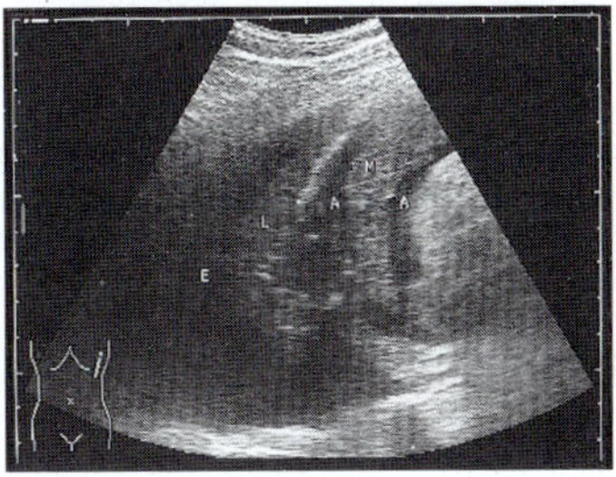

Abb. 205 Pankreatitis: Pleuraerguss (E), freie Flüssigkeit um die Lunge (L), freie Flüssigkeit (Aszites, A) um die Milz

Rechtsherzinsuffizienz (Abb. 206)

► s. auch Niereninsuffizienz, Herzinsuffizienz S. 131, Schockniere S. 140; Leber, Stauungszirrhose S. 244; V. cava und periphere Venen, Stauung S. 216.

► **Klinik:** Sichtbare Venenstauung, Gewichtszunahme durch Wassereinlagerung, generalisierte Ödeme, Dyspnoe bei Pleuraerguss (rechts mehr als links), vergrößerte schmerzhafte Stauungsleber, Völlegefühl durch Stauungsgastritis, Tachykardie, Nykturie.

► **Diagnostik:**
- *Anamnese* (bekannte Lungenerkrankung als Ursache für pulmonale Hypertonie und konsekutive Rechtsherzinsuffizienz).
- *Sonographie:* Abdominelle Sonographie, Beinvenensonographie, Echokardiographie.
- *Röntgen-Thorax.*
- *Aszitespunktion* zum Ausschluss weiterer Ursachen.

► **Sonographischer Befund:**
- Dilatierte Lebervenen weit bis in die Peripherie.
- Vergrößerte, gestaute Leber.
- Aufgeweitete Vena cava durch Stauung, mangelnde inspiratorische Kaliberschwankung.
- Gestaute Nierenvenen und geschwollenes, verbreitertes Nierenparenchym möglich.

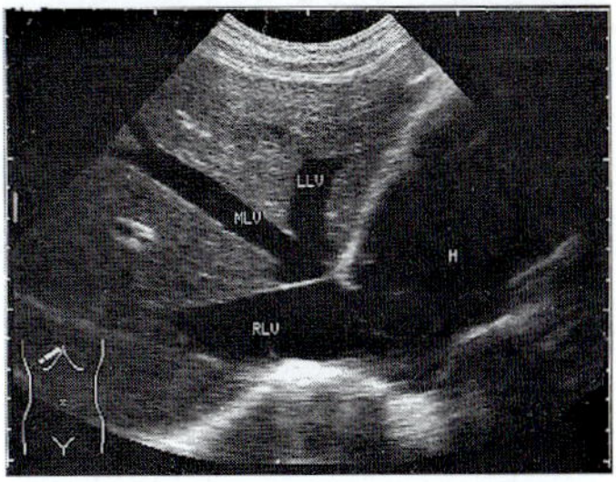

Abb. 206 Rechtsherzinsuffizienz: Dilatierte Lebervenen, betonter Lebervenenstern mit aufgeweiteter rechter (RLV), mittlerer (MLV) und linker (LLV) Lebervene, dilatierter rechter Vorhof (H)

- *Beinvenensonographie:* Gestaute Beinvenen, komprimierbar, Flussnachweis; kein Anhalt für Thrombose.
- *Echokardiographie:* Dilatierter rechter Vorhof, vergrößerter rechter Ventrikel; bei reiner Rechtsherzinsuffizienz unauffällige Linksherzabschnitte.

► **Sicherheit der sonographischen Diagnose:** Die Zeichen der Rechtsherzinsuffizienz sind eindeutig zu erkennen.

Perikarderguss (Abb. 207 u. 208)

► s. auch Niereninsuffizienz, Herzinsuffizienz S. 131 (Abb. 171a u. b).

► **Klinik:** Thoraxschmerz zu Beginn der Erkrankung, Zeichen der globalen Herzinsuffizienz mit Dyspnoe, oberer und unterer Einflussstauung (pralle Jugularvenen, Beinödeme).

► **Diagnostik:**
- *Anamnese:* Ursachen einer Perikarditis (z.B. Infarkt, Tumor, Infekt, frühere Tbc).
- *Sonographie; Echokardiographie.*
- *EKG; Röntgen-Thorax.*

► **Sonographischer Befund:**
- Nachweis einer Lebervenenstauung, eines Aszites, einer Leberzirrhose möglich.
- Meist echofreie Raumforderung im Perikardbeutel; unterschiedliches Ausmaß der Raumforderung, Dickenänderung. Mit der Herzkontraktion im M-Mode vom perikardialen Fett zu unterscheiden.
- Ventrikel eher leer (infolge Füllungsbehinderung) und hyperaktiv erscheinend.

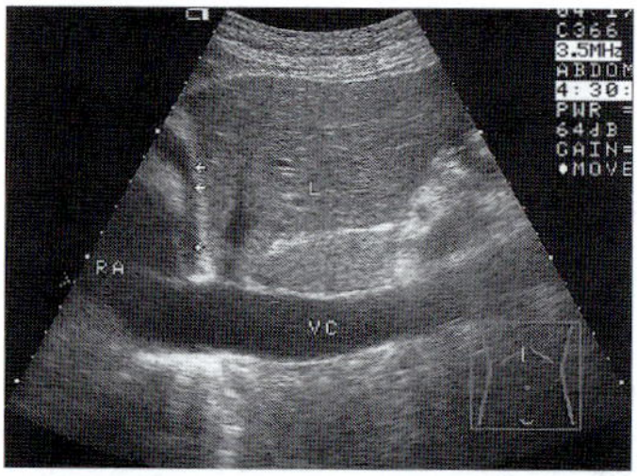

Abb. 207 Perikarderguss (Pfeile): Vergrößerter rechter Vorhof (RA) und gestaute Vena cava (VC). Klinisch Patient mit Bronchialkarzinom, welches das Perikard infiltriert. Oberbauchlängsschnitt. L = Leber

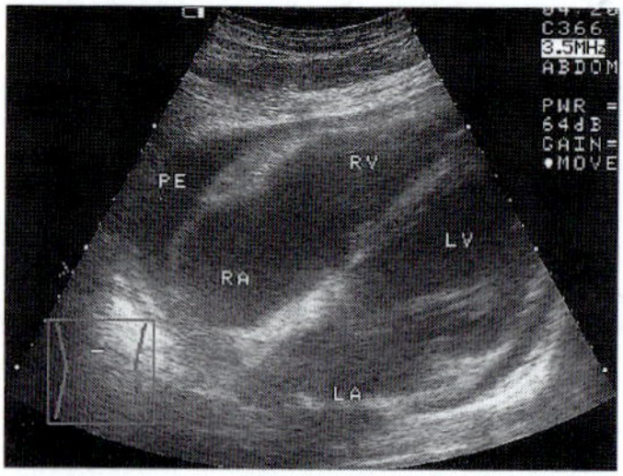

Abb. 208 Perikarderguss (gleicher Patient wie Abb. 207): Vergrößertes Herz mit rechtem Ventrikel (RV), linkem Ventrikel (LV), rechtem Vorhof (RA) und linkem Vorhof (LA). Der Perikarderguss (PE) über 2 cm umschließt das ganze Herz. Oberbauchquerschnitt (subxiphoidal)

- **Sicherheit der sonographischen Diagnose**: Kleine Perikardergüsse können mit perikardialem Fett verwechselt werden. Mittlere und größere Perikardergüssse sind eindeutig zu erkennen. Die weiteren sonographischen Zeichen als Folgen der Einflussstauung sind eindeutig zu erkennen.

Ileus, paralytischer Ileus (Abb. 209)

- s. auch unter diffuse Bauchschmerzen S. 86; Dünndarm, Subileus/Ileus S. 374.
- **Bemerkung:** Je nach der Ursache des Ileus kann es zum Aszites kommen, entweder als Transsudat oder als entzündliches Exsudat.

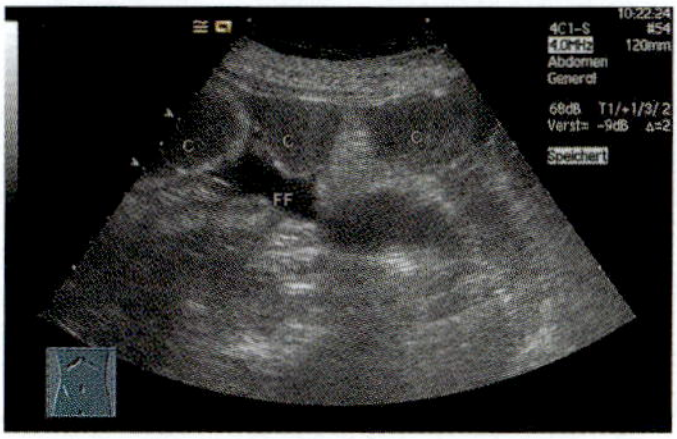

Abb. 209 Freie Flüssigkeit (FF) bei paralytischem Ileus. Klinisch akuter Schub einer Colitis ulcerosa mit toxischem Megakolon. C = erweiterte Kolonschlingen

Meigs-Syndrom (benignes Ovarialfibrom, Abb. 210)

- **Klinik:** Zunahme des Bauchumfangs, ggf. Dyspnoe, tastbarer Unterbauchtumor.
- **Diagnostik:**
  - Anamnese.
  - Sonographie.
  - Gynäkologische Untersuchung.
  - Tumorpunktion zur histologischen Klärung; Aszites- und Pleurapunktion.
- **Sonographischer Befund:**
  - Freie Flüssigkeit in der Bauchhöhle.
  - Pleuraerguss.
  - Echoarme tumoröse Vergrößerung des Ovars, meist unilateral.

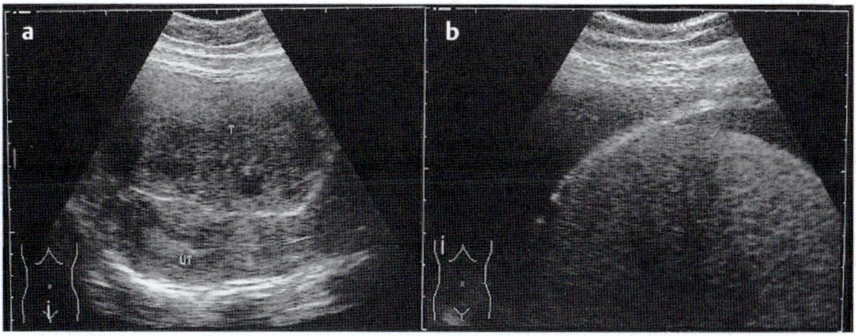

Abb. 210 a u. b Meigs-Syndrom mit Pleuraerguss und Aszites. a Großer Ovarialtumor (T), etwas inhomogen mit kleinen zystischen Arealen, ventral des Uterus (UT). b Pleuraerguss, echoarme Sichel oberhalb des Zwerchfells; Aszites, echoarme Sichel zwischen Leber und Zwerchfell

- **Sicherheit der sonographischen Diagnose:** Der Ovarialtumor sowie Aszites und Pleuraerguss sind eindeutig zu erkennen. Wenn diese Befundkombination mit unilateralem Ovarialtumor besteht, ist die Diagnose eines Meigs-Syndroms sehr wahrscheinlich. Endgültige Klärung ergibt die Histologie des Tumors. Die Ursache für die Bildung von Pleuraerguss und Aszites ist nicht geklärt.

Mesenterialgefäßthrombose

- s. diffuse Bauchschmerzen, Mesenterialgefäßverschluss S. 87.

Budd-Chiari-Syndrom (Verschluss der Lebervenen)

- s. auch Tumorsuche, Deformierung/Infiltration von Gefäßen S. 460.
- **Vorkommen:** Septumbildung an der Einmündung der Lebervenen in die Vena cava inferior, Thrombozythämie, Einnahme von hormonellen Kontrazeptiva, paroxysmale nächtliche Hämoglobinurie, Abszess, Polycythaemia vera, Tumor, Behandlung mit Chemotherapeutika.
- **Klinik:** Deutliche Oberbauchschmerzen, Venenzeichnung am Thorax, Zeichen der portalen Hypertonie (s. Pfortaderhochdruck S. 268).
- **Diagnostik:** Sonographie; Labor: erhöhte Transaminasen; Angiographie.
- **Sonographischer Befund:**
  - Ausgeprägter Aszites.
  - Nicht darstellbare Lebervenen vor dem Eintritt in die Vena cava.
  - Stark vergrößerte, druckdolente Leber.
  - Inhomogenes fleckiges Echomuster der Leber (wie Leopardenfell).
  - Hypertrophie des Lobus caudatus im chronischen Verlauf (separater Abfluss in die V. cava), ggf. Kavakompression.
  - *FKDS:* Kein Flussnachweis.
  - ggf. Tumorzapfen oder Thrombus intravasal erkennbar.
  - ggf. komprimierender Tumor, Lymphknoten oder Abszess.
- **Sicherheit der sonographischen Diagnose:** Der Lebervenenverschluss wird in 98 % der Fälle gesehen, die Verschlussursache (z. B. Tumor) in 85 %.

Gallengangsatresie

- **Klinik:** Im ersten Lebensmonat Entwicklung eines bedrohlichen Verschlussikterus, im späteren Verlauf Entwicklung einer chronischen Cholangitis und einer Leberfibrose (s. S. 244).
- **Diagnostik:** Sonographie; Cholangiographie; Laparotomie.
- **Sonographischer Befund:**
  - Nicht nachweisbare ableitende Gallenwege.
- **Sicherheit der sonographischen Diagnose**: Noch sehr unsicher. Die Diagnose wird durch die Cholangiographie gestellt. Trotz operativer Sanierung kommt es in der Folge zur chronischen Cholangitis und Ausbildung einer Leberfibrose mit portaler Hypertonie, die dann wieder sonographisch sicher nachgewiesen werden kann.

6.13 Gelenkschwellung/Gelenkschmerzen

Grundlagen

- **Häufigkeit:** Schmerzen in Gelenken oder in Gelenknähe und Gelenkschwellungen sind häufige Gründe für eine ärztliche Konsultation. Nach Anamnese und körperlicher Untersuchung kann oft bereits eine diagnostische Zuordnung vorgenommen oder vermutet werden.
- **Leitsymptome:**
  - Ruhe-, Druck- oder Bewegungsschmerzen.
  - Aktive und/oder passive Funktionseinschränkung.
  - Schonhaltung.
  - Schwellung, Überwärmung.
- **Ursachen:**
  - *Entzündlich:* z. B. Artikulosynovitis, Tendovaginitis, Bursitis.
  - *Degenerativ:* z. B. Arthrose, degenerative Veränderungen der Rotatorenmanschette, Chondrokalzinose.
  - *Muskulär* (statisch) durch Fehl- oder Überbelastung: z. B. Rotatorenmanschettenruptur.
- **Diagnostisches Vorgehen:** Anamnese, körperliche Untersuchung, Labor, Arthrosonographie (s. S. 32); ggf. weitere bildgebende Verfahren wie z. B. konventionelle Röntgendiagnostik, Szintigraphie, CT, MRT, Arthroskopie.
- **Differenzialdiagnose:** s. Tab. 28.

Tabelle 28 · **Differenzialdiagnose der Gelenkschmerzen (sonographische Diagnose möglich)**

Diagnose	Sonographische Befunde
Artikulosynovitis	echoarme Verbreiterung der Gelenkkapsel echofreie Exsudation Größen- und Formvariabilität bei Bewegung des Gelenks oder bei Verschiebung durch Palpation Erosionen oder Usuren an Knorpel- und Knochenoberfläche (arthritisches Minus-Zeichen, s. Abb. 211a)
Beispiele: Omarthritis (s. S. 175), Arthritis des Akromioklavikular- und Sternoklavikulargelenkes (s. S. 176), Kubitalarthritis (s. S. 177), Artikulosynovitis der Finger- und Zehengelenke (s. S. 178), Koxarthritis (s. S. 180), Gonarthritis (s. S. 181), Arthritis des oberen Sprunggelenks (s. S. 183)	
Tendovaginitis (Syn. Tenosynovitis)	zirkumferente echoarme Umsäumung der zentralen echoreichen Sehne konfluierende Säume bei Befall benachbarter Sehenenscheiden Arrosion der Sehnenoberflächen; komplette Ruptur bei pannöser Tenosynovitis
Beispiele: Tendovaginitis der langen Bizepssehne (s. S. 173), Tenosynovitiden der Knöchelregion (s. S. 184)	

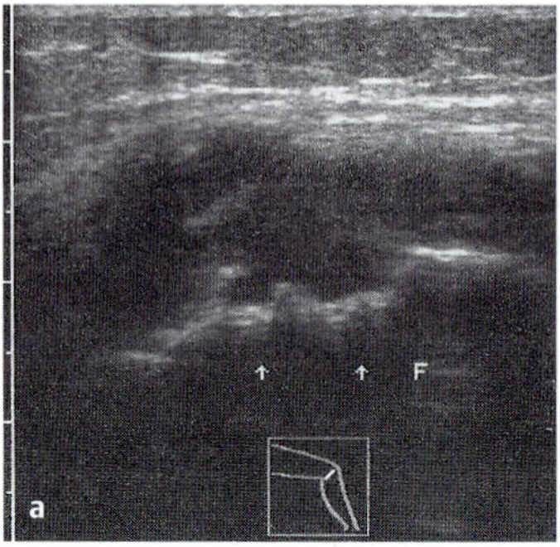

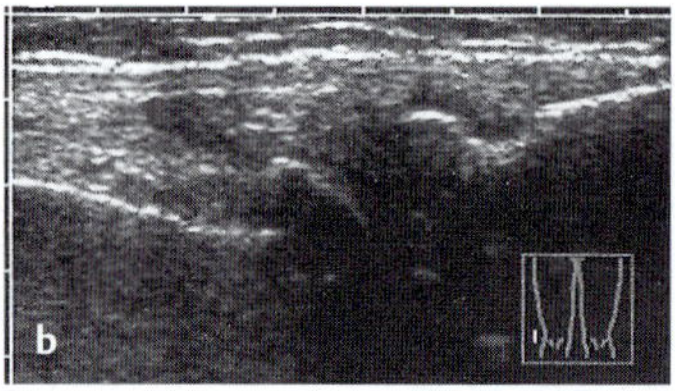

Abb. 211 a u. b Differenzierung Gonarthritis – Gonarthrose a arthritisches Minus-Zeichen (ausgeprägter Defekt am medialen Femurkondylus) und begleitender Erguss bei Pat. mit bekannter cP, b Arthrotisches Plus-Zeichen bei primärer Gonarthrose

Tabelle 28 **· Differenzialdiagnose der Gelenkschmerzen (sonographische Diagnose möglich) – Fortsetzung**

Diagnose	Sonographische Befunde
Arthrose	Verschmälerung von Knorpelschicht und Gelenkspalt
	randständige Ausziehungen mit Stufen- und Kantenbildung (arthrotisches Plus-Zeichen, s. Abb. 211b)
	Deformierung der Artikulationsflächen
	begleitende intraartikuläre Exsudationen oder periartikuläre Bursopathien
Beispiele: Omarthrose (s. S. 176), Gonarthrose (s. S. 182)	
Degenerative Veränderungen der Rotatorenmanschette	s. S. 170
Bursitis subdeltoidea	s. S. 172
Rheumaknoten	s. S. 178
Gichttophi	s. S. 178
Bakerzyste	s. S. 182
Periarthritis	s. S. 184

Degenerative Veränderungen der Rotatorenmanschette (RM)

- **Vorbemerkung:** Veränderungen der Rotatorenmanschette sind eine häufige Ursache für Schulterschmerzen.
- **Sonographische Anatomie:** Die sog. Rotatorenmanschette umfasst als Sehnenmuskelmantel kappenförmig den Humeruskopf; sie besteht aus den Mm. supraspinatus, infraspinatus, teres minor und subscapularis.
- **Diagnostik:** s. diagnostisches Vorgehen S. 169.
- **Sonographischer Befund:**
  - Umschriebene echoreiche oder echoarme Bereiche innerhalb der RM. ***Cave:*** Darstellung in 2 Ebenen zum Ausschluss eines Artefakts infolge Anisotropie.

- Kalzifikationen mit dorsaler Schallschattenbildung (Abb. 212).
- Umschriebene konkavbogige Ausdünnung der RM bei partieller Ruptur; durchgehender totaler Verlust des RM-Reflexbands bei kompletter Ruptur (Abb. 213 u. Abb. 214). Bei einer kompletten Ruptur ist die Rotatorenman-

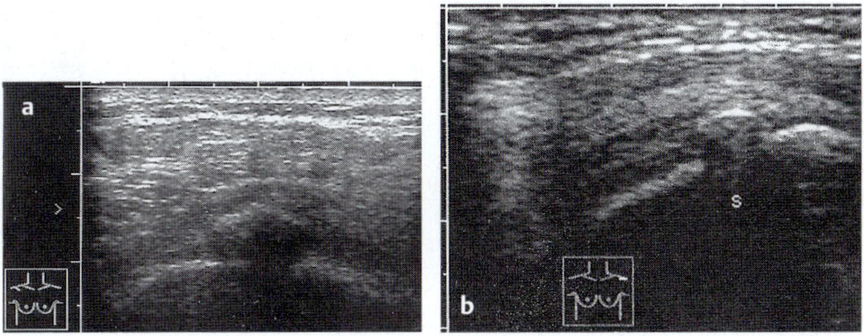

Abb. 212 a u. b Tendinitis calcarea: Kuppenförmiger echoreicher Reflex mit dorsalem Schallschatten; durch den Schallschatten (S) wird die darunter liegende Kontur des Humeruskopfes nicht dargestellt (lateraler Querschnitt)

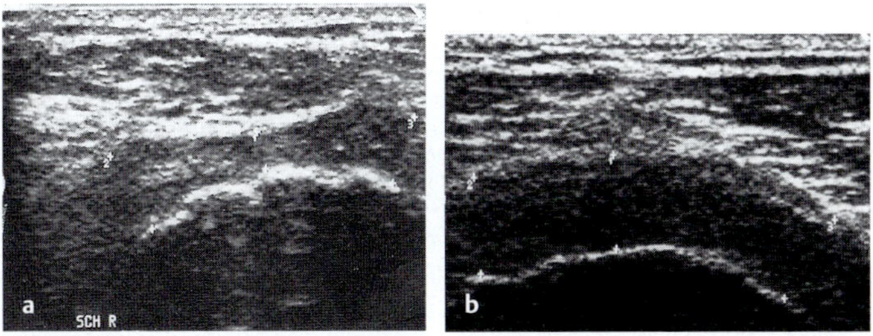

Abb. 213 a u. b a Partielle Ruptur der Rotatorenmanschette rechts mit konkaver Einbuchtung der sog. „Bursa-Linie“, b Seitenvergleich: Intakte Rotatorenmanschette (Distanzmarken)

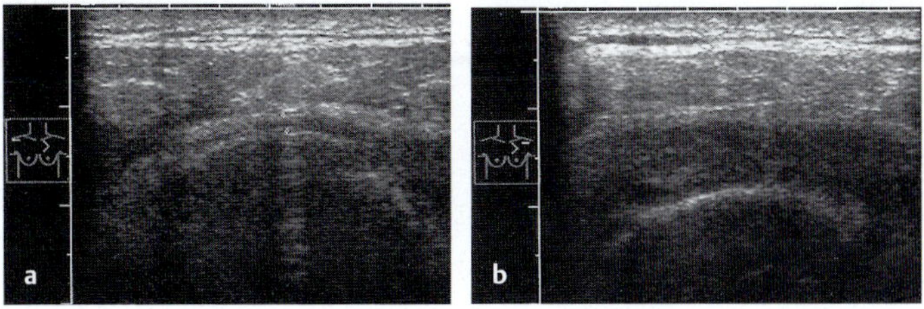

Abb. 214 a u. b Chronisch degenerativ verursachte RM-Ruptur bei Berufsmusiker (Streichinstrument). a Querschnitt: Spindelförmige Ausdünnung der RM, Humeruskopfglatze, „Rad ohne Reifen“, b Seitenvergleich

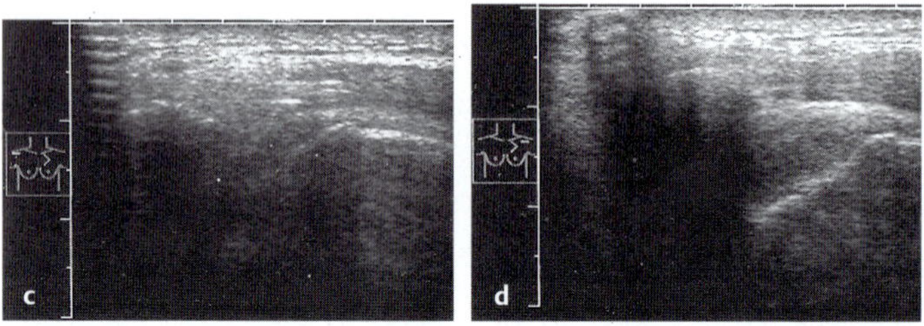

Abb. 214 c u. d Chronisch degenerativ verursachte RM-Ruptur bei Berufsmusiker (Streichinstrument). c Längsschnitt: „Vogelkopf ohne Schnabel", Humeruskopfhochstand, d Seitenvergleich. Normalbefund s. auch Abb. 49, S. 38

schette nicht mehr oder nur noch rudimentär nachzuweisen, der M. deltoideus liegt dem Humeruskopf direkt auf („Humeruskopfglatze").
- Echofreier Saum als Zeichen einer begleitenden Bursitis subdeltoidea (s. S. 172).

Bursitis subdeltoidea

- **Sonographische Anatomie:** Die Bursa subdeltoidea/subacromialis ist der größte Schleimbeutel im menschlichen Körper. Im lateralen Längsschnitt liegt sie zwischen dem sonographisch gut erkennbaren M. deltoideus und den Muskeln der Rotatorenmanschette.
- **Sonographischer Befund** (Abb. 215): Echofreie Auftrennung des Raums zwischen Rotatorengruppe und M. deltoideus, variable Ausdehnung; etwa ab Ergussmenge von 10 ml erkennbar.
- **Hinweise zur Untersuchung:**
  - Bei größeren Bursitiden auch im ventralen Querschnitt umfassender echofreier Saum ventral der langen Bizepssehne.

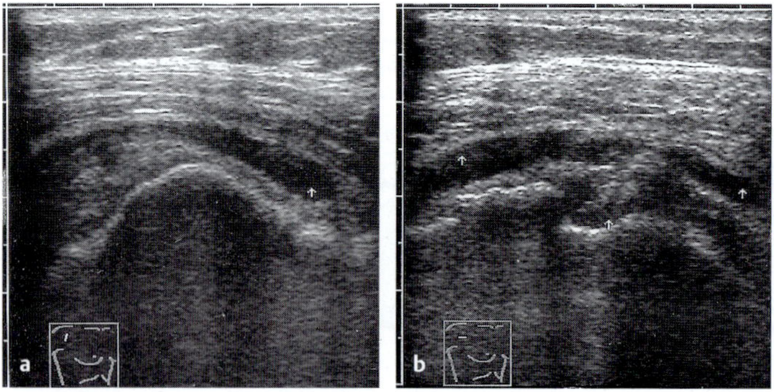

Abb. 215 a u. b Bursitis subdeltoidea bei akuter Polyarthritis: Erguss (Pfeile) mit Trennung von M. deltoideus und Rotatorenmanschette, zusätzl. Tendovaginitis bicipitalis. a Lateraler Längsschnitt, b Ventraler Querschnitt

- Chronische ausgedehnte Bursitiden können durch ihren echogenen Inhalt (z. B. Fibrin, Detritus, Cholesterolkristalle) schwer zu erkennen sein (Abb. 216).
- Bei der dynamischen Untersuchung, d. h. bei passiv geführter Abduktion, kann eine schmerzhafte Einklemmung (Impingement-Syndrom) unter Echtzeitdarstellung reproduziert werden.

Wichtig: Hohen Druck auf den Schallkopf vermeiden, da sonst die Gefahr besteht, dass kleine Ergussmengen übersehen werden.

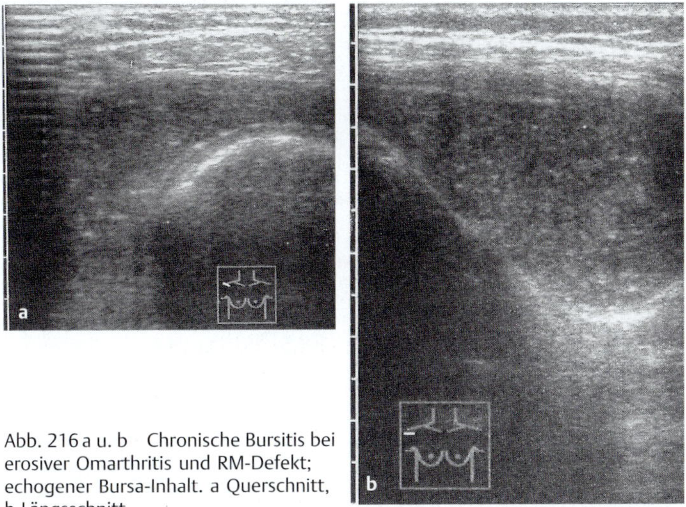

Abb. 216 a u. b Chronische Bursitis bei erosiver Omarthritis und RM-Defekt; echogener Bursa-Inhalt. a Querschnitt, b Längsschnitt

Tendovaginitis der langen Bizepssehne (Tendovaginitis bicipitalis)

- **Vorkommen:** Häufige Veränderung bei degenerativer oder entzündlicher Gelenkerkrankung.
- **Sonographischer Befund:**
  - Typische zirkumferente echoarme Verbreiterung der Sehnenscheide. „Halo"-oder „Spiegelei"-Formation im ventralen Querschnitt (Abb. 217); Bild der „weißen Straßenmarkierung auf Asphalt" im ventralen Längsschnitt.
  - Vermehrte Vaskularisation in der FKDS bei primär entzündlicher Affektion (Abb. 218).
  - Evtl. weitere relevante Befunde (z. B. Bursitis subdeltoidea oder Verkalkungen innerhalb der Bizepssehne) in den ventralen Schnittebenen (Abb. 219).

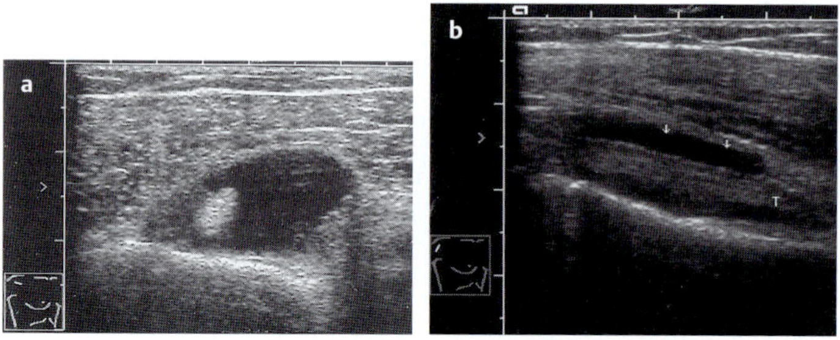

Abb. 217 a u. b Tendovaginitis bicipitalis bei Polyarthritis (ventraler Quer- und Längsschnitt über dem Sulcus bicipitalis) a Querschnitt: Halo-Formation. b Längsschnitt: Echoarme bzw. -freie Sehnenscheidenverbreiterung (Pfeile), zentrale echoreiche Sehne (T)

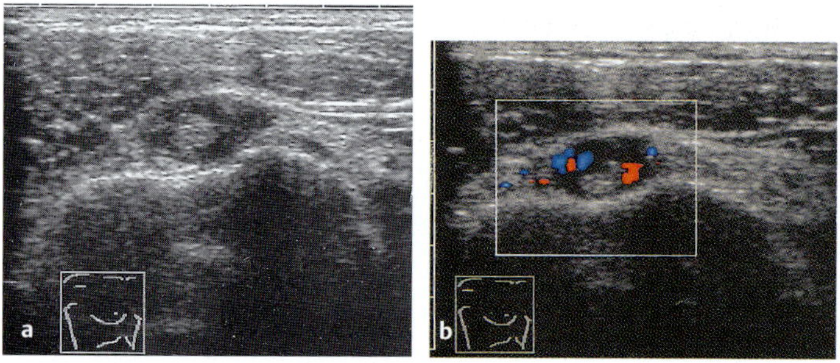

Abb. 218 a u. b Tendovaginitis bicipitalis bei Polyarthritis: Ventraler Querschnitt mit echofreiem Saum um die echoreiche Bizepssehne; zahlreiche FKDS-Signale mit Darstellung kleiner arterieller Signale

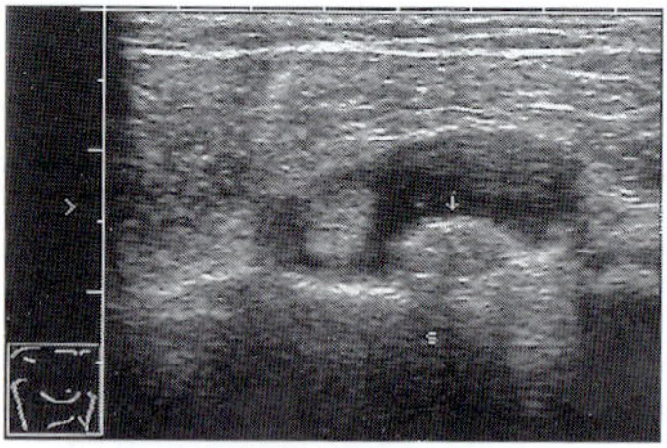

Abb. 219 Bizepssehnenverkalkung bei Polyarthritis: Konvexbogige reflexreiche Zone innerhalb der Bizepssehnenscheide mit dorsalem Schallschatten als Ausdruck einer Kalzifikation

Omarthritis

- **Vorkommen:** Häufige Manifestation im Rahmen primär entzündlicher rheumatischer Erkrankungen.
- **Sonographischer Befund:**
  - *Omarthritis* (Abb. 220):
    - Perikapitaler echoarmer Saum, tropfenförmige Erweiterung des axillären Rezessus im axillären Schnitt.
    - Manifeste echoarme Formationen in ventralen und dorsalen Schnitten bei größerer Ergussbildung.
    - Nachweis von Erosionen bzw. Usuren als Zeichen einer destruktiv-rheumatischen Gelenkerkrankung.
    - Oft begleitend unspezifische Tendovaginitis bicipitalis oder Bursitis subdeltoidea.

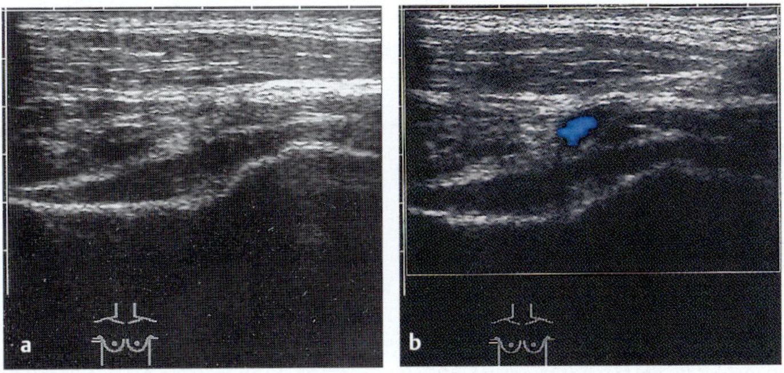

Abb. 220 a u. b Omarthritis im Rahmen einer rheumatoiden Arthritis.
a B-Bild: Kleiner Erguss im Gelenkrezessus (axillärer Longitudinalschnitt).
b FKDS: Darstellung der axillären Gefäßstrukturen im Longitudinalschnitt (A. circumflexa humeri)

  - *Erosive Omarthritis* (Abb. 221):
    - Flache Unregelmäßigkeiten der Humeruskopfkontur oder tief einschneidende umschriebene Defekte (Usuren), am häufigsten in dorsalen und axillären Anteilen nachweisbar.
    - Typische Lokalisation an der Knorpel-Knochen-Grenze.
    - Differenzierung zwischen Usur und Pseudo-Usur durch Nachweis der Usurbasis.
- **Stellenwert der Sonographie:** Die Sonographie kann schon bei klinisch unauffälligen oder unklaren Befunden frühe entzündliche Veränderungen aufzeigen. Erosive Veränderungen durch Pannusgewebe sind typisch für die rheumatoide Arthritis.

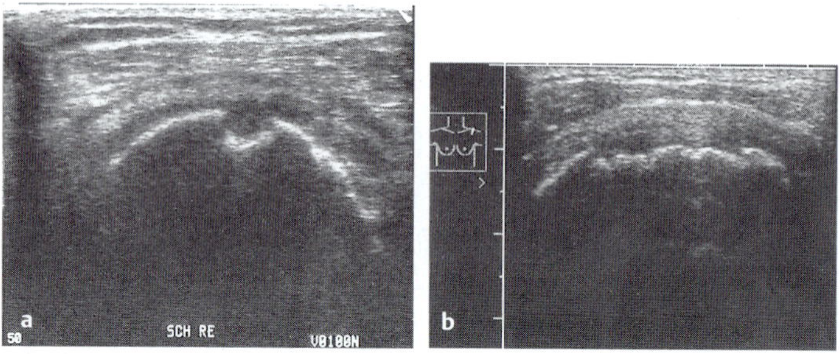

Abb. 221 a u. b Erosive Omarthritis bds. a tiefer Defekt des knöchernen Reflexes, b irregulär wellige Reflexbandaufsplitterung bei Omarthritis bei Morbus Bechterew (Schulter links)

Sekundäre Omarthrose

- **Definition:** Ausgedehnte Defektareale nach chronisch-entzündlichen Verläufen.
- **Sonographischer Befund:**
  - Abwechselnd knöcherne Erhebungen und Vertiefungen, die an das Bild von Burgzinnen erinnern („Burgzinnenphänomen", Abb. 222).
  - Häufig komplette Zerstörung der Rotatorenmanschette.

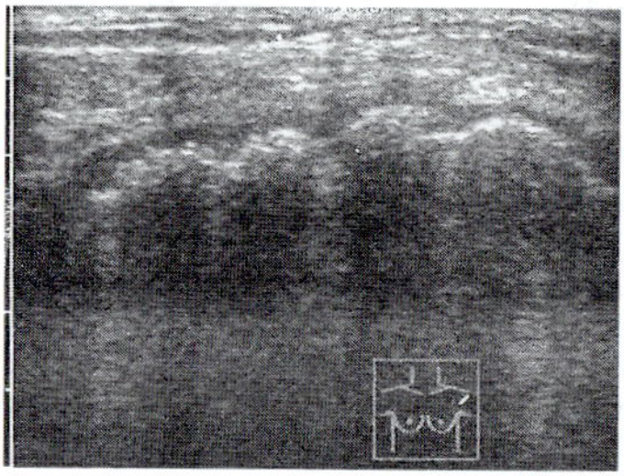

Abb. 222 Postentzündliche Destruktion der Rotatorenmanschette, Omarthrose: Usuren an der lateralen Humeruskopfzirkumferenz („Burgzinnenphänmomen"), Hypotrophie des M. deltoideus

Arthritis des Akromioklavikular- und Sternoklavikulargelenks

- **Ursachen/Vorkommen:** Arthritis des Akromioklavikulargelenks im Rahmen von rheumatischen Polyarthritiden (Abb. 223); Arthritis der Sternoklavikulargelenke bei HLA-B27-assoziierten Spondylarthropathien (Abb. 224).
- **Sonographischer Befund:**
  - Echoarme bzw. echofreie, konvexbogige Anhebung der Gelenkkapsel bei Schultereckgelenkserguss.
  - Vermehrte intra- bzw. periartikuläre Vaskularisation im floriden Stadium.
  - Ggf. Nachweis von Erosionen bei längerem Verlauf.

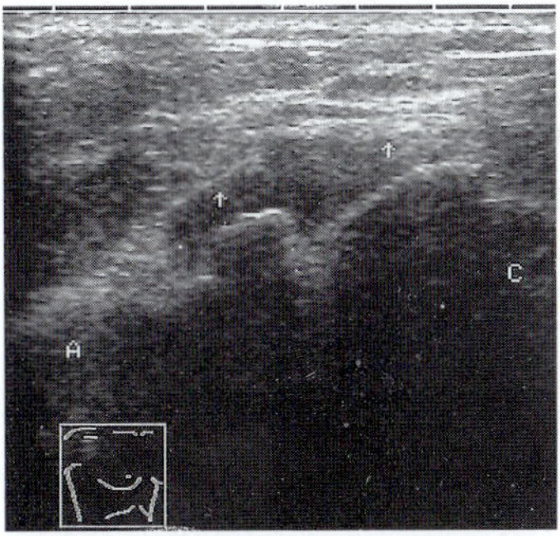

Abb. 223 Arthritis des Akromioklavikulargelenks bei akuter Polyarthritis: Entzündliche echoarme Gelenkkapselverbreiterung im Akromioklavikulargelenk. A = Akromion, C = Klavikula

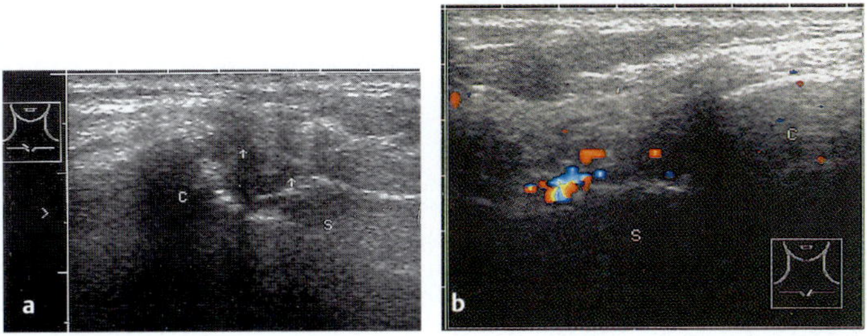

Abb. 224 a u. b HLA-B27-positive Spondylarthritis des Sternoklavikulargelenks. a B-Bild: Echofreie Exsudation (Pfeile), b FKDS: Inflammatorische Vaskularisation. S = Sternum, C = Klavikula

Kubitalarthritis (Abb. 225)

- **Definition:** Exsudative bzw. proliferative Entzündung des Ellenbogengelenks, z. B. im Rahmen einer rheumatoiden Arthritis.
- **Sonographischer Befund:** Echofreie Ergussbildungen und echoarme Synovialitiden, bevorzugt in den Kapselumschlagsfalten (Fossa olecrani, Fossa radii, Fossa coronoidea).
- **Hinweise zur Untersuchung:** Erguss dynamisch provozierbar durch leichte Flexion von 30° (im ventralen Längsschnitt).

Knoten in der Ellenbogenregion

- **Vorkommen:** Im Rahmen rheumatischer Erkrankungen finden sich häufiger Raumforderungen und subkutane Knotenbildungen im Bereich des dorsalen Ellenbogens.
- **Sonographischer Befund:**
  - Flüssigkeitsgefüllte Areale (z. B. Bursitis olecrani oder Ganglion).
  - Solide Strukturen, die sich homogen echoarm darstellen (z. B. Rheumaknoten, Abb. 226).

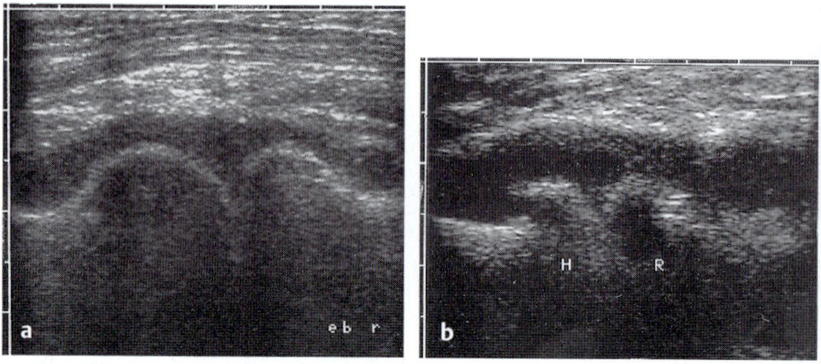

Abb. 225a u. b Kubitalarthritis bei langjähriger cP (ventraler humeroradialer Längsschnitt) a Echoarme Synovialitis; b Dorsaler Längsschnitt mit Fossa olecrani

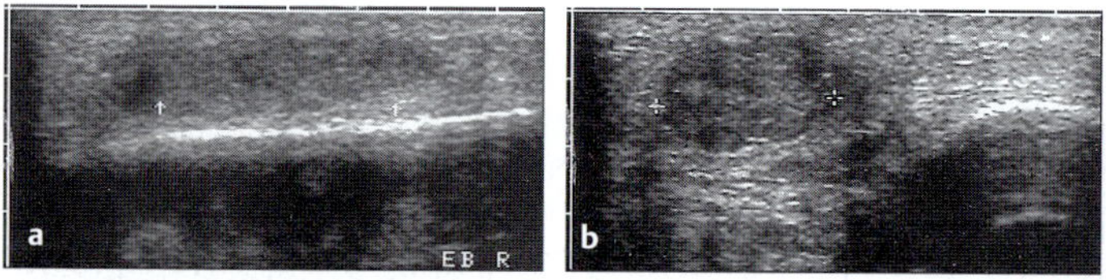

Abb. 226a u. b Rheumaknoten: Homogen-echoarmer ovaler Knoten, nicht komprimierbar. Klinisch Arthralgien, Rheumafaktoren hoch positiv; a Längsschnitt; b Querschnitt

- Gichttophi, die echoreiche Reflexe mit Schallschatten oder auch mit dorsalen kometenschweifartigen Schalleffekten enthalten können (Abb. 227).

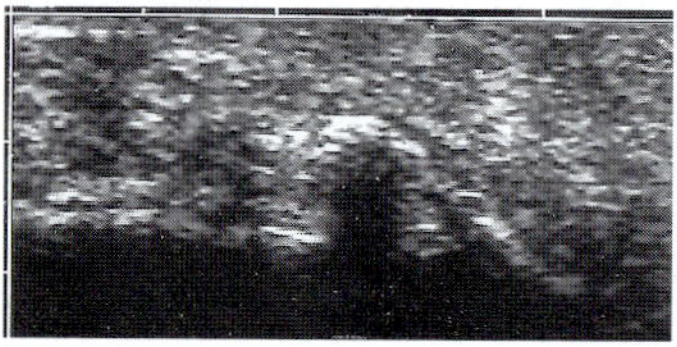

Abb. 227 Chronische Gichtarthropathie: Sonographisch stark reflexogene Strukturen in den Weichteilen mit dorsalem Schallschatten (derbe Gichtknoten im Bereich der Ellenbogenweichteile)

Artikulosynovitis der Finger- und Zehengelenke

- **Vorkommen:** Bei entzündlich-rheumatischen Erkrankungen. Insbesondere bei der rheumatoiden Arthritis, sind die kleinen Finger- und Zehengelenke schon in der frühen Erkrankungsphase betroffen.
- **Sonographischer Befund** (Abb. 228 u. 229):
  - Echoarme bzw. echofreie, konvexbogige Aufweitung der Gelenkkapsel.
  - Kleine echofreie Exsudation.
  - Darstellung von Erosionen und Usuren.

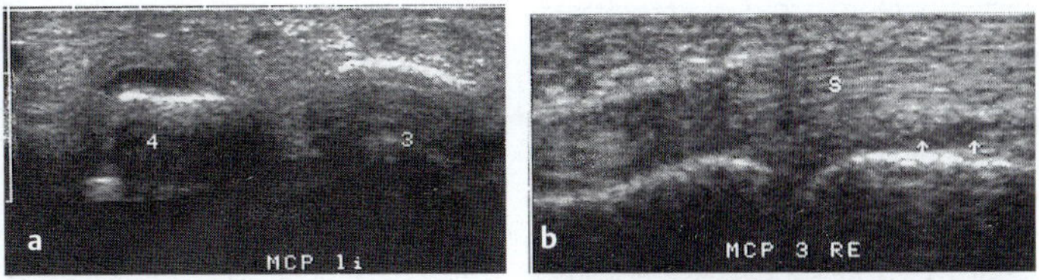

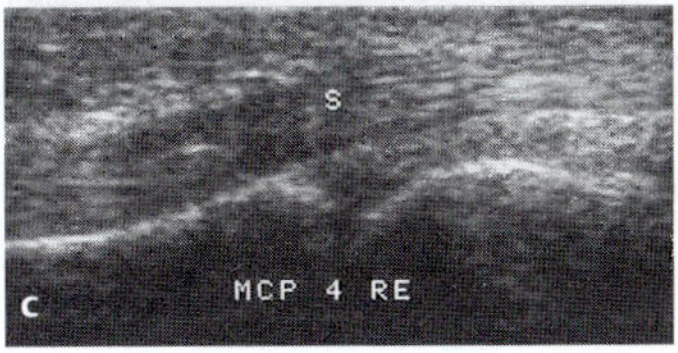

Abb. 228a–c Artikulosynovitis der Fingergelenke. a Exsudative MCP 4-Synovitis bei akutem Schub eines palindromen Rheumatismus (Transversalschnitt). b MCP 3-Synovitis bei cP: Kleiner tropfenförmiger Erguss unter der Beugesehne (volarer Längsschnitt). c Normalbefund an MCP 4 rechts. MCP = Metakarpophalangealgelenk, S = Beugesehne

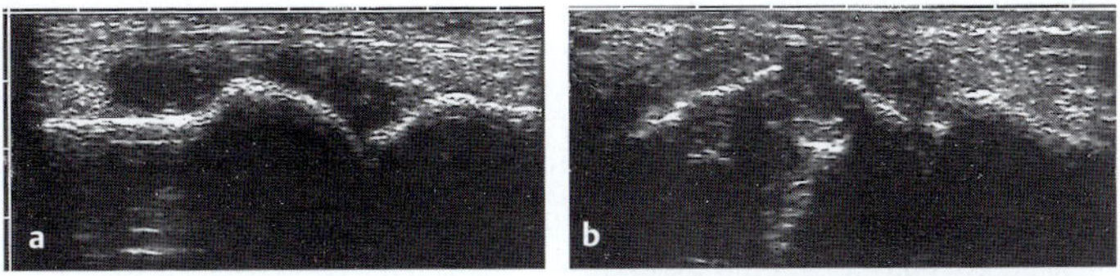

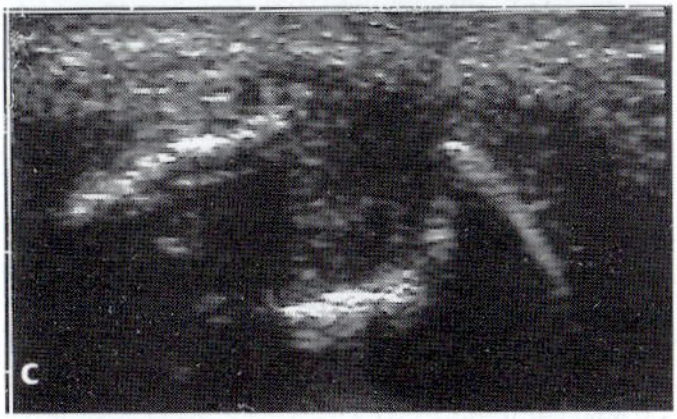

Abb. 229a–c Artikulosynovitis der Zehengelenke. a Patient mit erosiver Psoriasisarthritis; dorsaler Längsschnitt über MTP1 mit Exsudation und deutlicher echoarmer Auftreibung der Gelenkkapsel, glatte Knochenkonturen dorsal; b Gleicher Patient: bei zirkumferenter Untersuchung Detektion einer Usur; c Vergrößerung von b: Tiefgehender Defekt mit typischer Usurbasisreflexion

► **Hinweise zur Untersuchung:**
- Diskrete Befunde können durch die dynamische Untersuchung dargestellt werden.
- Immer Vergleich mit benachbarten und kontralateralen Gelenken.
- Bei der Artikulosynovitis der Zehen ggf. sonographisch gezielte Punktion, z. B. bei der Frage nach Uratkristallen (DD Gichtarthritis).

► **Sicherheit der sonographischen Diagnose:** Die sonographische Untersuchung hat sich als sehr sensitives Verfahren für die *Frühdiagnostik* etabliert. Selbst kleinere, durch die körperliche Untersuchung noch nicht fassbare synovitische Veränderungen (z. B. tropfenförmige Exsudationen) sowie Erosionen können sonographisch dargestellt werden.

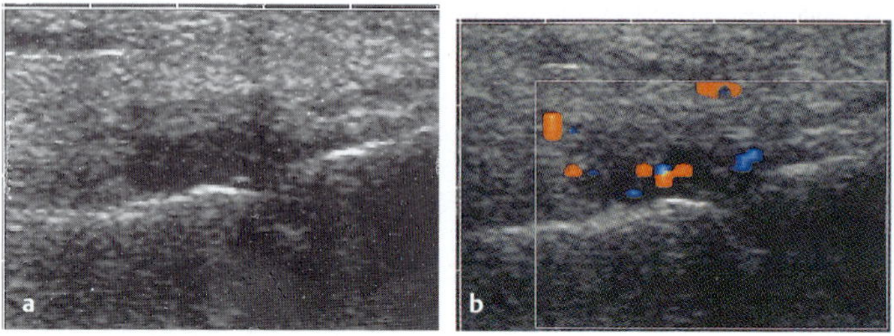

Abb. 230 a u. b Längsschnitt über MTP3 bei Patient mit Gichtanfall und Gichtarthritis; a Echoarme Aufweitung der Gelenkkapsel MTP3 rechts; b Deutliche intra- und perikapsuläre Hypervaskularisation

Koxarthritis (Abb. 231)

- **Sonographischer Befund:** Echoarme konvexbogige Aufweitung der Kortikalis-Kapsel-Distanz am Übergang von Hüftkopf zu Schenkelhals auf über 7 mm. Pathologisch ist eine Seitendifferenz von $>$ 2 mm im Vergleich zur Gegenseite.
- **Hinweise zur Untersuchung:**
  - Bei unklarem Bild u. U. Zunahme der Distanz durch Flexion.
  - Ggf. ultraschallgesteuerte diagnostische Punktion.
- **Stellenwert der Sonographie bei V. a. Koxitis:**
  - *Nachweis einer Synovialitis:* Identifizierung von synovitischen Reizzuständen mit intraartikulärer Volumenzunahme bzw. Ergussformationen im ventralen Längsschnitt (echoarme konvexbogige Aufweitung der Gelenkkapsel).
    - Bestimmung der Distanz zwischen Kortikalis des Schenkelhalses und dem Reflex der fibrösen Gelenkkapsel (Anhaltswerte s. Tab. 7, S. 46).
    - Durch die dynamische Untersuchung (geringe Flexion und Rotation) werden auch kleinere Ergussmengen sichtbar.

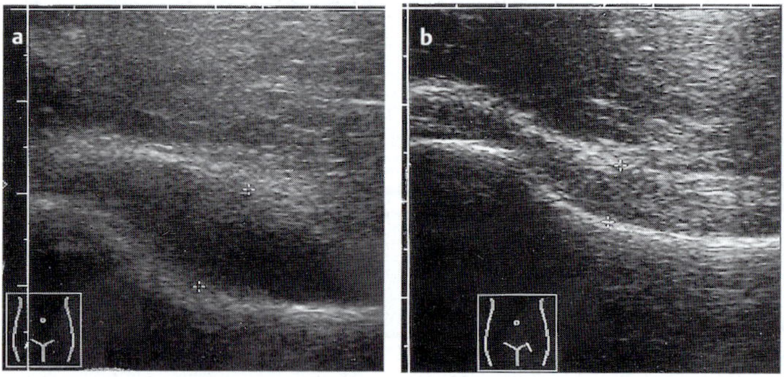

Abb. 231 a u. b Coxitis rechts i. R. einer (vermutl. yersinienreaktiven) Spondarthropathie. a Hüftkapsel rechts um 12 mm echoarm verbreitert, b Hüftkapsel links normal 6 mm. Klinisch 10 Tage zuvor akute Erythema nodosa, jetzt perakute Leisten- und Beinschmerzen, hohe Yersinien-Titer

- *Sonographisch gesteuerte Gelenkpunktion:* Exakte Lokalisation der Punktionsstelle und –richtung vor einer diagnostischen oder therapeutischen Arthrozentese.
- *Differenzialdiagnose:* Abgrenzung von Synovialitiden gegenüber anderen intra- oder periartikulären Schmerzursachen (z. B. Abszess, Bursitis, Hämatom).

Gonarthritis (Abb. 232)

► **Sonographischer Befund:**
- Nachweis von echoarmer Ergussformation (exsudativer Anteil) und echoreich-zottiger Synovialishypertrophie (proliferativer Anteil), v. a. in ventralen Rezessus.
- Nachweis von Konturdefekten i. S. von Usuren (arthritisches Minus-Zeichen, s. Abb. 211, S. 170).
- Dorsal ggf. Ausbildung hantel- oder c-förmiger Poplitealzysten.

► **Hinweise zur Untersuchung:**
- Aktive Quadrizepskontraktion oder Palpation durch Untersucher zur Demaskierung kleiner Exsudationen.
- Bei diffus echoreicher Kapselverdickung FKDS zum Nachweis einer Vaskularisation in den Synovialiszotten.

► **Stellenwert der Sonographie bei V. a. Gonarthritis:**
- *Nachweis von Exsudationen:* Im Bereich der Kniegelenke entwickeln sich häufig ausgeprägte exsudative oder proliferative Synovialitiden. Sonographisch können Ergussansammlungen in den supra- und parapatellaren Rezessus nachgewiesen werden. Durch den hohen Impedanzsprung zwischen Ergussflüssigkeit und Synovialis lassen sich Verdickungen der Gelenkschleimhaut sehr gut darstellen.

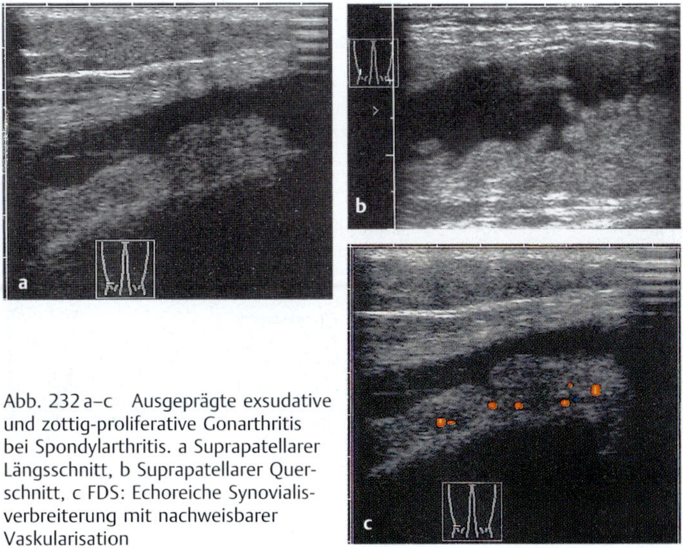

Abb. 232 a–c Ausgeprägte exsudative und zottig-proliferative Gonarthritis bei Spondylarthritis. a Suprapatellarer Längsschnitt, b Suprapatellarer Querschnitt, c FDS: Echoreiche Synovialisverbreiterung mit nachweisbarer Vaskularisation

- *Nachweis von Vaskularisationen:* Bei vielen chronischen Gonarthritiden finden sich zottig-hypertrophe Synovialitiden. Mit der FKDS können peri- und intraartikuläre Vaskularisationen nachgewiesen werden (Zeichen einer rheumatischen Synovialishypertrophie); eine semiquantitative Beurteilung gibt Hinweise auf die Entzündungsaktiviät.
- *Differenzialdiagnose:* Mit der FKDS ist eine Differenzierung zwischen vaskularisierten und avaskularisierten echogenen Strukturen (z. B. Detritus, Fibrin oder Hämatom) möglich.

Gonarthrose

- **Sonographischer Befund** (s. Abb. 211, S. 170):
  - Osteophytäre Randzacken am medialen oder lateralen Gelenkspalt.
  - Begleitende Ergüsse als Zeichen einer aktivierten Gonarthrose.
- **Hinweis zur Untersuchung:** Bei unklaren Befunden sonographisch gesteuerte Punktion und Synoviaanalyse.

Bakerzysten (Abb. 233)

- **Definition:** Zystische Synovialisaussackungen im Bereich der Kniekehlen.
- **Vorkommen:** Bei diversen entzündlichen oder degenerativen Kniegelenkserkrankungen.
- **Klinik:** Die Symptomatik reicht von lokalen Schmerzen bis zu gelegenlich akuten heftigen schmerzhaften Schwellungen von Wade und Unterschenkel (Differenzialdiagnose: Unterschenkelphlebothrombose).
- **Sonographischer Befund:** Im Querschnitt typische c- oder hantelförmige Anordnung um den M. gastrocnemius; in der Regel erkennbare Verbindung zum dorsalen Kniegelenksspalt.
- **Sicherheit der sonographischen Diagnose:** Im typischen Fall einer echofreien zystischen Formation gelingt der Nachweis einer Bakerzyste aufgrund des hohen Impedanzunterschieds zum umgebenden echogenen Weichteilgewebe rasch. Erschwerte Darstellbarkeit der Bakerzyste bei echoreichem Inhalt (s. Abb. 234).
- **Hinweis zur Untersuchung:** Bei ausgedehnten Bakerzysten kann es zu Verlagerungen und Kompressionen der tiefen Unterschenkelvenen kommen → Kompressions- und Farbduplexsonographie zur Frage nach einer Thrombosierung der Unterschenkelvenen.

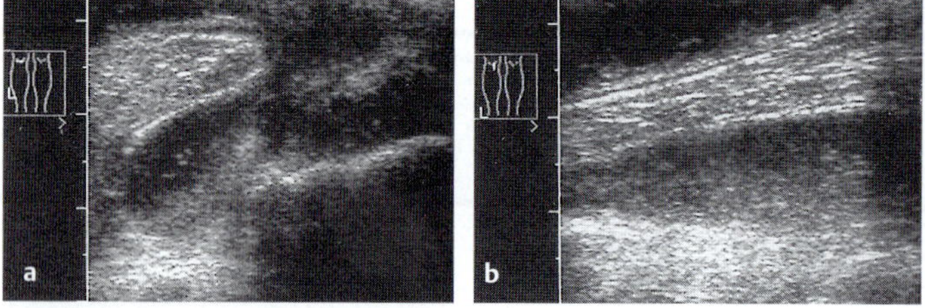

Abb. 233 a u. b Bakerzyste: Längliche nahezu echofreie schlauchförmige Raumforderung. a Querschnitt, b Längsschnitt

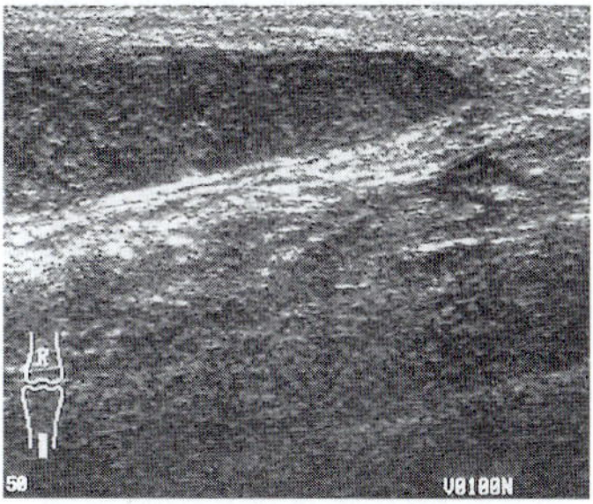

Abb. 234 Echogene Bakerzyste der Wade: Langstreckige Ausdehnung einer mit echogenem Material ausgefüllten Bakerzyste entlang der Muskel-Sehnenlogen des Unterschenkels. Klinisch chron. Wadenschmerzen; wegen Nikotinabusus zunächst V. a. pAVK; unauffällige Gefäßdiagnostik, Beschwerdefreiheit nach Resektion

Arthritis des oberen Sprunggelenks (OSG, Abb. 235)

- **Sonographischer Befund:**
  - Konvexbogige Aufweitung des Gelenkspalts zwischen Tibia und Talus von ventral.
  - Von dorsal häufig ebenfalls Darstellung eines tibiotalaren Ergusses bzw. einer Synovialitis möglich.
  - Oft begleitende Tenosynovitiden der Flexorensehnen medial und lateral.
- **Hinweise zur Untersuchung:**
  - Durch dynamische Untersuchung mit Dorsalflexion deutlichere Darstellung auch kleinerer Ergussmengen.
  - Bei Bedarf Aufsuchen einer geeigneten Lokalisation für eine diagnostische Ergusspunktion.
  - Immer auch Darstellung der Mittelfussregion; hier liegen ebenfalls häufig entzündliche Veränderungen vor (Intertarsal- bzw. Tarsometatarsalarthritis, s. Abb. 236).

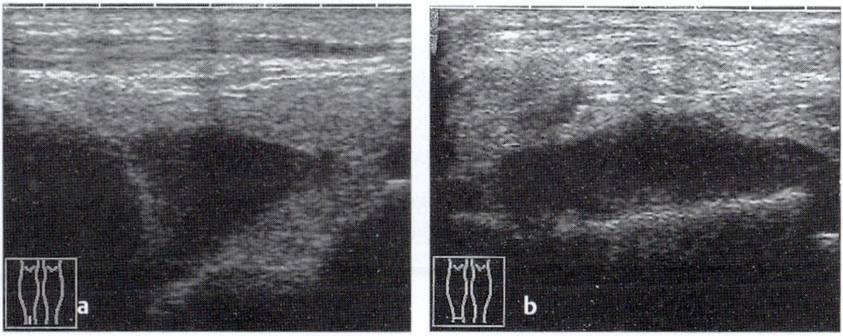

Abb. 235 a u. b OSG-Arthritis: Deutliche echoarme Auftreibung im Tibiotalargelenk. a Längsschnitt, b Querschnitt

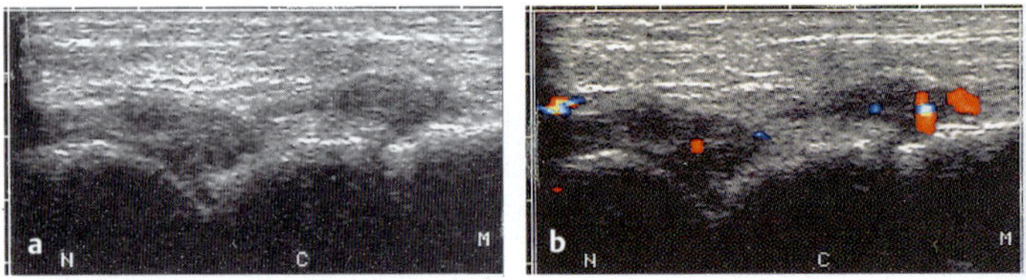

Abb. 236 a u. b Akute intertarsale Synovitis zwischen TOs naviculare und Os cuneiforme bei SLE (Pfeil); N = Os naviculare, C = Os cuneiforme I, M = Os metatarsale

Periarthritis (Abb. 237)

- **Definition:** Schmerzhafte Schwellungen im Bereich von oberem Sprunggelenk und distalem Unterschenkel. Es liegt *keine* exsudative Synovitis des Sprunggelenks vor.
- **Sonographischer Befund:** Subkutane Flüssigkeitssäume, kein Sprunggelenkserguss.

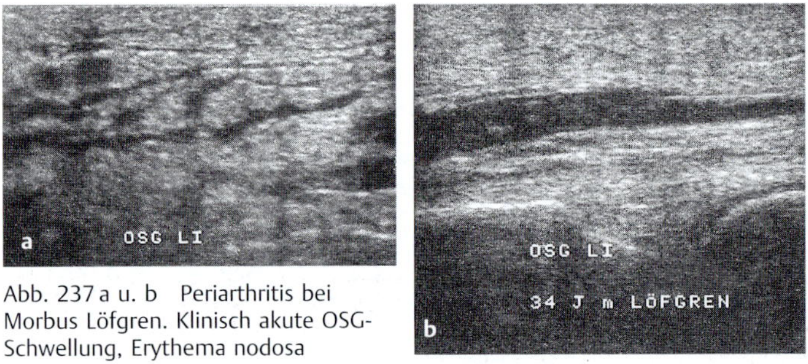

Abb. 237 a u. b Periarthritis bei Morbus Löfgren. Klinisch akute OSG-Schwellung, Erythema nodosa

Tenosynovitiden der Knöchelregion (Abb. 238)

- **Vorkommen:** Häufig begleitend bei entzündlichen Sprunggelenksaffektionen.
- **Sonographischer Befund:** Typischer echofreier Saum um die Sehne des M. peroneus oder M. tibialis posterior.

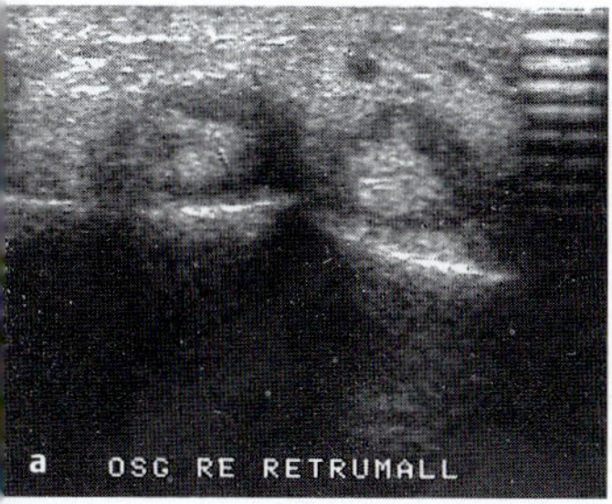

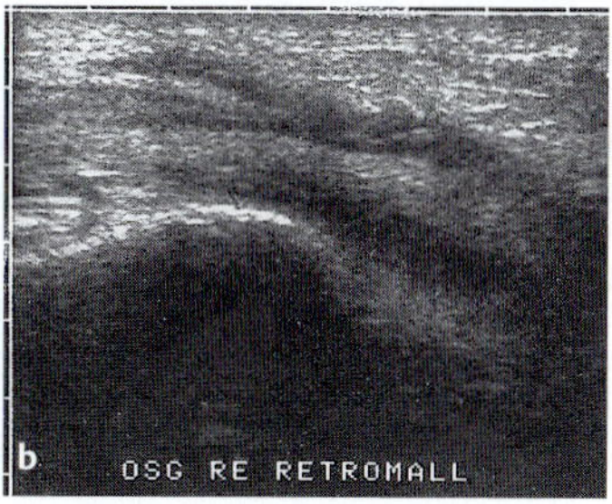

Abb. 238 a u. b Tenosynovitis der Peroneussehnen i. R. einer Crohn-assoziierten Sprunggelenksaffektion. a Querschnitt, b Längsschnitt

Veränderungen der Achillessehne

- **Vorkommen:** Schmerzen im Achillessehnenbereich (Achillodynien) können durch unterschiedliche, sonographisch weiter differenzierbare Läsionen wie Tendinose, Tendinitis, Paratendinitis oder Bursitis hervorgerufen werden.
- **Sonographischer Befund:**
  - Echoarme Veränderungen innerhalb der Sehne bei entzündlicher Alteration.
  - Echofreie Strukturen unterhalb der Achillessehne als Zeichen einer Bursitis subachillea.

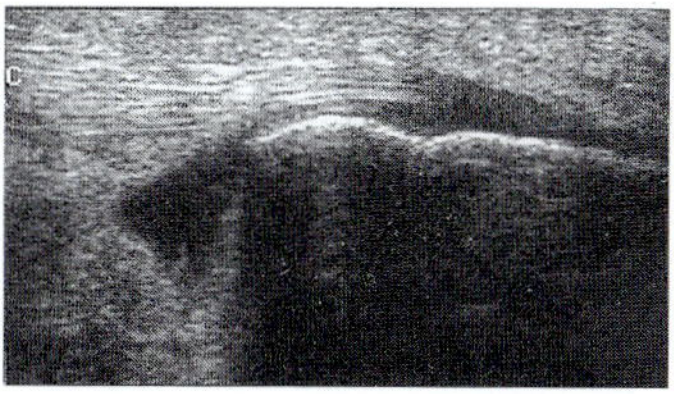

Abb. 239 Bursitis subachillea bei junger Patientin mit Bronchialkarzinom

6.14 Struma, Hyper- und Hypothyreose

Grundlagen

- **Leitsymptome:** Halsschwellung, Umfangszunahme; Heiserkeit, kloßige Sprache, Stridor, Schluckstörung; Fieber, Tachykardie; Gewichtszunahme, Adynamie und Depression (insbesondere im Alter, mit Hyperthyreose); Lokalschmerz, ggf. pathologische Schilddrüsenfunktionswerte.
- **Anmerkung:** Es gibt zahlreiche Erkrankungen, die die Symptome einer Hyper- oder Hypothyreose zeigen, deshalb ist die Labordiagnostik hier unbedingt notwendig. Der sonographische Befund bleibt insgesamt unsicher. Eine Feinnadelpunktion mit zytologischer bzw. histologischer Beurteilung ist in den meisten Fällen anzuraten.
- **Differenzialdiagnosen** werden in Tab. 29 nach der Häufigkeit im Allgemeinkrankenhaus aufgelistet.

Tabelle 29 · Differenzialdiagnose der Struma sowie Hypo- und Hyperthyreose

Diagnose	Sonographische Zeichen
häufig	
Struma diffusa (euthyreot) (S. 187)	Volumenzunahme, homogenes normales oder dichtes Echomuster, sekundär Knoten, regressive Veränderungen
weniger häufig	
Adenom (euthyreot, später hyperthyreot, S. 188)	glatt begrenzter Knoten, echoarm, meist geschlossener echoarmer Randsaum
Knotenstruma (S. 187)	wie blande Struma, multiple echoarme/-gleiche Knoten
Morbus Basedow (hyperthyreot, S. 189)	vergrößerte Schilddrüse, abgerundete Kontur, feinfleckiges echoärmeres Parenchymmuster, vermehrte Vaskularisation (FKDS)
selten	
Hashimoto- Thyreoiditis (hypothyreot, S. 190)	ungleichförmiges Echomuster, diffus echoarm, Schilddrüse meist klein
akute eitrige Thyreoiditis (euthyreot, S. 191)	inhomogenes Binnenecho (echoarm/echoreich), normale Größe, gelegentlich Rundherde
akute nicht-eitrige Thyreoiditis (hypothyreot, S. 191)	grobfleckig echoärmeres Parenchym, unscharf begrenzte echoarme/-freie Formation, vermehrte Vaskularisation (FKDS)
Riedelstruma (hypothyreot, S. 192)	diffus echoarm, pralle abgerundete Konturen

Tabelle 29 · **Differenzialdiagnose der Struma sowie Hypo- und Hyperthyreose – Fortsetzung**

Diagnose	Sonographische Zeichen
Malignom (euthyreot, selten hyperthyreot, S. 192)	solider Knoten: echoärmer, inhomogen, unscharf. Binnen- und Randvaskularisation gemischte Knoten: zystische Läsionen, Verkalkungen
Amyloidose (euthyreot, S. 194)	vergrößerte Schilddrüse, meist gleichmäßiges Echomuster, grobes echoreicheres Binnenecho

sonographisch nicht zu klären:
weniger häufig: medikamentös ausgelöste Hypothyreose, Hyperthyreosis factitia
selten: angeborene Funktionsstörungen, Hypopituitarismus, hypothalamische Infektion, Malignom, ektopes Schilddrüsengewebe

Struma diffusa

- s. auch unter tastbare Resistenzen S. 106; unter Schilddrüse S. 426.
- **Klinik:** Vergrößerter Halsumfang, ggf. Globusgefühl, Schluckbeschwerden; je nach Größe zusätzlich obere Einflussstauung, Stridor, rezidivierende Atemwegsinfekte; meist Jugendliche betroffen.
- **Diagnostik:**
  - *Untersuchung, Palpation:* Schmerzlos, normalerweise weich, unterschiedliche Konsistenz, je nach vorhandenen regressiven Veränderungen.
  - *Labor:* Schilddrüsenfunktionswerte im Normbereich, meist reicht TSH-basal aus.
  - *Sonographie.*
  - *Röntgen Thorax:* Trachealverlagerung? → Trachea-Zielaufnahme.
  - Schilddrüsenszintigraphie selten notwendig.
- **Sonographischer Befund:**
  - Volumenzunahme über 20 ml (V = Länge [cm] × Breite [cm] × Tiefe [cm] × 0,5).
  - Homogenes normales oder dichtes Echomuster, etwas vermehrte und vergröberte Echogenität.
  - Sekundär auch Entwicklung von Knoten.
  - Bei regressiven Veränderungen treten unterschiedliche Formationen auf:
    - Zysten: Echofreie, runde, glatt begrenzte Areale.
    - Verkalkungen: Echoreiche Flecken mit Schallschatten.
- **Sicherheit der sonographischen Diagnose:** Das sonographische Bild wird in Verbindung mit dem klinischen und laborchemischen Befund bewertet. Die Diagnose kann dann zu 85 % als gesichert gelten. CT und Szintigraphie sind nicht notwendig.

Knotenstruma (Abb. 240 u. 241)

- s. auch unter Schilddrüse S. 433; tastbare Resistenzen, Strumaknoten S. 106.
- **Klinik:** Wie Struma diffusa mit tastbaren Schilddrüsenknoten (knotige Umwandlung einer Struma).
- **Diagnostik:**
  - Labor: Hyperthyreote Schilddrüsenwerte (toxische Knotenstruma).
  - Sonographie.
  - Szintigraphie: Multifokale Autonomie.

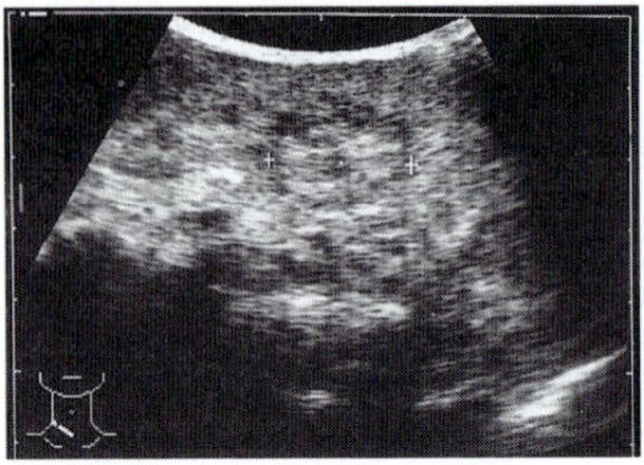

Abb. 240 Knotenstruma: Echogleicher Knoten (Distanzmarken) mit echoarmem Randsaum in einer knotig umgewandelten Struma

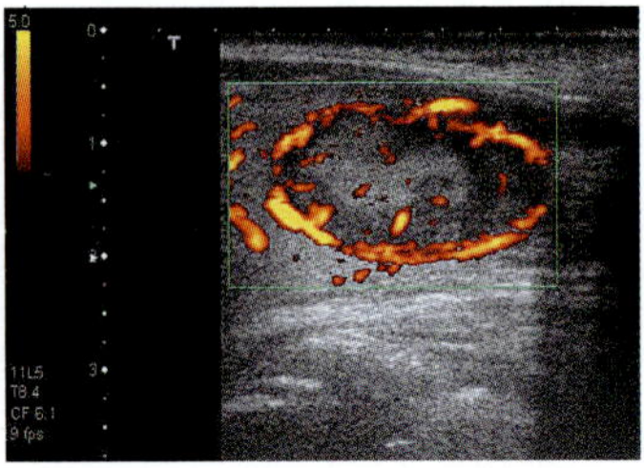

Abb. 241 Schilddrüsenknoten mit geschlossenem echoarmem Randsaum. Der echoarme Randsaum kann im Power-Mode gut als Gefäßsaum detektiert werden

- **Sonographischer Befund:**
  - Multiple echoarme oder echogleiche Knoten.
- **Sicherheit der sonographischen Diagnose:** Aus dem sonographischen Bild mit der hyperthyreoten Stoffwechsellage wird die Diagnose hochwahrscheinlich. Die multifokale Autonomie wird mit der Schilddrüsenszintigraphie gesichert (sonographisch echoarmer Knoten, szintigraphisch „heißer" Knoten → unifokale Autonomie; multiple echoarme Knoten, szintigraphisch multiple heiße Knoten → multifokale Autonomie; inhomogene „diffuse" Struma, szintigraphisch diffuse Speicherung → disseminierte Autonomie).

Adenom (Abb. 242; Abb. 244, S. 189)

- s. auch unter Schilddrüse S. 433.
- **Klinik:** Wie bei der Struma; bei hyperthyreoter Stoffwechsellage Klinik wie bei Basedow-Struma möglich (ohne Augensymptomatik und Hautveränderungen, s. u.).
- **Diagnostik:** Funktionswerte sind je nach der Morphologie des Adenoms verändert.
  - *Sonographie/Szintigraphie:*
    - Makrofollikuläre Adenome, sonographisch meist echoreich, sind szintigraphisch und funktionell „kalte" Knoten.
    - Sonographisch echoarme Knoten sind meist szintigraphisch „heiße" Knoten.
    - Autonomie kann mit der Supressionsszintigraphie nachgewiesen werden.

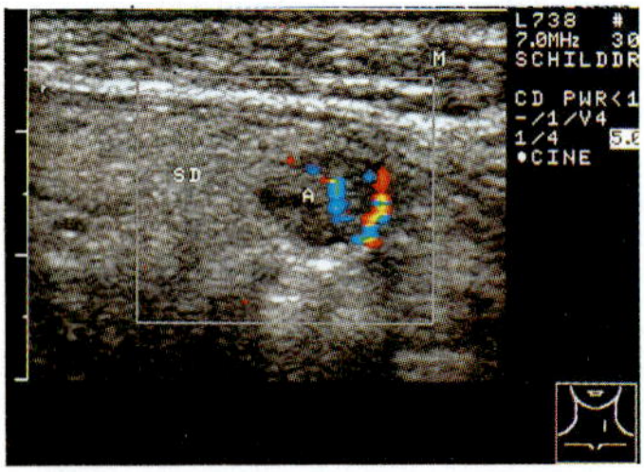

Abb. 242 Schilddrüsenadenom: Im Vergleich zum umgebenden Schilddrüsengewebe (SD) deutlich echoarmer Rundherd (A). Die Echogenität gleicht jener der umgebenden Halsmuskulatur (M). Mit der FKDS kann die eigenständige Gefäßversorgung nachgewiesen werden

- *Labor/weitere Diagnostik:*
  - Anfangs normale periphere Schilddrüsenwerte und normales TSH (trotzdem kann sich in der Szintigraphie ein „warmer“ Knoten darstellen).
  - Später noch normale periphere Schilddrüsenwerte; bei supprimiertem (vermindertem) TSH szintigraphisch „heißer“ Knoten.
  - Zuletzt Hyperthyreose (toxisches Adenom); eine Feinnadelpunktion ist erforderlich, um ein Karzinom auszuschließen.

► **Sonographischer Befund:**
- Gut abgrenzbarer Knoten, glatt begrenzt (da die Adenome eine Kapsel haben).
- Deutliche Echogenitätsverminderung zur übrigen Schilddrüse (gleicht der umgebenden Halsmuskulatur).
- Etwas inhomogene Echoverteilung.
- Meist geschlossener echoarmer Randsaum (Gefäße).

► **Sicherheit der sonographischen Diagnose:** Die Schilddrüsenveränderung ist eindeutig zu erkennen. Ein vaskularisierter geschlossener echoarmer/echofreier Randsaum, ggf. zusätzlich szintigraphisch fehlender Nachweis eines kalten Knotens macht die Diagnose sehr sicher. Je nach Funktionslage sind dann weitere Untersuchungen erforderlich. Die Abgrenzung zum Malignom erfolgt durch eine Feinnadelpunktion.

Morbus Basedow (Immunthyreopathie, Abb. 243 u. 244)

► **Klinik:**
- *Struma* (häufig vorhanden): Rasche Zunahme des Halsumfangs, Schluckstörung.
- *Hyperthyreose*: Nervosität (bei älteren Menschen liegt oft eine Apathie vor und man ist geneigt, an eine Hypothyreose zu denken), Schlafstörung, Schwitzen, Diarrhö, Tremor, Muskelschwäche, Gewichtsverlust, Haarausfall, Tachykardie, Herzinsuffizienz, Angina pectoris.
- *Ophthalmologische Manifestation*: In der Regel beidseits (lymphozytäre histiozytäre Infiltration der Orbita), Exophthalmus, Chemosis, Konjunktivitis, periorbitale Schwellung; weitere Komplikationen an Hornhaut und Sehnerv sind möglich.
- *Hautveränderungen*: Lokalisiertes Myxödem, z. B. prätibial; Aspekt wie Apfelsinenhaut, kann hyperpigmentiert sein und jucken.

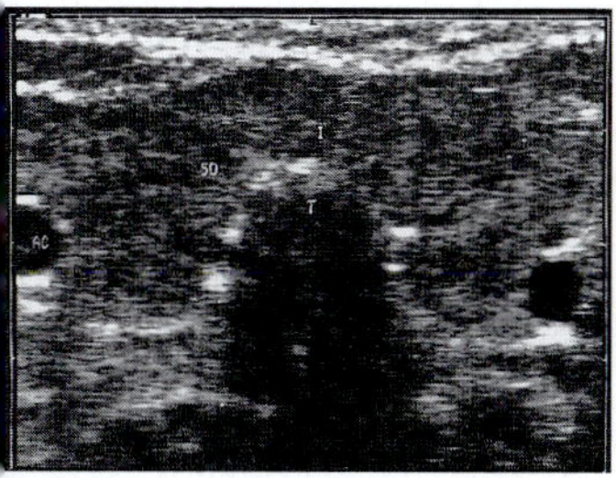

Abb. 243 Basedow-Struma: Echoarmes Schilddrüsengewebe (SD) mit balloniertem Isthmus (I). AC = Arteria carotis, T = Trachea

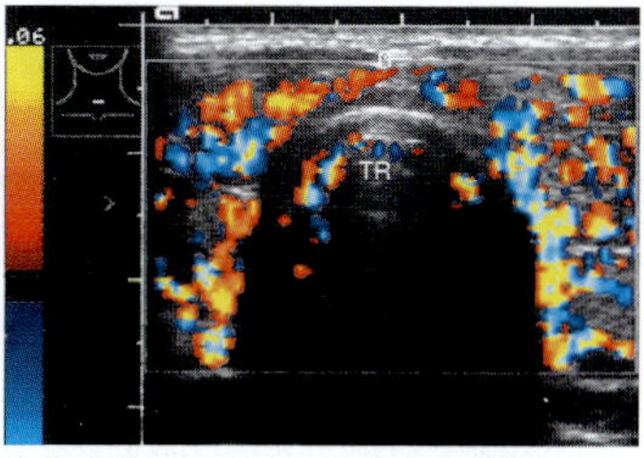

Abb. 244 Basedow-Struma, FKDS: Ausgeprägte Hypervaskularisation („vaskuläres Inferno“). Medianer Halsquerschnitt. TR = Trachea

► **Diagnostik:**

- *Anamnese; Palpation:* Eine normal große Schilddrüse macht die Diagnose unwahrscheinlich.
- *Labor, Schilddrüsenfunktionswerte:*
  - TSH erniedrigt bzw. nicht messbar, FT_3 und FT_4 sind erhöht.
  - Bleibt die Diagnose unsicher, können weitere Laborparameter bestimmt werden: Thyreoidea-stimulierende Immunglobuline (TSI), TSH-Rezeptor-antikörper (TRAK) sind in 90% nachweisbar, mikrosomale Antikörper (MAK, identisch mit Peroxydase-Antikörper, TPO-AK) in 70% der Fälle.
- *ggf. zusätzlich Probepunktion* zur histologischen Begutachtung (diffuse lymphozytäre Durchsetzung), wenn Verdacht auf ein Schilddrüsenmalignom besteht.

► **Sonographischer Befund:**

- Vergrößerte Schilddrüse, diffus oder asymmetrisch.
- Isthmus mitbetroffen.
- Kontur abgerundet.
- Homogen feinfleckig echoärmeres Parenchymmuster.
- Fokale Befunde heben sich echogener ab.
- *FKDS:* Vermehrte Vaskularisation.

► **Sicherheit der sonographischen Diagnose:** Im sonographischen Bild wird die Immunthyreopathie durch das echoarme Parenchymmuster mit auffälliger Isthmusschwellung (Ballonierung) wahrscheinlich. In Zusammenhang mit den typischen klinischen Zeichen kann die Diagnose gesichert werden. Der Nachweis der typischen Antikörper bestätigt die Diagnose. Fehlen eindeutige Zeichen der immunologischen Erkrankung, kann die Unterscheidung zur diffusen autonomen Hyperthyreose selbst szintigraphisch nicht gestellt werden.

Hashimoto-Thyreoiditis (chronisch lymphozytäre Thyreoiditis, Immunthyreoiditis, Abb. 245)

► **Klinik:** Keine Beschwerden, insbesondere keine Schmerzen; später entwickelt sich aus der Struma eine verkleinerte Schilddrüse.

- *Bei Hypothyreose:* Müdigkeit, Frieren, Haut- und Haarveränderungen (kalte, trockene rauhe, gelb-blasse Haut, struppiges Haar), Zungenhypertrophie.
- Zu Beginn kann eine hyperthyreote Phase auftreten.

► **Diagnostik:**

- *Anamnese und Palpation:* Anfangs prallelastische Konsistenz der Schilddrüse.
- *Labor:*
  - Anämie, erhöhte BSG, Dysproteinämie, Hypercholesterinämie.
  - Pathologische Schilddrüsenwerte: TSH erhöht, FT_3 und ggf. auch FT_4 vermindert. Antimikrosomale Schilddrüsen-Antikörper (MAK, spezifisch Anti-TPO-AK) in 85% der Fälle erhöht oder/und Antithyreoglobulin-Antikörper in 50% der Fälle.
- *Sonographie.*
- *Punktion:* Histologisch lymphozytäre und plasmazelluläre Infiltrationen mit Follikelbildung, Destruktion und Atrophie.

► **Sonographischer Befund:**

- Diffus echoarm (im Vergleich zur Echogenität der Halsmuskulatur echogleich oder echoärmer).
- Ungleichförmiges Echomuster.
- Schilddrüse meist klein (kann jedoch auch vergrößert sein).

► **Sicherheit der sonographischen Diagnose:** Die Echogenität des Parenchymmusters muss mit der Echogenität der Halsmuskulatur verglichen werden; so

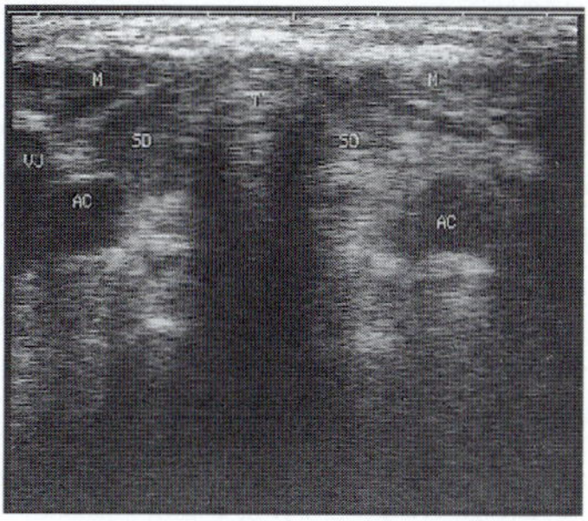

Abb. 245 Hashimoto-Thyreoiditis: Verkleinerte echoarme Schilddrüsenlappen (SD), mit der Halsmuskulatur (M) annähernd echogleich. Die Größe ist etwa auf den Durchmesser der Arteria carotis communis (AC) reduziert. VJ = Vena jugularis

wird die Diagnose wahrscheinlich. Die Abgrenzung zum M. Basedow ist meist möglich. Laborchemische Zusatzuntersuchungen sind notwendig.

Akute eitrige Thyreoiditis

- s. auch unter Schilddrüse S. 431.
- **Klinik:** Entzündungszeichen: Schwellung, Rötung, Überwärmung, druckschmerzhafte Schilddrüse, Fieber. Vorübergehend Zeichen der Hyperthyreose.
- **Diagnostik:**
  - *Anamnese:* Bakterielle Entzündung, die innerhalb von Stunden entsteht, insbesondere nach Abszessspaltung (z. B. Perianalabszess u. a.).
  - *Labor:* Leukozytose mit Linksverschiebung, erhöhte BSG und CRP.
  - *Sonographie.*
  - *ggf. Punktion* zum Erregernachweis (gleichzeitig entlastend bei Abszess); sonographisch gesteuerte Abszesspunktion (frühzeitige Antibiose notwendig).
- **Sonographischer Befund:**
  - Inhomogen, echoarmes und echoreiches Binnenecho.
  - Normal groß.
  - Gelegentlich echoarme bis echofreie Rundherde als Zeichen der Abszedierung, dann auch stark druckempfindlich, glatt begrenzt, grobe Binnenechos.
- **Sicherheit der sonographischen Diagnose:** Die sonographischen Zeichen sind insbesondere nach Einschmelzung eindeutig zu erkennen. Mit der Klinik und der Punktion ist die Diagnose sicher.

Akute nicht-eitrige Thyreoiditis (subakute Thyreoiditis granulomatosa De Quervain)

- s. auch unter Schilddrüse S. 426.
- **Klinik:** Beginn mit einer viralen Erkrankung, Schluckbeschwerden, Heiserkeit, Halsschmerzen bis ins Ohr; vorübergehende Zeichen der Hyperthyreose.
- **Diagnostik:**
  - *Anamnese; Palpation:* Derbe, druckschmerzhafte, z. T. geschwollene Schilddrüse, geschwollene, schmerzhafte regionale Lymphknoten.
  - *Labor:* Erhöhte BSG, ggf. leichte Leukozytose; anfangs normale Schilddrüsenwerte, später kann sich eine Hypothyreose ausbilden.
- **Sonographischer Befund:**
  - Schilddrüse normal groß bis etwas diffus vergrößert.
  - Grobfleckig, echoärmeres Parenchymmuster; dieser Befund ändert sich je nach Krankheitsstadium und Behandlung.

- Unscharf begrenzte, reflexarme bis echofreie Formationen.
- *FKDS:* Vermehrte Vaskularisation nachweisbar.

► **Sicherheit der sonographischen Diagnose:** Die Diagnose ist nur in Verbindung mit der sonographisch gesteuerten Feinnadelpunktion zu stellen. Differenzialdiagnostisch kommen die silente und postpartale Thyreoiditis in Betracht, die keine virale Symptomatik verursachen und im sonographischen Bild diffus echoarm sind.

Riedelstruma (fibröse, eisenharte Struma)

► s. auch unter Schilddrüse S. 426.

► **Klinik:** Entzündung, organüberschreitend, zur Verschwielung führend; Stridor, Heiserkeit, Einflussstauung.

► **Diagnostik:**
- *Anamnese, Palpation:* Eisenharte Schilddrüse, meist ein Lappen betroffen, nicht verschieblich.
- *Labor:* Erniedrigte periphere Schilddrüsenwerte bei erhöhtem TSH.
- *Feinnadelpunktion* mit Histologie: Hyalines Bindegewebe.

► **Sonographischer Befund:**
- Diffus echoarm.
- Pralle, abgerundete Konturen.

► **Sicherheit der sonographischen Diagnose:** Die Sonographie läßt die Diagnose vermuten, Klärung bringt die Histologie.

Malignom (Abb. 246)

► s. auch unter Schilddrüse S. 431.

► **Einteilung:**
- *Metastasen:* Gehäuft bei malignem Melanom, Bronchialkarzinom, Mammakarzinom, Ösophaguskarzinom.
- *Parafollikuläre Zellen* (medulläres C-Zell-Karzinom): Vier Untergruppen, z. B. MEN.
- *Follikuläre Epithelzellen:*
  - Papilläre Karzinome (70 %).
  - Follikuläre Karzinome (15 %): Wie normales Schilddrüsenepithel, Kapsel wie beim Adenom, aber durch Infiltration der Kapsel oder Gefäße vom Adenom zu unterscheiden; frühe Fernmetastasierung (in Lunge, Knochen, ZNS), besonders ungünstig ist der Hürthle-Tumor durch invasives Wachstum.
  - Anaplastisches Karzinom (5 %): Hochmaligne, ausgedehnte lokale Infiltrationen, therapierefraktär.

► **Klinik:** Oft Tumorleiden (Bronchialtumor, Mammakarzinom, malignes Melanom, Ösophaguskarzinom, aber auch thyreoidale Lymphome) mit Metastasenbildung; Hyperthyreose möglich; Stridor.

► **Diagnostik:**
- *Anamnese:*
  - Alter der Patienten 50–70 Jahre (papilläre Karzinome haben einen zweiten Häufigkeitsgipfel im 2. u. 3. Lebensjahrzehnt).
  - Röntgenexposition im Säuglings- und Kindesalter, fehlende Heiserkeit, bekannte chronische lymphozytäre Thyreoiditis (Hashimoto), sich schnell vergrößernde Raumforderung sprechen mit hoher Wahrscheinlichkeit für ein Lymphom.

- *Palpation:* Struma mit Solitärknoten, schnell wachsend; oft schon Lymphknotenmetastasen bei Diagnosestellung; nicht berührungsempfindlich, harte Konsistenz.
- *Labor* (hilft kaum weiter): Meist euthyreot, gelegentlich hyperthyreot; Serum-Calcitonin ist Tumormarker für das medulläre C-Zell-Karzinom.
- *Sonographie.*
- *Feinnadelaspirationsbiopsie* ist besonders wichtig.
- Ggf. zusätzlich *Szintigraphie*: Kalte Knoten.

► **Sonographischer Befund:** Ein stark dominanter echoarmer Knoten weist auf ein Karzinom hin, insbesondere wenn eine Blutung zu einer raschen Größenzunahme geführt hat.
  - *Zystische Knotenmorphologie:* Echofreier Rundherd: Punktion und zytologische Untersuchung des Zysteninhaltes ist meist Diagnostik und Therapie in einem.
  - *Solide Knotenmorphologie:* Echoärmer, inhomogen, unscharf begrenzt, mit oder ohne Randsaum. Mögliche Diagnosen:
    1. Parafollikulär (C-Zell-Karzinom).
    2. Follikuläre Karzinome mit Kapsel.
    3. Papilläres Karzinom ohne Kapsel, langsam infiltrierend wachsend, sich in Lymphknoten der Halsregion ausbreitend.
    4. Anaplastisches Karzinom.
  - *Gemischte Knotenmorphologie:* Alle Karzinome vertreten:
    - Zystische Läsionen mit Einblutung, inhomogen.
    - Kleinfleckige und großfleckige Verkalkungsmuster.
  - *Metastasen:* Rundherde, nur durch Feinnadelpunktion zu unterscheiden; Primärtumor anderer Lokalisation.
  - *Lymphom:* Fokal, unscharf begrenzt, echoärmer.

► **Sicherheit der sonographischen Diagnose:** Der sonographische Nachweis von soliden und zystischen Läsionen gelingt in annähernd allen Fällen. Die Unterscheidung maligner von benignen Befunden erfolgt durch die Aspirationszytologie oder, falls notwendig, durch Probeexzision, um das weitere therapeutische (operative) Vorgehen zu planen. Alle echoarmen Knoten über 10 mm ohne echoarmen Randsaum bedürfen der zytologischen und ggf. operativen Klärung!

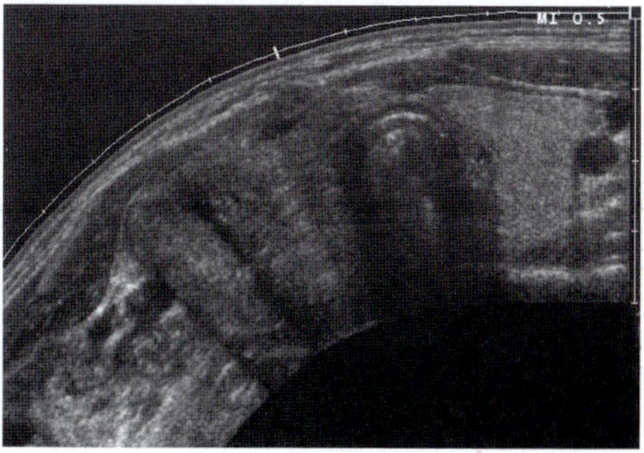

Abb. 246 Papilläres Schilddrüsenkarzinom des rechten Schilddrüsenlappens: Mehrere echoarme, teilweise die ventrale Halsmuskulatur infiltrierende Raumforderungen; unauffälliger linker Schilddrüsenlappen (SieScape – Panoramadarstellung; Bild von Frau PD. Dr. Strobel, Erlangen)

Amyloidose

- **Einteilung:**
  - Primäre Amyloidose.
  - Amyloidose bei Plasmozytom.
  - Sekundäre oder reaktive Amyloidose: Bei chronischen Infektionskrankheiten oder bei chronisch entzündlichen Prozessen.
  - Familiäre Amyloidose.
  - Lokale Amyloidose: Wirkt wie Tumor, kommt besonders in endokrinen Organen vor.
  - Amyloidose als Alterserscheinung.
  - Amyloidose bei chronischer Dialysebehandlung.
- **Klinik:** Unterschiedliches Krankheitsbild, je nach Grundkrankheit. Lokale Amyloidose der Schilddrüse kann das Beschwerdebild einer blanden Struma zeigen (s. o.). Selten Funktionsstörung, oft bei medullärem Schilddrüsenkarzinom. Cave bei Feinnadelpunktion, wenn die Karzinomzellen nicht getroffen wurden.
- **Diagnostik:**
  - Untersuchung: Palpatorisch derbes Organ.
  - Sonographie der Schilddrüse, der parenchymatösen Bauchorgane; Echokardiographie.
  - Punktion der Schilddrüse.
  - Rektoskopie mit Entnahme einer Rektumbiopsie zur Unterscheidung einer Systemerkrankung von einer lokalen Amyloidose (Probe alkoholfixieren und mit gezielter Fragestellung dem Pathologen senden).
  - Klärung weiterer Grundkrankheiten (s. o.).
- **Sonographischer Befund:**
  - Vergrößerte Schilddrüse.
  - Gleichmäßiges, aber manchmal auch unregelmäßiges Echomuster.
  - Grobes, echoreicheres Binnenecho.
- **Sicherheit der sonographischen Diagnose:** Wie bei den meisten fokalen Läsionen ist die Probeentnahme zur zytologischen Klärung notwendig.

7 Arterien und Venen

7.1 Untersuchung

Abdominelle Gefäße

- **Schnittebenen:**
  - Oberbauchquerschnitt (s. S. 23).
  - Oberbauchlängsschnitt (s. S. 30).
  - Zusatzschnittebenen.
- **Sonographische Anatomie und Normalbefund:**
  - *Aorta* (Abb. 247–249):
    - Die Aorta verläuft links vor der Wirbelsäule und imponiert als glattes, hart pulsierendes, weitgehend echofreies Gefäßband. Sie gibt, bevor sie sich kurz unterhalb des Nabels in die Aa. iliacae communes aufteilt, parietale und viszerale Äste ab.

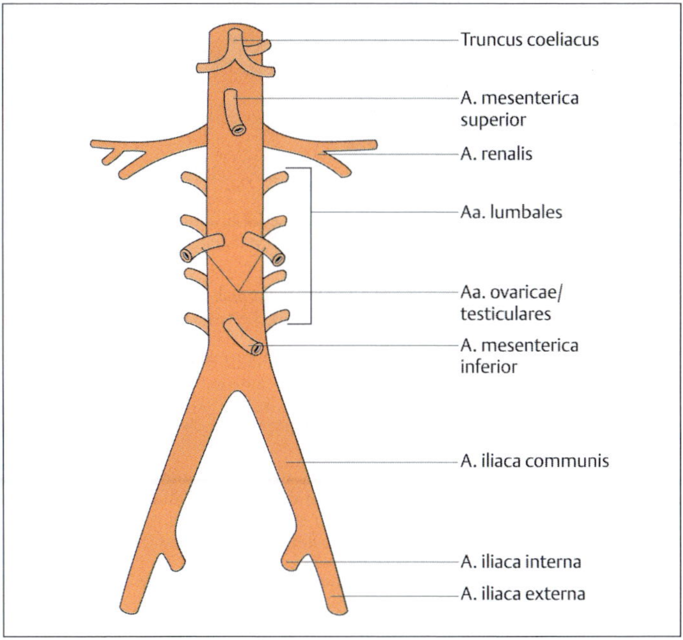

Abb. 247 Parietale und viszerale Äste der Aorta

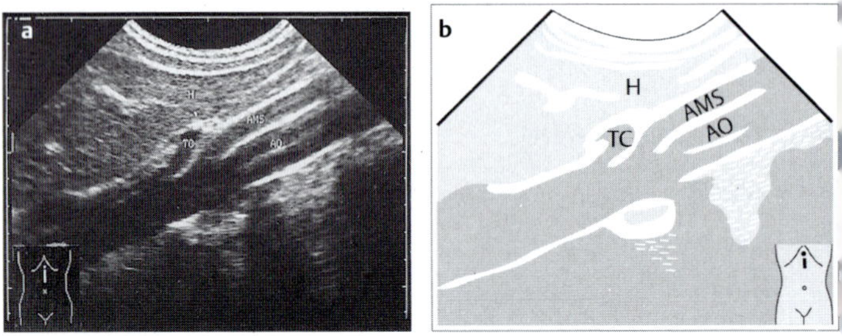

Abb. 248 a u. b Truncus coeliacus im Oberbauchlängsschnitt. TC = Truncus coeliacus, AMS = A. mesenterica superior, AO = Aorta, H = Leber

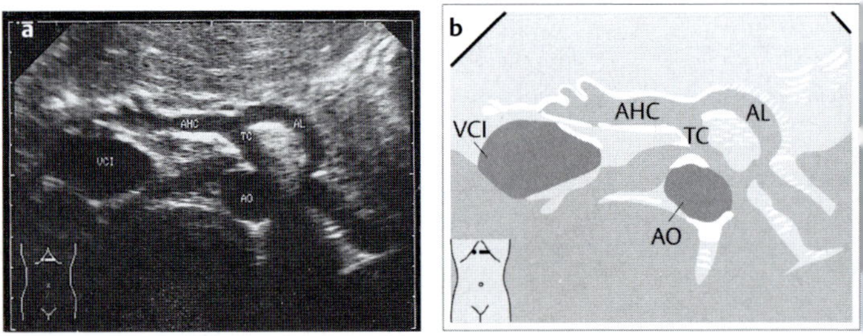

Abb. 249 a u. b Truncus coeliacus im Oberbauchquerschnitt. AHC = A. hepatica communis, VCI = V. cava inferior, TC = Truncus coeliacus, AL = A. lienalis

  - Dreischichtung der Aortenwand (zwei echoreiche Zonen, durch eine echoarme getrennt, die beiden inneren entsprechen den Dicken der Intima bzw. Media).
- *V. cava inferior* (s. Abb. 35, S. 29; Abb. 476, S. 335): Die V. cava inferior verfügt entsprechend den Aortenästen über parietale und viszerale (Vv. renales) Zuflüsse und verläuft rechts parallel der Aorta. Sie zeigt atemabhängige Kaliberschwankungen, eine „weiche" Konsistenz, eine echofreie Binnenstruktur und die typischen Doppelpulsationen.
- *V. portae* (Abb. 250 u. 251): Sie entsteht aus dem Zusammenfluss der Eingeweidevenen im venösen Konfluens. Die V. portae liegt hinter dem Pankreaskopf und erreicht die Leberpforte, wo sie sich in einen rechten und linken Hauptast aufteilt, um sich weiter in einem Kapillarsystem zu verzweigen.

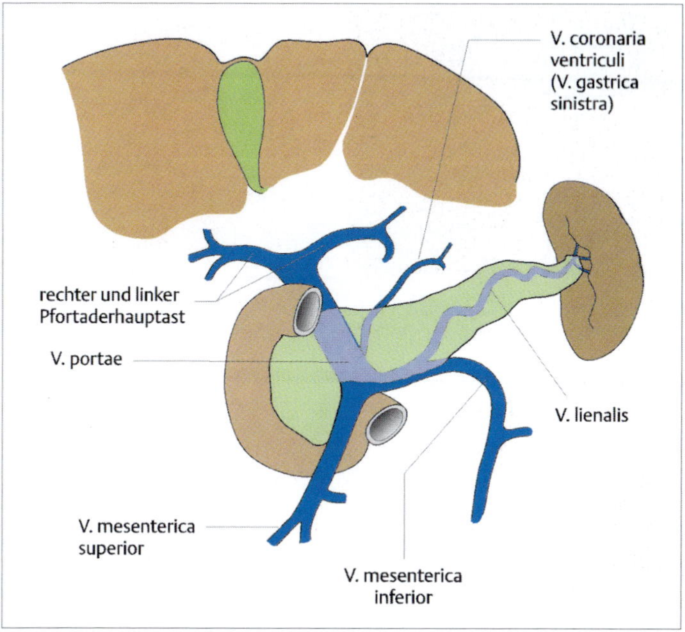

Abb. 250 V. portae und ihre Zuflüsse

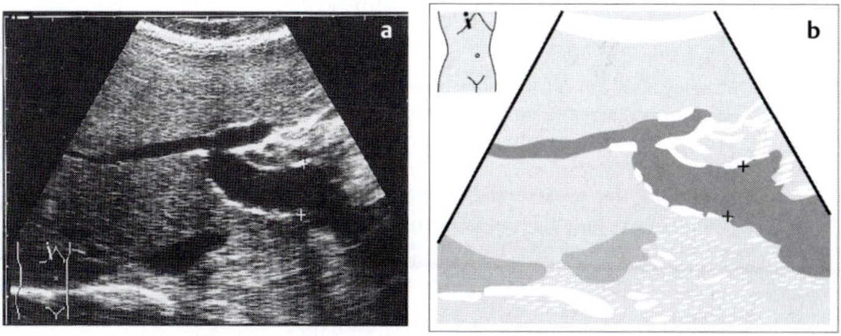

Abb. 251 a u. b T-förmige Aufteilung der V. portae in der Leberpforte

- *Venöser Konfluens* (Abb. 250 u. 252): Der venöse Konfluens liegt dorsal vom Pankreaskopf als ovaläre venöse Auftreibung vor der V. cava. Er bildet sich aus der V. mesenterica superior, der V. mesenterica inferior (die häufiger in die V. linealis mündet), der V. coronaria ventriculi und der V. lienalis.

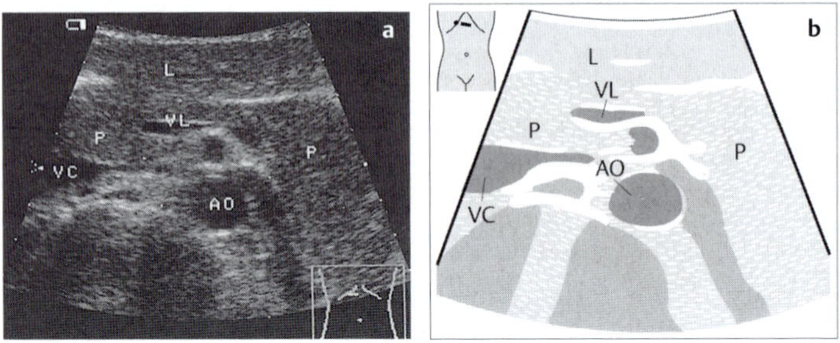

Abb. 252 a u. b Venöse Gefäße im Oberbauch.
AO = Aorta, P = Pankreas, VL = V. lienalis, L = Leber, VC = V. cava

- **Untersuchungshilfen, Tipps:**
  - Atemabhängige Volumenschwankungen im venösen System beachten (inspiratorischer Kollaps der V. cava; endinspiratorische Volumenzunahme der V. portae von > 2 mm oder 50 [–100] %).
  - Kompression und Wegdrücken überlagernder luftgefüllter Darmschlingen.

Periphere Gefäße

- **Schnittebenen:** Gefäßverlaufsadaptierte Schnittebenen.
- **Sonographische Anatomie und Normalbefund:**
  - Wie im Abdomen weisen auch bei den peripheren Gefäßen Arterien und Venen typische Unterschiede auf (Pulsation, Atemabhängigkeit).
  - Zur Lagebeziehung der wichtigen Beingefäße s. Abb. 253; Abb. 286 u. 287, S. 218.
  - Bei den Beingefäßen liegen die Venen eher dorsal der Arterien.
  - Arterien sind kaum, Venen leicht komprimierbar.
- **Untersuchungsablauf:**
  - 3,5–7,5 MHz-Schallkopf.
  - Rückenlage; bei der Untersuchung der Unterschenkelvenen Beine herabhängen lassen. Untersuchung der Popliteagefäße in Bauchlage (dann findet sich die V. poplitea schallkopfnah, die Arterie schallkopffern).
  - Zunächst orientierende Untersuchung im Querschnitt, dann Längsschnittuntersuchung mit verlaufsadaptierter Technik.
  - Ergänzend farbkodierte Duplexsonographie (FKDS, S. 7) zur Frage nach Randflüssen (flottierende Thromben?), Kollateralen, Rekanalisationsvorgängen oder Beckenvenenthromben.

  Tipps:
  - Dosierte Kompression mindert Streuartefakte.
  - Ruhige Schallkopfführung lässt Arterienpulsationen besser erkennen.
  - Ein Abrutschen des Schallkopfes bei der Kompression führt zu Fehlinterpretationen, daher möglichst die nicht kompressible Arterie mit darstellen.
  - In der Kniekehle sehr vorsichtiges Aufsetzen des Applikators, da die V. poplitea dicht unter der Haut liegt, leicht komprimierbar und somit (bei unauffälligem Befund) nicht sichtbar ist.
  - In der Beckenetage sind die Gefäße mit leicht gefüllter Harnblase besser sichtbar.

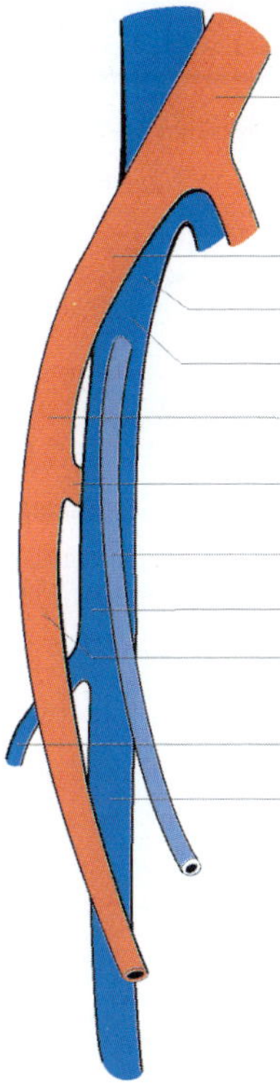

Abb. 253 Topographie der Oberschenkelgefäße rechts

Befundübersicht, Einteilung

- **Aorta und Arterien:** Die intra- und retroperitonealen Gefäße (aber auch z. B. die Halsgefäße für die Untersuchung von Schilddrüse oder Lymphknoten) haben als Leitstrukturen für die topographische Zuordnung eine große Bedeutung.
  - *Veränderungen durch Arteriosklerose:* Erkrankungen der Aorta und Arterien sind meist Folgen der Arteriosklerose. Sie führt zu Erweiterung, Verengung und Verschluss des betroffenen Gefäßes (s. S. 204).
  - *Hämodynamische Veränderungen:*
    - Sie sind nur durch zusätzliche Doppler- bzw. Farbdoppleruntersuchung darstellbar (s. S. 7); das B-Bild spiegelt nur die morphologischen Veränderungen wider.

- Erfassung von Stenosen: Über die Spektralanalyse können Stenosen morphologisch beschrieben und mittels der Flussgeschwindigkeitsmessung semiquantitativ erfasst werden (s. Tab. 30 u. Abb. 254).

Tabelle 30 · Normwerte für Flussgeschwindigkeiten und Doppler-Indizes

Gefäß	PI	RI	V_{max} (cm/s)	V_{min} (cm/s)
Aorta abdominalis	2–6		50–120	
A. femoralis communis	5–10		100	
A. poplitea	6–12			
A. tibialis posterior	7–15			
A. renalis		06–0,8	60–180	30
Truncus coeliacus		0,6–08	100–240	
A. mesenterica superior		0,75–0,9	120–220	
A. mesenterica inferior		0,8–0,9	100–150	

PI = Pulsatilitätsindex (für periphere Arterien), RI = Resistance- oder Widerstandsindex (für parenchymatöse Arterien, z. B. Nierenarterien)

- *Einteilung der Befunde:*
  - Nach der Ätiologie: s. Tab. 31, S. 201.
  - Nach der Lokalisation: s. Tab. 32, S. 208.

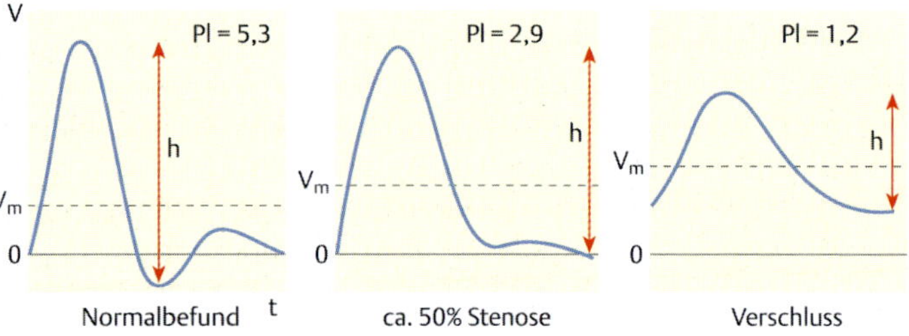

Abb. 254 Darstellung des Pulsatilitätsindex (PI) und der Flusskurve in Abhängigkeit vom Stenosegrad bei normalen und pathologischen Extremitätenstrompulsen. Berechnung des Pulsatilitätsindex: Höhe (h) des maximalen Vor- und Rückflusses geteilt durch die mittlere Strömungsgeschwindigkeit (V_m) (aus Neuerburg-Heusler D, Hennerici M. Gefäßdiagnostik mit Ultraschall. Thieme. 1995)

► **V. cava und periphere Venen:**

- Venen spielen sonographisch sowohl als Leitstrukturen bei der Orientierung als auch durch krankhafte Veränderungen eine Rolle. Die größte klinische Bedeutung hat die Thrombose.
- *Einteilung der Befunde:* s. Tab. 34, S. 216.

7.2 Aorta und Arterien

Übersicht: Veränderungen nach der Ätiologie (Tab. 31)

Tabelle 31 · Sonographische Befunde nach der Ätiologie

Anomalien	**Trauma- und Operationsfolgen**
Verdoppelungen	Aneurysma spurium (S. 203)
atypische Verläufe (S. 202)	arterio-venöses Aneurysma (S. 203)
	Arterienprothese (S. 204)
Bluthochdruck- und Arteriosklerosefolgen	**Verdrängung, Kompression, Infiltration**
Aorten-/Arterienelongation (S. 204)	benigne Raumforderungen (S. 207)
Aortenektasie (S. 204)	maligne Raumforderungen (S. 207)
Aorten-/Arterienstenose (S. 204)	
Aneurysma (S. 205)	

Anomalien

► **Verdopplungen:** A. renalis (Abb. 255), selten Aorta.

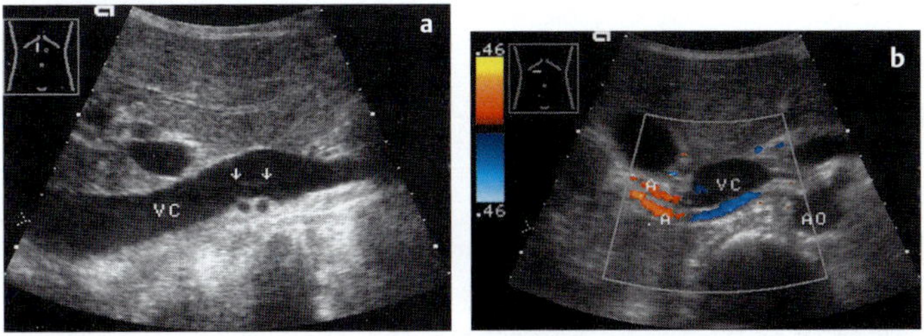

Abb. 255 a u. b Gedoppelte A. renalis. a Längsschnitt: Dorsal der V. cava (VC) Darstellung zweier Arterienquerschnitte (Pfeile). b Oberbauchquerschnitt rechts, Farbdoppler: Beide Aa. renales (A) sind dargestellt; bei der Frage nach einer Nierenarterienstenose sollte immer die Möglichkeit einer Doppelung bedacht werden

► **Atypische Verläufe:**

- *Nierenarterien:* Verlauf ventral und dorsal der V. cava.
- *Truncus coeliacus* (Abb. 256 u. 257):
  - A. gastrica sinistra aus A. mesenterica superior oder Aorta („Truncus hepatolienalis").
  - Gemeinsamer Abgang von A. mesenterica superior und Truncus coeliacus („Truncus coeliacomesentericus", Abb. 257).
- *Aorta:* Infolge Wirbelsäulenskoliosen schräge/quere Aortenverläufe.

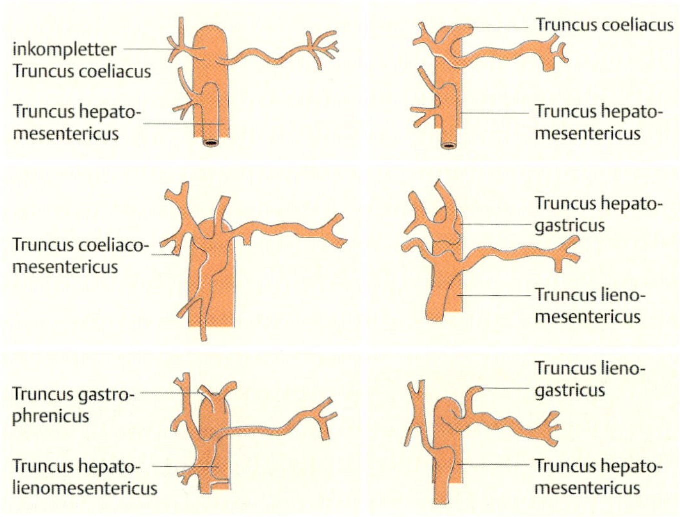

Abb. 256 Variationen des Truncus coeliacus (nach Netter)

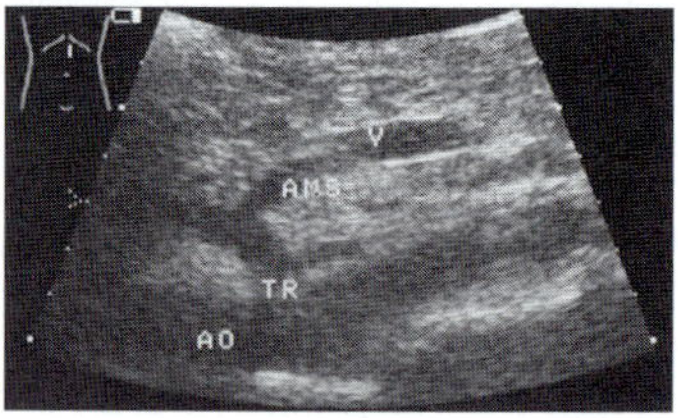

Abb. 257 Atypischer Abgang der A. mesenterica superior (AMS) aus dem Truncus coeliacus (TR): Truncus coeliacomesentericus. V = V. mesenterica superior

Trauma-/Operationsfolgen

- **Aneurysma spurium** (Abb. 258): Meist als Punktionsfolge im Bereich der A. femoralis. *Therapie:* Unter Farbdopplerbeobachtung dosierte Kompression der Leiste; meist gelingt hierdurch ein Verschluss des Lecks.
- **Arteriovenöses Aneurysma** (Abb. 259 u. 260): Entstehung u. a. wie das A. spurium.

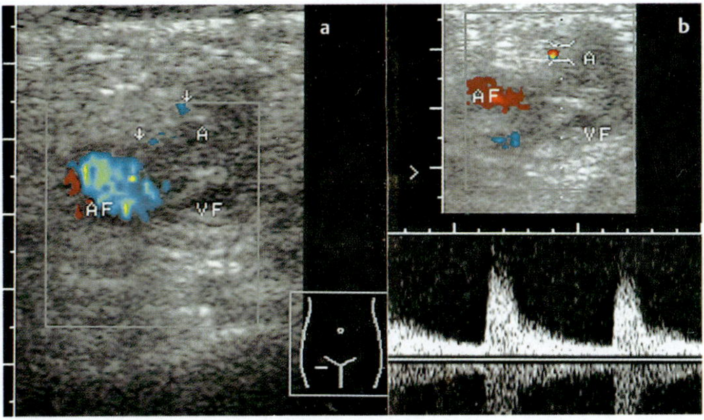

Abb. 258 a u. b Weitgehend thrombosiertes Aneurysma spurium (A) der A. femoralis (AF) nach Katheterpunktion. a Noch Restfluss (blau, Pfeile). b Arterielles Doppler-Signal (rot). VF = thrombosierte V. femoralis

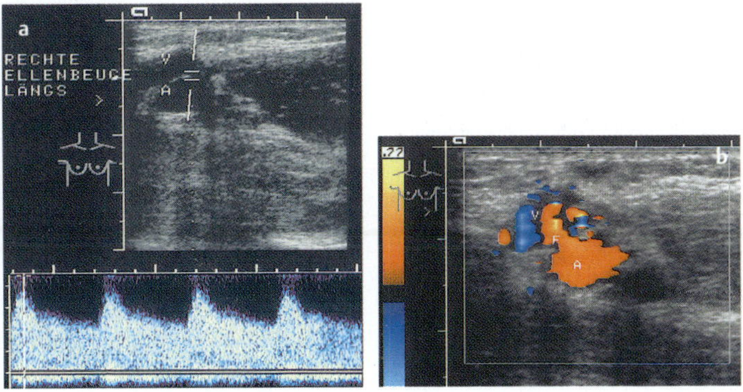

Abb. 259 a u. b Arteriovenöses Aneurysma von A. u. V. cubitalis (A u. V). a B-Bild, Spektralanalyse: Darstellung einer Fistelverbindung von der Arterie zur Vene; bei Ableitung der Spektralkurve arterielles Signal im Fistelbereich. b FKDS: Direkte Fisteldarstellung (F) mit Turbulenzphänomenen in der Vene (gelb-blau-rot)

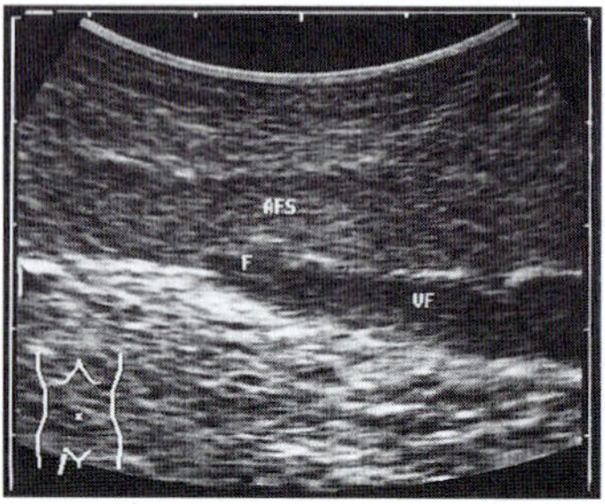

Abb. 260 Arteriovenöse Fistel (F) von der A. femoralis superficialis (AFS) zur V. femoralis (VF) nach Granatsplitterverletzung. Klinisch Linksherzinsuffizienz, nach Fistelverschluss beseitigt

- **Arterienprothese** (s. Abb. 279a, S. 213 u. Abb. 281a, S. 214):
  - Glatte, gestreckt verlaufende echoreiche Struktur (Polyethylen), gelegentlich feine netzartige (Dacron) Gewebetextur erkennbar.
  - *Selten:* Protheseninfektion bzw. Hämatom infolge Leckage; um die Prothese herum erkennt man eine echoarme unregelmäßige Formation.

Bluthochdruck- und Arteriosklerosefolgen

- **Aorten-/Arterienelongation** (Abb. 261 u. 262): Infolge Druckanpassungsreaktion Schlängelung („Kinking").

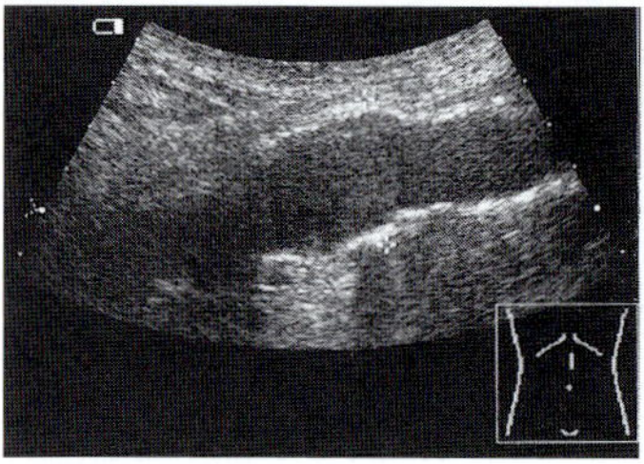

Abb. 261 Elongation, Ektasie, Sklerose der Aorta: Geringe Aortenelongation; ein stärkeres seitliches Kinking ist zu vermuten, da sich die Aorta nicht vollständig längs abbilden lässt (ähnlicher Verlauf bei Wirbelsäulenverbiegung); deutliche Ektasie (Distanzmarken), echogene Sklerose der Wand, teilweise schattengebend

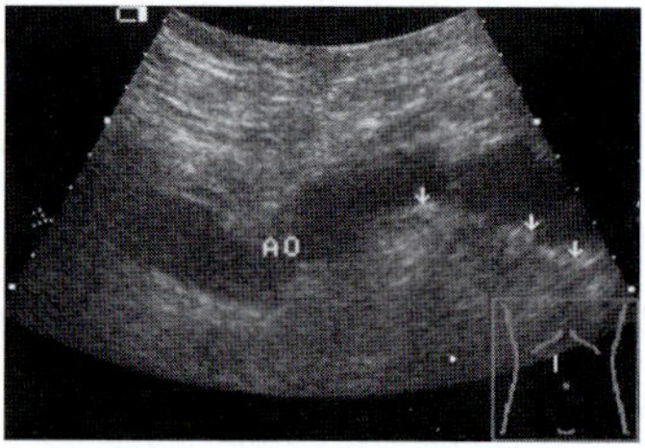

Abb. 262 Schlängelung der Aorta (AO), „Kinking" als Folge von Bluthochdruck und Arteriosklerose. Pfeile: arteriosklerotische Läsionen

- **Aortenektasie** (s. Abb. 261, S. 204): Erweiterung der Aorta auf 25–30 mm; darüber hinaus Aneurysma.
- **Aorten-/Arteriensklerose** (Abb. 263; s. auch Abb. 261, S. 204):
  - Gefäßstenosen als Folge lipidhaltiger atheromatöser Wandveränderungen.
  - Komplizierte arteriosklerotische Plaques: Protuberierende, kalzifizierte Lumeneinengungen, s. S. 209.

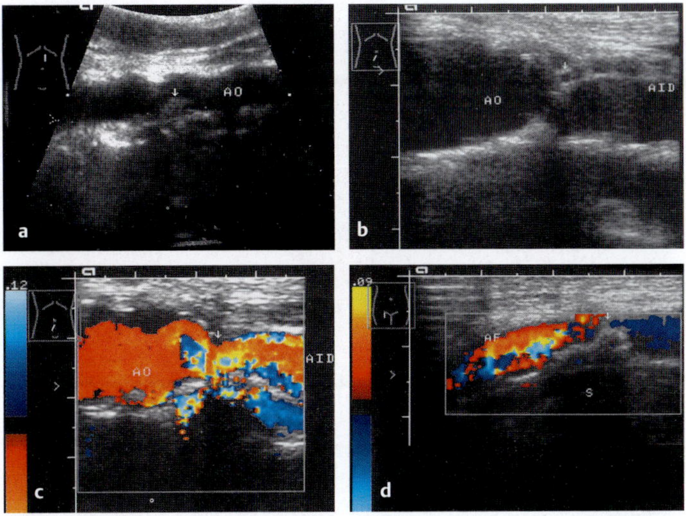

Abb. 263 a–d Arteriosklerose und Stenosierungen. a Protuberierender Plaque in der Aorta (AO; Pfeil) mit Lumeneinengung. Arteriosklerotische Wandunregelmäßigkeiten. b A. iliaca-Stenose, B-Bild: Hochgradige Einengung des Abganges der A. iliaca (Pfeil). c A. iliaca-Stenose, Farbdoppler: Stenosierung (Pfeil), Farbumschläge als Zeichen turbulenter Strömung. d Stenose (Pfeil) der A. femoralis, Farbdoppler: Prästenotischer Farbwechsel, Turbulenzen; die Stenose ist durch einen hochgradigen, lumeneinengenden, kalzifizierenden Plaque mit Schallschatten (S) verursacht

- **Aneurysma** (Abb. 264–268; s. auch Abb. 276–278, S. 211):
  - *Aneurysmaformen* (Abb. 264):
    - Sackförmig.
    - Spindelförmig (fusiform).
    - Disseziierend (auch in normal weitem Gefäßlumen möglich!).
    - Falsches Aneurysma (falsum; spurium; „pulsierendes Hämatom"; s. o.).
    - Arteriovenös.
  - *Sonographische Kriterien:*
    - Umschriebene oder diffuse Erweiterung (bei der Aorta über 30 mm).
    - Arteriosklerotische Plaques (s. S. 210).
    - Abscheidungsthromben.

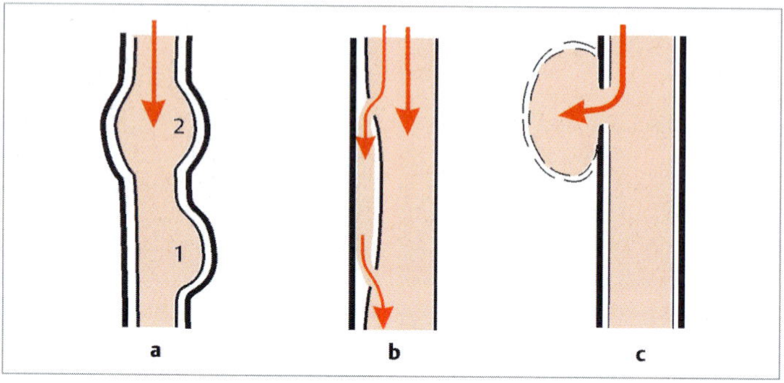

Abb. 264 Arterielle Aneurysmaformen: Aneurysma verum (a), beerenförmig (1) oder sack- bzw. spindelförmig, fusiform (2); Aneurysma dissecans (b); Aneurysma spurium (c)

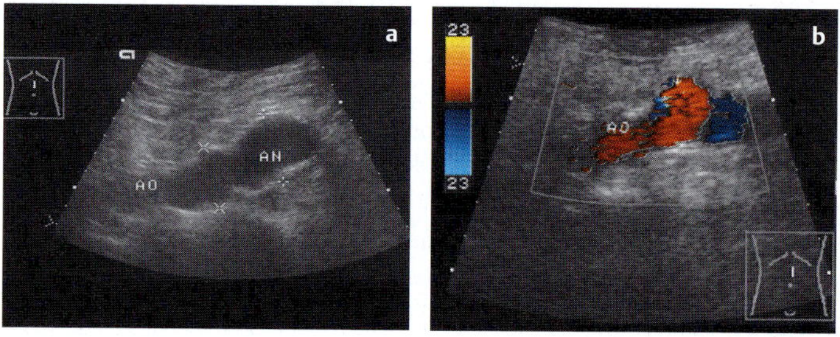

Abb. 265 a u. b a Geschlängeltes Aneurysma (Distanzmarken; AN), aus der noch normal weiten Aorta (AO) hervorgehend, wobei die Ausweitungen überwiegend asymmetrisch aufeinander folgen. b Typische kleine asymmetrische Ausweitung nach ventral (Pfeil)

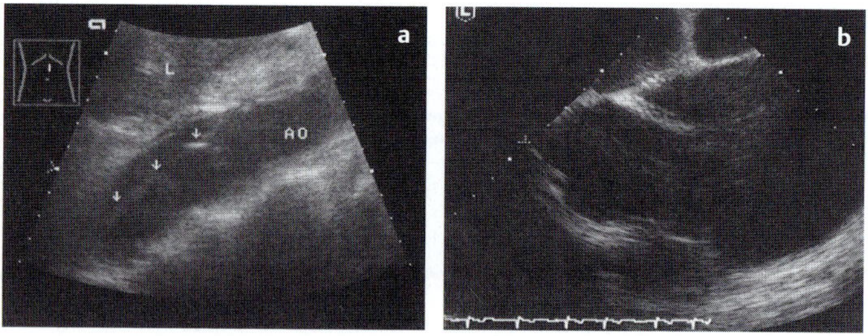

Abb. 266 a u. b Disseziierendes thorakales Aortenaneurysma.
a Intraluminale echogene Intima (Pfeile).
b TEE: Nachweis der intraluminalen flottierenden Intima; Längsschnitt

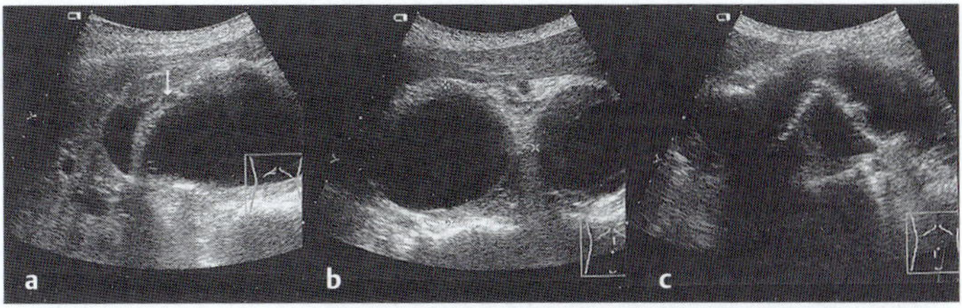

Abb. 267 a–c „Aneurysmose" der gesamten infradiaphragmalen Aorta, Ektasie, Thrombosen, wahrscheinlich auch Intimadissektionen (präbifurkal, kranial?) mit schmalem Verbindungssteg (Pfeil); Ausdehnung bis ins Gallenblasenbett!

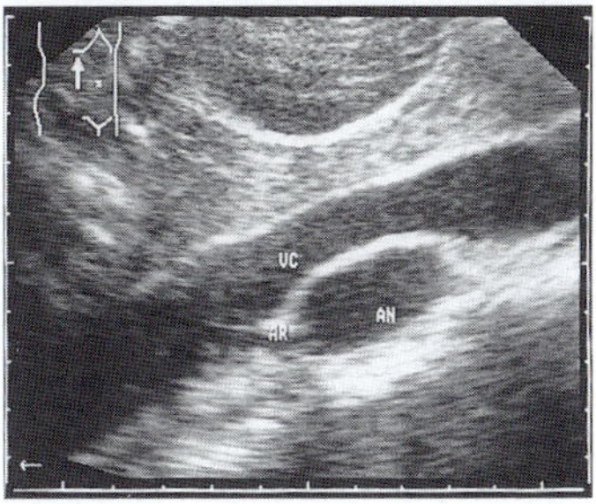

Abb. 268 Aneurysma (AN) der A. renalis dextra (AR) dorsal der V. cava (VC)

Verdrängung, Kompression, Infiltration

- **Benigne Raumforderungen:** z. B. Zyste, Abszess. Sie führen nur zu einer Verdrängung, selten zur Kompression, nie zu einer Infiltration.
- **Maligne Raumforderungen** (Abb. 269 und 270): z. B. maligne Lymphome, Karzinome. Erstere bewirken meist eine Verdrängung/Kompression, Letztere eine Infiltration.

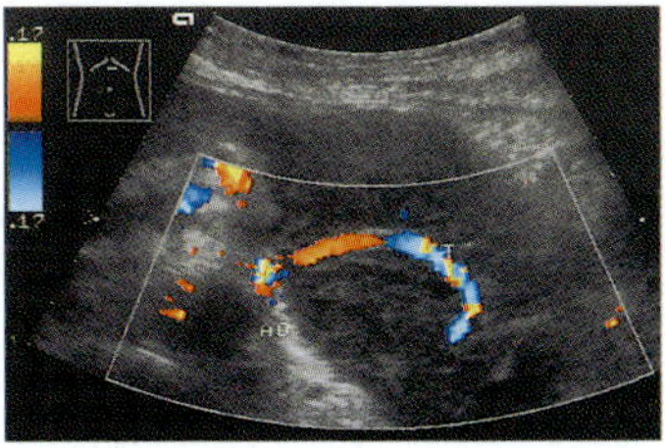

Abb. 269 Hochmalignes Non-Hodgkin-Lymphom des Pankreas (T) mit großbogiger Verlagerung und leichter Kompression der A. lienalis, FKDS: Keine Turbulenzen, somit keine Stenose. AO = Aorta

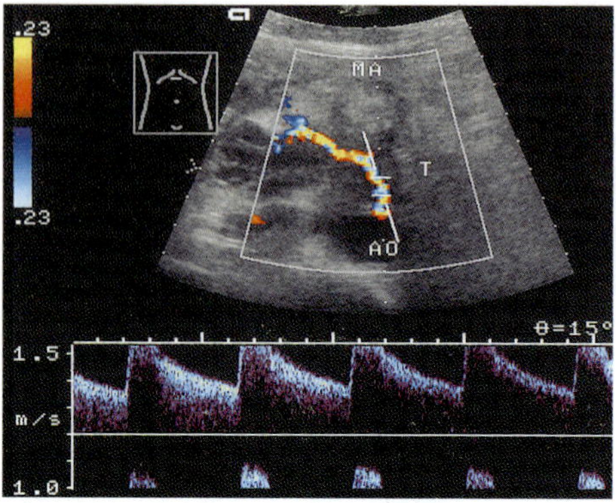

Abb. 270 Tumorinfiltration eines inoperablen Pankreaskarzinoms (T) des Tr. coeliacus, FKDS und Spektralanalyse: Gefäßkaliberunregelmäßigkeiten und Flussbeschleunigung > 240 cm/s. MA = Magen, AO = Aorta

Übersicht: Veränderungen nach der Lokalisation (Tab. 32)

Tabelle 32 · Sonographische Befunde nach der Lokalisation

Wandveränderungen	
echoarm	*echoreich*
thrombotische Plaques (S. 209)	arteriosklerotische Plaques (S. 210)
Lumenveränderungen	
echoarm	*echoreich*
Embolus (S. 211) Abscheidungsthrombus (S. 211) flottierende Thromben (S. 212)	flottierende Intima, Prothese (S. 212) protuberierende verkalkende Plaques (S. 212)
Kombinierte Veränderungen (Lumen und Wand betroffen)	
Paravasale Veränderungen	
maligne	*benigne*
Metastasen (S. 212) Lymphom (S. 212)	retroperitoneale Fibrose (S. 213) Abszess (S. 213) Protheseninfektion, Anastomoseninsuffizienz (S. 213)

Echoarme Wandveränderungen

- **Atheromatöse Plaques** (s. Abb. 261 u. 263, S. 204 u. S. 205).
- **Echoarme, intraluminal protuberierende Plättchenthromben** (Abb. 271 u. 272):
  - Sessil oder pendelnd, gelegentlich geschichtet.
  - Selten mit echogener Kappe, eventuell mit Intimaabhebung.

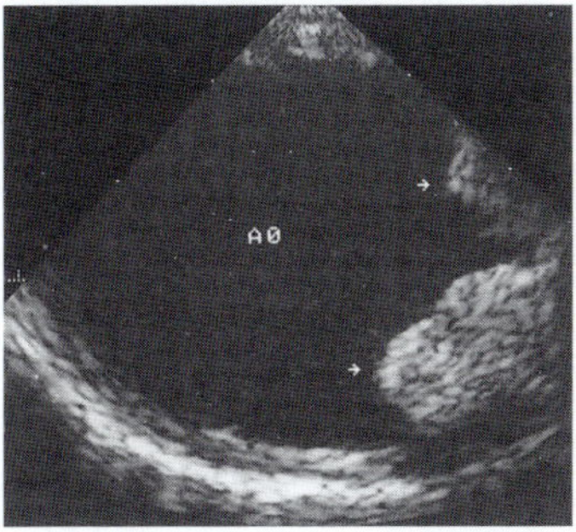

Abb. 271 Intraluminal protuberierende atheromatöse Plaques (Pfeile), arteriosklerotische echogene Wandverdickung der Aorta descendens (AO). Transösophageale Echokardiographie (TEE), Emboliequellensuche

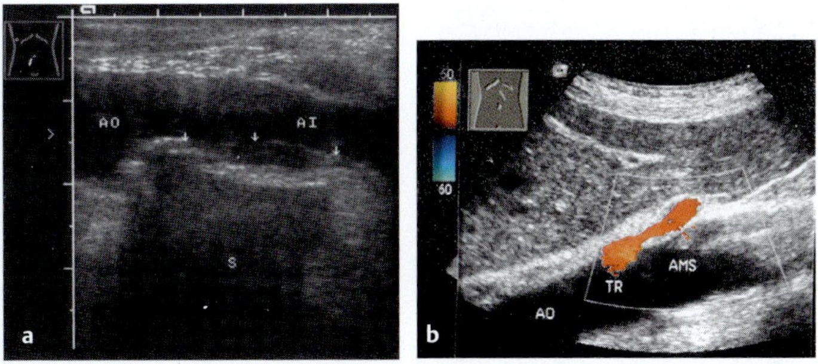

Abb. 272 a u. b Echoarme protuberierende und komplett ausfüllende arterielle thrombotische Läsion. a Protuberierende arteriosklerotische Läsion der Aorta (AO) mit Übergang in die rechte A. iliaca; alle Kriterien einer Arteriosklerose sind vorhanden: Erhebliche bandförmige Wandverdickung, Lumeneinengung (Pfeile), echoarmer Thrombus mit Bindegewebshaube, breites Verkalkungsband, Schallschatten (S). b Kompletter A.-mesenterica-Verschluss: Fehlender arterieller Fluss

Echoreiche/echodichte Wandveränderungen

- **Echogene Wandverdickung, komplexe Wandverdickung:**
  - Echoarm = Thrombus (s. Abb. 272a, S. 209).
  - Echogen = Kalzifikation (s. Abb. 263c, S. 205).
- **Arteriosklerotische Plaques** (Abb. 273): Einteilung s. Tab. 33.

Tabelle 33 · Einteilung von arteriosklerotischen Plaques

einfache Plaques	komplizierte Plaques
fokale echogene Intimaverdickung	unregelmäßige Oberfläche, Aufbrüche, Ulzerationen (sekundäre) Verkalkungen
glatte Protuberanzen < 5 mm	Protuberanzen > 5 mm vorragend – sessil – pendelnd (hohe Embolierate)

- *Einfache Plaques* (Abb. 274):
  - Langstreckige oder umschriebene Wandverdickungen ohne Schallschatten.
  - Echoreiche Platten ohne Kalk, Cholesterinablagerungen.
- *Komplizierte Plaques* (Abb. 273; s. auch Abb. 272a S. 209, Abb. 271, S. 209): Arteriosklerotische Plaques mit Verkalkung, Nekrose, Ulzeration (letztere sonographisch nicht zu diagnostizieren).

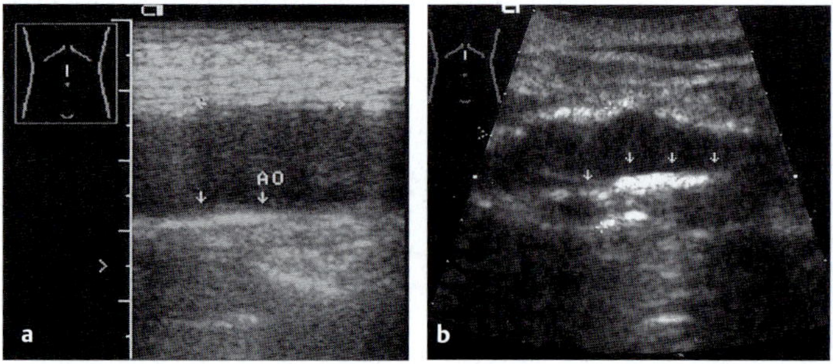

Abb. 273a u. b Arteriosklerose a Einfache arteriosklerotische Läsion an der Aorta; Atheromatose: Echogene Wandverdickung ohne Schallschatten (Pfeile) b Komplizierte arteriosklerotische Läsion: Flach protuberierende, erheblich wandverdickte echogene Läsion (Pfeile), zarte bandförmige Schallschatten, unregelmäßige Gefäßkontur

- **Mediasklerose Mönckeberg** (Abb. 274): Diffuse Kalkeinlagerung in die Tunica media bei Diabetikern mit AVK-Symptomatik (in der Regel aber keine schwere Verschluss-Symptomatik).
  - Maximal hohe Doppler-Verschlussdrücke.
  - Diffuse fleckige echogene Wandverkalkung, teilweise mit Schallschatten.

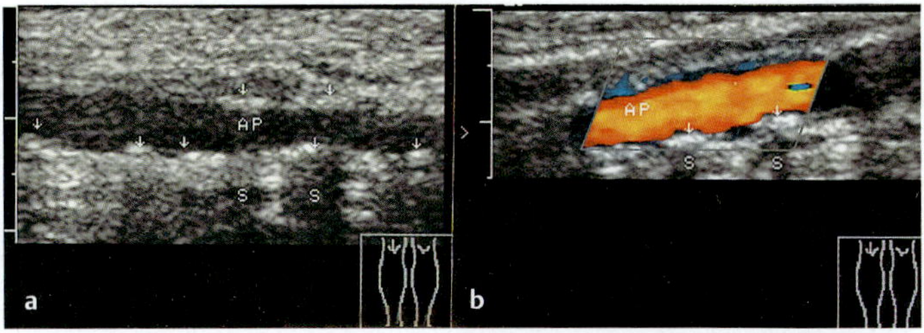

Abb. 274 a u. b Mediasklerose (Mönckeberg). a B-Bild: Diffuse fleckige Wandverkalkung (Pfeile), teilweise Schallschatten (S) der A. poplitea (AP). b Farbdoppler: Keine relevante Stenosierung. Klinisch ulzeröses diabetisches neuropathisches Fußsyndrom, Fußpulse tastbar, Dopplerdruck > 300 Torr

Echoarme Lumenveränderungen

- **Embolus** (Abb. 275): Echoarme Lumenaussparung. B-Bild weniger aussagefähig als farbkodierte Doppler-Untersuchung mit dem Nachweis des fehlenden Flusses.

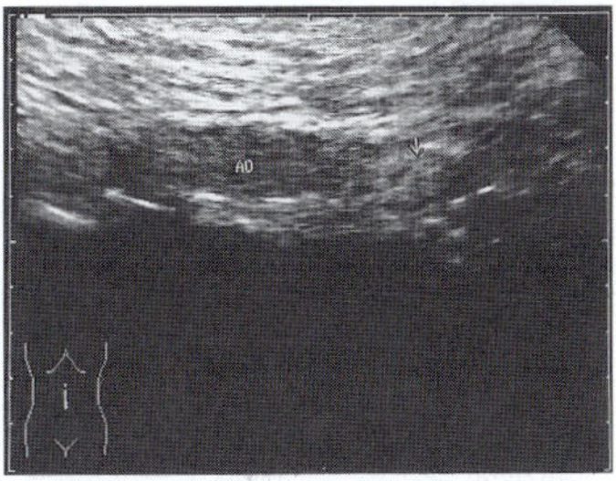

Abb. 275 Reitender Bifurkationsembolus (Pfeil) der Aorta (AO). Klinisch akuter beidseitiger Beinschmerz, Zeichen des Arterienverschlusses

- **Abscheidungsthrombus in Aorten-/Arterienaneurysmen** (Abb. 276–278):
  - Wandständige exzentrische oder konzentrische, schwach echogene Massen.
  - Häufig Schichtung.
  - Doppler-Sonographie: Gelegentlich echofreie Sicheln ohne Fluss.

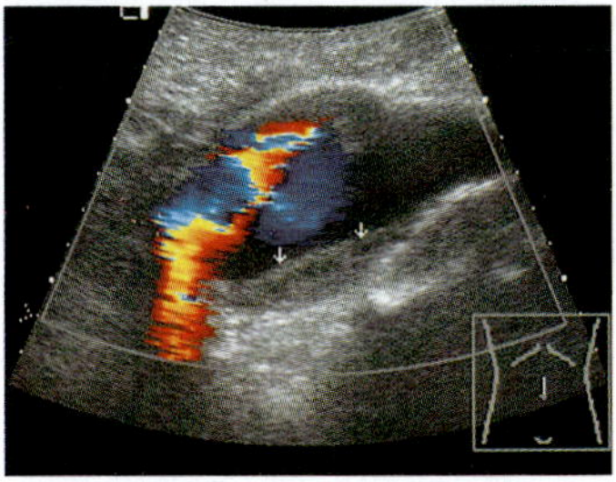

Abb. 276 Abscheidungsthrombus (Pfeile) in einem Aortenaneurysma, Strömungsturbulenzen mit Farbumschlägen in der FKDS

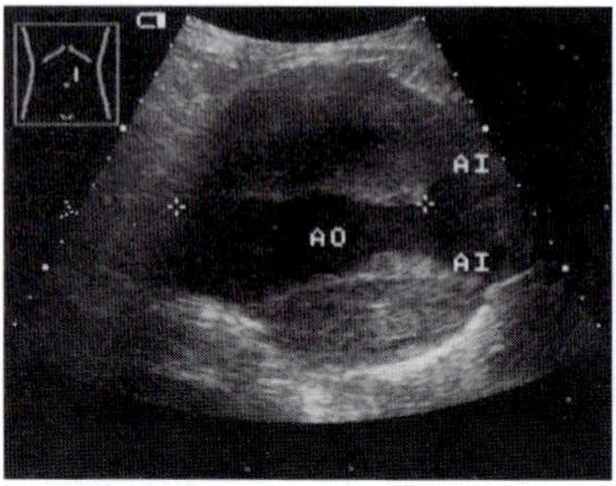

Abb. 277 Sackförmiges Aneurysma: Zentrales Restlumen (AO), umgebende zirkuläre Thrombose; das Aneurysma schließt mit Beginn der Aa. iliacae (AI) ab. Typisch: Größe über 10 cm, ballonartige Form

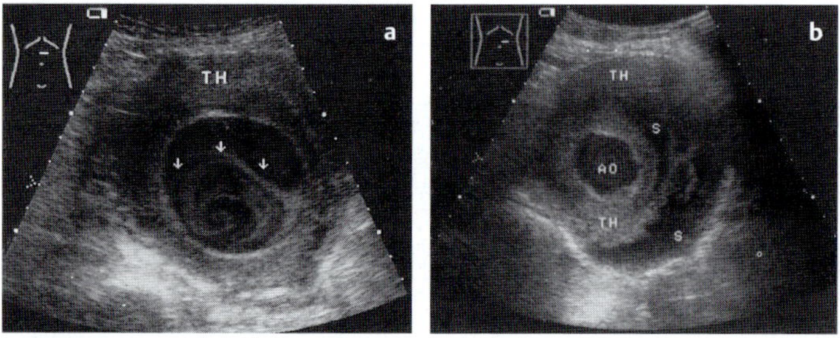

Abb. 278 a u. b Abscheidungsthromben in einem sackförmigen Aortenaneurysma, versetzte Oberbauchquerschnitte. a Geschichteter randständiger Thrombus (TH) und verwirbelter Thrombus (Pfeile) mit einem sichelförmigen echofreien Restlumen; beide sind von einer echogenen disseziierten Membran (Intima bei disseziierendem Aneurysma) eingehüllt. b Weiter distal reguläres zentrales Aortenlumen (AO); es wird wechselnd von Abscheidungsthromben und serosanguinolenter Flüssigkeit (S) umgeben

- **Flottierende Thromben/„Erythrozytenrauschen":** Pulssynchron wogende echoarme Formationen/Erythrozytenballungen in langsamer Strömung.

Echoreiche Lumenveränderungen

- **Flottierende Intima** (s. Abb. 266 S. 206): z. B. bei Aortendissektion.
  - Reflexreiche, meist unregelmäßig dicke intraluminale Membran.
- **Intraluminale Aortenprothese** (Abb. 279): Intraluminale echogene glatte Membran.
- **Protuberierende echoreiche Plaques** (s. Abb. 263, S. 205; Abb. 274, S. 211).

Paravasale Veränderungen

- **Metastasen, Lymphome** (Abb. 280; s. auch Abb. 133, S. 106; Abb. 152, S. 117; Abb. 154, S. 118):
  - Abgrenzbare oder massige echoarme perivasale Formationen.
  - Vergrößerter Aorten-Wirbelsäulen-Abstand über 5 mm.
  - Sandwich-Zeichen (Schichtung Lymphknoten/Gefäß/Lymphknoten; weist auf ein hochmalignes Lymphom hin).

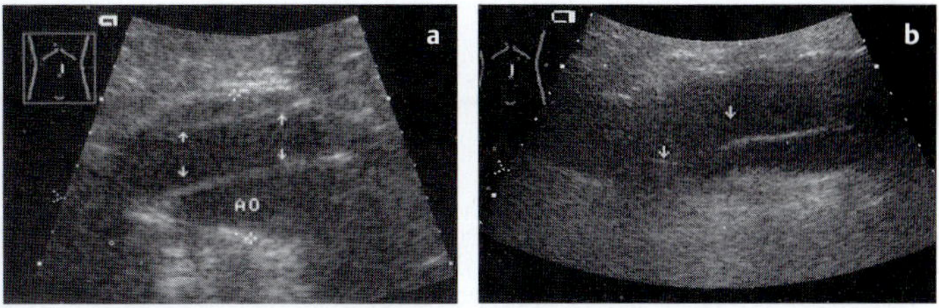

Abb. 279 a u. b Intraluminale Aortenprothese und Intimadissektion. a Intraluminale Aortenprothese: Zarte echogene intraluminale Prothesenwand in einem Aortenaneurysma (41 mm Tiefendurchmesser; Distanzmarken). b Nahezu identische intraluminale Struktur wie in a: Intimadissektion; der Beginn ist hier erkennbar (Pfeile)

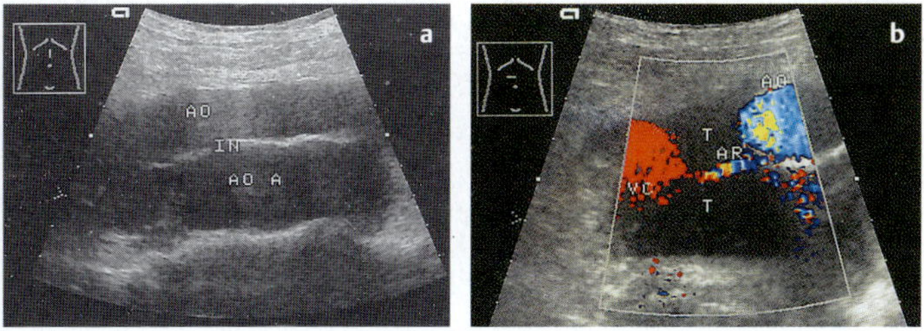

Abb. 280 a u. b Differenzialdiagnose Aortenaneurysma/perivaskulärer Tumor: a Sonographische Erstdiagnose: Disseziierendes Aortenaneurysma (AO, AO A) mit Dissektionsmembran, Intimalösung (IN). b FKDS: Echofreie Lymphomtumoren (T) um Aorta und V. cava (AO, VC); durch die Lymphome hindurchziehende A. renalis (AR). Diagnose: Hochmalignes NHL

- **Retroperitoneale Fibrose**
  - Diffuse periaortale echoarme Formationen.
  - Meist Harnwegs-Nierenbecken-Aufstau.
- **Paraaortaler/-arterieller Abszess** (s. Abszess auch Abb. 124 u. 125, S. 98): Unregelmäßig begrenzte echoarme Raumforderung.
- **Protheseninfektion, Anastomoseninsuffizienz** (Abb. 281):
  - Echoarme bandförmige unregelmäßige Formationen um die Prothese.
  - Perivaskuläre RF im Bereich der Prothesenanastomose, oft mit einem arteriellen Fluss (FKDS).

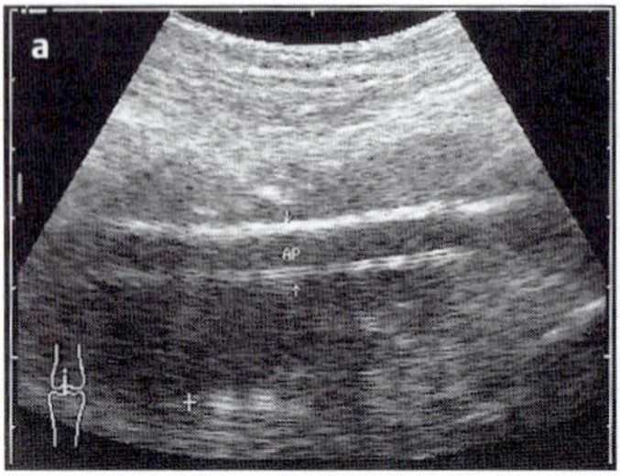

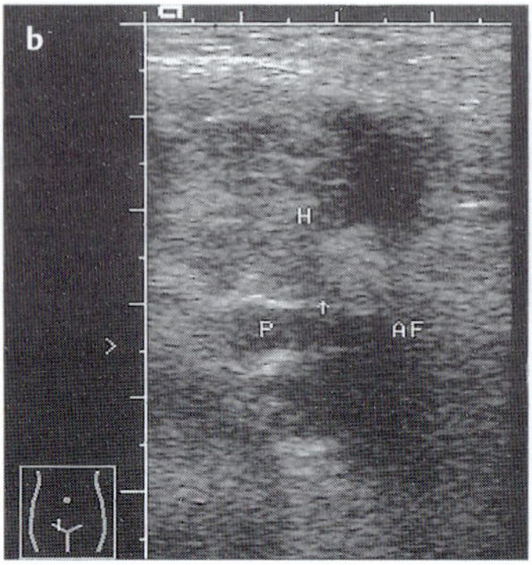

Abb. 281 a u. b Perivaskuläre postoperative Raumforderungen. a Infizierte Poplitea-Prothese (Pfeile; AP) mit ausgedehnten Eitermassen (Distanzmarken). Klinisch unklares Fieber, Verdacht auf V. poplitea-Thrombose. b Anastomoseninsuffizienz (Pfeil) mit perivaskulärem Hämatom (H) nach aorto-femoraler Gefäßprothese (P). AF = A. femoralis

Bewertung und weiterführende Diagnostik

- **Sonographie:** Sie ist weiterhin das wesentliche Verfahren zur Erstdiagnostik und zur postoperativen Überwachung von allen Veränderungen der Aorta und der Arterien.
  - *Artdiagnose eines Aneurysmas:* Sie kann die Art eines Aneurysmas (verum, dissecans oder spurium) bestimmen.
  - *OP-Indikation (Aortenaneurysma):* Beim Aortenaneurysma entscheidet sie mit über das von der Lokalisation (infrarenal/iliakal) abhängige operative Vorgehen. Die sonographischen Kriterien für eine Ausdehnung oberhalb der Nierenarterienabgänge sind:
    - Direkte Darstellung des Nierenarterienabganges aus dem Aneurysma.
    - Kraniale Aneurysmabegrenzung oberhalb einer horizontalen Linie Nierenhilus/Aorta.
    - Über 9,5 cm Abstand von der Bifurkation bis zum Aneurysmaoberrand.
- **Neuere sonographische Methoden:** Durch hochauflösende Geräte und hochfrequente Schallköpfe hat sich die sonographische Gefäßdiagnostik erheblich vereinfacht; zusätzliche Aussagen sind möglich.
  - *Farbdopplersonographie* (FKDS bzw. FDS, s. S. 7): Mit ihr können Aussagen über die Flussrichtung und das Strömungsverhalten der retro-, intraperitonealen und peripheren Arterien gemacht werden.
  - *Bestimmung der Intima-Media-Dicke* (Abb. 282; s. auch S. 215): Sonographische Untersuchung zur Bestimmung des Arterioskleroserisikos. Gemessen wird an der A. carotis communis.
- **Angiographie:** Sie kann eingespart, aber nicht ersetzt werden. Die Angiographie ist präoperativ bzw. zur Frage des Therapieverfahrens (Katheterlyse und Atherektomie, Stentendoprothese, operative Thrombektomie, Patchplastik) nicht ersetzbar.
- **Angio-MRT:** Zur Übersichtsdiagnostik des arteriellen Gefäßsystems heute bereits Standardverfahren zur Stenoseverifizierung, insbesondere bei Risikoangiographien (Niereninsuffizienz). Sie kann besonders vor einer interventionellen

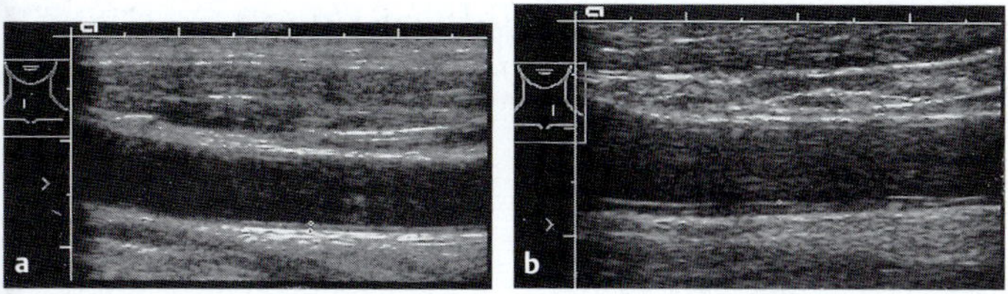

Abb. 282 a u. b Sonographische Bestimmung der Intima-Media-Dicke an der A. carotis communis. a Normalbefund (0,6 mm) bei einem 68-jährigen gesunden Mann. b Intima-Media-Dicke von 1,4 mm bei einem 53-jährigen Mann mit hohem kardiovaskulären Risikoprofil

Angiographie (Vorteile: Kontrastmitteleinsparung, einzeitiger Eingriff) eingesetzt werden. Nachteil: Stenosen unzureichend quantifizierbar.

- **Computertomographie:** Das CT vermag besser das Ausmaß supradiaphragmaler Aneurysmen der Aorta sowie die Dissektion zu bewerten.
- **Echokardiographie:** Sie sichert eine Dissektion z. B. im Bereich der Aortenwurzel.
- **Stufenschema der arteriellen Gefäßdiagnostik:**
  - Anamnese (z. B. Gehstrecke).
  - Körperliche Gefäßuntersuchung (Pulse im Tastbefund, Belastungstests).
  - Doppleruntersuchung mit Druckmessung. Bestimmung des Doppler-Index.
  - Duplex-/Farbdoppleruntersuchung.
  - Angiographie.
- **Vorgehen bei Aortenaneurysma:**
  - *Diagnostik:* Primär sonographisch, entweder (meistens zufällig) bei der Routinesonographie oder gezielt beim klinischen Verdacht bzw. in der Notfalldiagnostik (Dissektion, Perforation).
  - *Verlaufsbeobachtung:* Bei Aneurysmen ohne akute Op-Indikation (s. u.) in 3- bis 6-monatigem Abstand.
  - *Operationsindikation:*
    - Die Aneurysmagröße ist ausschlaggebend: Bei einer Größe < 5 cm beträgt die Rupturwahrscheinlichkeit innerhalb von 5 Jahren 5–15 %, bei > 8 cm 75 %. Aneurysmen > 5 cm sollten daher operiert werden.
    - Weiteres Bemessungskriterium ist die sonographisch kontrollierte Wachstumsgeschwindigkeit: > 5 cm große Aneurysmen wachsen durchschnittlich 0,6 cm im Jahr, kleine 0,2 cm. Ein rasches Wachstum während der 1/4- bis 1/2-jährlichen sonographischen Kontrollen spricht ebenfalls für eine baldige Operation.

7.3 Vena cava und periphere Venen

Übersicht (Tab. 34)

Tabelle 34 · Sonographisch erkennbare Venenveränderungen

Lichtungs-/ Flussveränderungen	intraluminale Veränderungen	Umgebungs-einwirkungen	Anomalien
Stauung	Thrombose (S. 218)	Kompression (S. 219)	Doppelung der V. cava/V. poplitea (S. 220)
Gefäßkollaps (S. 217)	Tumorinvasion (S. 219)	Infiltration (S. 219 u. 462)	
chronisch venöse Insuffizienz/Crossen-insuffizienz (S. 217)			

Lichtungsveränderungen

► **Stauung** (Abb. 283 u. 284): z. B. Kava-Lebervenen-Stauung, Körpervenenstauung.
- *Klinische Hinweise:* Unklare Luftnot oder unklare Beinödeme. Hier kann die einfach durchzuführende V. cava-Beurteilung rasch zur Diagnose oder zum Ausschluss einer kardialen Stauung führen. Schwere rechtskardiale Stauungen führen zu einem pulssynchronen Reflux in die Lebervenen.
- *Sonographische Kriterien:*
  - Gefäßerweiterung: V. cava > 20 mm, Lebervenen > 10 mm (unsichere Zeichen!).
  - Ungenügender inspiratorischer Kollaps (verlässliches Zeichen).
  - Mangelnde Kompressibilität.
  - Aufgehobene weiche Doppelpulsation.

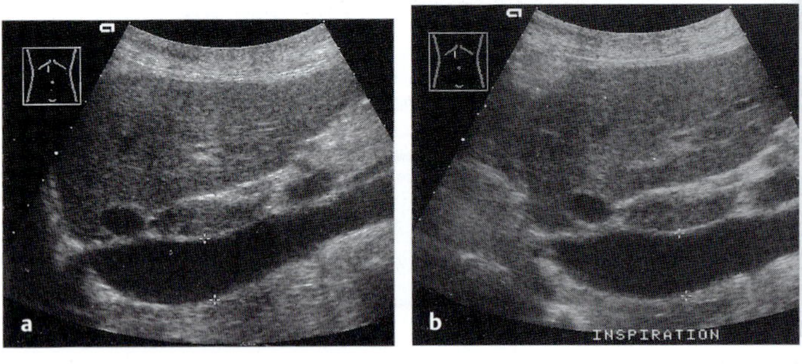

Abb. 283 a u. b Rechtskardiale Kavastauung (Distanzmarken) ohne inspiratorische Volumenabnahme (paramedianer Oberbauchlängsschnitt). a Exspiration, b Inspiration

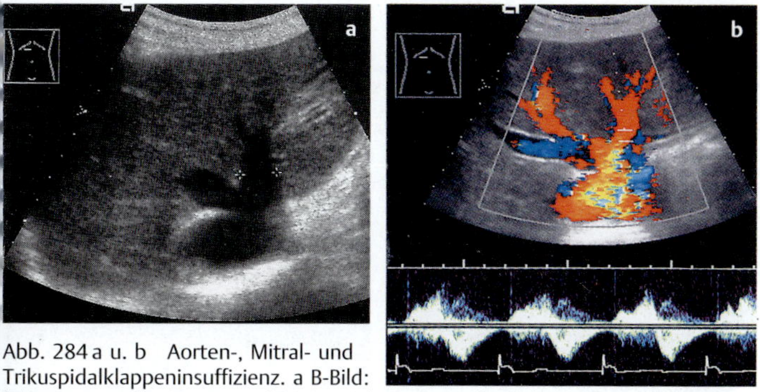

Abb. 284 a u. b Aorten-, Mitral- und Trikuspidalklappeninsuffizienz. a B-Bild: Lebervenenverbreiterung auf 14,6 mm (Distanzmarken). b FKDS: Die Lebervenen zeigen einen pulssynchronen Reflux (rot kodiert); die Spektralanalyse zeigt den systolischen Reflux (positiv gerichtete Pulswelle)

- **Gefäßkollaps bei Exsikkose** (wichtiger Hinweis zur Therapie!): Hierbei sind die peripheren Venen z. B. im Unterschenkelbereich kaum oder gar nicht darstellbar.
- *DD zur Thrombose:* Bei einer Thrombose nimmt der Lumenquerschnitt zu, eine fehlende Venendarstellbarkeit spricht gegen eine Thrombose.
- **Chronisch venöse Insuffizienz, Crosseninsuffizienz** (Abb. 285): Magna-, Parvacrosseninsuffizienz sowie Perforansinsuffizienzen sind sicher und leicht durch die Strömungsumkehr beim Valsava-Manöver erkennbar.

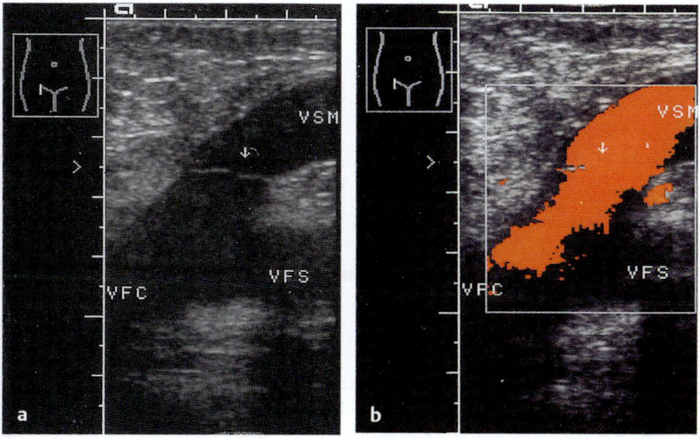

Abb. 285 a u. b Chronisch venöse Insuffizienz infolge Magnacrosseninsuffizienz. a Vor der Einmündung der hier erweiterten V. saphena magna zeigt sich eine insuffiziente Venenklappe (Pfeil). b Infolgedessen Blutrückfluss (rot kodiert) in die V. saphena magna (VSM). VFC = V. femoralis communis

Intraluminale Veränderungen

► **Thrombose** (Abb. 286 u. 287; s. auch Abb. 663, S. 454; Tab. 35):
- Mangelnde Kompressibilität (wichtigstes Zeichen).
- Lumenzunahme auf mehr als das 1,5fache.
- Strukturbesatz.
- *FKDS:* Fehlende Farbbelegung auch bei niedrig eingestellter Pulsrepetitionsfrequenz (PRF), entsprechend niedrig gewählte voreingestellte Flussgeschwindigkeit (z. B. 0,10–0,24 m/s).

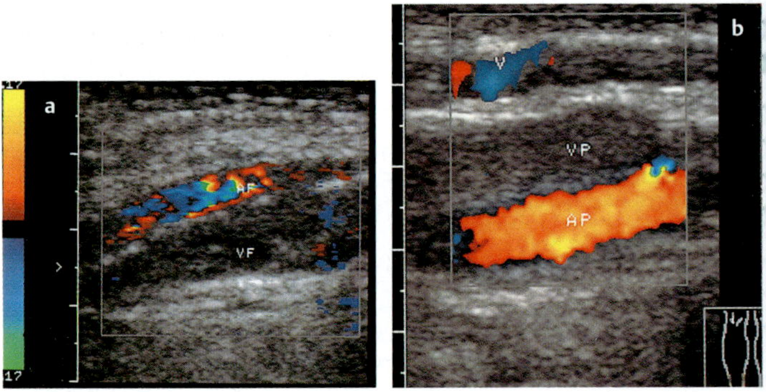

Abb. 286 a u. b Zeichen der Thrombose: Lumenaufweitung, Strukturbesatz, fehlender Fluss in der FKDS. a Thrombose der V. femoralis (VF). AF = A. femoralis. b Thrombose der V. poplitea (VP). V = V. saphena parva, AP = A. poplitea. Darstellung in Bauchlage von dorsal

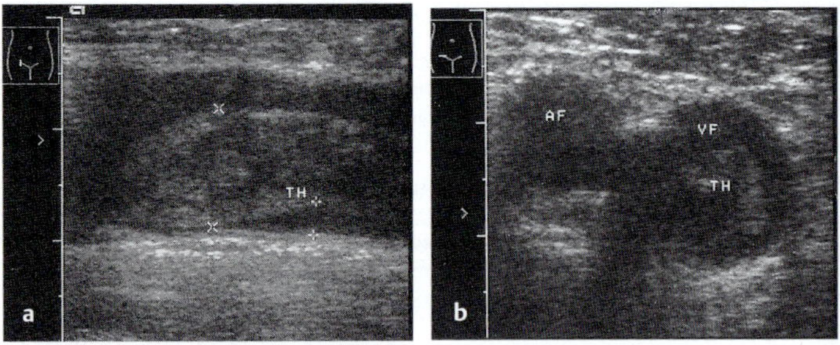

Abb. 287 a u. b Thrombose (TH, Distanzmarken) der V. femoralis (VF): Echogener Lumenbesatz, verbliebene Randperfusion (kleine Distanzmarken). a Längsschnitt, b Querschnitt. Erkennbare Lumenzunahme gegenüber der Arterie (AF)

- **Tumorinvasion** (Abb. 288; s. Abb. 677, S. 462):
  - Aussparung durch echoarme polyzyklische Tumorthromben (von Blutthromben im B-Bild nicht zu unterscheiden).
  - Gefäßaufweitung.
  - Ausgangstumor meist darstellbar (häufig Nierenzellkarzinom).

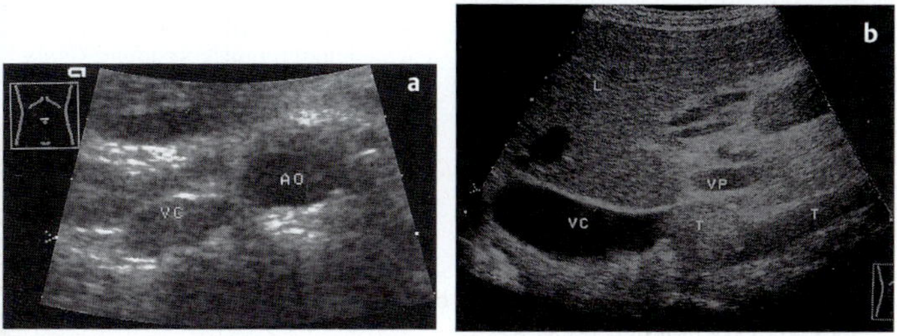

Abb. 288 a u. b a Spontane V. cava-Teilthrombose (VC), Oberbauchquerschnitt: Echoreicher Strukturbesatz; Restfluss nur in der FKDS erkennbar. AO = Aorta. b Tumorinfiltration (T) in die V. cava (VC). L = Leber, VP = V. portae

Umgebungseinwirkung

- **Kompression** (Abb. 289; s. auch Abb. 677, S. 462):
  - *Vorkommen:* Verdrängung bei Organvergrößerungen/-verlagerungen bei benignen oder malignen Tumoren.
  - *Sonographische Kriterien:*
    - Gefäßverlagerung.
    - Einengung von außen.
- **Infiltration** (Abb. 290): Immer maligne Tumoren (s. auch Abb. 677, S. 462).

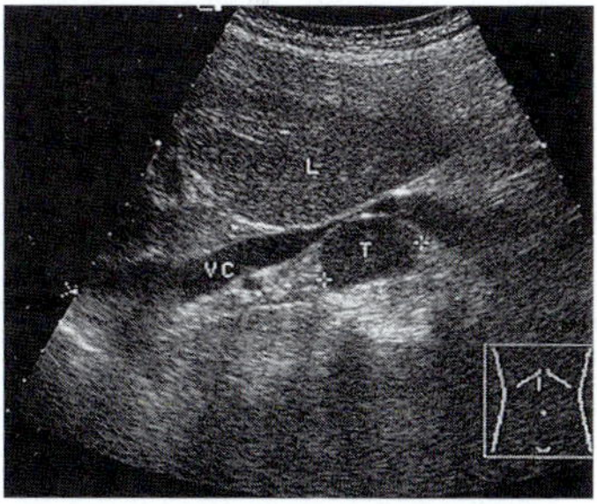

Abb. 289 Kavakompression durch einen großen Lymphknoten (LK); Leberinfiltration bei chronisch lymphatischer Leukämie

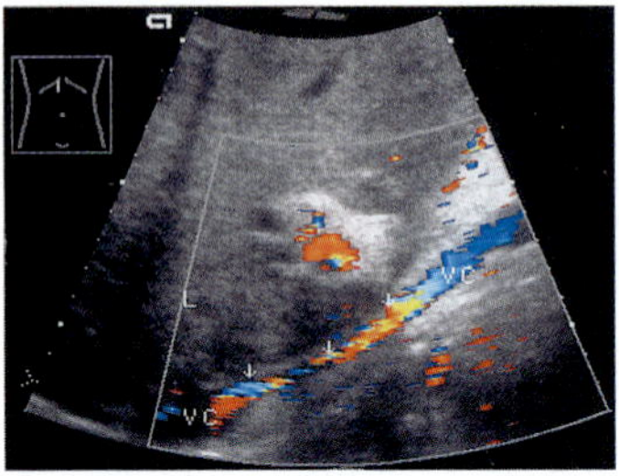

Abb. 290 Infiltration der V. cava (unteres V. cava-Syndrom) durch ein reginonal und hepatogen metastasiertes Pankreaskarzinom, FKDS: Kaliberschwankungen und Verengung (Pfeile) der V. cava (VC) mit Farbumschlägen als Zeichen von Strömungsbeschleunigung und Turbulenzen

Anomalien

- **Doppelung der V. cava** (Abb. 291a): Selten.
- **Doppelung der V. poplitea** (Abb. 291b): Häufig. ***Cave:*** Falsch negativer Befund bei Thrombose nur eines Gefäßes!

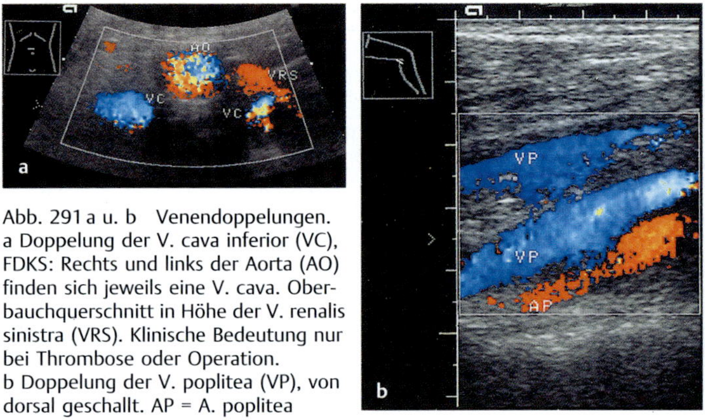

Abb. 291 a u. b Venendoppelungen.
a Doppelung der V. cava inferior (VC), FDKS: Rechts und links der Aorta (AO) finden sich jeweils eine V. cava. Oberbauchquerschnitt in Höhe der V. renalis sinistra (VRS). Klinische Bedeutung nur bei Thrombose oder Operation.
b Doppelung der V. poplitea (VP), von dorsal geschallt. AP = A. poplitea

Bewertung und weiterführende Diagnostik

- **Sonographie:**
  - *Kava- und Lebervenenstauung:* Sie erlauben die Diagnose einer kardialen Stauung.
  - *Ödemgenese der Beine:* Die Sonographie stellt hier eine entscheidende diagnostische Erweiterung dar. Für die Diagnosen Varikosis, Crosseninsuffizienz oder Perforansinsuffizienz ist die Gefäßsonographie mit hochauflösenden Geräten und entsprechender Untersuchungserfahrung die Methode der ersten Wahl geworden.
  - *Tiefe Beinvenenthrombose* (s. auch Tab. 35, S. 221): Bei ein- oder doppelseitigen Beinödemen ist durch die Venenkompressionsuntersuchung auch ohne Farbdoppler die Frage nach einer Thrombose in kürzester Zeit ohne invasive Untersuchung mit nahezu 100 % Sicherheit klärbar (Einschränkungen: Distale

Oberschenkelvene sowie einzelne Unterschenkelvenen und auch Beckenvenen).

- *Verlaufskontrolle unter Lysetherapie:* Hier ist die Sonographie das Verfahren der Wahl zur täglichen Kontrolle.
- *Kavathrombosen und Tumorkompressionen* (unteres Kavasyndrom bei Metastasierung im Lobus caudatus der Leber); *Tumorinvasion bei Nierenkarzinom:* Hier hat die Sonographie eine wenig bekannte Indikation, jedoch einen sehr hohen diagnostischen Stellenwert in der Beurteilung.

► **Phlebographie:** Dieses standardisierte Verfahren liefert eine weitgehend untersucherunabhängige Darstellung aller Venengruppen und stellt daher für die Sonographie den Vergleichsstandard dar (Ausnahmen: Beckenvenen/Kava). Indikation zur Phlebographie bei V. a. Thrombose, s. Tab. 35.

Tabelle 35 **· Indikation zur Phlebographie unter Berücksichtigung des klinischen und sonographischen Befundes**

Tiefe Beinvenenthrombose			
klinisch	**unwahrscheinlich**	**möglich**	**sehr wahrscheinlich**
sonographisch Thrombose	ja/nein	nein	nein
Indikation zur Phlebographie	nein	evtl. nach Sonokontrolle	ja

► **Computertomographie:** Die CT-Untersuchung ist weitgehend untersucherunabhängig, eine Beurteilung ist auch bei ungünstigen Bedingungen möglich. Allerdings ist nur die Diagnostik großer Venen möglich; eine sichere Beurteilbarkeit bieten die Iliakalvenen, wenn Kontrastmittel über eine Fußrückenvene appliziert wird.

8 Halsgefäße

8.1 Untersuchung

Duplexsonographie der Halsgefäße

► **Indikationen:**
- Klinische Untersuchungsbefunde: z. B. Strömungsgeräusche, Halsschwellung.
- Anamnestische Angaben: z. B. Kopfschmerzen, Schwindel, Synkopen.
- Vorausgegangene Interventionen (z. B. Stentimplantation) oder Z. n. frischem zerebralen Infarkt.

► **Übersicht Untersuchungsmethoden:** s. Tab. 36.

Tabelle 36 **· Untersuchung der Halsgefäße mit der Duplexsonographie**

Methode	Aussage über
B-Bild	morphologische Veränderungen
Farbdoppler	Strömungseigenschaften, Vaskularisation
PW-Doppler	zeitlicher Verlauf des Blutflusses, Flussgeschwindigkeiten (wird in einer Spektralkurve dargestellt; Spektrum ≙ Frequenzverteilung)

Wichtig: Wenn Geschwindigkeiten ermittelt werden, muss unbedingt eine Winkelkorrektur erfolgen

► **B-Bild:** Beurteilung der Morphologie der Gefäßwand.
- Darstellen von Auflagerungen (harte, weiche Plaques).
- Bestimmung der Intima-Media-Dicke der ACC 1 cm proximal des Bulbus (IMT, Abb. 292; s. auch Abb. 282, S. 215): Sie wird an der schallkopffernen Wand gemessen (das Blut dient sozusagen als „Wasservorlaufstrecke"). Gemessen wird vom echoreichen Eintrittsecho der Intima bis zum echoreichen Austrittsecho der Adventitia.
  - Normwert (altersabhängig): s. Tab. 37.
  - Bei einer erhöhten Intima-Media-Dicke ist mit einer erhöhten Rate kardiovaskulärer Ereignisse zu rechnen.

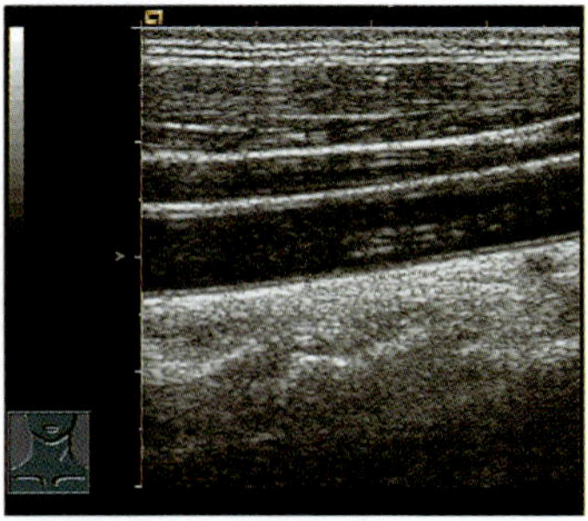

Abb. 292 A. carotis communis (ACC), Messung der Intima-Media-Dicke (IMT = intima media thickness): Die Intima-Media-Dicke ist mit 0,082 cm diskret erhöht

Tabelle 37 · Altersadaptierte Normwerte

Alter in Jahren	Dicke in mm
20–40	0,5
40–60	0,6–0,8
> 60	0,8–1,0

- **Farbdoppler:** Beurteilung der Strömungseigenschaften.
  - Bestimmung der Strömungsrichtung.
  - Nachweis von Turbulenzen.
  - ***Lage- und Verlaufsanomalien*** (Abb. 293): Nur unter Berücksichtigung dieser (abweichenden) Gefäßverläufe können Strömungsrichtungen und „vermeintliche" Turbulenzen richtig interpretiert werden.

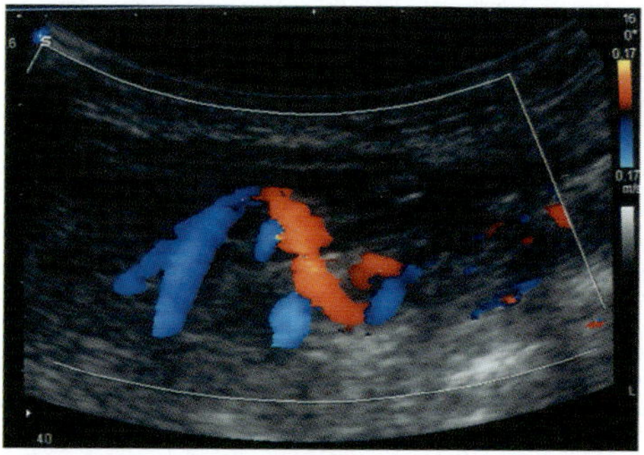

Abb. 293 Schleifenbildung der A. carotis interna (ACI)

- **PW-Doppler:** Die Arterien haben jeweils eine spezifische Spektralkurve, an der sie identifiziert werden können. Um pathologische Befunde zu erkennen, müssen die Kurven im Seitenvergleich beurteilt werden.
  - *Positionierung des Schallkopfs:* Der Schallkopf muss so positioniert werden, dass ein Einschallwinkel von weniger als 60° zur Gefäßlängsachse erreicht wird. Reicht die Schallkopfeinstellung dazu nicht aus, kann zusätzlich der Einschallwinkel elektronisch nachgekippt werden (mit den meisten Ultraschallgeräten möglich).
  - *Bestimmung der systolischen Spitzengeschwindigkeit* (Tab. 38): Messen mit der Messeinrichtung des Sonogeräts.

Tabelle 38 · Anhaltswerte für eine Stenose der A. carotis interna (ACI)

V_{max} (cm/s)	Stenosegrad
< 120	max. 50 %
120	ca. 60 %
200	ca. 70 %
300	ca. 80 %

- *Dopplerindizes* (s. auch S. 200): Die durch die Spektralanalyse ermittelbaren Indizes gelten als indirekte Stenosezeichen. Wegen der hohen Variabilität der Gefäßwandsteifigkeit (z. B. der veränderten Pulsatilität im Alter) sind sie jedoch schlecht verwertbar. Normalwerte:
  - Resistance- oder Widerstandsindex (RI) < 0,75.
  - Pulsatilitäsindex (PI) < 1.

Sonographische Anatomie und Normalbefunde

► **Topographie der Halsgefäße** (Abb. 294):

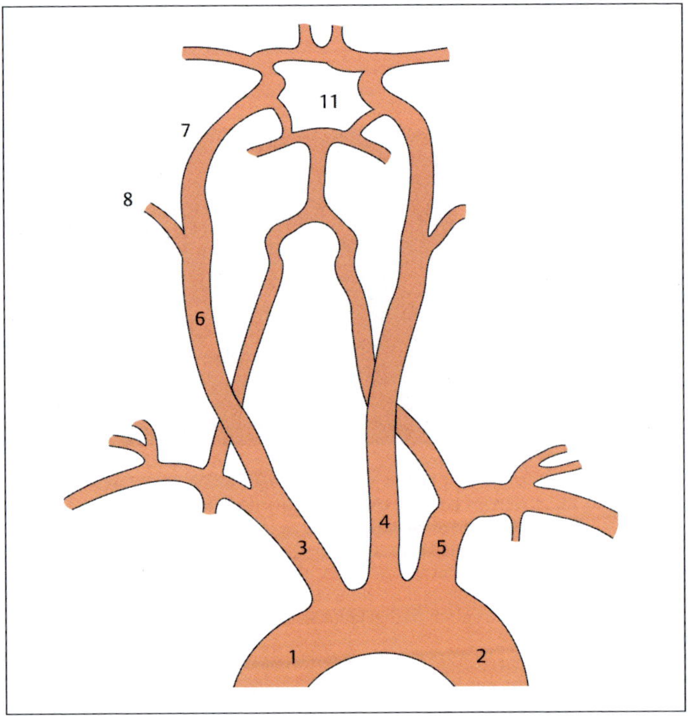

Abb. 294 Topographie der Halsgefäße. 1 = Aorta thoracalis ascendens, 2 = Aorta thoracalis descendens, 3 = Truncus brachiocephalicus, 4 = linke A. carotis communis, 5 = linke A. subclavia, 6 = rechte A. carotis communis, 7 = rechte A. carotis interna, 8 = rechte A. carotis externa, 9 = rechte A. vertebralis, 10 = A. basilaris, 11 = Circulus Willisii

► **A. carotis communis** (ACC, Abb. 295–297):

- Die ACC entspringt links aus der Aorta und rechts aus dem Truncus brachiocephalicus; sie teilt sich an der Bifurkation in die A. carotis interna (ACI) und A. carotis externa (ACE) auf.

- *Spektralkurve:* Die diastolische Flussgeschwindigkeit der ACC liegt etwa zwischen der diastolischen Geschwindigkeit der ACI und ACE.

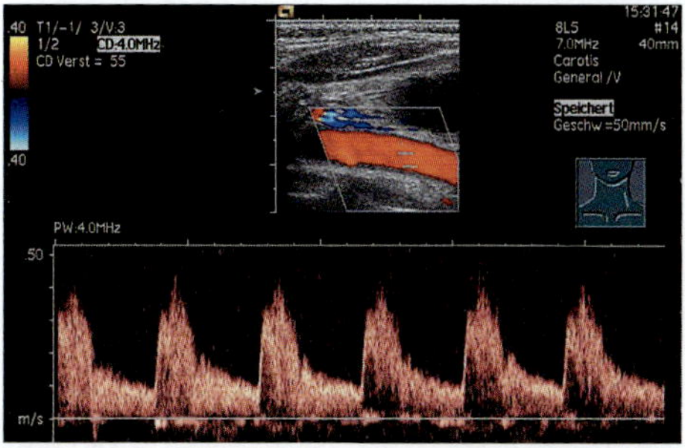

Abb. 295 A. carotis communis (ACC) mit typischer Spektralkurve: Die Spektralkurve zeigt ein freies Frequenzfenster unter der Hüllkurve; damit liegen keine turbulenten Strömungen vor

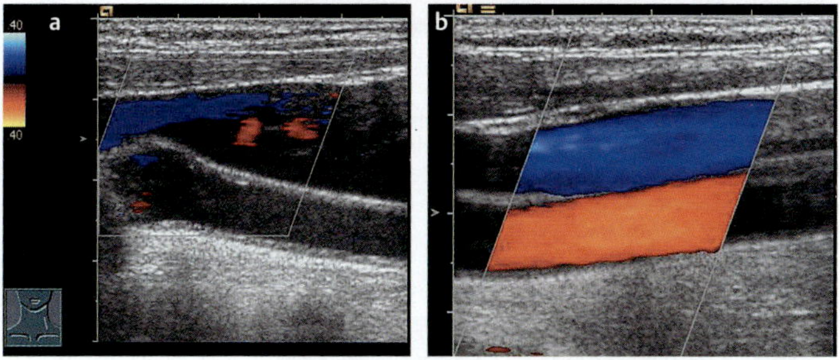

Abb. 296 a u. b A. carotis communis (ACC). a ACC mit Bulbus und V. jugularis: Relativ echoreiche Gefäßwand; die ACC weitet sich regulär zum Bulbus hin auf; das Strömungsgeräusch ändert sich. b ACC mit der V. jugularis. V. jugularis = schallkopfnah, blau codiert, ACC = rot kodiert

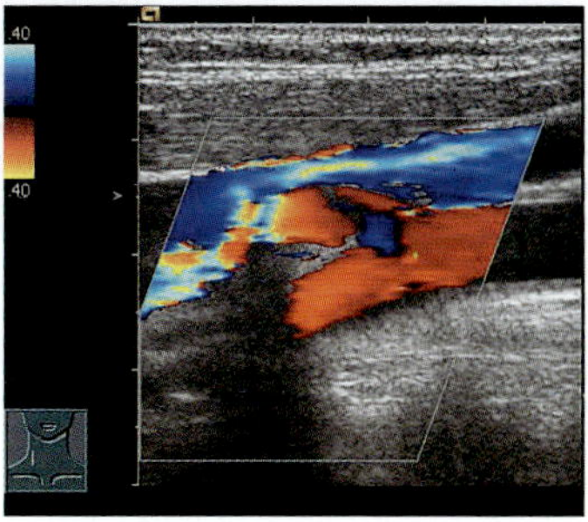

Abb. 297 Bifurkation mit scheinbar turbulenten Strömen in der ACI (bunte Farbmischung); Ursache: Überlagerung durch die V. jugularis

- **A. carotis interna** (ACI, Abb. 298):
  - Die ACI gibt extrakraniell keine Äste ab.
  - *Spektralkurve:* Die ACI hat als hirnversorgende (parenchymatöse) Arterie einen monophasischen Verlauf mit höherer diastolischer Geschwindigkeit als die ACC.

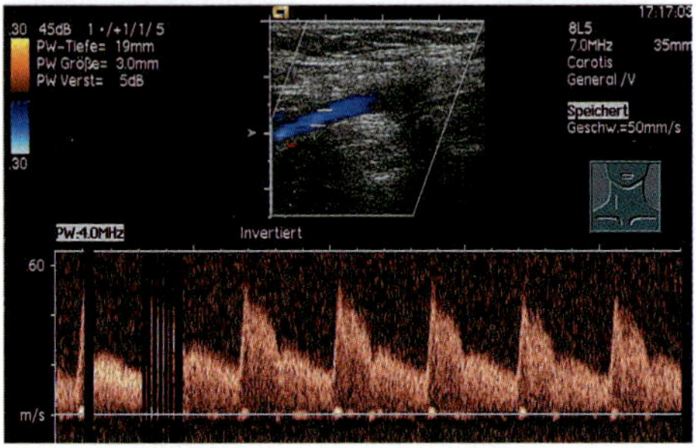

Abb. 298 A. carotis interna (ACI) mit typischer Spektralkurve: Die diastolische Flussgeschwindigkeit ist relativ höher als die in der ACC

- **A. carotis externa** (ACE, Abb. 299):
  - Die ACE gibt extrakraniell zahlreiche Äste ab.
  - *Spektralkurve:* Die ACE gehört zu den Widerstandsgefäßen und zeigt daher einen triphasischen Verlauf mit niedriger diastolischer Geschwindigkeit.
  - ***Tipp:*** Durch repetitive Kompression eines Endastes der ACE kann die ACE gut von der ACI unterschieden werden (retrograde Pulsation in der abgeleiteten Spektralkurve der ACE).

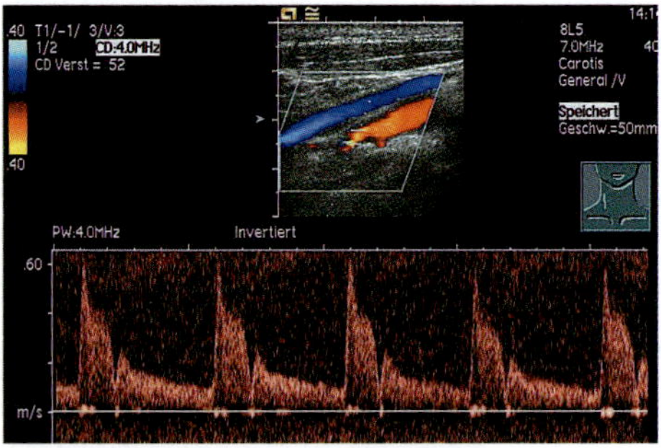

Abb. 299 A. carotis externa (ACE) mit typischer Spektralkurve: Die ACE (rot kodiert) ist leicht an den abgehenden Gefäßen erkennbar; die diastolische Flussgeschwindigkeit ist niedriger als in der ACI, endsystolisch ist ein kleiner negativer Dip erkennbar (typisch für Widerstandgefäße)

- **A. vertebralis** (AV, Abb. 300 u. 301):
  - Die AV entspringt beidseits aus der A. subclavia, weiter lateral als die ACC.
  - *Spektralkurve:* Sie ähnelt der Kurve der ACI.

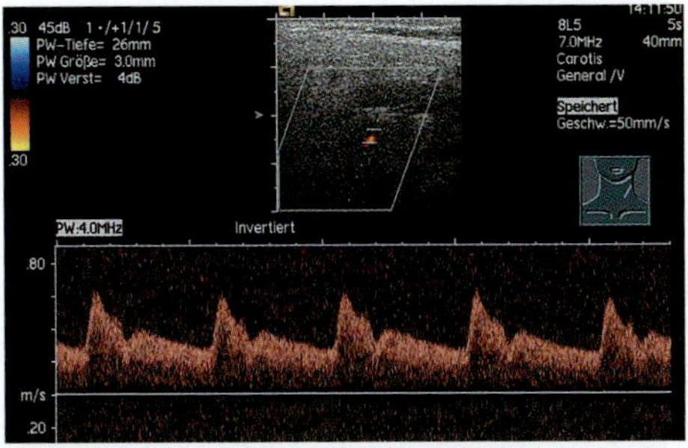

Abb. 300 A. vertebralis (AV) mit typischer Spektralkurve: Die A. vertebralis hat im Vergleich zur ACI eine relativ höhere diastolische Flussgeschwindigkeit

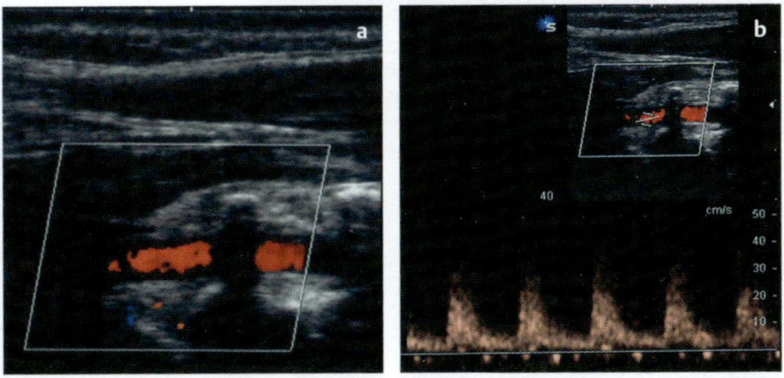

Abb. 301 a u. b A. vertebralis (AV). a Die AV ist abschnittsweise in den Foramina intervertebralia zu erkennen. b Spektralkurve der AV, die der Kurve der ACI ähnelt

Untersuchungsablauf

- Die Untersuchung erfolgt am liegender Patienten. Der Kopf ist leicht zur Gegenseite gedreht (Abb. 302).
- Die Halsgefäße werden in der gesamten darstellbaren Länge im Querschnitt und Längsschnitt dargestellt. In der Regel werden die A. carotis communis, -interna und -externa sowie die A. vertebralis und die V. jugularis interna rechts und links untersucht.
- **Schallkopf:** Longitudinalschallkopf, in der Regel mit einer Frequenz von 5 MHz.
- **Aufsuchen der Gefäße im Längsschnitt:**
  - Zunächst die A. carotis interna (ACI) im Längsschnitt aufsuchen.
  - A. carotis externa (ACE): Aus der Position der ACI wird der Schallkopf wenig nach ventromedial gekippt.
  - A. vertrebralis (AV): Sie wird aus der Position der ACI durch leichtes Kippen des Schallkopfes nach dorsolateral zwischen den Foramina intervertebralia gefunden.

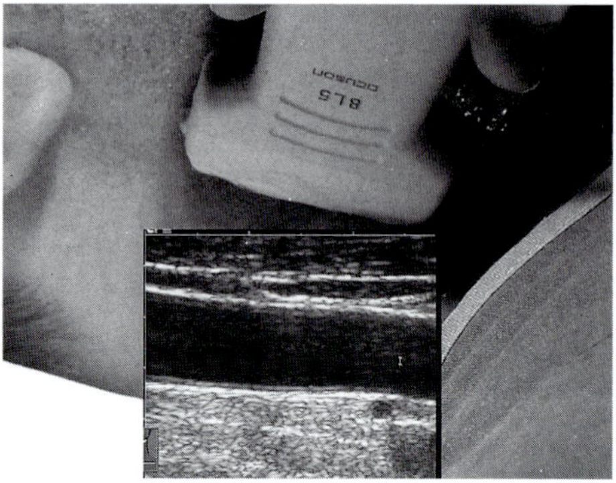

Abb. 302 Schallkopfposition am liegenden Patienten, rechte Halsseite

► **Aufsuchen der Gefäße im Querschnitt:**
- Zunächst die A. carotis communis (ACC), dann die A. carotis interna (ACI) aufsuchen.
- Die A. carotis interna (ACI) hat meist einen größeren Durchmesser als die A. carotis externa (ACE, Abb. 303).

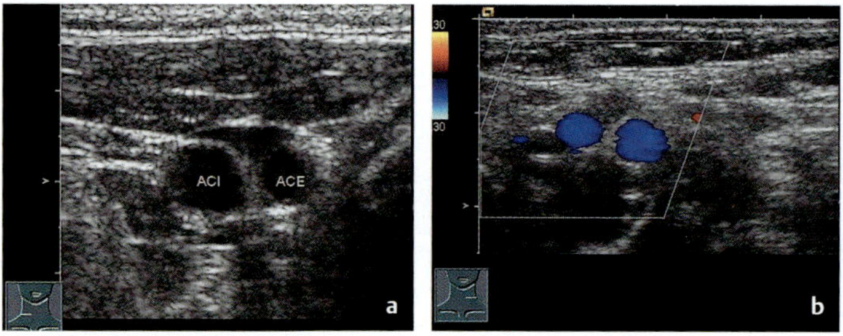

Abb. 303 a u. b ACE und ACI im Querschnitt. a Die ACI hat einen größeren Durchmesser als die ACE (rechte Halsseite). b Darstellung der ACI und ACE mit Farbdoppler (linke Halsseite)

- Die A. vertebralis (AV) liegt dorsolateral, die ACE anteroventral der ACI.
- Die V. jugularis interna liegt vor der A. carotis und kann schon durch leichten Schallkopfdruck komprimiert werden.

Intrakranielle Doppler-Sonographie (Abb. 304): Mit einer transkraniellen Beschallung können auch intrakranielle Gefäßabschnitte dargestellt werden (A. carotis interna [ACI], A. cerebri media [ACM], A. cerebri posterior [ACP], A. cerebri anterior [ACA]). Voraussetzungen:
- Entsprechend ausgerüstetes Ultraschallgerät.
- Verwendung einer niedrigeren Schallfrequenz (hier 2 MHz). Unter Verwendung von Ultraschallkontrastmittel kann die Darstellung noch verbessert werden.

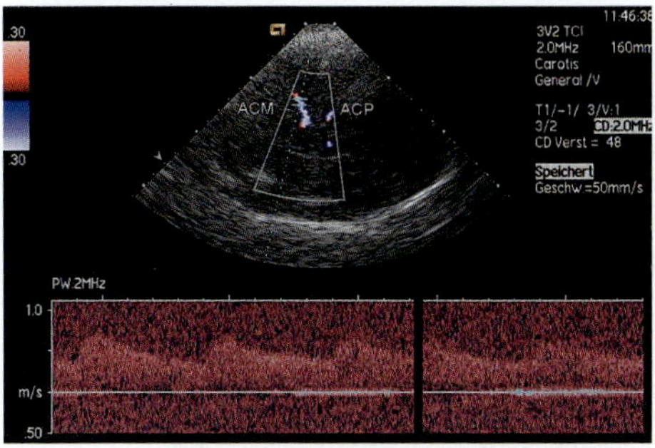

Abb. 304 Transtemporale Darstellung der A. cerebri media (ACM) und A. cerebri posterior (ACP) links

Befundübersicht, Einteilung

► **Beurteilungskriterien:** s. Tab. 39.

Tabelle 39 · Beurteilungskriterien

Kriterium	mögliche Befunde
Morphologie der Gefäßwand	Auflagerungen (harte, weiche Plaques)
	pathologische Intima-Media-Dicke
Beurteilung der Strömung (Strömungsrichtung, Strömunsgeschwindigkeit, Strömungsstörungen)	Turbulenzen
	verändertes Flussprofil
	Flussrichtung, Strömungsumkehr, Nullfluss
	Stenose

► **Einteilung/Übersicht:** s. Tab. 40.

Tabelle 40 · Pathologische Befunde an den Halsgefäßen

arteriosklerotische Plaques	Stenose, Verschluss	Thrombose, Dissektion
weiche Plaque (S. 230)	Carotisstenose, Z. n. Stentimplantation (S. 232)	Thrombose der V. jugularis (S. 238)
harte Plaque (S. 230)	ACE-Stenose (S. 234)	
	ACI-Stenose (S. 234)	
	ACI-Verschluss (S. 235)	

► **Indirekte Stenosezeichen der A. carotis** (Spektralanalyse):
- *Prästenotisch:* Zunahme der Pulsatilität, Reduktion der systolischen Amplitude.
- *Intrastenotisch:* Abnahme der Pulsatilität, Zunahme der Amplitude.
- *Poststenotisch:* Abnahme der systolischen Anstiegssteilheit, Reduktion der Pulsatilität.

Halsgefäße

8.2 Pathologische Befunde

Arteriosklerotische Plaques

► **Weiche Plaques** (Abb. 305): Lumeneinengung ohne Schallschatten.

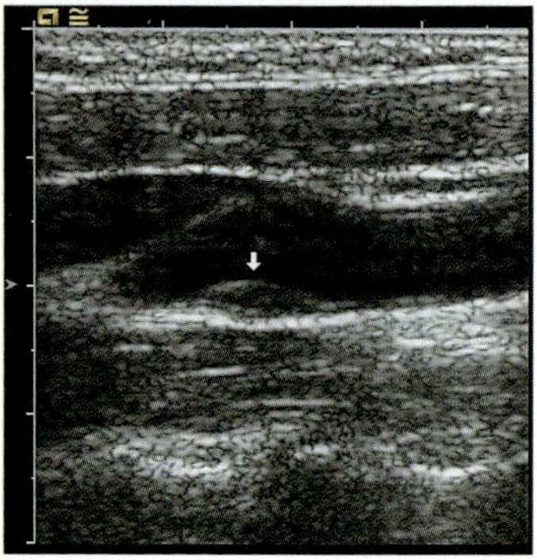

Abb. 305 Kleiner weicher Plaque (Pfeil) in der ACC: Diskrete glattbogige Lumeneinengung ohne Schallschatten

► **Harte Plaques** (Abb. 306):
- Unregelmäßige Oberfläche.
- Verkalkungen, evtl. mit Schallschatten.
- Lumeneinengung.

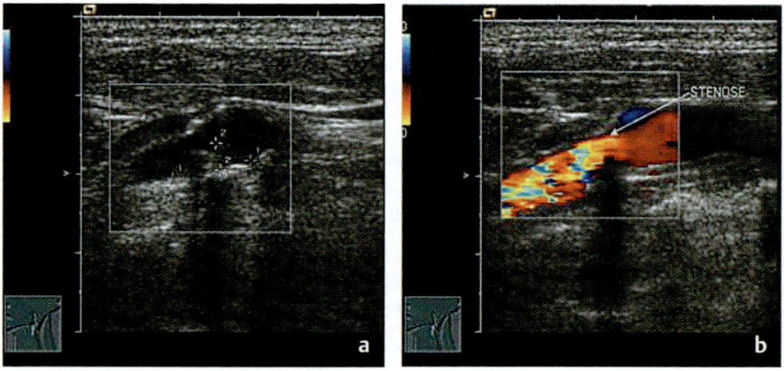

Abb. 306 a u. b Lumeneinengung durch harte Plaques. a Plaque mit Kalk im Bulbus: Es besteht eine höhere Thromboemboliegefährdung bei Lumeneinengung mit unregelmäßiger Oberfläche. b Gefäßeinengung im Bereich des harten Plaques mit turbulenten Strömungen

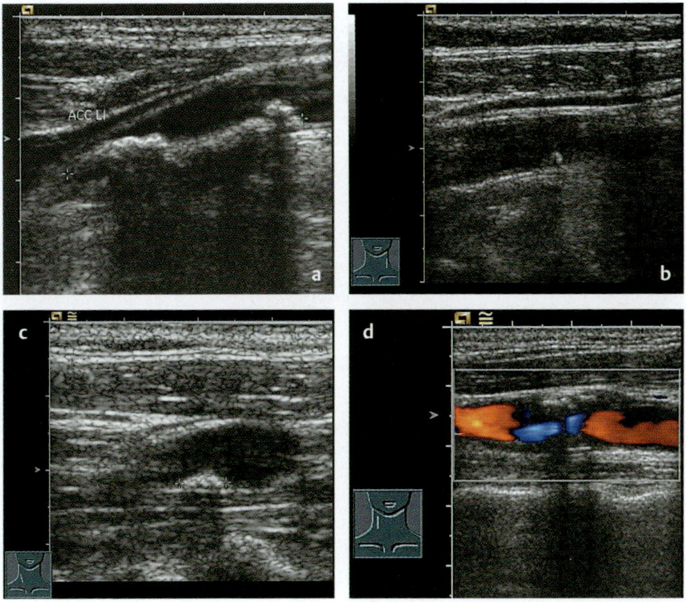

Abb. 307 a–d Harte Plaques mit und ohne Schallschatten (ACC). a Raue kalkharte Plaques mit Schallschatten. b Kleiner harter, echoreicher Plaque ohne Schallschatten. c Schattengebender kleiner flacher Plaque der ACC. d Schallschattenphänomen dorsal eines Kalkplaques täuscht einen Rückfluss vor

Stenose, Verschluss

► **Carotisstenose, Z. n. Stentimplantation** (Abb. 308–311):

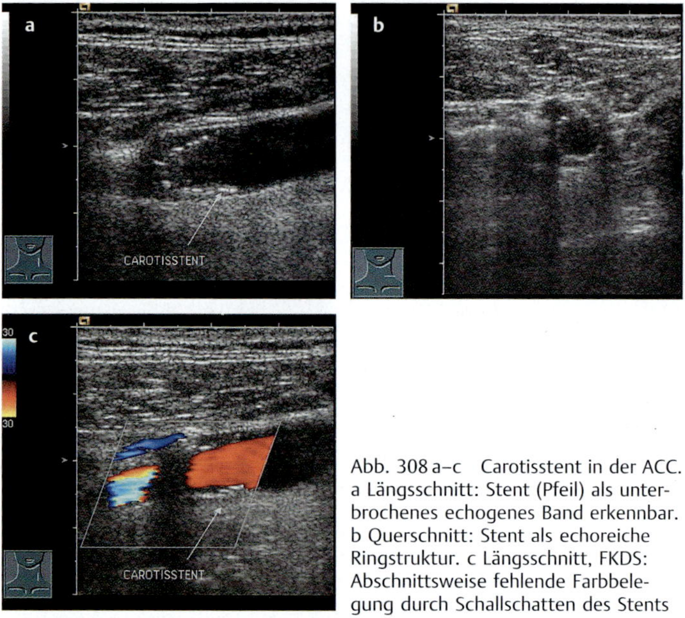

Abb. 308 a–c Carotisstent in der ACC. a Längsschnitt: Stent (Pfeil) als unterbrochenes echogenes Band erkennbar. b Querschnitt: Stent als echoreiche Ringstruktur. c Längsschnitt, FKDS: Abschnittsweise fehlende Farbbelegung durch Schallschatten des Stents

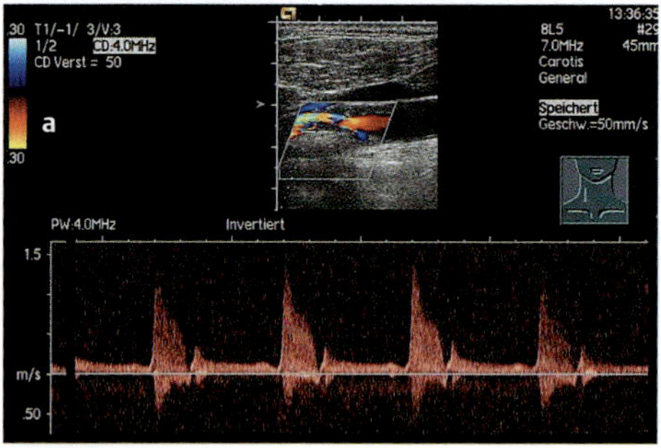

Abb. 309 a Carotisstent im Bereich des ACE-Abgangs: Flussbeschleunigung in der ACE mit turbulenter Strömung (Farbmischung)

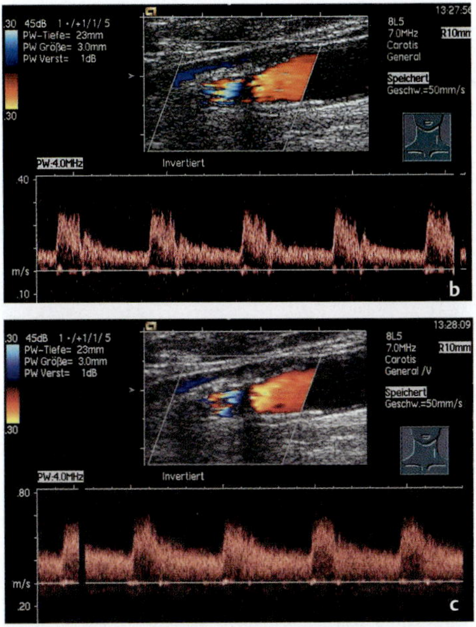

Abb. 309 b u. c b Carotisstent im Bereich des ACI-Abgangs: Turbulente Strömung ohne Flussbeschleunigung in der ACC. c Dopplerableitung in der ACI bei liegendem Stent in der ACC

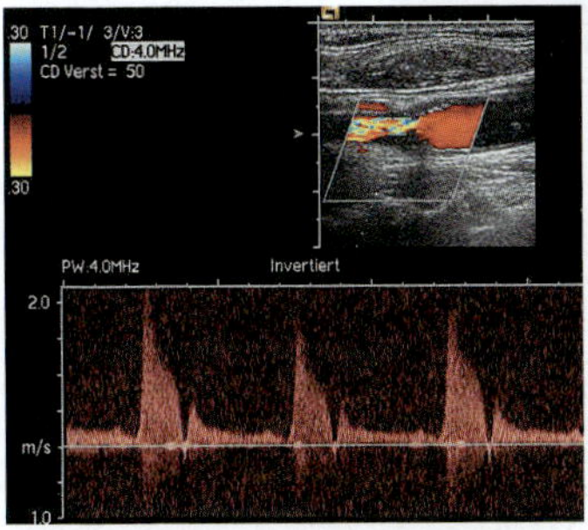

Abb. 310 Z. n. Stentimplantation bei Carotisstenose, jetzt ACE-Abgangsstenose: Nach Messung der Maximalgeschwindigkeit (V_{max}) ergibt sich ein Stenosegrad von 60–70 %

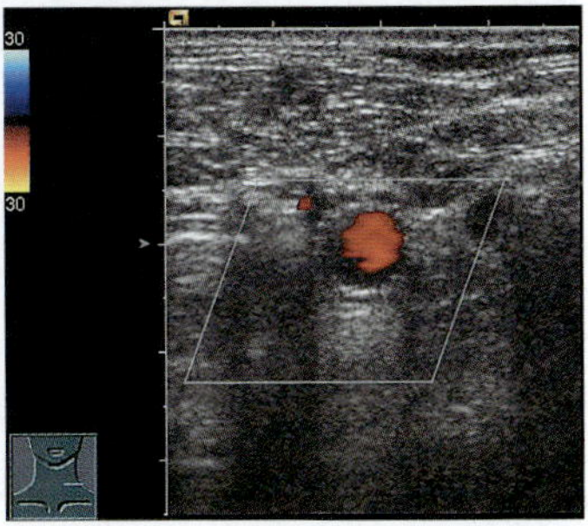

Abb. 311 ACE mit Stent im Querschnitt: Die Farbbelegung zeigt, dass der Stent offen ist

► **ACE-Stenose** (Abb. 312, S. 234):

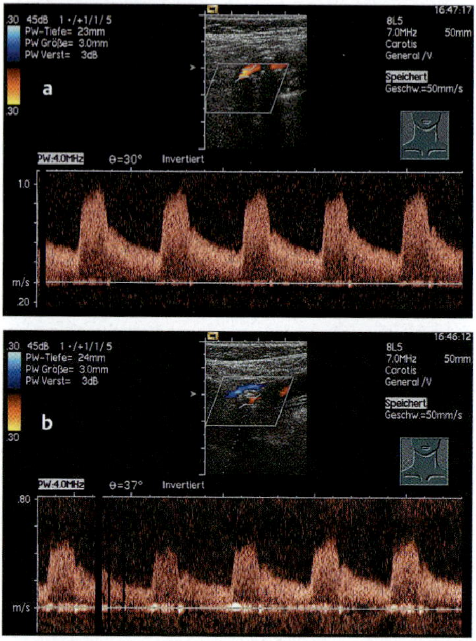

Abb. 312 a u. b
50 %-ige ACE-Stenose, Darstellung der ACI.
a Keine Strömungsänderung der ACI.
b Strömungsänderung der ACI bei 50 %-iger ACE Stenose

► **ACI-Stenose** (Abb. 313 und 314):

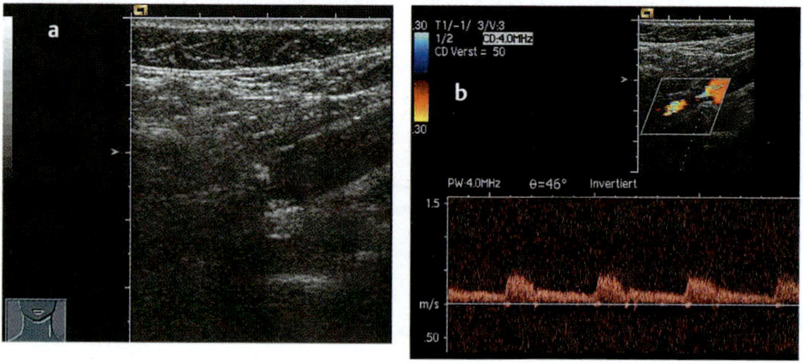

Abb. 313 a u. b ACI-Stenose. a Deutliche echogene Plaques in der ACI mit Lumeneinengung. b FKDS: Turbulenzen (grün/blau/gelb) und Schallauslöschung in der Stenose (die Farbkodierung des Blutflusses ist im „Schatten“ des Plaques ausgelöscht)

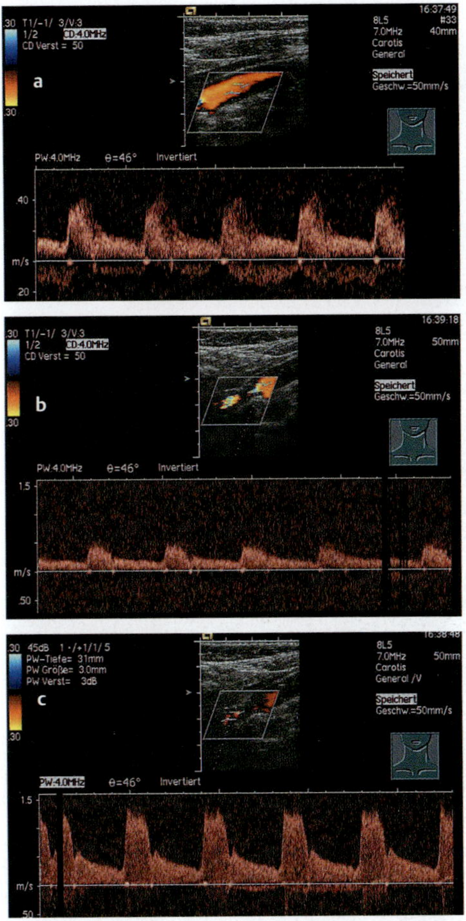

Abb. 314a–c ACI-Stenose. a Verminderte Flussgeschwindigkeit bei erhaltenem Frequenzspektrum vor der Stenose. b Deutlich verminderte Flussgeschwindigkeit unmittelbar vor der Stenose. c Geschwindigkeitserhöhung, V_{max} bis 140 cm/s in der Stenose

► **ACI-Verschluss:**

- *Ipsilateral in der ACI:* Keine Spektralkurve ableitbar (Abb. 315c u. 316f).
- *Ipsilateral in der ACE:* Turbulenzen, erhöhte Flussgeschwindigkeit (Abb. 315).
- *Ipsilateral in der ACC:* Ähnliche Spektralkurve wie in der ACE (durch Wegfall der ACI wird die ACC zum reinen Widerstandsgefäß, Abb. 316).

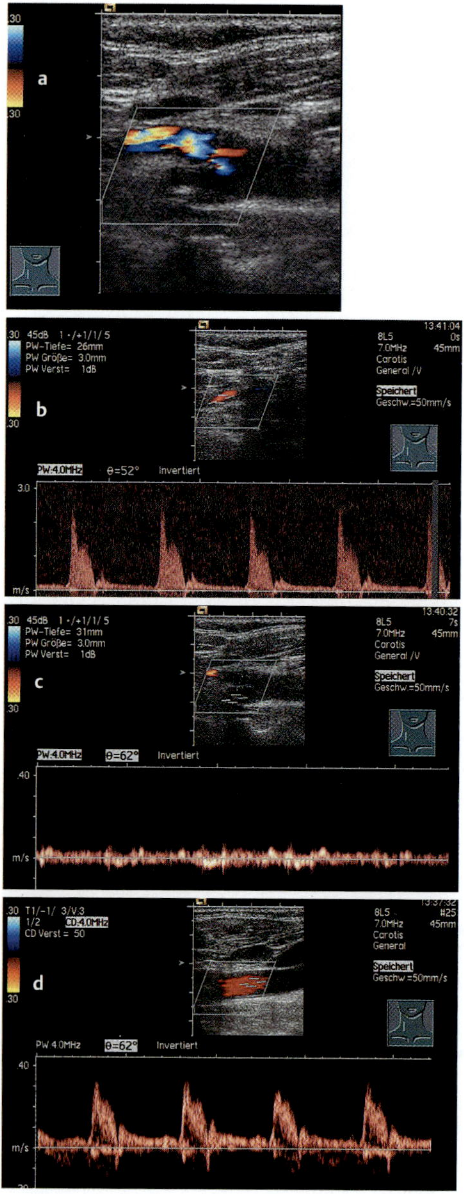

Abb. 315 a–d Typische Befunde der Halsgefäße bei Verschluss einer ACI.
a Darstellung der ACE bei einem Verschluss der ACU. Turbulente Strömung (bunte Farbpixel) in der ACE.
b Spektralkurve der ACE: $V_{max} > 2$ m/s.
c Keine Spektralkurve in der ACI ableitbar: Verschluss der ACI.
d Spektralkurve der ACC bei ACI-Verschluss: Die Spektralkurve ähnelt der Kurve der ACE (die ACC wird bei einem Verschluss der ACI zum reinen Widerstandsgefäß)

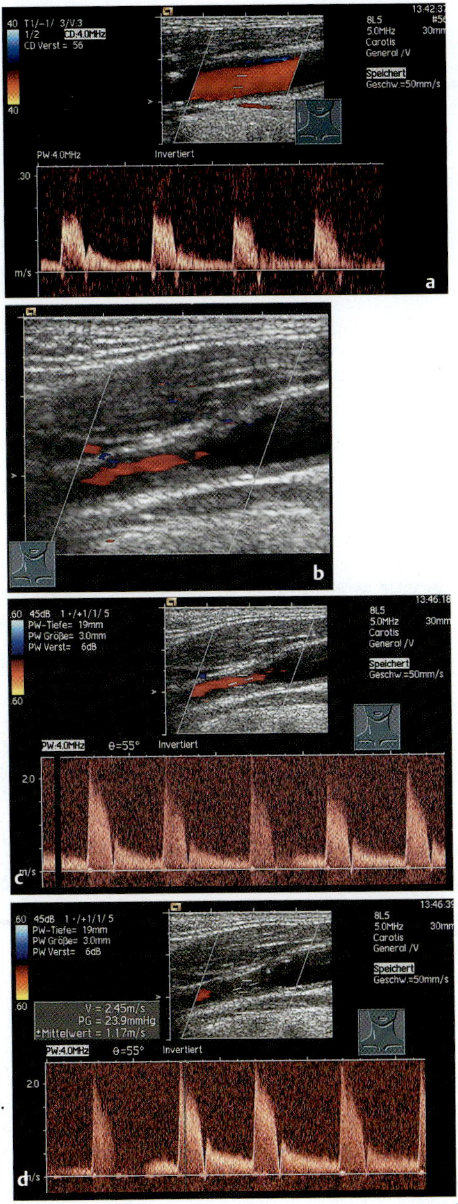

Abb. 316 a–d Typische Befunde der Halsgefäße bei Verschluss einer ACI.
a Auffällige Flusskurve der ACC mit Dip und relativ niedriger diastolischer Flussgeschwindigkeit. Die Kurve ähnelt der ACE.
b Lumeneinengung der ACI um mehr als 50 %, hier keine Turbulenzen erkennbar.
c ACE-Stenose. Die Ableitung der Spektralkurve in der ACE zeigt eine Flussbeschleunigung.
d Doppler der ACE-Stenose. Die maximal messbare Geschwindigkeit der ACE mit 2,45 m/s zeigt eine ACE-Stenose ca. 70 % an

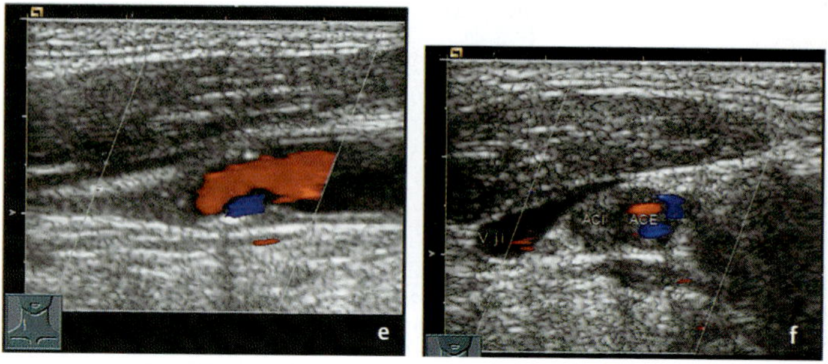

Abb. 316 e u. f Typische Befunde der Halsgefäße bei Verschluss einer ACI. e ACC im Längsschnitt. Abbruch des Blutflusses in der A. carotis interna mit Flussumschlag (blau). f ACI und ACE im Querschnitt. Im Querschnitt erscheint die ACI echogen verschlossen. Ein Fluss ist im Farbdoppler nicht zu erkennen, während die A. carotis externa (ACE) eine Farbbelegung zur Flussdetektierung zeigt. Neben der ACI ist die echofreie V. jugularis interna schräg angeschnitten

Thrombose, Dissektion

► **Thrombose der V. jugularis nach ZVK Anlage** (Abb. 317):

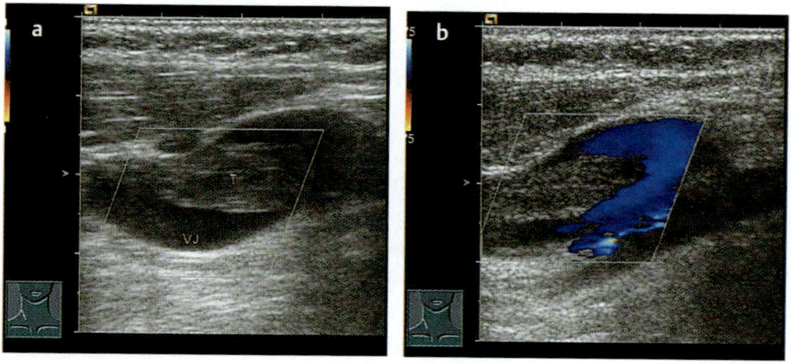

Abb. 317 a u. b Thrombose der V. jugularis. a V. jugularis (VJ) mit echogenen Thrombus (T) nach ZVK Anlage. b Der Thrombus ist deutlich umflossen (blau kodiert)

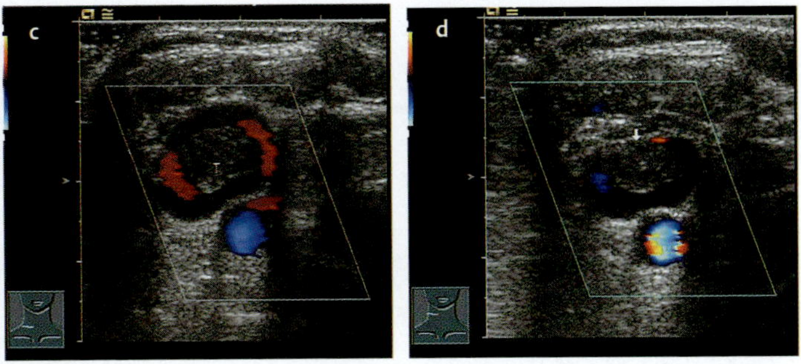

Abb. 317 c u. d Thrombose der V. jugularis. c Querschnitt der V. jugularis mit freiem zirkulär umflossenem Thrombus. d Weiter kranialwärts ist der Thrombus wandständig

9 Leber

9.1 Untersuchung

Schnittebenen

- Oberbauchquerschnitt (Darstellung des linken Leberlappens, s. S. 23).
- Subkostaler Schrägschnitt rechts (s. S. 23).
- Hoher und verlängerter Interkostalschnitt rechts (s. S. 24 u. 24).
- Paramediane Oberbauchlängsschnitte (s. S. 25).

Sonographische Anatomie und Normalbefunde

- Die Leber weist eine Zwerchfell- und eine Eingeweidefläche auf.
- Beide treffen ventrokaudal im scharfrandigen Margo inferior und dorsokranial in der Pars affixa des Zwerchfells zusammen.
- Das Ligamentum falciforme trennt den größeren rechten vom kleineren linken anatomischen Leberlappen (Abb. 318 u. 319).

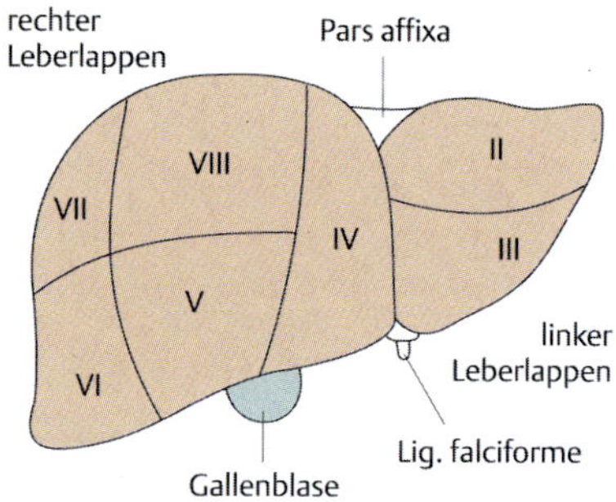

Abb. 318 Segmentanatomie der Leber. Rechter und linker Leberlappen, getrennt durch eine Linie (gestrichelt) von der Gallenblase zur V. cava, Facies diaphragmatica

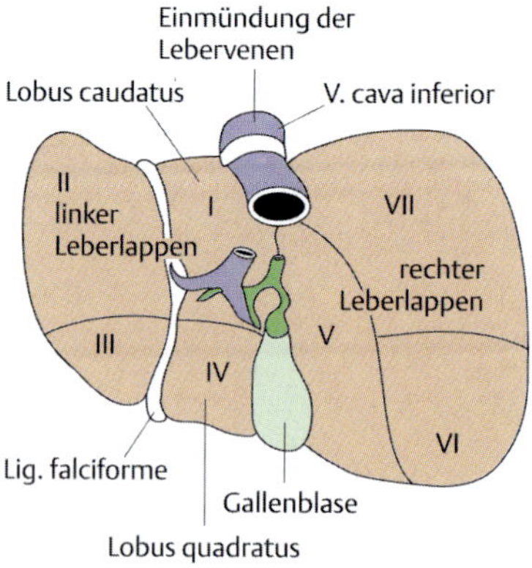

Abb. 319 Segmentanatomie der Leber, Facies visceralis. Begrenzung des Lobus caudatus: 1. kranialer Leberrand. 2. Lig. falciforme. 3. V. portae. 4. V. cava. Begrenzung des Lobus quadratus: 1. kaudaler Leberrand. 2. Lig. falciforme. 3. Gallenblase. 4. V. portae

- **Normwerte:** Kraniokaudal in der MCL bei Pyknikern < 120 mm, bei Asthenikern < 140 mm; die Summe aus Länge und Tiefe < 24–26 mm; Tiefe über der Aorta in Höhe des Truncus coeliacus < 40 mm.

Untersuchungsablauf

- **Schallkopf:** 2,5–5,0 MHz (je nach Bauchumfang).
- **Im subkostalen Schrägschnitt rechts:** In tiefer Inspiration Darstellung der Leberkuppe mit Zwerchfell, der Lebervenen, der Pfortaderäste (DHC), der intrahepatischen Gallengänge und der Gallenblase sowie des Parenchyms (s. Abb. 320).

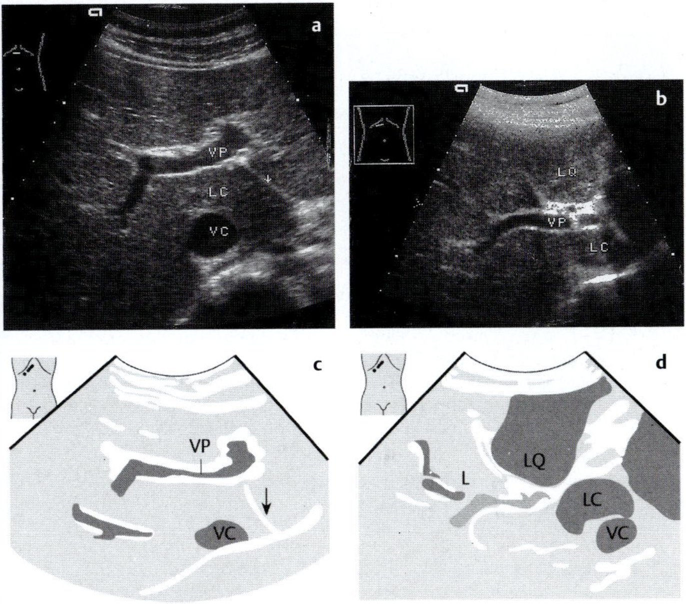

Abb. 320 a–d Subkostale Schrägschnitte. a u. c Schnitt durch die Leberpforte in die Leberkuppe. VP = rechter und linker Ast der V. porta, V = V. cava inferior, Pfeil = Lig. venosum. b u. d Schallrichtung vom Margo inferior (im Bild oben) zur Pars affixa (im Bild unten): Darstellung des Lobus quadratus (LQ) und Lobus caudatus (LC) ventral der V. cava (VC). L = rechter Leberlappen, VP = V. portae

- Fächerförmiges Durchschallen aller Leberabschnitte.
- **Im Oberbauchlängs- und Interkostalschnitt:** Beurteilung der Leberpforte, der Gallenwege, der V. portae und der lateralen Leberanteile (s. Abb. 321).
  - *Tipp:* Bei schlechten allgemeinen Untersuchungsbedingungen diese Schnittebene auch für die übrigen Leberanteile und die Gallenblase wählen!

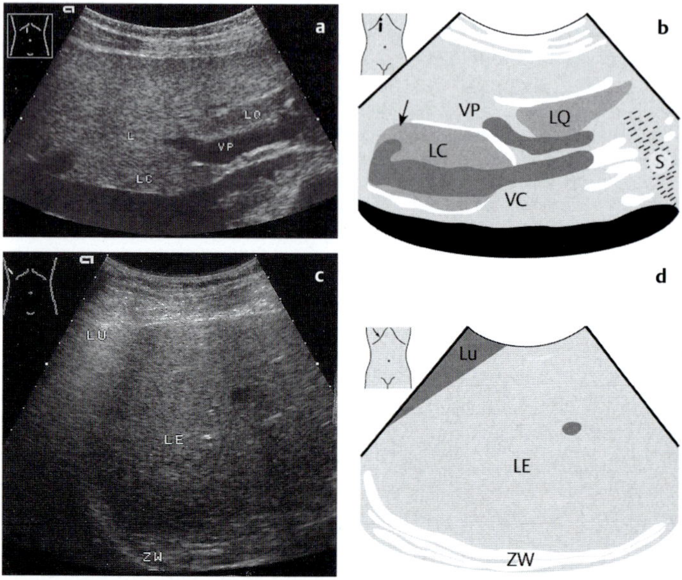

Abb. 321 a–d a u. b Oberbauchlängsschnitt im Bereich der subdiagphragmalen V. cava und der Lebervenenmündung (Pfeil). LQ = Lobus quadratus, VP = V. portae, LC = Lobus caudatus, VC = Vena cava inferior, L = Leber. c u. d Hoher Interkostalschnitt rechts lateral: Darstellung des Sinus phrenicocostalis (LU), dorsal Anteile des Zwerchfells bzw. Lungeneintrittsreflexes (ZW). LE = kraniolateraler Leberrand

Befundübersicht und -einteilung

- **Veränderungen der Leber:** Sonographisch erfassbare Leberveränderungen können diffuse oder umschriebene Störungen der Leberarchitektur sein.
  - *Diffuse Veränderungen* s. Tab. 51, S. 243: Eine allgemeine Störung der normalen Leberarchitektur, betreffend Größe, Gewebestruktur, Kontur, Gefäße und tubuläre Organe. Besonders kennzeichnende Veränderungen betreffen Struktur und Kontur.
  - *Umschriebene Veränderungen* s. Tab. 44, S. 251: Fokale Störungen der normalen Echotextur. Die Differenzierbarkeit ist abhängig vom Impedanzsprung zum umgebenden normalen Lebergewebe (echofreie Läsionen wie Zysten sind auf Anhieb zu erkennen). Bei echogleicher Struktur der Läsion ist eine Abgrenzung nur durch Randsaumbildung oder Gefäßverdrängung erkennbar.
- **Veränderungen der Pfortadervenen** s. Tab. 45, S. 267: Bei Störungen der Pfortader und ihrer Zuflussvenen kann es zu den gleichen Veränderungen kommen wie bei den Körpervenen (vgl. Tab. 34, S. 216).

9.2 Diffuse Veränderungen

Übersicht (Tab. 51)

Tabelle 41 · Diffuse Struktur-/Konturveränderungen der Leber

gering	ausgeprägt
alimentäre/diabetische Fettleber (S. 243)	Sarkoidose (S. 246)
akute Hepatitis (S. 244)	mikronoduläre Abszesse/Metastasen (S. 246)
chronische Hepatitis (S. 244)	toxische Fettleber/chronische toxische Hepatose (S. 246)
Fibrose (S. 244)	schwere chronische Hepatitis/Leberzirrhose (S. 247)
Stauungszirrhose (S. 244)	diffuse Metastasierung, Metastasenleber unter Chemotherapie
beginnende Leberzirrhose (S. 245)	
diffuse Metastasierung/hämatologische Systemkrankheit (S. 249)	

Gering ausgeprägte Struktur-/Konturveränderungen

► **Alimentäre/diabetische Fettleber** (Abb. 322):
- Geringe Strukturvergröberung und (Vergleich Niere!) echoreichere Struktur.
- Lebergröße mäßig bis stark erhöht (14–16 bzw. 17–20 cm im Längsschnitt MCL).
- Minimale applikatorferne Schallabschwächung.
- Gerundeter Rand.

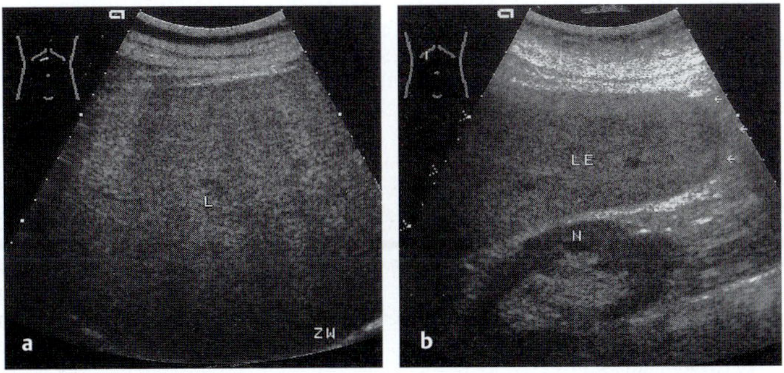

Abb. 322 a u. b Fettleber (L, LE). a Leichte Strukturvergröberung, echoreiche Struktur, applikatorferne Schallschwächung, Vergrößerung. b Längsschnitt/ Strukturverdichtung (vgl. Niere), vergrößerter, verrundeter Leberunterrand (Pfeile). N = Niere

► **Akute Hepatitis:**
- Auffallend gute Schallleitung/gering echodichtere Struktur.
- Hiläre entzündliche Lymphknoten.
- Splenomegalie.
- Leere Gallenblase, verdickte Wand.

► **Chronische Virushepatitis** (Abb. 323): Unterschiedlich ausgeprägte Struktur- und Konturveränderungen: Vom normalen Leberbefund (milde [„persistierende"] Hepatitis mit geringer Aktivität) bis hin zu Veränderungen wie bei der Frühform einer Leberzirrhose (schwere [„aggressive"] Hepatitis mit hoher Aktivität und Fibrose). Sonographische Zeichen:
- Diskrete Strukturvergröberung; bei chronischer toxischer Hepatose Schallabschwächung.
- Angedeutete Konturwellung.
- Beginnende Pfortaderverbreiterung.
- Häufig Splenomegalie.
- Kaliberschwankungen der Lebervenen.

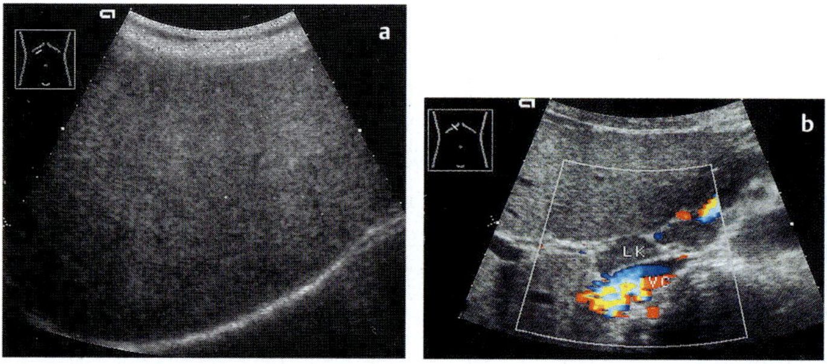

Abb. 323 a u. b Chronische Hepatitis C, milde Form. a Diskrete Strukturvergröberung und Verdichtung, leichte Schallabschwächung. Subkostalschnitt rechts. b FKDS: Entzündliche Leberhiluslymphome (LK). Leberhilusschnitt (Schulter-Nabelschnitt) rechts. VC = Vena cava

► **Fibrose** (Abb. 324):
- Leicht vergröberte bis scheckige Struktur (falls auf dem Boden einer inaktiven chronischen Hepatitis oder Zirrhose: Sonographisches Bild wie bei chronischer Hepatitis bzw. Leberzirrhose; aber weitgehend normale Leberwerte!).
- Vergröbertes Reflexmuster, Inhomogenitäten.
- Distale Schallschwächung wie bei Fettleber möglich.

► **Stauungszirrhose** (Abb. 325):
- Normale bis geringfügig verdichtete Leberstruktur (durch starke Vaskularisation besonders gut zu beurteilen), verrundete Kontur.
- Größenzunahme.
- Lebervenen und V. cava bei fehlender atemsynchroner Lumenänderung verbreitert.
- Vergrößerter Lobus caudatus.
- *Fakultativ:* Aszites, Pfortaderverbreiterung, Splenomegalie.

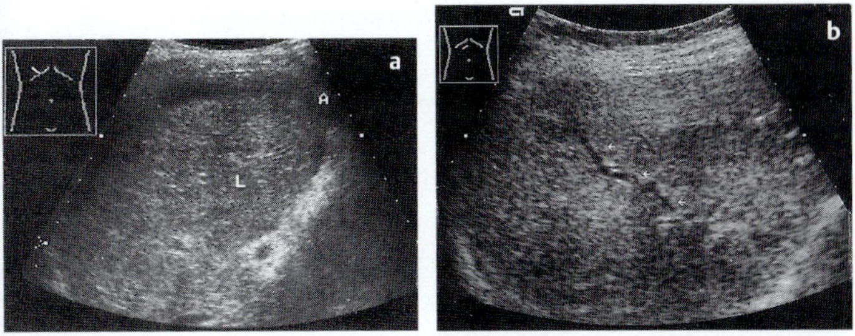

Abb. 324 a u. b Leberfibrose. a Konnatale Fibrose; 23-jährige Frau mit portaler Hypertension, Zustand nach porto-systemischem Shunt. A = Aszites. b Inaktive chronisch-sklerosierende Cholangitis mit deutlicher Fibrose: Grobe echoreiche Reflexe, gewellter Verlauf der Lebervene (Pfeile)

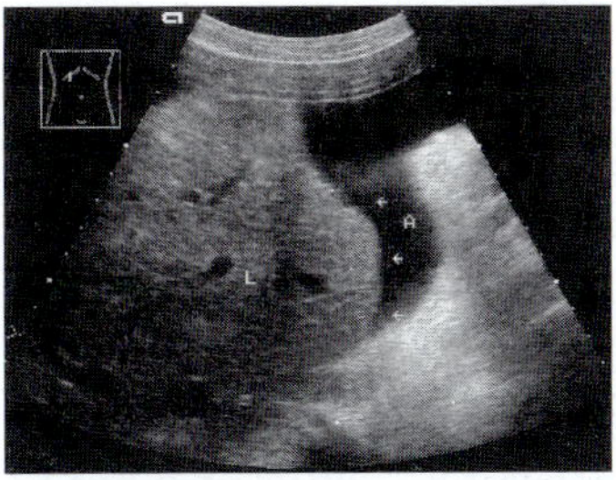

Abb. 325 Stauungszirrhose der Leber: Noch normale Struktur, aber großbogig klobiger kaudaler Leberrand mit leicht aufgesplitterter Kapsel (Pfeile). A = Aszites

- **Leberzirrhose** (Abb. 326): In frühen und mittleren Stadien (Child A und B) kann die Struktur nur geringfügig gröber und die Kontur nur angedeutet aufgesplittert oder gewellt sein, sodass die kennzeichnenden Veränderungen noch fehlen (s. Tab. 42, S. 248).

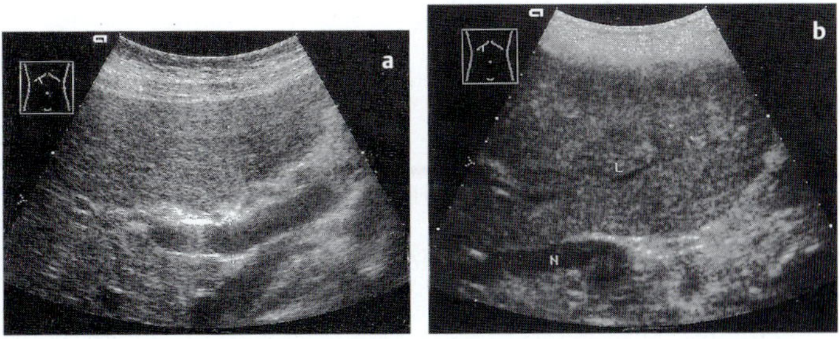

Abb. 326 a u. b Leberzirrhose, Stadium Child A. a Autoimmune Leberzirrhose: Kaum Strukturauffälligkeiten, leicht gewellter Rand, verbreiterte V. portae (Distanzmarken; 14,2 mm). b Leberzirrhose bei GAVE-Syndrom: Klobiger, leicht welliger Leberrand bei großer Leber. Klinisch rezidivierende Magenblutungen, Prothrombinzeit nach Quick 60 %, Alkoholabusus

Stark ausgeprägte Struktur-/Konturveränderungen

- **Sarkoidose** (Abb. 327):
  - Ausgeprägte Strukturvergröberung.
  - Mikronoduläre echoarme Infiltrate.

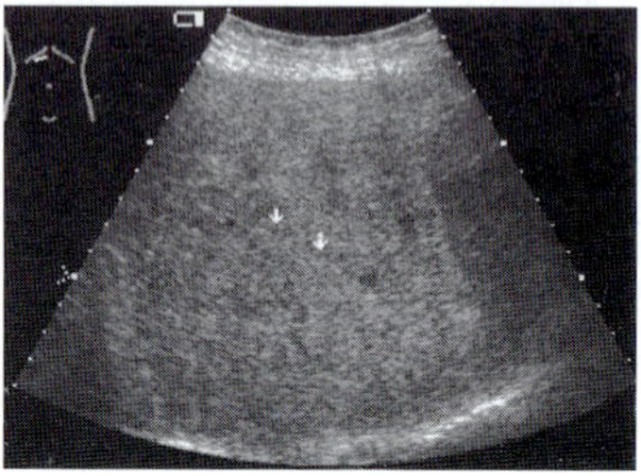

Abb. 327 Sarkoidose der Leber: Grobe Struktur, fehlende Gefäßdarstellung, multiple kleine echoarme Fleckstruktur (Pfeile)

- **Mikronoduläre Abszesse/Metastasen** (Abb. 328):
  - Feinfleckig-echoarme Strukturvergröberung.
  - Schummrige oder nicht mehr erkennbare Gefäße (Kompression von Portalgefäßen, Lebervenen).

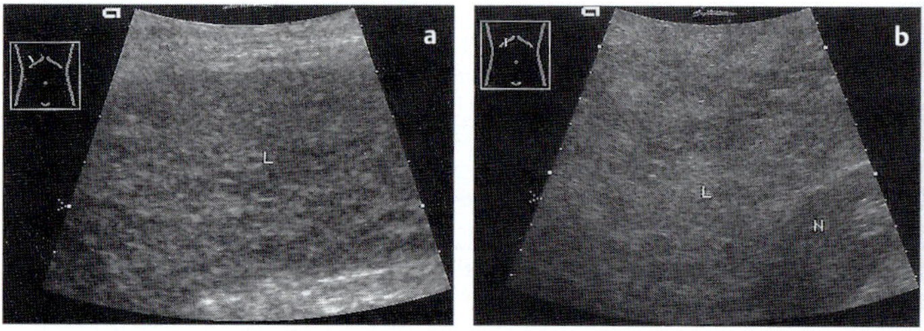

Abb. 328 a u. b Mikronoduläre Infiltrate der Leber (L). a Mikroabszesse bei Urosepsis: Feinfleckig echoarme Strukturtransformation (gleiche Veränderungen auch bei mykotischen Abszessen). b Mikronoduläre echoarme Metastasen eines neuro-endokrinen Tumors. N = Niere

- **Toxische Fettleber/chronische toxische (medikamentös/alkoholische) Hepatose** (Abb. 329): Mit zunehmender Schwere und Bindegewebseinlagerung mit Umbautendenz:
  - Grobe Einzelreflexe, dichte echoreiche Struktur.
  - Schallschwächung, schon nach geringer Eindringtiefe.
  - Kaliberunregelmäßigkeiten und Schwund von Lebervenen und kleinen Pfortaderästen.
  - Beginnende Konturwellung und -körnelung.
  - Zunehmende Pfortaderverbreiterung.

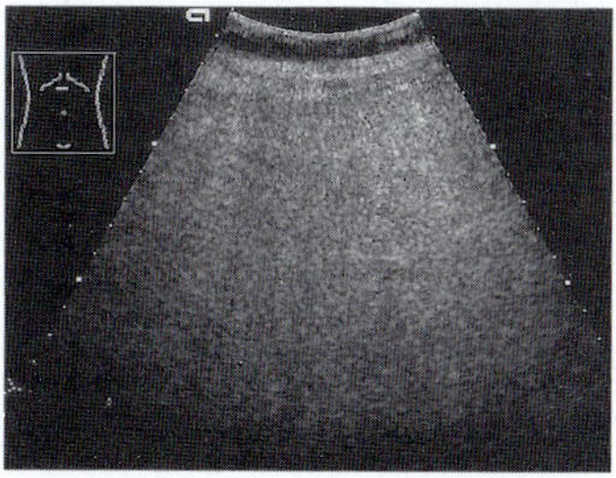

Abb. 329 Schwere chronische medikamententoxische Hepatose mit Fibrose: Granuläre echoreiche Strukturverdichtung, keine erkennbaren Gefäße, ausgeprägte Schallabschwächung (gleiches Bild auch bei der chronischen alkoholtoxischen Hepatose mit Umbau)

- **Schwere chronische Hepatitis mit Umbau/Leberzirrhose** (Abb. 330 u. 331):
  - *Vorbemerkung:* Struktur und Kontur sind abhängig vom Ausmaß der Veränderungen, von den Umbaufolgen durch Bindegewebseinlagerung und von der Zirrhosegenese. Das Aussehen der Portalgefäße, Vorliegen von Aszites und die Milzgröße sind abhängig vom Ausmaß der portalen Hypertension und von der entzündlichen Aktivität.

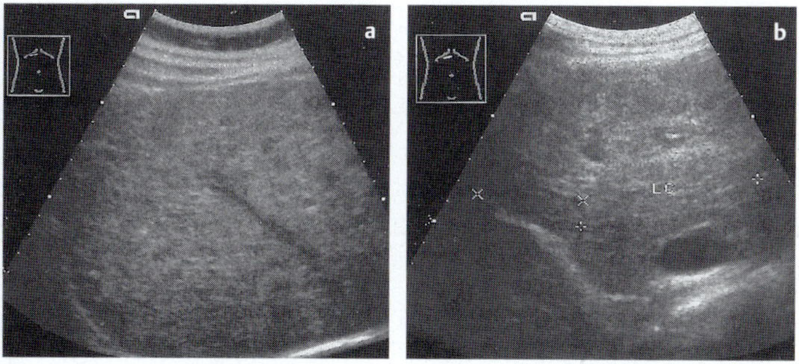

Abb. 330 a u. b Fortgeschrittene chronische Virushepatitis/Zirrhose. a Schwere chronische Hepatitis B: Grobfleckige Strukturtransformation, schummrige Lebervenen. b Leberzirrhose Child B bei Hepatitis C: Grobe echoreiche Fibroseareale, massiv verbreiterter Lobus caudatus (LC). LC : RL = 74 : 43 mm = 1,7 (Distanzmarken; normal $\leq$ 0,55)

- *Direkte und indirekte sonographische Zeichen:* s. Tab. 42, S. 248.
- *Sonographische Hinweise auf die Zirrhosegenese:* s. Tab. 43, S. 249.

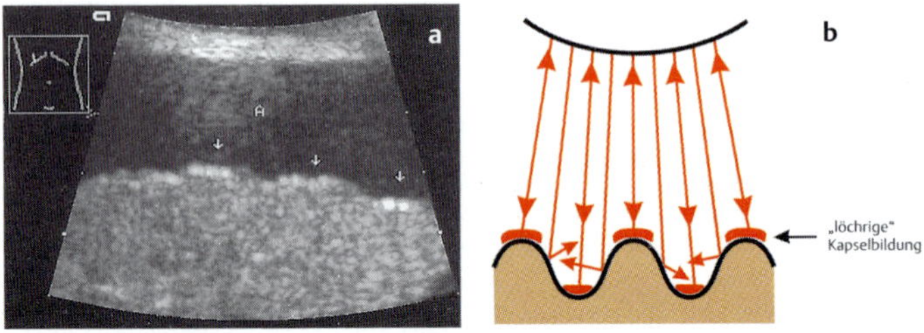

Abb. 331a u. b Dekompensierte alkoholtoxische Leberzirrhose: Diskontinuierliche Kapselbildung (Pfeile). A = Aszites. b Diskontinuierliche Kapselbildung: „Löchrige" Kapselbildung bei grobhöckriger Leberoberfläche, „Bürsten"- oder „Feilenphänomen" bei feinhöckriger Leberoberfläche (nach Rettenmaier)

Tabelle 42 · Sonographische Kennzeichen der Leberzirrhose

direkte Zeichen	indirekte Zeichen
Strukturvergröberung (feinkörnig bis grobknotig)	Pfortaderverbreiterung > 11 mm intrahepatisch
Vergrößerung und echoarme Transformation des Lobus caudatus	Pfortaderverbreitung im Lig. hepatoduodenale > 13–15 mm
Konturverplumpung mit Randbuckelbildung	Splenomegalie
Gefäßunregelmäßigkeiten, Verbiegungen, Kalibersprünge	Aszites
rekanalisierte Nabelvene	portosystemische Kollateralen
Kapseldiskontinuitäten („Bürsten"-, Dachziegelform", „löchrige" Kapsel; Abb. 331)	
Lumenzunahme der Leberarterie	

Tabelle 43 · Sonographische Rückschlüsse auf die Zirrhosegenese

hepatitische Zirrhose	alkoholtoxische Zirrhose	Stauungszirrhose
vergröberte Struktur	Organvergrößerung	vergrößerte Leber
grobbuckelige Kontur	feine diffuse Strukturvergröberung	weitgehend glatte, aber oft verplumpte, klobige Kontur, gute Schallleitung durch Lebervenenstauung (fehlende respiratorische Lumenschwankung)
echoarme Regeneratknoten (cave primäres Leberkarzinom!)	Strukturverdichtung	Kavastauung

Tabelle 43 · Sonographische Rückschlüsse auf die Zirrhosegenese – Fortsetzung

ıepatitische Zirrhose	alkoholtoxische Zirrhose	Stauungszirrhose
׳eränderte Gefäßarchitektur in ler FKDS (verbogene kaliberunegelmäßige Venen, „gestutzte" ›ortalvenen, weitlumige Leberırterie)	applikatorferne Schallverstärkung	keine Gefäßverbiegungen oder Kaliberschwankungen in der FKDS
	feine Konturbuckelung mit Kapselaufsplitterung (Bürsten-, Feilenphänomene)	Aszites
	veränderte Gefäßarchitektur in der FKDS	

- **Diffuse Metastasierung/Lebermetastasen unter Chemotherapie/Hämatologische Systemkrankheiten** (Abb. 332 u. 333):
  - Zunahme der Parenchymreflexibilität.
  - Distale Schallschwächung (wie bei Fettleber).
  - Diskret irreguläre „schummrige" Struktur.
  - Konturverplumpung.
  - *FKDS:* Gefäßverdrängung, Infiltration, „Spots-like"-Vaskularisation.
  - *Fakultativ:* Mikrokalzifikation.

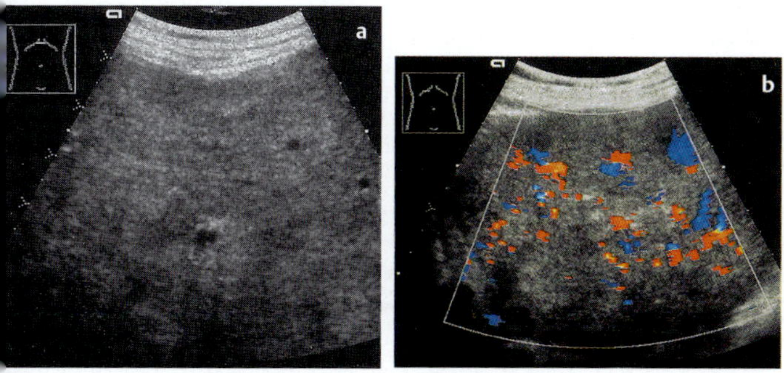

ıbb. 332 a u. b Metastasenleber bei kolorektalem Karzinom. a B-Bild: Inhomoıene „unruhige" Leberstruktur ohne umschriebenen Metastasennachweis. › FKDS: Eine reguläre Gefäßarchitektur ist nicht mehr erkennbar; die irregulären ׳askularisationsspots zeigen das Ausmaß der Leberdestruktion

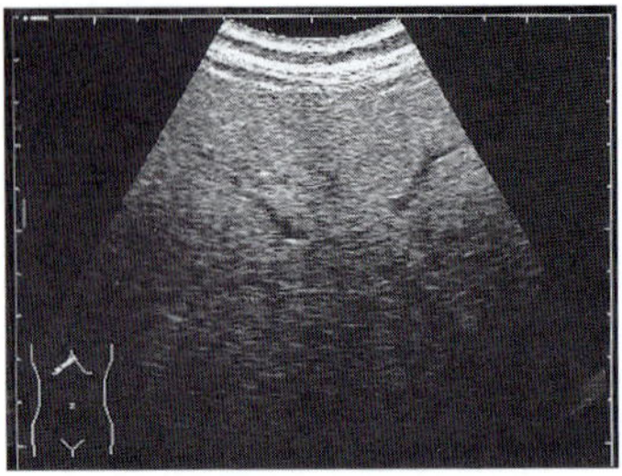

Abb. 333 Chronisch myeloische Leukämie, diffuse Zellinfiltration: Diskrete Strukturvergröberung, distale Schallschwächung

Bewertung und weiterführende Diagnostik

- **Stellenwert der Sonographie:** Die Sonographie ersetzt nicht die Histologie; sie kann aber:
  - Mit großer Verlässlichkeit bisher unbekannte Befunde aufdecken.
  - Anhand sonographischer Merkmale Befunde weiter differenzieren.
  - Eine klinisch vermutete Leberkrankheit in diffuse oder fokale Veränderung aufschlüsseln; oft ist auch eine Artdiagnose möglich.
  - Invasive endoskopische Eingriffe (Laparoskopie) einsparen oder ersetzen.
  - In der Zirrhosediagnostik hat die Sonographie eine hohe diagnostische Verlässlichkeit von nahezu 80 %.
- **Indikationen zur Histologie:**
  - Hepatitisdiagnose und Beurteilung der entzündlichen Aktivität.
  - Unterscheidung einer hepatitischen von einer Siderozirrhose; einer alkoholischen von einer diabetischen oder medikamententoxischen Fettleber oder einer Speicherkrankheit.
- **Weiterführende Diagnostik:** Je nach sonographischem und klinischem Befund:
  - *Charakteristischer Fettleberbefund:*
    - Keine weitere Diagnostik. Ausnahme: Diskrepanz zur Klinik; dann sonographisch gesteuerte Leberpunktion zur Abgrenzung anderer Krankheitsbilder mit ähnlichem Texturmuster (chronische C-Hepatitis, Morbus Gaucher, toxische Hepatose, NASH (Nicht-alkoholische Steatohepatitis), diffuse maligne Infiltrate).
    - Sicherung der Diagnose nur noch im Ausnahmefall durch Leberblindpunktion (nach sonographischer Markierung der Punktionsstelle) oder Laparoskopie.
  - *Verdacht auf Metastasierung, unklarer Aszites:*
    - Laparoskopie und histologische Diagnostik.
    - In der Sonographie: Einsatz von FKDS, Kontrastmittelsonographie und Tissue Harmonic Imaging (THI).
    - Andere bildgebende Verfahren, z. B. Angio-CT und MRT.
  - *Bei Cholestasesymptomatik* (z. B. sklerosierende Cholangitis): ERC.

9.3 Umschriebene Veränderungen

Übersicht (Tab. 44)

Tabelle 44 · Umschriebene Veränderungen der Leber

echofrei	echoarm	echogleich (isoechogen)	echoreich/echodicht
Leberzysten (S. 252)	fokale Nichtverfettung (S. 255)	atypische Lappenbildung (S. 260)	Zwerchfellschenkel (S. 261)
Pfortaderektasien (S. 254)	echoarm transformierter Lobus caudatus (S. 256)	isoechogene Metastasen (S. 261)	fokale Verfettung (S. 261)
Aneurysma, Shunts (S. 254)	Regeneratknoten bei Leberzirrhose (S. 256)	Fokale noduläre Hyperplasie (S. 257)	echogenes Lig. teres (S. 261)
zystische Läsionen (S. 254)	eingeblutete Leberzyste (S. 256)		echogene Portalfelder („Sternenhimmel“) (S. 262)
	Pfortaderthrombose (S. 256)		frisches Hämatom (S. 262)
	Abszess (S. 256)		Hämangiom (S. 263)
	fokale noduläre Hyperplasie (S. 257)		Läsionen bei Porphyrie (s. S. 263)
	Adenom (S. 257)		primäres Leberkarzinom (S. 263)
	atypisches Hämangiom (S. 258)		Metastase (Kolonkarzinom, Karzinoid, S. 263)
	primäres Leberkarzinom (S. 259)		Verkalkung (S. 264)
	Metastasen (S. 259)		Gallengangssteine (S. 264)
	hämatologische Systemkrankheiten (S. 259)		Aerobilie (S. 264)
			eingeblutete Zyste (S. 264)

Echofreie Veränderungen

- **Leberzysten** (Abb. 334–336): Kongenital oder erworben. Vorkommen solitär, multipel, als Zystenleber, Gallengangszysten oder Carolisyndrom.
  - *Solitäre, multiple Zysten:*
    - Echofrei, rund (angrenzend an andere Organstrukturen, auch platt-oval; in der Nähe von Portalfeldern zipflige Ausziehungen), glatt begrenzt.
    - Applikatorferne Schallverstärkung.
    - Schwach reflexogene Wand (mit „lateral shadowing").
    - Gelegentlich Septierungen.
    - Bei hoher Auflösung Darstellung der orthograd getroffenen Zystenwand.
    - Verdrängungen (Gefäße, V. cava, Pfortader).

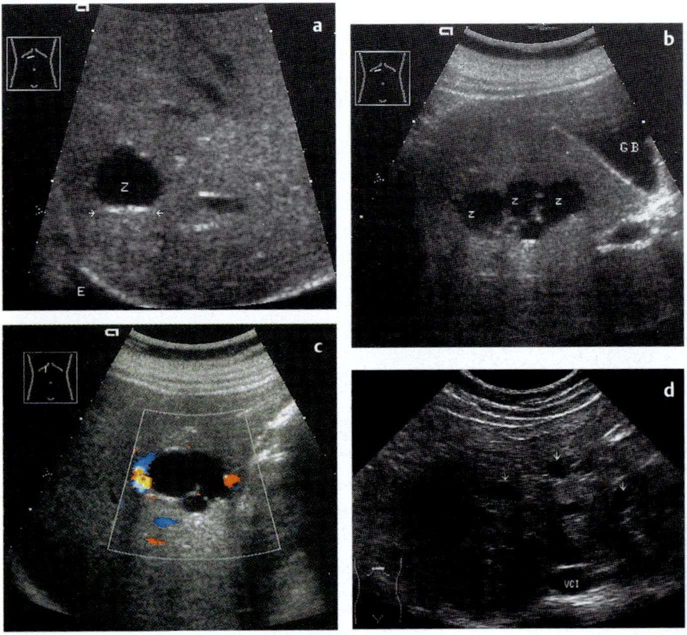

Abb. 334 a–d Zystische Raumforderungen (RF) in der Leber: a–c Einfache Zysten (Z). a Darstellung der typischen Zystenkriterien, Wandreflexe (Pfeile). b Septierte Zysten. c FKDS: Keine Binnenvakularisation. d Peliosis hepatis. Ein der Zystenleber ähnliches Bild (links), jedoch echoarm-grobfleckige, irreguläre Leberstruktur mit multiplen bis 10 mm großen areflexiven zystischen Raumforderungen (Pfeile). Bei starker Vergrößerung kann ein Zusammenhang der Zysten mit Portalgefäßen sichtbar werden; VCI = V. cava inferior.

- *Zystenleber:* Starke Lebervergrößerung variabler Größe (über 17–20 cm); in der Hälfte der Fälle andere Organzysten (Zystennieren, Pankreaszysten).
- *Gallengangszysten:* Darstellung des zugehörigen Gallenganges; gelegentlich Steininhalt.

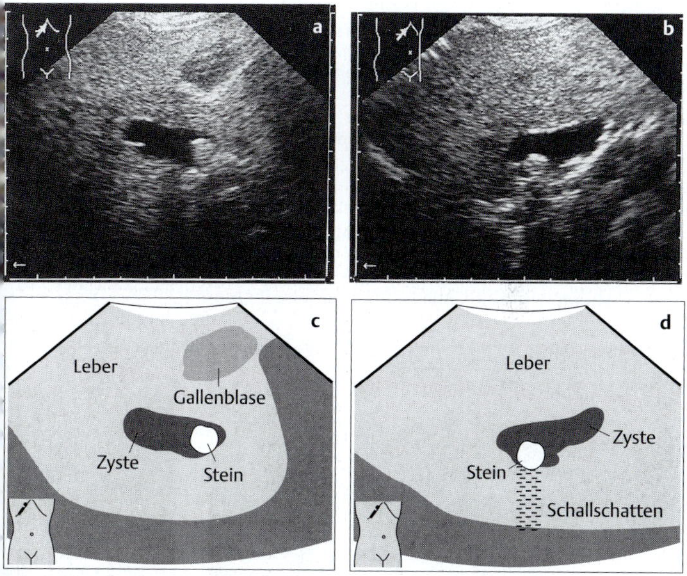

Abb. 335 a–d Gallengangzyste mit Stein, Anschluss an den rechten D. hepaticus (operativ bestätigt): Inkompletter Schallschatten. Klinisch Gallenkolik (keine Gallenblasensteine!)

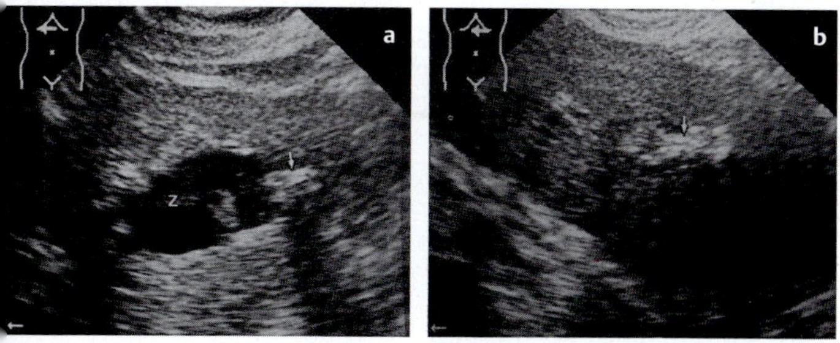

Abb. 336 a u. b Zystisch dilatierte intrahepatische Gallenwege (Z) bei Caroli-Syndrom. a Steine und inkomplette Schattenzone (Pfeil) mit intra- und extrahepatischen Gallengangssteinen. b Nach Operation verbliebene intrahepatische Steine (Pfeil), Rückbildung der zystischen Gallengangsaufweitung

- *Caroli-Syndrom* (kongentiale intrahepatische Gallengangsdilatation, Abb. 336): Segmentale sackförmige Gallengangserweiterungen.

► **Pfortaderektasien** (Peliosis hepatis, Abb. 339; selten):

- Multiple runde ovaläre, zipflige oder eckige echofreie Läsionen mit Verbindung zu Pfortaderästen.
- Kein Flussnachweis in der Doppler-Untersuchung.

► **Aneurysma der Arteria hepatica, arteriovenöse Shunts, Morbus Osler:**

- Runde echofreie, pulsierende Läsion.
- Zusammenhang mit der Arterie (Doppler-Signal, farbkodierter Flussnachweis in der Farbduplexsonographie).

► **Zystische Läsionen** (Abb. 337–340): Entzündlich, infektiös (Echinokokkose, Abszess), traumatisch (Hämatom) oder neoplastisch („Cyst-like"-Metastase, regressiv liquidefizierte Metastase).

- *Echinokokkuszyste* (Abb. 337): zystische Echinokokkose (bei alveolärer Echinokokkose [E. multilokularis = Fuchsbandwurm] solide infiltrierende Tumorstruktur!), echogene Wand, Verkalkungen.
- *Hämatom, Abszess* (Abb. 338): Meist unregelmäßige Begrenzung, keine Zystenwand, flaue Binnenstrukturen möglich.
- *„Cyst-like"-Metastase:* Abb. 339, 340.

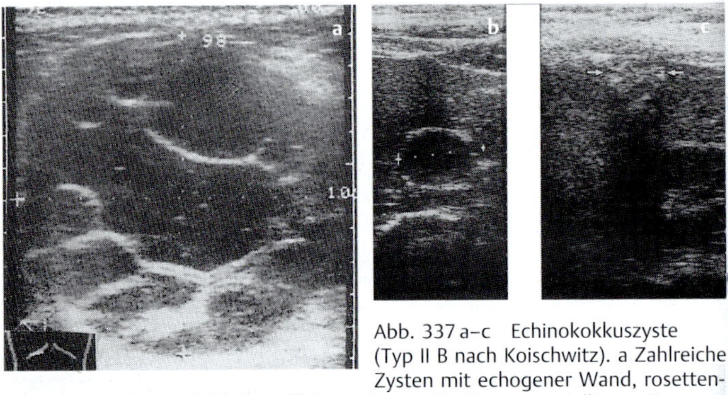

Abb. 337 a–c Echinokokkuszyste (Typ II B nach Koischwitz). a Zahlreiche Zysten mit echogener Wand, rosettenförmige Anordnung (Bild freundlicherweise zur Verfügung gestellt von Dr. Wörpel, Thailand). b Echofrei mit deutlicher reflexogener Wand (einfache Zyste, Typ I n. Koischwitz; Distanzmarken). c Verkalkung mit Schallschatten (Pfeil)

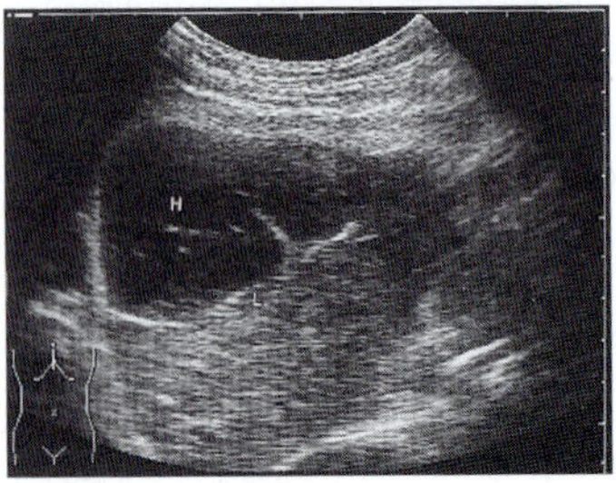

Abb. 338 Hämatom (H) im kranialen linken Leberlappen (L). Zufallsbefund mehrere Wochen nach Reanimation

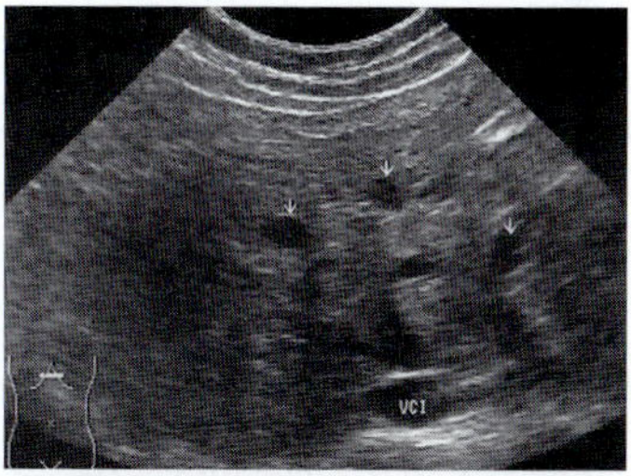

Abb. 339 Peliosis hepatis. Ein der Zystenleber ähnliches Bild (links), jedoch echoarm-grobfleckige, irreguläre Leberstrukturmit multiplen bis 10 mm großen areflexiven zystischen Raumforderungen (Pfeile). Bei starker Vergrößerung kann ein Zusammenhang der Zysten mit Portalgefäßen sichtbar werden; VCI = V. cava inferior

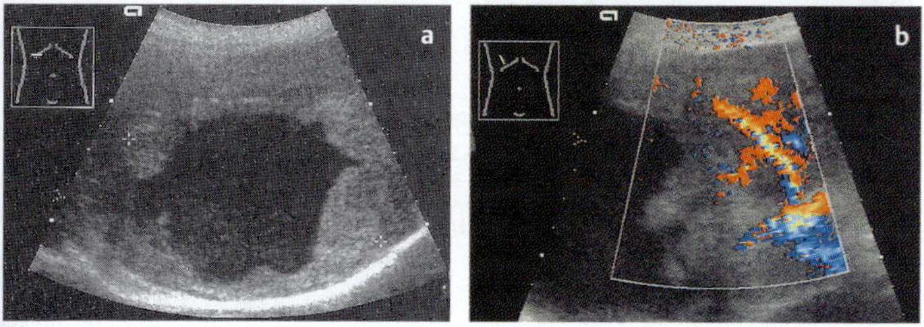

Abb. 340 a u. b Karzinoid-Metastasen (neuroendokriner Tumor). a Typische, überwiegend liquidefizierte Erscheinung mit nur noch randständigem echoreichen Tumorgewebe. b FKDS: Starke Hypervaskularisierung (im Gegensatz zu anderen Metastasen)

Echoarme Veränderungen

- **Fokale Nichtverfettung** (Abb. 341 u. 342):
  - Meist periportal/im Leberbett der Gallenblase gelegen.
  - Ovaläre bis dreieckige Form.
  - Seltener fleckig/flammenförmig in der gesamten Leber.

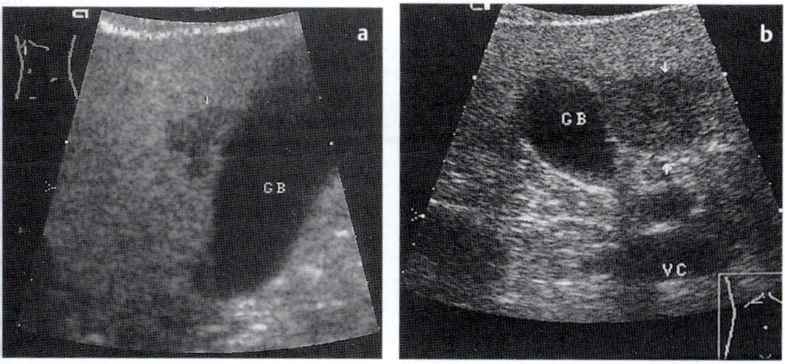

Abb. 341 a u. b Fokale Nichtverfettung. a Polygonaler echoarm strukturierter Bereich (Pfeil) im Leberbett der Gallenblase. b Echoarmer Lobus quadratus (Segment IV, Pfeile) neben der Gallenblase (GB) bei sonstiger Leberverfettung

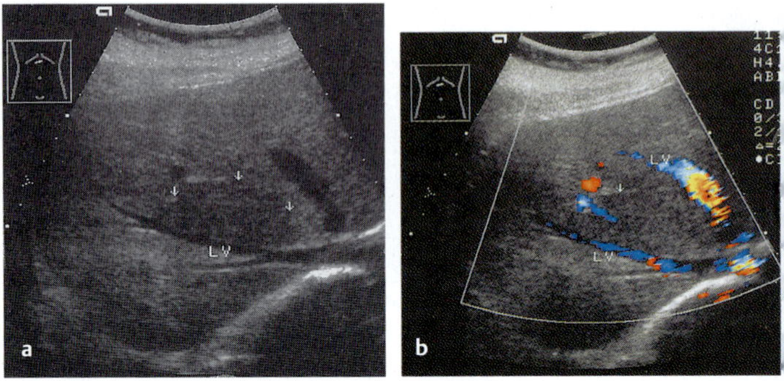

Abb. 342 a u. b Regional unterschiedliche Verfettung mit einer Minderverfettung (Pfeile) im Segment VIII zwischen rechter und linker Lebervene (LV), die ungehindert hindurchzieht. Keine weitere Diagnostik. a B-Bild, b FKDS

- **Echoarm transformierter Lobus caudatus** (Abb. 343):
  - Echoarme gröbere Struktur.
  - Größenzunahme und Verplumpung bei Leberzirrhose.
- **Regeneratknoten bei Leberzirrhose** (Abb. 344): Wichtigste Differenzialdiagnose: Primäres Leberzellkarzinom!
  - Erbs- bis kirschgroß.
  - *Intrahepatischer Regeneratknoten:* Echoarm, rund.
  - *Randständiger Regeneratknoten:* Rundliche Konturvorwölbung.
- **Eingeblutete Leberzyste** (Abb. 345):
  - Echoarme glatt begrenzte Raumforderung.
  - Bei Lageänderung oft erkennbare Binnenechos.
- **Intrahepatische Pfortaderthrombose** (Abb. 346):
  - Je nach Anschnitt runde, ovale oder längliche Läsion.
  - Lockere echogleiche bis leicht echoarme Struktur.
- **Abszess** (Abb. 347):
  - Echoarme (echofreie) bis echoreiche, heterogene Struktur.

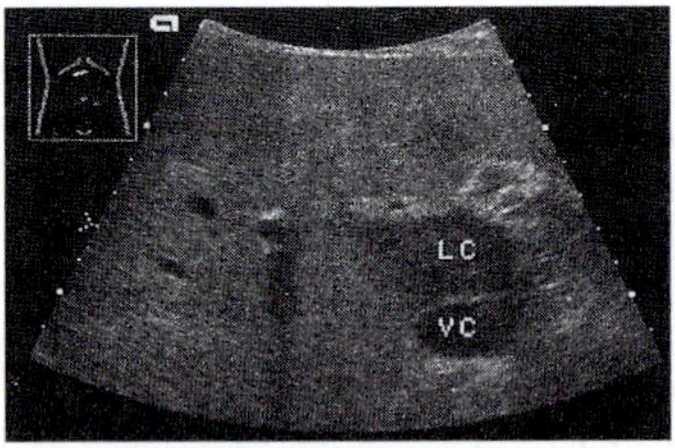

Abb. 343 Echoarm transformierter Lobus caudatus (LC, Segment I) ventral der V. cava (VC) bei sonst unauffälliger Leber

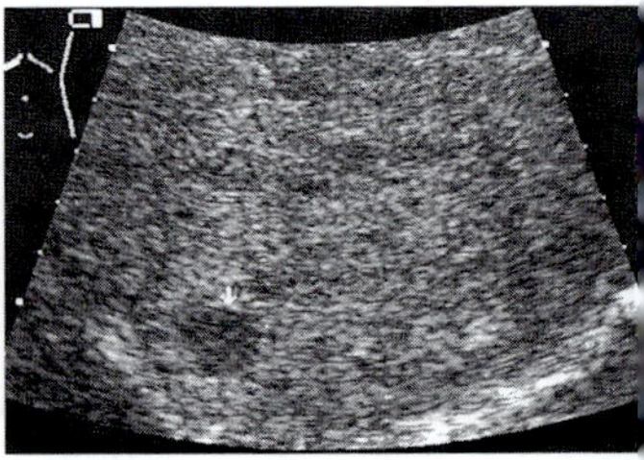

Abb. 344 Regeneratknoten bei schwerer alkoholtoxischer Leberzirrhose (Pfeil); zytologisch gesichert

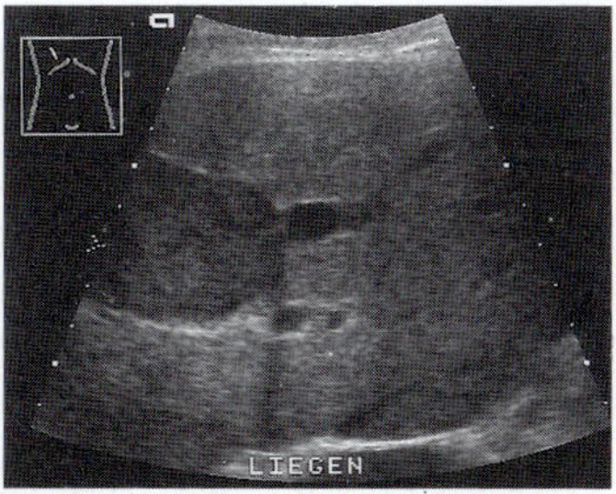

Abb. 345 Eingeblutete Leberzyste: Echoarme glatt begrenzte Raumforderung; echogene Wand angedeutet erkennbar

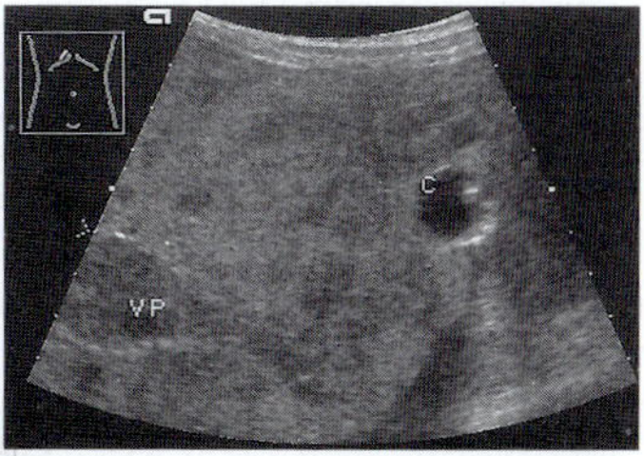

Abb. 346 Intrahepatische Pfortaderthrombose (VP): Gefäßauftreibung, Echobesatz; auch sämtliche kleine Äste (echoarme Flecken) sowie Hauptstamm und Zuflussvenen sind thrombosiert. Klinisch paraneoplastische Pfortaderthrombose, Exitus letalis. C = Leberzyste

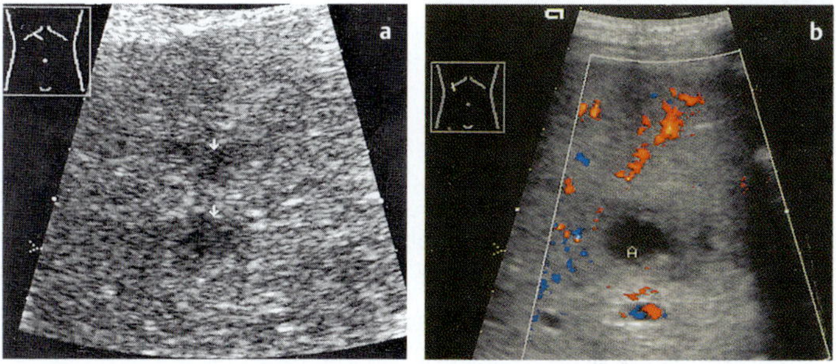

Abb. 347 a u. b Leberabszess. a Leberabszesse bei septischer Cholangitis: Unscharf begrenzte Läsionen (Pfeile). b Biliär fortgeleiteter Leberabszess: Unscharf begrenzte inhomogene RF mit angedeutetem hyporeflexiven Randsaum und zentraler Einschmelzung (A). In der FKDS keine Gefäße

- Unregelmäßige, oft unscharfe Begrenzung.
- Häufig feine reflexogene Gasblasen mit inkomplettem Schallschatten bzw. Wiederholungsecho.
- Oft echoreichere pyogene Membran.

► **Fokale noduläre Hyperplasie** (FNH, Abb. 348):
- Echoarme runde oder ovale, eher glatt begrenzte Raumforderung.
- Strukturell oft inhomogen infolge von (zentralem) Bindegewebe (= Narben).
- Radiär zur Peripherie führende echoreiche Ausläufer („Narbenstern").
- *FKDS:* Im radiären Bindegewebe verlaufende Gefäße („Radspeichen-Phänomen").

► **Adenom** (Abb. 349): Ähnlich wie FNH, da nur aus Hepatozyten und Blutgefäßen bestehend:
- Echogleicher oder echoarmer, regulär strukturierter Tumor.
- Glatte Begrenzung.

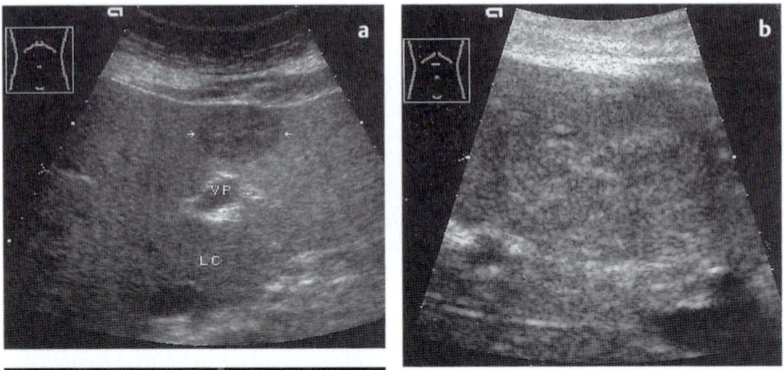

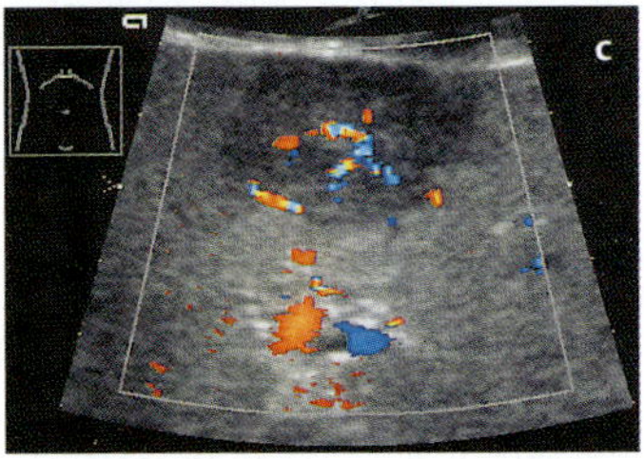

Abb. 348 a–c Fokale noduläre Hyperplasie. a Echoarme RF (Pfeile) im Segment III. VP = zentrale V. portae, LC = Lobus caudatus. b Ausschnittsvergrößerung: Angedeutet zentraler Narbenstern (echoreiche sternförmige Binnenstruktur). c FKDS: Radspeichen-Vaskularisation. Narbenstern und Radspeichen-Phänomen sichern die Diagnose; keine weitere Diagnostik

- Pseudokapsel bzw. echoarmer Randsaum.
- Fakultativ echoarme Binnenmuster (Einblutungen).
- *FKDS:* Gut vaskularisierter Tumor ohne charakteristische Gefäßmuster; arterielle zuführende Gefäße darstellbar.

► **Atypisches Hämangiom** (Abb. 350):
- Wolkige echoarme Struktur (vor allem in Fettlebern).

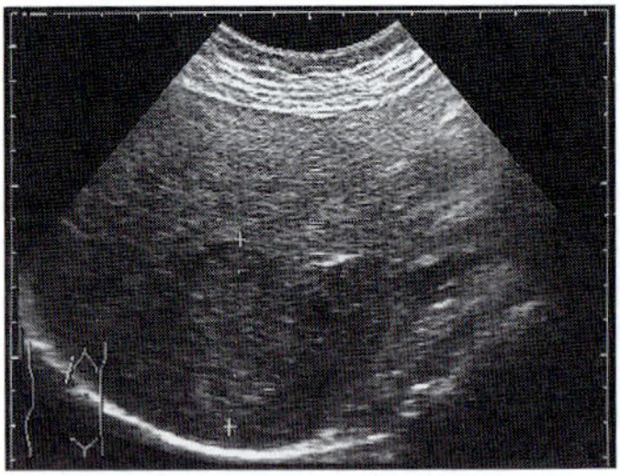

Abb. 349 Benigner Lebertumor: Leberadenom (Distanzmarken). Weitere Diagnostik mit Angio-CT, Stanzbiopsie und Zytologie ergibt normale Hepatozyten, keine Tumorzellen

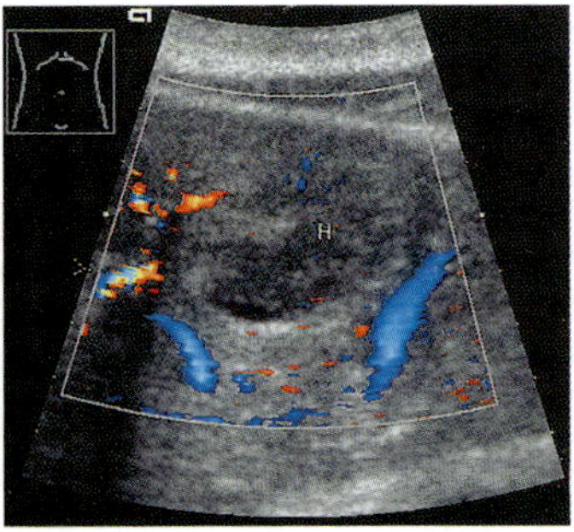

Abb. 350 Atypisches echoarmes Hämangiom (H), eindringendes arterielles Gefäß (rot). Sonomorphologisch sonst keine Abgrenzbarkeit von anderen Tumoren

- Bei großen Tumoren komplexe echoarme bis echodichte grobfleckige Textur infolge regressiver Veränderungen (Verkalkungen, Einblutungen).
- Fakultativ Randsaum, Gefäßstiel.

► **Primäres Leberkarzinom:**

- *Hepatozelluläres Karzinom* (Abb. 351):
  - Unterschiedliche Erscheinungsform; metastasentypisch, wenn in intakter Leber.
  - Echoarm/echogleich/-reich, auch inhomogen. Oft ohne Randsaum, wenn solitär oder vereinzelt in Leberzirrhosen.
  - Häufiger regressive Veränderungen (Einblutung, Verkalkung).
  - FKDS: Deutliche Vaskularisation durch arterielle Tumorgefäße ohne typisches Anordnungsmuster („chaotisch“).
- *Cholangiozelluläres Karzinom* (Abb. 352):
  - Diffus wachsend.
  - Echoarme, häufiger echogleiche Struktur (infolge Fibrosereichtum).
  - Infiltration.
  - Lokoregionale Metastasen/Aszites.

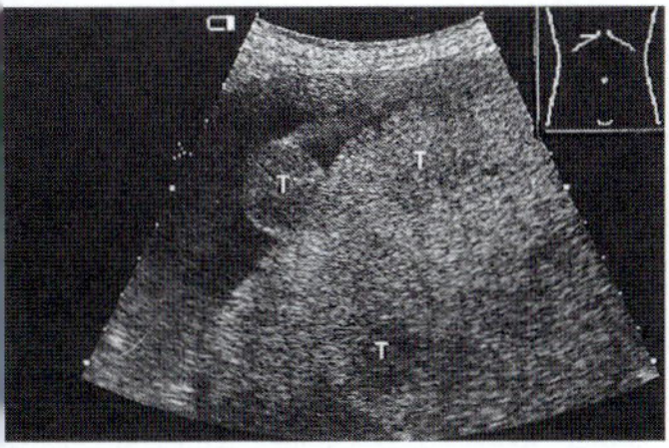

Abb. 351 Primäres hepatozelluläres Leberkarzinom: Mehrere gering echoärmere Tumoren (T) in einer alkoholtoxischen Leberzirrhose, Aszites

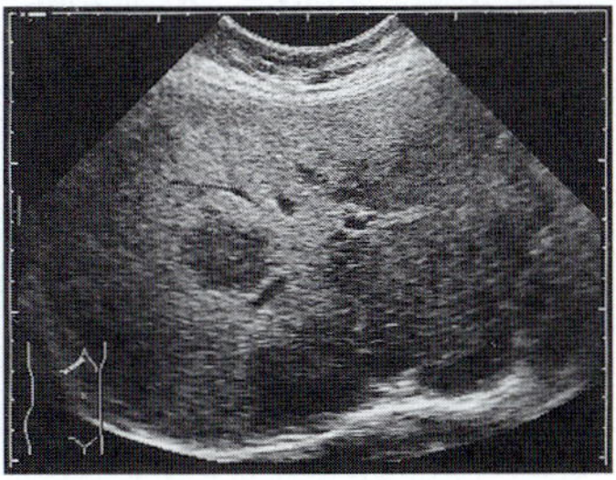

Abb. 352 Primäres cholangiozelluläres Leberkarzinom (CCC): Unscharf begrenzt. Identische Bilder von CCC bei Thorotrastose bekannt (nicht sicher von fokaler Nichtverfettung zu unterscheiden!)

► **Metastasen** (Abb. 353; Abb. 195, S. 155; Abb. 665 u. 666, S. 456):

- Als „Cyst-like“-Metastasen oft unregelmäßige Begrenzung.
- Kleine, intensiv echoarme Metastasen mit oder ohne echoarmem Randsaum weisen auf junges Entstehen hin; multiple Metastasen von gleichem Aussehen weisen auf zeitgleiche Metastasierung hin; solche von unterschiedlichem Aussehen und unterschiedlicher Größe auf mehrere Tumorgenerationen.
- *FKDS:* Keine intratumoralen oder Randgefäße detektierbar (außer bei Metastasen von neuroendokrinen Tumoren, hepatozellulärem Karzinom und Nierenzellkarzinom).

► **Hämatologische maligne Systemkrankheiten** (Abb. 354; s. Abb. 354, S. 260):

- Feinnoduläre (bei chronisch myeloischer Leukämie) oder grobnoduläre Läsionen (bei hochmalignen Lymphomen, Lymphogranulomatose).
- Intensiv echoarm, meist ohne Randsaum.

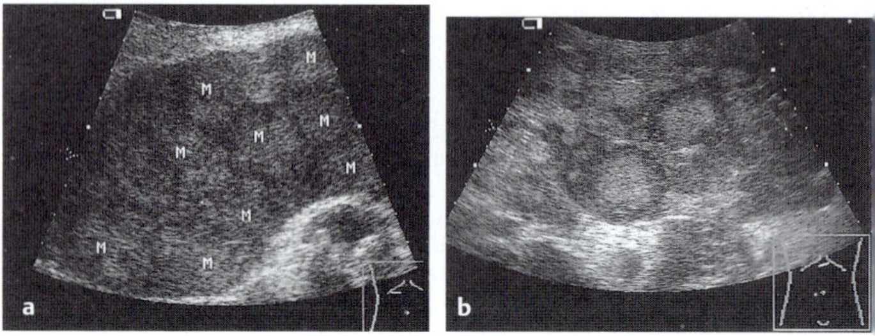

Abb. 353 a u. b Lebermetastasen. a Multiple intensiv echoarme Metastasen (M) mit Randsaum, gleicher Form und Größe (zeitgleiche Entstehung). b Metastasen unterschiedlicher Größe und Struktur, z. T. konfluierend (mehrere Tumorgenerationen)

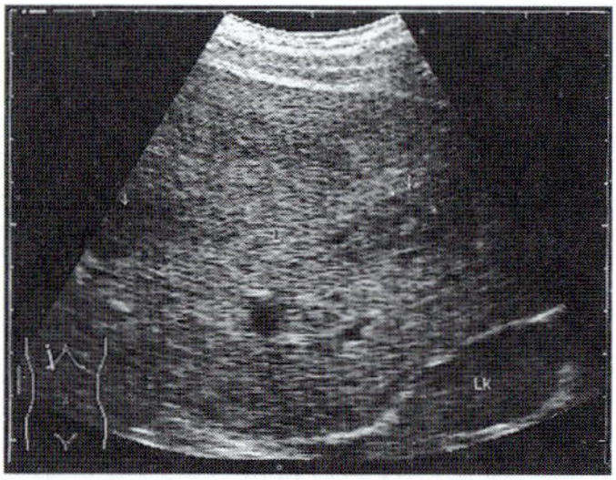

Abb. 354 Chronische myeloische Leukämie: Ausgeprägte noduläre echoarme Infiltrate (Pfeile) in der Leber (L). LK = vergrößerter, infiltrierter Lymphknoten

- Oft andere intraabdominelle Lymphknoteninfiltrationen, ähnliches Erscheinungsbild bei Milzbefall.

Echogleiche (isoechogene) Veränderungen

► **Atypische Lappenbildung** (Abb. 355):
- Betonte rundliche, glatt begrenzte Randkonturwölbung.
- Leberidentische Struktur.
- Konturverplumpung.
- *Bei Riedellappen:* Überragen von Niere oder Gallenblase.

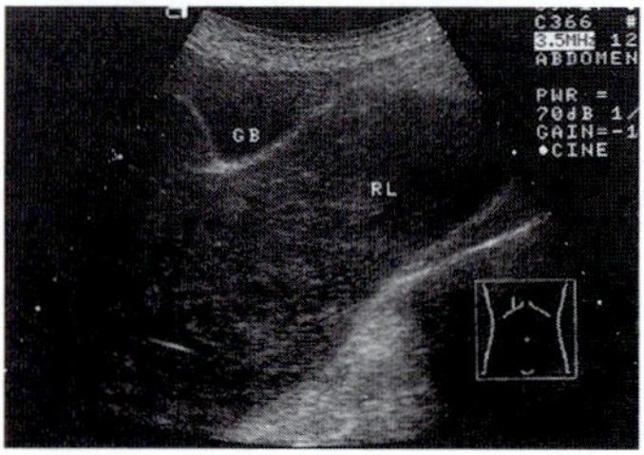

Abb. 355 Atypische Lappung: Riedellappen (RL). VO = V. portae, GB = Gallenblase

- **Isoechogene Metastasen** (Abb. 356): Nur durch echoarmen Randsaum, Verdrängung, Infiltration identifizierbar. Bessere Abgrenzbarkeit durch Tissue Harmonic Imaging (THI), FKDS oder Kontrast-Sonographie.
  - Echogleiche Struktur; nur erkennbar am echoarmen Randsaum.
  - Ggf. Verdrängung, Infiltration.

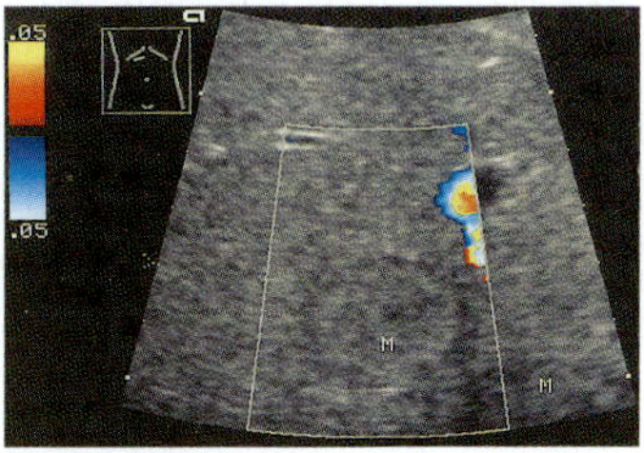

Abb. 356 Isoechogene Lebermetastasen (M) bei Pankreaskarzinom: Abgrenzung vom normalen Lebergewebe nur durch Randsaum (ein Teil der sononegativen Metastasen erklärt sich hierdurch gegenüber anderen bildgebenden Verfahren). Keine Vaskularisation in der FKDS

Echoreiche/echodichte Veränderungen

- **Zwerchfellschenkel** (Abb. 357):
  - Vom Zwerchfell ausgehende, in die Leber ragende echoreichere Pfeiler (Subkostalschnitt).
  - (Zwerchfellpfeiler mit Einschnürungen der Leberoberfläche entsprechend den Zahnfurchen bei der Laparoskopie).

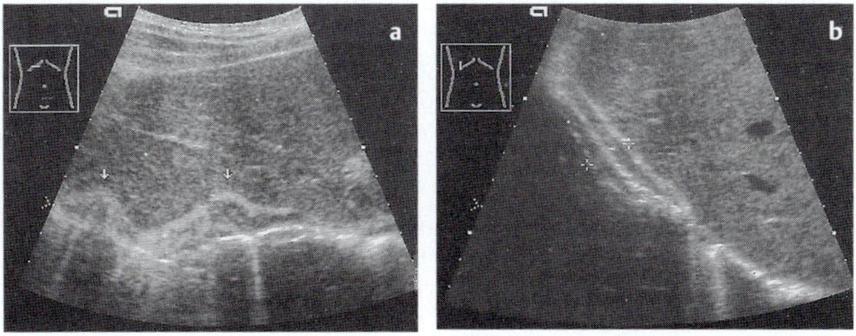

Abb. 357 a u. b Echoreiche Zwerchfellschenkel (Pfeile). a Subkostaler Schrägschnitt. b Darstellung eines die Leber einschnürenden Zwerchfellschenkels in der annähernden Längsschnittuntersuchung

- **Fokale Verfettung** (Abb. 358):
  - Echoreiche, ovale/zipflige Läsion in einer normal strukturierten Leber.
  - Lokalisation wie bei der fokalen Nichtverfettung (Gallenblasenbett, periportal).
- **Echogenes Ligamentum teres** (Abb. 359):
  - Rundliche/dreieckige/ovale Formation zwischen rechtem und linkem Leberlappen (im Subkostalschnitt) oder
  - Echogenes längliches Band median bzw. parasagittal rechts, vom umbilikalen Pfortaderast zur vorderen Bauchwand ziehend.

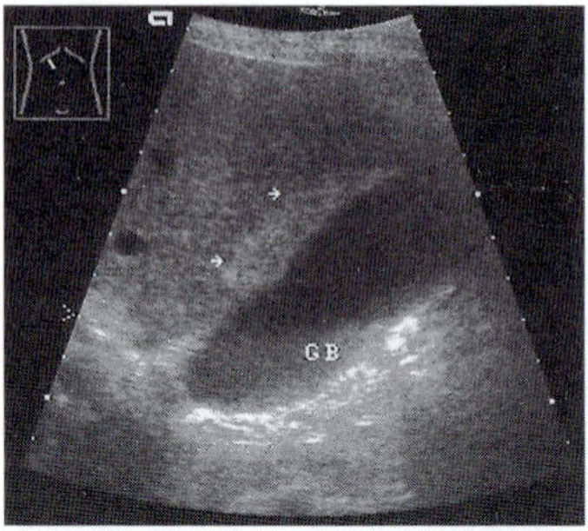

Abb. 358 Fokale Verfettung (Pfeile), typische Lokalisation im gallenblasenseitigen Leberbereich: Längsovale echoreiche Struktur. GB = Gallenblase

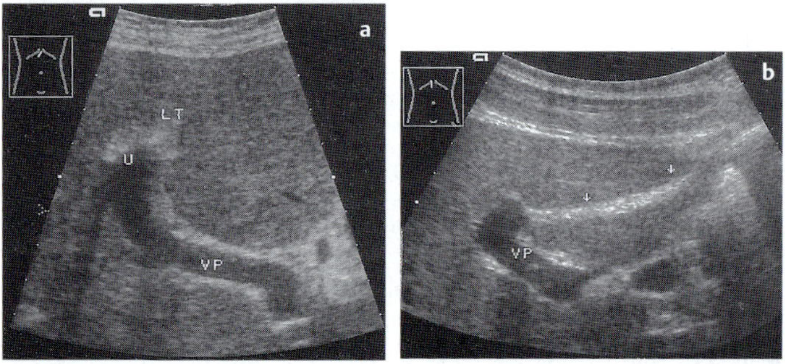

Abb. 359 a u. b Echogenes Lig. teres (Pfeile, LT). a Echogene polyedrische Figur am Ende des umbilikalen Astes (U) der Pfortader (VP). b Die Längsschnittuntersuchung zeigt den Verlauf des zur vorderen Bauchwand führenden Bandes

- **Echogene Portalfelder/„Sternenhimmel"** (Abb. 360):
  - Normvariante; betonte echogene Periportalfelder.
  - Feinfleckige echogene diffuse Flecken, oft mit bandförmigen Gefäßstrukturen.
- **Frisches Hämatom:**
  - Unregelmäßige Begrenzung, flächig.
  - Im Gegensatz zum alten Hämatom echoreich.

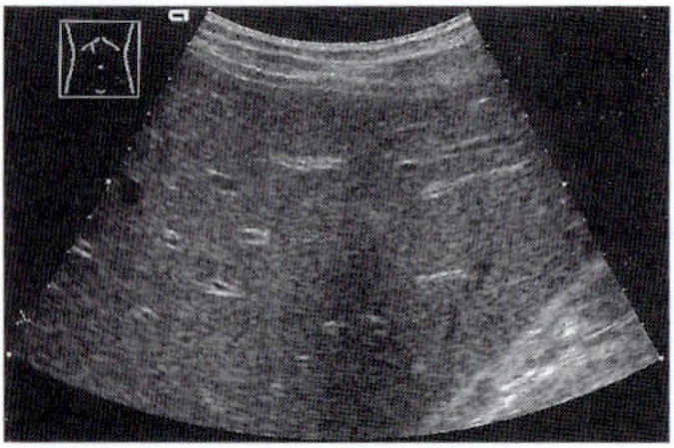

Abb. 360 „Sternenhimmel" (nach Rettenmaier): Betonte echogene Portalfelder

- **Hämangiom** (Abb. 361a):
  - Echoreiche, auch echogleiche Struktur.
  - Glatte Begrenzung.
  - Runde bis ovaläre Form.
  - Oft multipel, manchmal Verkalkungen, selten Randsaum.
- **Echoreiche Läsionen bei Porphyrie** (Abb. 361b):
  - Multiple hämangiom- oder cholangiomähnliche Läsionen gleicher Größe.
  - Kokardenform (zentral echoarm).
  - Reversibel.

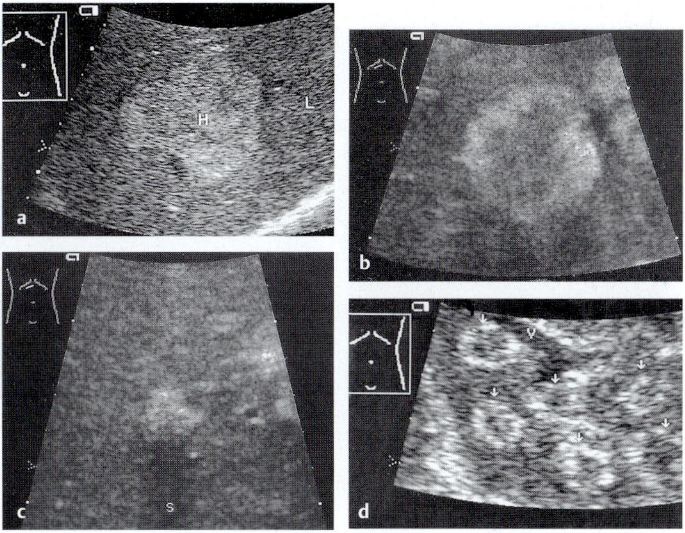

Abb. 361 a–d Echoreiche Raumforderung der Leber: a Hämangiom (H) der Leber: Typischer echoreicher, glatt begrenzter, runder bis ovaler Tumor. b Kolonkarzinommetastase: Echoreiche runde Raumforderung; zentral echoärmer. c Kalzifizierende Metastase eines kolorektalen Karzinoms; S = Schallschatten. d Chronische hepatische Porphyrie (Porphyria cutanea tarda): Kokardenförmige disseminierte echoreiche Herde (Pfeile), nach Jahren nicht mehr nachweisbar (zunächst als multiple Hämangiome fehlgedeutet). Klinisch: Alkoholanamnese, Porphyrie nachgewiesen. V = Lebervene

- **Primäres Leberkarzinom** (s. Abb. 667, S. 457):
  - Runde echoreiche Läsion in der Regel in Leberzirrhosen.
  - Konturvorbuckelungen.
- **Kolonkarzinom-Metastase/Karzinoidmetastase** (s. Abb. 361b, c, S. 263):
  - Runde Form.
  - Echoreiche (echogleiche) Struktur.
  - Oft kein Randsaum (Cave Hämangiom!).
  - Sonst übliche Metastasenkriterien (s. S. 455).

- **Verkalkung** (Abb. 337b, S. 254; s. Abb. 666, 667, S. 456): Intensives echodichtes („hochamplitudisches“) Echo mit Schattenzone (z. B. verkalktes Hämatom, Abszesskalk/-gasblasen, Zystenverkalkung).
- **Gallengangssteine** (s. Abb. 487, S. 343):
  - Intensive Echozone in Gallengangsprojektion, oft multipel.
  - Schallschattenzone.
  - Oft erweiterte Gallengänge.
- **Aerobilie** (s. Abb. 648, S. 444):
  - Perlschnurartige oder bandförmige echogene Struktur im Verlauf der Gallenwege.
  - Wiederholungsecho (Reverberationen).
- **Eingeblutete Zyste** (Abb. 362):
  - Glatte Begrenzung, runde Form.
  - Feine, schwebende, beim Antippen aufwirbelnde Reflexe.
  - Echogene Koagel.
  - Meist weitere Zysten.

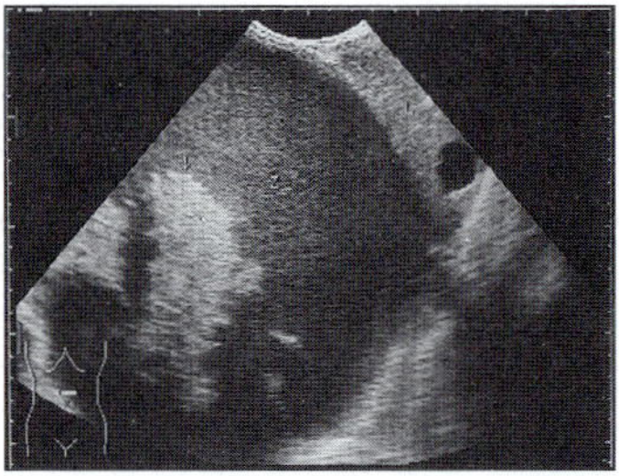

Abb. 362 Eingeblutete Leberzyste (Z) mit echogenen Koagel (Pfeile), hierdurch komplexe Gesamtstruktur. Daneben im linken Leberlappen (L) kleine originäre Zyste

Komplex strukturierte Veränderungen

- **Komplex strukturierte Raumforderungen der Leber** (Abb. 363):

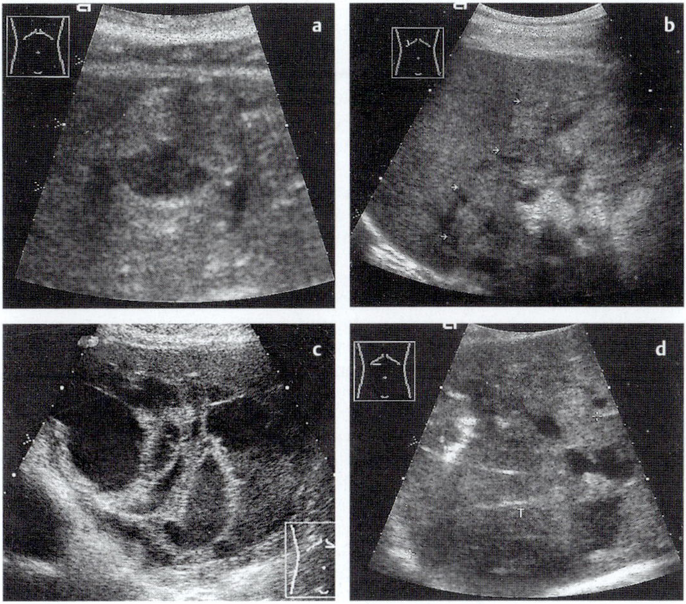

Abb. 363 a–d Komplex strukturierte Raumforderungen der Leber. a Atypisches Leberhämangiom. b Traumatische Leberruptur mit heterogenen echofreien bis echoreichen Arealen (Pfeile). c Metastase mit Verflüssigungen bei Mammakarzinom. d Abszedierende Metastase eines Nierenzellkarzinoms (T; Distanzmarken)

Bewertung und weiterführende Diagnostik

- **Stellenwert der Sonographie:** Die Sonographie ist das am meisten verwendete, kostengünstigste und nebenwirkungsfreie bildgebende Verfahren. Die meisten Befunde sind sofort mit einer sehr hohen Treffsicherheit von über 90 % erkennbar.
  - *Vaskularisation:* Unter Einbeziehung neuer sonographischer Methoden wie des Harmonic Imaging, der Power-Duplex-Mode und der Kontrastmittel-Dopplersonographie erreicht der Ultraschall eine der Angio-Computerdiagnostik vergleichbar hohe Aussage:
    - Bei der fokalen nodulären Hyperplasie zeigt sich eine ausgeprägte Vaskularisation (mit zentraler Arterie und „Radspeichen-Phänomen"), bei dem Hämangiom in der Kontrastverstärkung ein „Irisblendenphänomen".
    - Das Leberzellkarzinom weist gegenüber der übrigen Leber eine nur leicht vermehrte, Adenome und vor allem Karzinommetastasen (Ausnahme: neuroendokrine Metastasen und solche von Nierenzellkarzinomen und Melanomen) weisen eine geringe oder kaum eine Vaskularisation auf.
  - *Metastasenerkennung:* Sie hängt von der Größe, Echogenität, Lage und dem Sitz des Primärtumors ab und liegt bei Metastasen (wenn sie nicht wesentlich unter 1 cm groß sind) über 80 %.

- *Erkennung von Zysten* (intensiv echoarme Läsionen): Sie sind ohne weitere bildgebende Verfahren sonographisch zu identifizieren.
- *Typische echoreiche Hämangiome* (75 % sind echoreich, homogen!), *fokale Nichtverfettungen, typische Metastasen* (bei bekanntem Primärtumor) sind ebenfalls sonographisch zweifelsfrei zu identifizieren. Neu festgestellte Hämangiome bedürfen der sonographischen Kontrolle nach spätestens einem halben Jahr; sind sie größer als 3,5 cm sollten andere bildgebende Verfahren eingesetzt werden.
- *Fokale noduläre Hyperplasie:* Sonographische Diagnose unter Einschluss der FKDS in 70 % durch die typischen Kriterien mit Narbenstern und Radspeichen-Phänomen möglich; 30 % sind atypisch.

► **Weiterführende Diagnostik:**

- *Feinnadelpunktion mit Feinnadelhistologie:*
  - Vorteile: Kostengünstig, weitgehend nebenwirkungsfrei, rasche Durchführbarkeit; dem Geübten ein Routineeingriff.
  - Indikation: Bei allen unklaren umschriebenen Läsionen: Abszess (vollständige Entfernung!), FNH, Hämatom, maligne Tumoren.
  - Ausnahmen: Verdacht auf Echinokokkose, oberflächennahe Metastasen, Hämangiome/Adenome; hier Gefahr der freien Blutung.
- *CT:*
  - Indikationen: Hämangiome, fokale Nichtverfettungen, Metastasen, die sich echogleich bzw. atypisch darstellen. Diese sind sonographisch oft schwer oder nicht erkennbar. Hier sollte bei jedem Verdacht ein CT durchgeführt werden. Ebenso ist ein CT bei Verdacht auf ein primäres Leberkarzinom indiziert.
  - Befund bei primärem Leberzellkarzinom: Tumoren mit häufig eingebluteten Arealen mit Dichtewerten unter 30 HE ohne Kontrastanhebung beim dynamischen CT; hypodense Tumoren mit deutlicher Kontrastanhebung bis zur Hyperdensität in der arteriellen Phase.
- *Angio-CT:* Bei sonographisch unklarem Befund und Hinweisen für Hämangiom, Adenom oder fokale noduläre Hyperplasie.
  - Befund bei Adenom: Hypodenser Tumor, teilweise eingeblutete Areale, mit schnellem Kontrastmittelanstieg bis zur Hyperdensität in der arteriellen Phase. Langsamer Kontrastmittelabfall über 3–10 min.
  - Befund bei FNH: Hypodense Raumforderung mit in 30–40 % der Fälle pathognomonischer zentraler Narbenfigur. Im dynamischen CT sehr schneller Kontrastanstieg bis zur Hyperdensität in der arteriellen Phase, mit schnellem Kontrastabfall bis zur Hypodensität nach 1–2 min.
  - Befund bei Hämangiom: Im Nativbild unscharf begrenzte Hypodensität mit Dichtewerten um 35–55 HE. Im dynamischen CT (zu 80 %) in der arteriellen Frühphase periphere Blutpools. Mit Beginn der portalen Phase von peripher nach zentral zunehmende Kontrastanhebung („Irisblendenphänomen").
- *MRT:* Ggf. Einsatz bei sonographisch unklarem Befund oder bei unbekanntem Primärtumor, bei primärem Leberzellkarzinom.
  - Befund bei primärem Leberzellkarzinom: Im T1-gewichteten Bild hypointens, im T2-gewichteten Bild hyperintens zum Leberparenchym. Differenzierung zu anderen Leberläsionen schwierig.
  - Befund bei Hämangiom: Im T2-gewichteten Spinechobild sehr hohe Signalintensitäten, die auf Multiechoaufnahmen auch bei zunehmender T2-Gewichtung erhalten bleiben. Hierdurch Abgrenzung zu anderen fokalen Leberveränderungen möglich.

- *Laparoskopie:*
  - Befund bei Hämangiom: Unregelmäßiger rötlicher Tumor, wenn durch oberflächennahe Lokalisation sichtbar.
  - Weitere Indikationen: Unklarer Aszites, unklare Leberzirrhose, Differenzialdiagnose Leberzirrhose/Metastasenleber/FNH/Tuberkulose, ggf. vor Metastasektomie.

► **Sonographisch gesteuerte Therapie:** Äthanolinjektion bei nicht resektablem primären Leberkarzinom (s. auch S. 63).

- *Vorgehen:*
  - Vorbereitung wie bei Feinnadelpunktion (S. 55).
  - Installation von 4–10(–20)ml 96%igem Äthanol punktuell oder fächerförmig unter permanenter Sicht.
  - Belassen der Injektionsnadel für 3–5 min, schrittweiser Rückzug.
- *Komplikationen:* Schmerzen (peritoneale Reizung), Tumornekrosefieber.

9.4 Veränderungen der Pfortadervenen

Vorbemerkung, Übersicht (Tab. 45)

► **Vorbemerkung:** Portale Hypertension: Die Lichtungsweite der Pfortadervenen korreliert, gemessen am Pfortaderquerdurchmesser, nur unzureichend mit dem portalen Druck. Für die Diagnose der portalen Hypertension werden daher neben der Zunahme der Lichtungsweite die Ergebnisse der FKDS mit Spektralanalyse und Bestimmung der Flusseigenschaften verwendet.

- *Sichere Zeichen* für das Vorliegen einer portalen Hypertension (in der FKDS) sind Nullfluss und Strömungsumkehr.
- *Ursachen sind:*
  1. Prähepatischer Block (Pfortaderthrombose).
  2. Intrahepatischer Block (Leberzirrhose).
  3. Posthepatischer Block (Budd-Chiari-Syndrom).

► **Untersuchung:** s. S. 196.

► **Übersicht:** s. Tab. 45.

Tabelle 45 · Veränderungen der Pfortadervenen

Lichtungsverbreiterung (portale Hypertension)	Flussveränderungen, Umgehungskreisläufe
Verbreiterung der Pfortader (S. 268)	Flussveränderungen (S. 270)
Verbreiterung der Zuflussvenen (fehlende Kompressibilität, S. 268)	portosystemische Kollateralen (S. 271)
Kompression/Verschluss einer Zuflussvene (segmentale portale Hypertension, S. 269)	
intraluminale Veränderungen	**Umgebungseinwirkungen**
akute Pfortaderthrombose (S. 272)	Verdrängung/Kompression (S. 272)
chronische Pfortaderthrombose (S. 272)	Infiltration (S. 272)

Lichtungsverbreiterung (portale Hypertension)

- **Lichtungsverbreiterung der Pfortader, indirekte Zeichen** (Abb. 364):
  - Über 11 mm intrahepatisch, über 13–15 mm im Lig. hepatoduodenale.
  - Atemabhängige Lumenschwankung unter 2 mm oder 50–100 %.
  - Nachweis einer Leberzirrhose.
  - Splenomegalie.
  - Fakultativ Aszites.
  - Verdickte Gallenblasen- und Magenwand.
- **Verbreiterte Zuflussvenen, fehlende Kompressibilität** (Abb. 365, 366):
  - V. gastrica sinistra (coronaria ventriculi) über 4 mm.
  - V. mesenterica superior über 10 mm (oft über Pfortaderstärke).
  - Gut darstellbare V. mesenterica inferior.
  - V. lienalis, meist mit Splenomegalie.

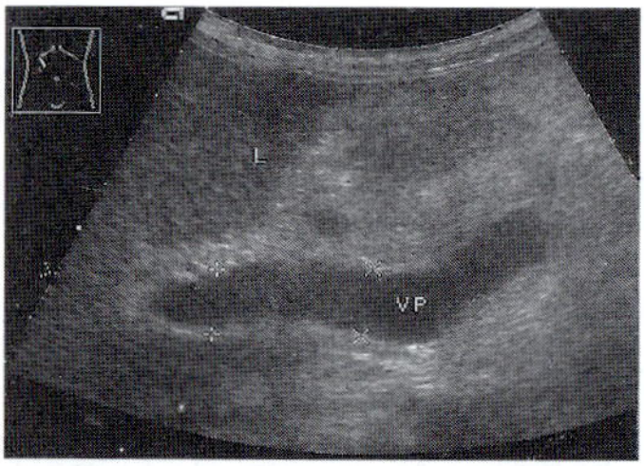

Abb. 364 Beginnende portale Hypertension. Pfortader (VP) grenzwertig verbreitert, intrahepatisch 12,9 mm, im Lig. hepatoduodenale 13,7 mm (Distanzmarken). L = Leber

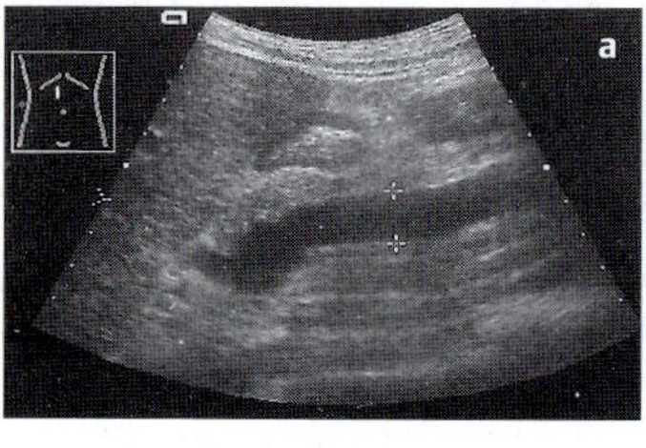

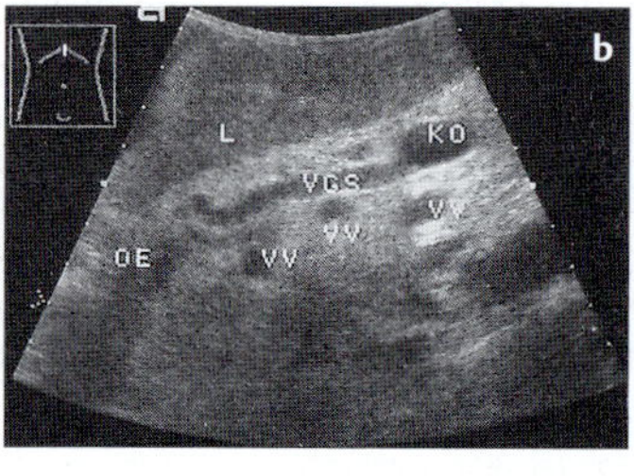

Abb. 365a u. b Portale Hypertension, portosystemische Kollateralen. a Auf 14 mm verbreiterte V. mesenteria superior (Distanzmarken). Pfeil: Verbreiterung der von kranial-links zufließenden V. coronaria ventriculi (gastrica sinistra). b Im Schnitt weiter kranial und schräg-links lässt sich die V. gastrica sinistra (VGS) vom Konfluenz (KO) zum Ösophagus (Varizen!) verfolgen. W = perigastrische Venenkonvolute

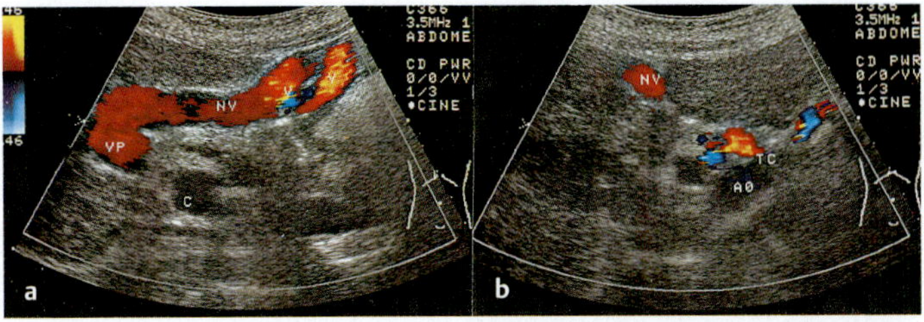

Abb. 366a u. b Rekanalisierte Nabelvene/Paraumbilikalvene (NV), ausgehend vom umbilikalen linken Pfortaderast (VP), FKDS: Portosystemische Kollaterale über periumbilikale Konvolute („caput medusae"), in der Regel zur V. iliaca dextra oder sinistra. a Hoher Oberbauchlängsschnitt. b Subkostaler Schrägschnitt rechts. AO = Aorta, TC = Tr. coeliacus, C = venöser Konfluens

- **Kompression/Verschluss einer Zuflussvene** (Abb. 367): Segmentale portale Hypertension.
  - Meist ummauernde Tumormassen.
  - Bei V. lienalis auch entzündliche Verödung/Thrombosierung infolge chronischer Pankreatitis.

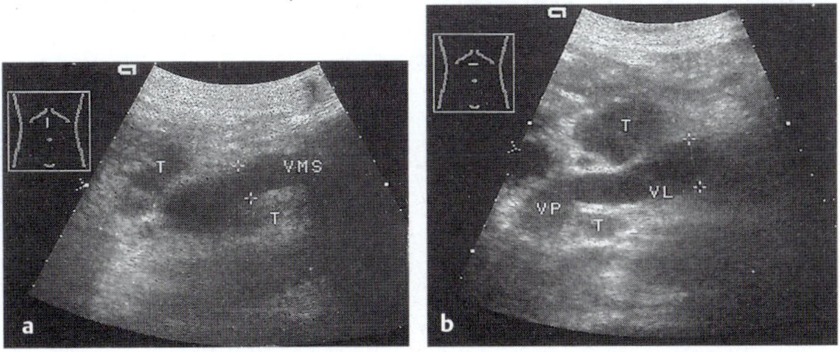

Abb. 367 a u. b Segmentale portale Hypertension infolge oberer mesenterialer Lymphknotenmetastase (T). Tumorstenose mit erweiterten portalen Zuflussgefäßen. a V. mesenterica superior (VMS) auf 12,4 mm (Distanzmarken) verbreitert. b V. lienalis (VL) auf 17,6 mm (Distanzmarken) verbreitert

Flussveränderungen, Umgehungskreisläufe

- **Flussveränderungen** (Abb. 368):
  - Verlangsamung der Strömungsgeschwindigkeit < 10 cm/s (normal: 15–20 cm/s) (Abb. 368a).
  - Lumenweite > 15 mm mit aufgehobener atemsynchroner Lumenschwankung.
  - Pendelfluss, Nullfluss oder retrograder Fluss in der Pfortader oder ihren Zuflussvenen (Abb. 368b).

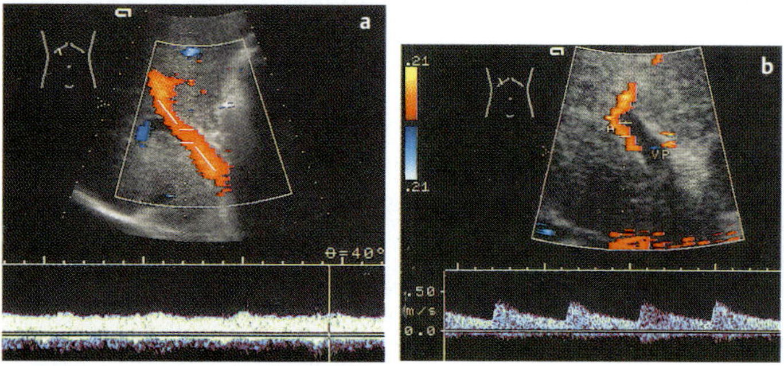

Abb. 368 a u. b Portale Hypertension, FKDS: Flussverlangsamung, Flussstillstand in der V. portae. a Regulärer hepatopetaler Fluss (rot kodiert), aber Flussverlangsamung auf 9 cm/s. b Nullfluss in der Pfortader (VP). Zusätzliches Zeichen: Weitlumige Leberarterie (A), arterielle Flusskurve

► **Umgehungskreisläufe** (Abb. 369): Nachweis portosystemischer Kollateralen.

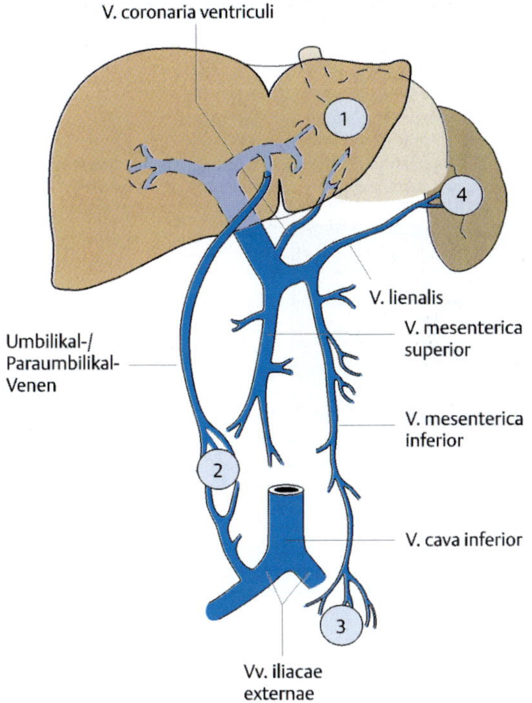

Abb. 369 Portosystemische Kollateralen: 1 = Fundus- und Ösophagusvarizen. 2 = rekanalisierte Paraumbilikal-/Nabelvenen. 3 = Hämorrhoidalvenen-Kollateralen. 4 = Milzhiluskollateralen

Intraluminale Veränderungen

- **Akute Pfortader-/Mesenterikathrombose** (s. Abb. 116, S. 88):
  - Echoreiche Lumenaussparung.
  - Gefäßaufweitung.
  - Fehlende Doppler-Signale.
  - Klinisch akutes Abdomen!
- **Chronische Pfortaderthrombose** (Abb. 370):
  - Keine oder unwesentliche Lumenaufweitung.
  - Echoreicher intraluminaler Thrombus.
  - Kein dopplersonographisch messbarer Fluss. Folge: Umgehungskreislauf/ Rekanalisierung („kavernöse Pfortadertransformation", s. Abb. 371).

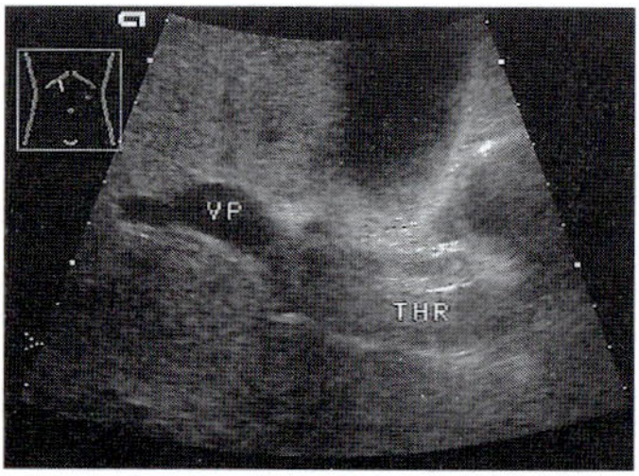

Abb. 370 Chronische Pfortaderthrombose (THR) im Rahmen eines paraneoplastischen Syndroms, Lebermetastasen: Nur unmerkliche Lumenzunahme, Strukturbesatz der thrombosierten Pfortaderabschnitte, intrahepatische Pfortader (VP) frei

Umgebungseinwirkung

- **Verdrängung/Kompression:**
  - Intrahepatisch durch Leberzirrhose/Tumoren.
  - Extrahepatisch bei chronischer Pankreatitis/Pankreastumoren.
- **Infiltration** (Abb. 371):
  - Schummrige unregelmäßige Gefäßdarstellung.
  - Meist verursachendes Malignom nachweisbar (s. Kap. Tumorsuche, S. 460).

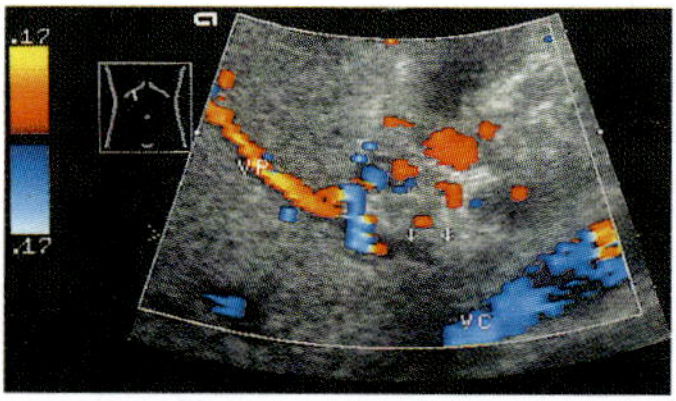

Abb. 371 Kavernöse Pfortadertransformation. Gefäßkonvolute infolge tumoröser Pfortaderinfiltration (fleckförmige Gefäße rot/blau als Zeichen gewundener Umgehungskreisläufe) und Pfortaderverschluss (Pfeile). VP = regulär verlaufende intrahepatische Pfortader, VC = V. cava inferior

Bewertung und weiterführende Diagnostik

- **Sonographie:** Für die Beurteilung des Portalvenensystems ist heute die Sonographie mit der farbkodierten Doppler-Sonographie und Messung der Strömungsverhältnisse über die Spektralkurvenanalyse die Methode der Wahl.
- **Druckmessungen oder Splenoportographie:** Für die Routinediagnostik verlassen.
- **Ösophagoskopie und/oder röntgenologisches Ösophagogramm:** Zum Nachweis von Ösophagusvarizen ist die Gastroskopie oder ein Ösophagogramm für die Diagnostik der Varizenbildung bei Leberzirrhose unverzichtbar.

10 Niere, Nebenniere

10.1 Untersuchung

Niere

- **Schnittebenen:**
  - Flankenschnitt (s. S. 26).
  - Oberbauchquerschnitt (s. S. 23).
  - Lateraler Oberbauchlängsschnitt (s. S. 30).
- **Sonographische Anatomie und Normalbefund** (Abb. 372 u. 373):
  - Die Nieren liegen retroperitoneal auf den Mm. iliopsoas. Sie weisen mit ihren Längsachsen divergierend nach kaudal-lateral und sind seitlich sowie in ihren unteren Polen nach ventral gekippt.
  - Eine gedachte Linie zwischen den Basen der Markpyramiden grenzt Rinden- und Marksubstanz ab.
  - Das Zentrum des Nierenovals (zentraler Echokomplex, ZEK) stellt sich echoreich dar und besteht aus Gefäßen, Bindegewebe, Fett des Sinus renalis und dem eigentlichen Nierenbecken.

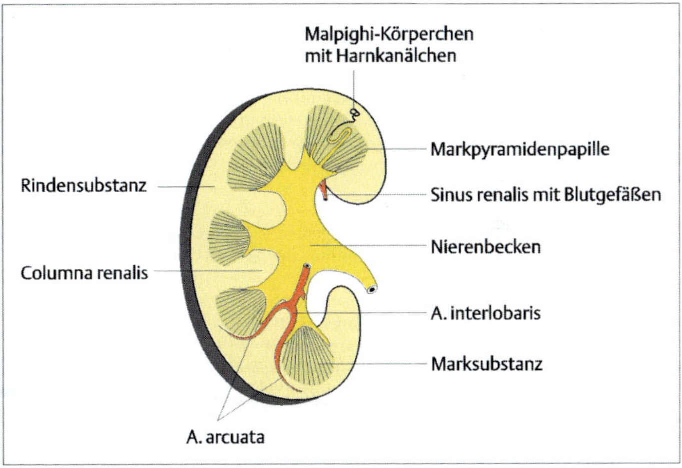

Abb. 372 Schnitt durch die Niere

- **Normwerte:**
  - Länge 100–115 mm, Breite 50–70 mm, Dicke 30–50 mm.
  - Parenchym: Pyelon-Index (Verhältnis von ventraler und dorsaler Parenchymdicke zum ZEK) bis 60 Jahre 1,7, ab 60 Jahre 1,1.

  Hinweis: Durch die Lage der Nieren (s. o.) kann ihre Größe nicht exakt bestimmt werden. Sie werden i. d. R. zu klein bestimmt; ihre sonographisch

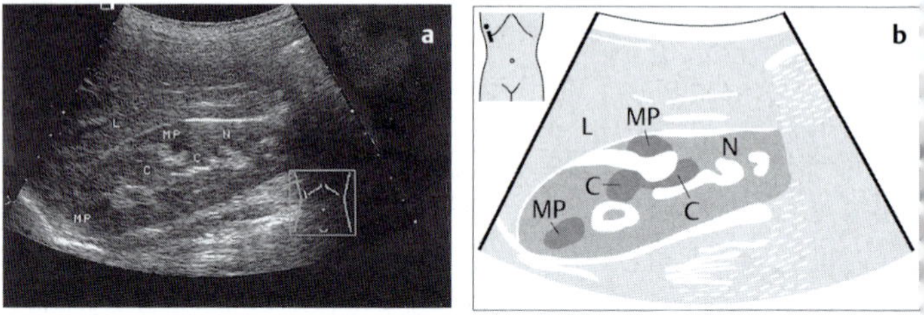

Abb. 373 a u. b Normale rechte Niere (N). L = Leber, MP = echoarme Markpyramiden, C = Columnae renales

gemessene Größe liegt etwa 2 cm unter dem Normmaß. Zu kleine Parameter werden dann gemessen, wenn die längste Ausdehnung nicht genau eingestellt wird.

► **Untersuchungablauf:**
- *Schallkopf:* 3,5–5,0 MHz.
- In der Regel Rückenlage, gelegentlich leichte Seitenlage.
- *Rechte Niere:* Sie ist durch das Schallfenster der Leber gut darstellbar, der untere Pol wird gelegentlich von der Kolonflexur überlagert, es empfiehlt sich dann die Anlotung von dorsal.
- *Linke Niere:* Bei der linken Niere fehlt ein Schallfenster, bewährt hat sich die Untersuchung von dorsolateral, um Luftüberlagerungen von Kolon und Magenfornix zu umgehen.
- Immer Untersuchung in In- und Exspiration, um alle Abschnitte einzusehen (Rippenschatten neben Darmluft häufig störend) und die Atembeweglichkeit der Nieren zu überprüfen (aufgehoben bei perirenalen Abszessen).
- Systematisches Durchfächern beider Nieren bzw. Schallkopfverschiebung in Längs- und Querschnitten.

Tipps:
- Bei Nichtauffinden einer Niere: Agenesie? Nephrektomie? Dystope Niere oft im kleinen Becken ventral der Iliakalgefäße. Ursachen für nicht auffindbare Nieren s. u.
- Zur Größenbestimmung ausmessen! Optische Fehleinschätzung häufig.

► **Ursachen für zu große/zu kleine Nieren** (s. auch Tab. 47, S. 278):
- *Kleine Nieren:* Sie finden sich konstitutionell, bei Hypoplasie und häufig bei Dystopie; sie sind dann schlecht auffindbar (Abb. 374).
- *Große Nieren:* Vorkommen konstitutionell, bei Doppelnieren, bei einseitiger Aplasie, bei Akromegalie oder kompensatorisch nach Nephrektomie (Abb. 375).

► **Ursachen für schwer oder nicht auffindbare Nieren:**
1. *Dystope Niere:* Lage im Bereich der entwicklungsphysiologischen Leiste meist im kleinen Becken nahe der Iliakalgefäße; „Tumor im Unterbauch" (s. Abb. 376).
2. *Einseitige Nierenagenesie:* Dann kontralaterale Niere vergrößert.
3. *Hypoplastische Niere:* Bei genauer Inspektion der Nierenloge mit Ausschnittsvergrößerung: Niere klein, aber unauffälliges Parenchym.
4. *Schrumpfniere:* Verkleinerte, in kontur- und/oder strukturveränderte Niere.
5. *Einseitige Verschmelzungsniere:* Die doppelseitige „Hufeisenniere" zeigt zunächst normale Nieren, deren untere Pole aber im kleinen Becken miteinander verschmolzen sind.

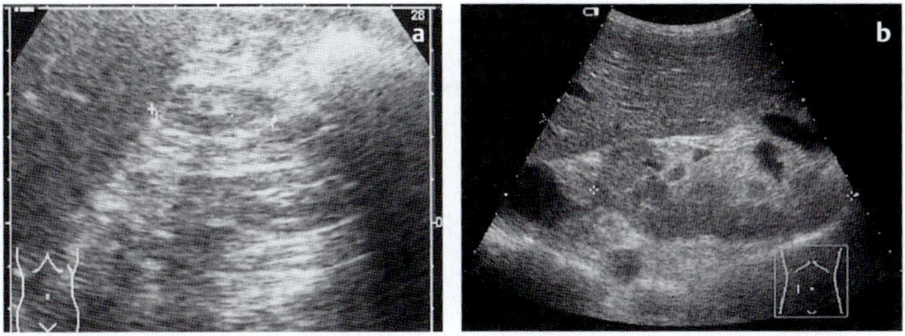

Abb. 374 a u. b a Nierenhypoplasie: „fehlende Niere links“; wahrscheinlich winzige hypoplastische Niere (Distanzmarken). b Malrotierte leicht dystop gelegene Niere (Distanzmarken): Der Nierenhilus weist nach ventral

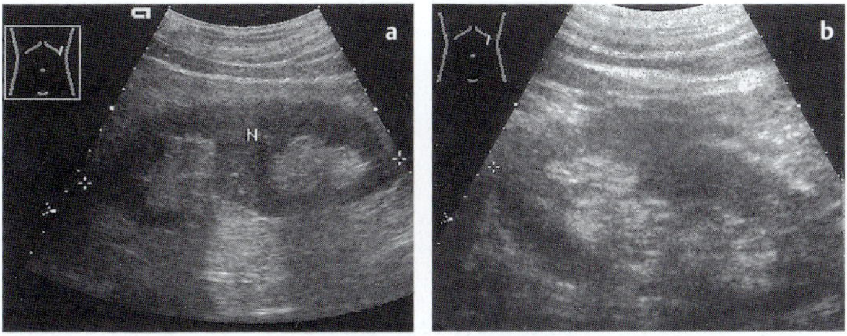

Abb. 375 a u. b Große Nieren: a Bei Doppelniere (N, Distanzmarken 132,5 mm) mit Parenchymbrücke, b Bei Akromegalie (Distanzmarken 138,1 mm)

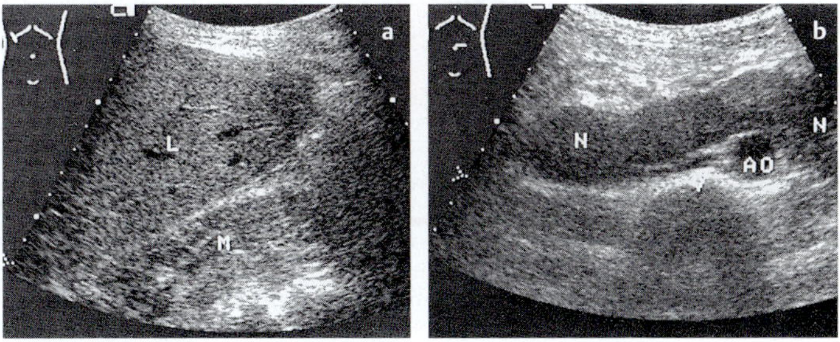

Abb. 376 a u. b Leere Nierenlage rechts. Ursache: partielle Hufeisenniere links (N). AO = Aorta, V = komprimierte V. cava, M = Lendenmuskulatur, L = Leber.

Nebennieren

- **Schnittebenen:**
  - Oberbauchquerschnitt (rechte NN).
  - Oberbauchschrägschnitt (rechte NN).
  - Hoher Flankenschnitt (linke NN).
  - Hoher Oberbauchquerschnitt (linke NN).
- **Sonographische Anatomie und Normalbefund** (Abb. 377 u. 378):
  - Die normalen Nebennieren stellen sich sonographisch vielgestaltig dar, meist gabel-, Y- oder dreieckförmig.
  - Die rechte Nebenniere liegt zwischen dem oberen Nierenpol und der V. cava inferior, die linke zwischen dem oberen Nierenpol und der Aorta.

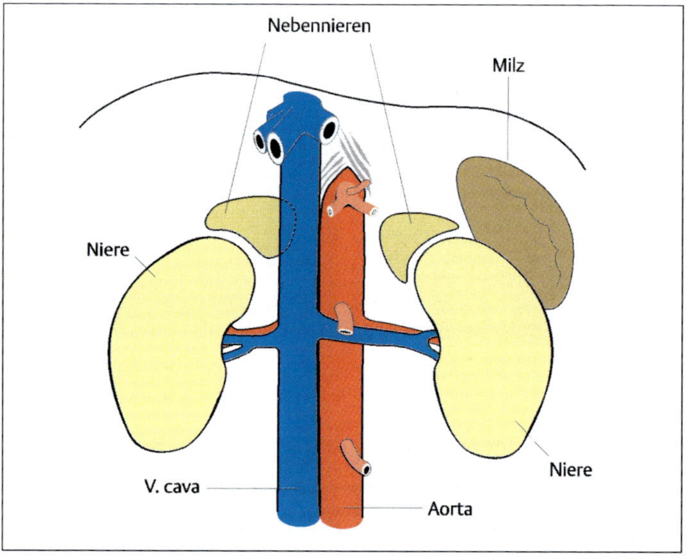

Abb. 377 Topographie der Nebennieren

- **Untersuchungsablauf:**

  Hinweis: Normale Nebennieren sind nur mit hochauflösenden Geräten und relativ hohem Zeitaufwand erkennbar. Erleichtert wird die Darstellung bei vergrößerten Nebennieren (s. Abb. 422a–d).
  - *Rechte Nebenniere:* Hoher lateraler Oberbauchquer- oder Schrägschnitt mit Einstellung des oberen Nierenpols und der V. cava inferior (dazwischen wäre die Nebenniere zu suchen) sowie Oberbauchlängsschnitt in Medioklavikular- bzw. vorderer Axillarlinie mit Darstellung der V. cava.
  - *Linke Nebenniere:* Hoher Flankenschnitt durch den unteren Milz- und oberen Nierenpol unter Schallkopfkippung nach medial zur Aorta hin. Auch hier kann im hohen Oberbauchquerschnitt untersucht und die Nebenniere zwischen Aorta und oberem Nierenpol gefunden werden.

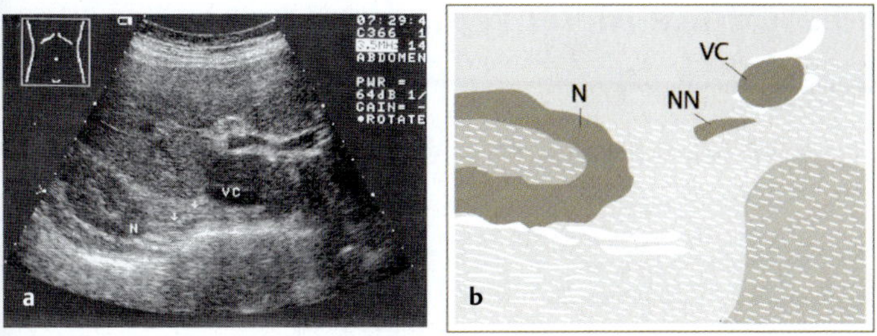

Abb. 378 a u. b Normale rechte Nebenniere (Pfeile), links zwischen Niere (N) und V. cava (VC)

Befundübersicht und -einteilung

- **Größenveränderungen:** Akute diffuse Erkrankungen gehen infolge entzündlich-ödematöser Schwellung in aller Regel mit einer Vergrößerung der Nieren einher, chronische Erkrankungen infolge des Parenchymschwundes mit einer Verkleinerung. Bei der chronischen Glomerulonephritis und der diabetischen Nephropathie bleibt die Größe bis zum Zeitpunkt der Dialyse noch normal groß.
- **Strukturveränderungen:** Echoarme und echoreiche Strukturveränderungen spiegeln die feingeweblichen Veränderungen wider (s. Tab. 46).

Tabelle 46 · Beziehung zwischen feingeweblicher Veränderung und sonographischer Nierenstruktur

echoarme Strukturtransformation	echoreiche Strukturtransformation
bei interstitiellem Ödem	bei leukozytärer/Tumorzell-Infiltration bei hyalinen/kristallinen Ablagerungen bei tubulärer Atrophie bei Fibrose, Sklerose

- **Diffuse Nierenveränderungen** mit oder ohne Größenveränderung: s. S. 278; Übersicht Tab. 47, S. 278.
- **Umschriebene Veränderungen des Nierenparenchyms**: s. S. 283; Übersicht Tab. 48, S. 283).
- **Umschriebene Veränderungen des Nierenbeckens/Sinus renalis:** s. S. 294; Übersicht Tab. 49, S. 294).
- **Perirenale Raumforderungen:** s. S. 302.
- **Nebennieren:** s. S. 302

10.2 Diffuse Nierenveränderungen

Übersicht (Tab. 47)

Tabelle 47 · Diffuse Nierenveränderungen

Vergrößerte/normal große Nieren	
echoarm	**echoreich**
akutes Nierenversagen/passagere Niereninsuffizienz	akutes Nierenversagen (Hyperurikämie, Sepsis, S. 280)
akute bakterielle interstitielle Nephritis (Pyelonephritis, S. 279)	diabetische Nephropathie, Frühstadium (s. S. 280)
Nierenvenenthrombose (S. 279)	akute Glomerulonephritis (S. 280)
	Myelomniere/Nierenamyloidose (S. 281)/Gicht-Nephropathie
Verkleinerte/normal große Nieren	
echoarm (echonormal)	**echoreich**
hypoplastische Niere (S. 281)	chronische Glomerulonephritis (S. 281)
vaskuläre Schrumpfniere (S. 281)	diabetische Nephropathie (S. 282)
	chronische Pyelonephritis (S. 282)
	Analgetika-Nephropathie (S. 283)

Vergrößerte/normal große Nieren mit echoarmer Struktur

- **Akutes Nierenversagen/passagere Niereninsuffizienz** (Abb. 379): Prärenal-kardiovaskulär oder postrenal. Sonographische Befunde:
  - Verbreitertes Parenchym mit konsekutiver Verschmälerung des zentralen Echokomplexes (ZEK; Sinus renalis-Reflex).
  - Abnahme der Echogenität.

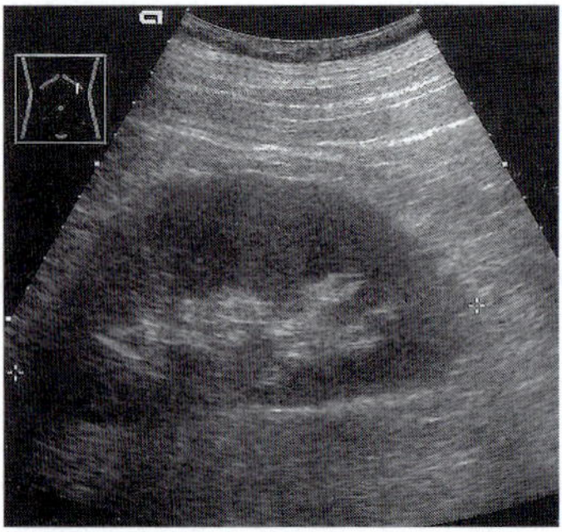

Abb. 379 Passagere Niereninsuffizienz bei Alkoholkrankheit und Diarrhö: Vergrößerte Nieren, hyporeflexive Struktur, verschwollenes Parenchym, aufgehobene Rindenmarkgrenze. Länge: 170 mm!

- **Akute bakterielle interstitielle Nephritis = Pyelonephritis** (Abb. 380; emphysematöse Pyelonephritis s. Abb. 397, S. 289; akute eitrige Pyelitis s. Abb. 412, S. 297):
  - Verbreitertes, echoarm-verwaschenes Parenchym. Verschmälerter Sinusreflex. Oft Flüssigkeitssaum im Pyelon. Beginnend echoarme Zone (Abszess).
  - *FKDS:* Perfusionsdefekt mit umgebender verstärkter Vaskularisation.

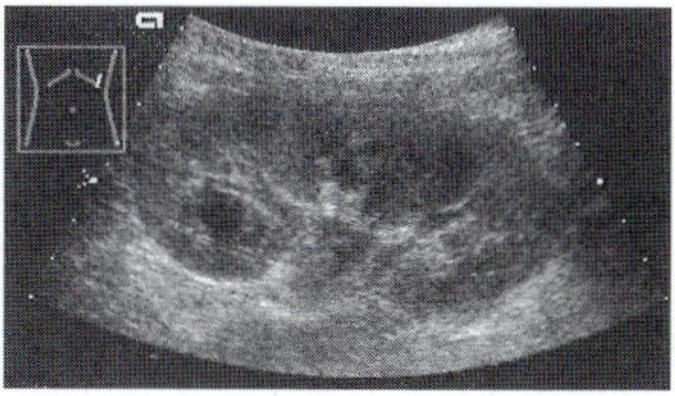

Abb. 380 Akute Pyelonephritis: Voluminöse hyporeflexive Niere, aufgebrauchter Sinusreflex, Flüssigkeitssaum im Pyelon

- **Nierenvenenthrombose** (Abb. 381a u. b):
  - Verwaschene echoarme Nierenstruktur.
  - Darstellung der Venenthrombose.
  - Oft Tumorthrombose (s. Abb. 393e, S. 287).
  - *FKDS:* Keine Venendarstellung; fehlender Fluss in der V. renalis, „reverse flow" = Umkehrfluss in den Arterien mit hohem Resistance-Index (RI, s. Tab. 30, S. 200).

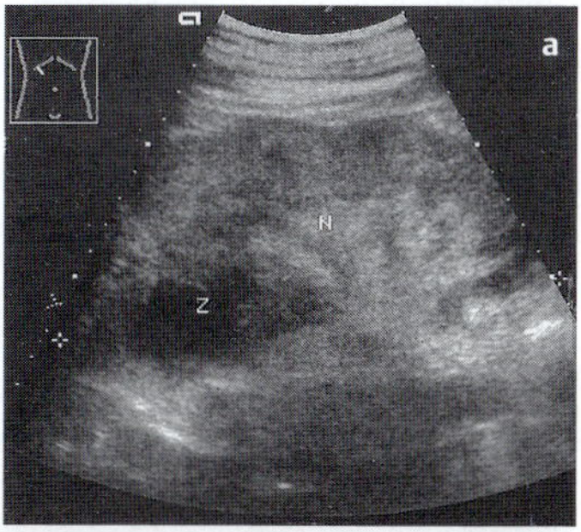

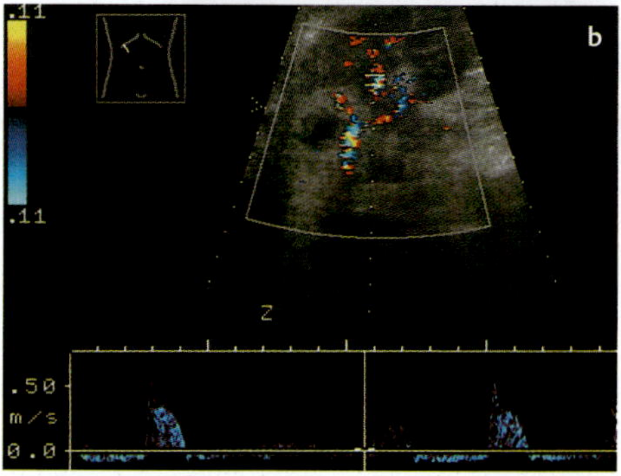

Abb. 381a u. b Nierenvenenthrombose. a Akute Nierenvenenthrombose bei septischer Pyelonephritis: Vergrößerte Niere, schummrig-verwaschene echoarme Struktur, fleckig-streifiger hyporeflexiv transformierter zentraler Echokomplex. Z = atypische Zyste. b In der Spektralanalyse lässt sich ein maximal hoher Resistance-Index (RI) ableiten (0,96)

Vergrößerte/normal große Nieren mit echoreicher Struktur

- **Akutes Nierenversagen:**
  - Bei massiver Hyperurikämie (Abb. 280): Echogenes Parenchym.
  - Bei Sepsis: Echogene, voluminöse Nieren.
  - Bei diabetischer Nephropathie (Abb. 382a):
    - Vergrößerung, z. T. massiv.
    - Echoreiches Parenchym.
    - Hypoflexive Markpyramiden.
- **Diabetische Nephropathie, Frühstadium** (Stadium I–IV n. Mogensen; Abb. 382a):
  - Infolge Volumenzunahme vergrößerte Niere.
  - Echoreiches Parenchym.
  - Betont echoarme Markpyramiden.
- **Akute Glomerulonephritis** (Abb. 382b): Klinisch Fieber, Somnolenz, Schwäche, Oligurie, Hypertonie. Labor: Hohes Kreatinin, Erythrozyturie, Proteinurie. Sonographischer Befund:
  - Deutlich vergrößerte Nieren infolge erheblicher Parenchymschwellung.

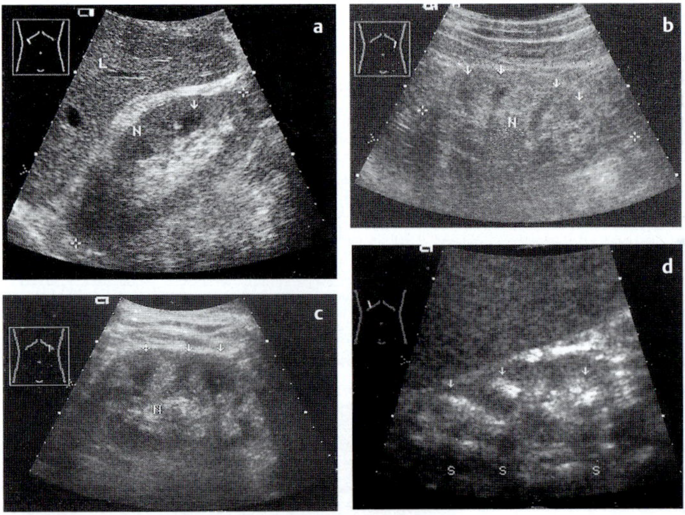

Abb. 382 a–d Echoreiche Nierenstruktur: a Diabetische Nephropathie: Große Niere (12,5 cm), betont echoarme Markpyramiden (Pfeil), b Subakute Glomerulonephritis: Hyperreflexive Rindenstruktur, stark hyporeflexive Markpyramiden (Pfeile), c Myelomniere, Niereninsuffizienz: Weitgehend identisches Bild wie a mit hyperechogener Parenchymstruktur und hypoechogenen Markpyramiden (Pfeile), d Gicht-Nephropathie: Hyperechogene Transformation der Marktpyramiden als Korrelat für harnsäure/-ausfällungen in den Tubuli (Pfeile; S = Schallschatten); klinisch: ubiquitäre Gichttophi, Hyperurikämie, leichtgradige Niereninsuffizienz; Differenzialdiagnose: Medulläre Nephrokalzinose, Markschwammniere (Tbc)

- Konsekutive Verschmälerung des zentralen Echokomplexes (ZEK).
- Echogenitätszunahme.
- Ausgeprägt echoarm hervorgehobene Markpyramiden.

► **Myelomniere/Nierenamyloidose/Gicht-Nephropathie** (Abb. 382c):
- Erhebliche Echogenitätszunahme.
- Ausgeprägt echoarm prominente Markpyramiden.

Verkleinerte Nieren mit echonormaler Struktur

► **Hypoplastische Niere** (s. Abb. 374a, S. 275): Kleine Niere, normal strukturiertes Parenchym.

► **Vaskuläre Schrumpfniere** (Abb. 383): Kleine, meist parenchymverminderte Nieren → Farbdopplersonographische Untersuchung, Bestimmung der Widerstandsindizes (s. S. 200).

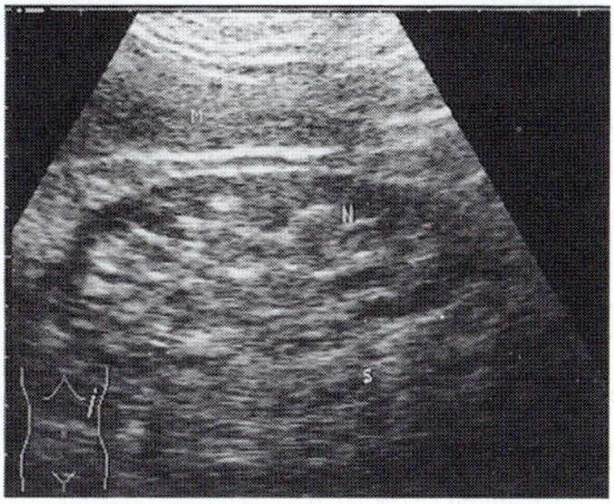

Abb. 383 Hypoplastische Niere (N) infolge Nierenarterienstenose: Kleine Niere mit Parenchymrarefizierung. Klinisch schwere Hypertonie. S = angedeuteter Schallschatten

Verkleinerte Nieren mit echoreicher Struktur

► **Chronische Glomerulonephritis** (Prädialyse/Dialyse; Abb. 384): Verkleinerung erst im Stadium der Dialyse.
- Echogene Struktur.
- Aufgehobene Rinden-Markgrenze.
- Echoarm-zystische oder verdämmerte Markpyramiden.

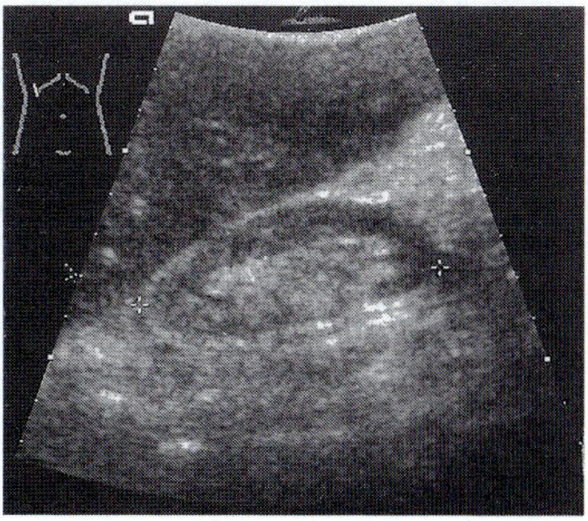

Abb. 384 Chronische Glomerulonephritis (IgA-Nephritis, dialysepflichtig): Kleine echoreich strukturierte Niere (Distanzmarken), aufgehobene Rinden-Markgrenze, verwaschene Struktur

- **Diabetische Nephropathie** (Abb. 385):
  - Verkleinerung erst im Stadium der Dialyse.
  - Verschmälertes, rarefiziertes Parenchym.
  - Zunahme der Parenchymechogenität.
  - Verwaschenes Parenchym, unregelmäßige Kontur.
  - Aufgehobene Rinden-/Markgrenze.
  - Schwund oder zystische Transformation der Markpyramiden.
  - *FKDS:* Verlust der regulären Vaskularisation.
  - *Im Endstadium:* Kalzifikationen (fakultativ), sekundäre Zysten (fakultativ), Parenchymschwund.

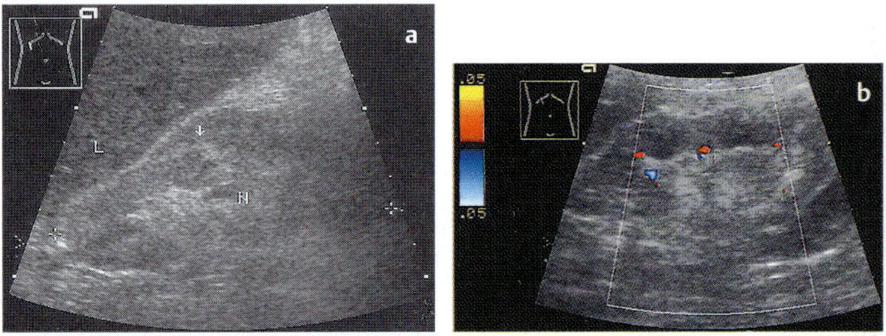

Abb. 385 a u. b Diabetische Nephropathie im Stadium der dialysepflichtigen Niereninsuffizienz. a kleine echoreich strukturierte Niere (91,8 mm längs). Pfeil: fleckig strukturierte Markpyramide. b FKDS vor der Dialyse: Weitgehend fehlende Gefäße

- **Chronische Pyelonephritis** (Abb. 386):
  - Oft noch lange normale Größe, im fortgeschrittenen Stadium Größe vermindert.
  - Fokal narbig-echoreiche Parenchymrarefizierung, daneben echoarm-hypertrophierte Areale.
  - Fakulativ Kelchzysten, Nierenbeckenabszesse.

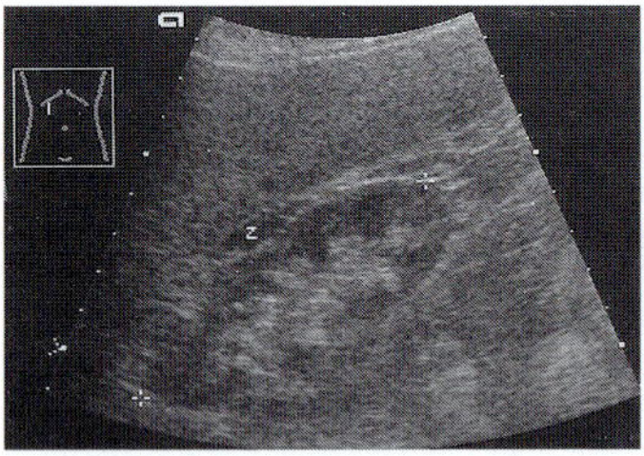

Abb. 386 Pyelonephritische Schrumpfniere (83,9 mm; Distanzmarken): Abschnittsweise rarefiziertes Parenchym infolge von Narben, wellige Oberfläche. Z = flache Zyste. Unter Abszessverdacht Feinnadelpunktion → Nierenepithel

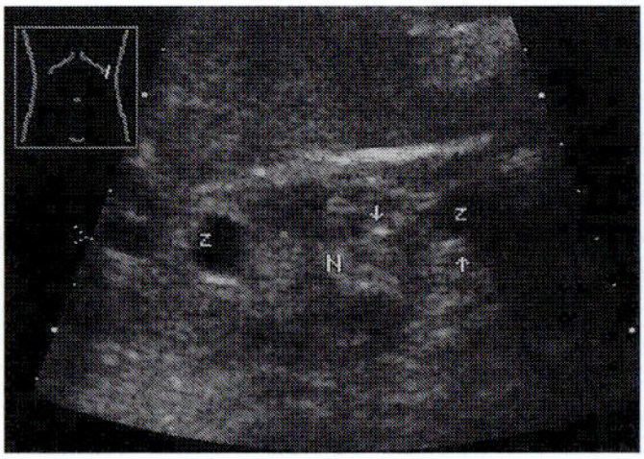

Abb. 387 Analgetika-Nephropathie (N): Ausgeprägte Parenchymrarefizierung, verwaschene Struktur, feine Kalzifikationen in Projektion auf die Region der Papillenspitzen (Pfeile). Sekundäre Zyste (Z). (Harmonic Imaging)

- **Analgetika-Nephropathie** (Abb. 387):
  - Unregelmäßige, unscharfe Kontur, schlechte Abgrenzbarkeit, irreguläre Parenchymstruktur.
  - Echogene Mikrokalzifikationen im Bereich der Pyramidenspitzen.
  - Fakultativ sekundäre, entzündlich-narbig bedingte Retentionszysten.

10.3 Umschriebene Veränderungen des Nierenparenchyms

Übersicht (Tab. 48)

Tabelle 48 · Umschriebene Veränderungen des Nierenparenchyms

echofrei	echoarm	echogleich	echoreich/echogen
einfache Zysten (S. 283)	Metastasen (S. 288)	Buckel/Lappung (s. S. 289)	Nierenzellkarzinom (S. 290)
Zystennieren (S. 284)	malignes Lymphom (s. S. 288)	Parenchymbrücken (S. 289)	Angiomyolipom (S. 290)
sekundäre Zysten (S. 285)	Nierenadenom (s. S. 288)	Hämatom (S. 290)	Narben (S. 291) Niereninfarkt (S. 291)
atypische/komplizierte Zysten (S. 285)	Abszess, Karbunkel (S. 288)	Nierenzellkarzinom (S. 290)	medulläre Nephrokalzinose (S. 292)
obstruktive Kelch-Pyelektasie (S. 285)	Onkozytom (S. 289)		kortikale Nephrokalzinose (s. S. 293)
zystisches Nierenzellkarzinom (S. 287)			Gefäßkalk, Parenchymkalk (S. 293)
benignes zystisches Lymphangiom (S. 286)			
Lymphozele (S. 286)			
Tuberkulose (S. 286)			
Zysteneinblutung (S. 286)			
Hämatom (S. 287)			

Echofreie Nierenparenchymveränderungen

- **Einfache Zysten** (Bosniak I; Abb. 388): Dysontogenetische Zysten = tubuläre Retentionszysten.
  - *Einteilung nach der Lokalisation:*
    1. Subkapsuläre (perirenale) Zysten.
    2. Kortexzysten (Rindenzysten).
    3. Parapelvine Zysten des Sinus renalis (in der Regel Lymphzysten, aber auch in den ZEK ragende tubuläre Retentionszysten).
  - *Einteilung nach der Zahl:*
    1. Solitäre.
    2. Multiple.

- *Sonographische Zystenkriterien:*
  1. Echofrei.
  2. Glatt durch eine dünne Wand begrenzt, Zystenrandphänomen.
  3. Rund, parapelvine auch plattig-oval.
  4. Applikatorferne Schallverstärkung.
  5. Häufig orthograd getroffene echogene zarte Kapsel (Ein- und Austrittsecho).

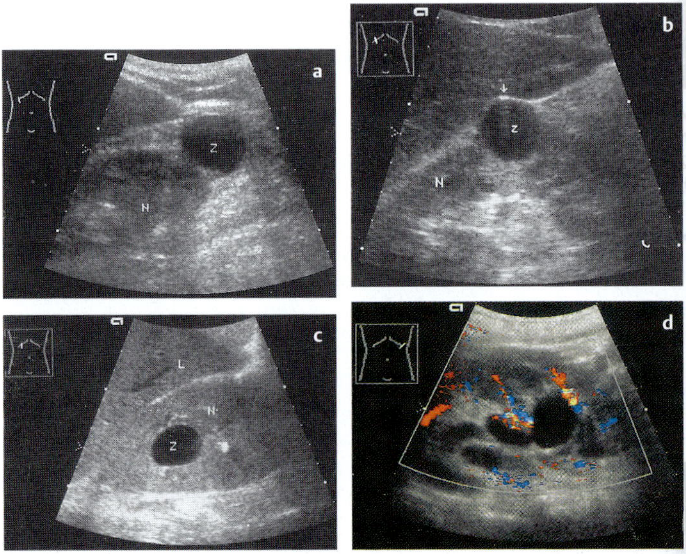

Abb. 388 a–d Einfache Nierenzysten (Z). a Perirenale (subkapsuläre, „extrarenale") Nierenzyste. b Rindenzyste (Kortexzyste). Pfeil: orthograd getroffene Nierenkapsel. c Parapelvine Zyste. d Parapelvine Zysten, FKDS: Fehlende Binnenvaskularisation (somit kein Tumorverdacht)

► **Zystennieren** (polyzystische Nierenkrankheit vom adulten Typ, s. Abb. 389):
- *Klinische Hinweise:* Autosomal dominante Vererbung. Symptomatik mit Tumorschwellung, Hypertonie und langsam einsetzender Niereninsuffizienz erst etwa ab dem 40. Lebensjahr. Häufig begleitet von Zystenleber. Kindliche Form mit frühzeitiger Symptomatik.
- *Sonographische Kriterien:*
  1. Kleinzystische oder großzystisch-bullöse oder gemischte Raumforderungen beider Nieren.
  2. Erhebliche Nierenvergrößerung.
  3. Kaum abgrenzbares Parenchym.
  4. Aufgehobener zentraler Echokomplex und aufgehobene Rinden-Markgrenze.

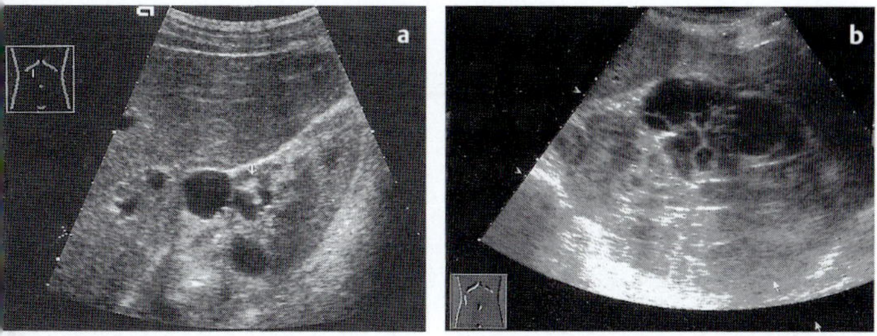

Abb. 389 a u. b Abgrenzung Zystenniere – multiple Nierenzysten. a Multiple Nierenzysten: Niere normal groß, Parenchym abgrenzbar. Pfeil: parapelvine Zysten. b Zystenniere: Vergrößerte nicht gut abgrenzbare Niere, kaum erkennbares Parenchym, aufgehobener zentraler Sinusreflex

- **Sekundäre Zysten** (Abb. 390):
  - *Vorkommen:* Im Rahmen von Nierengrundkrankheiten: Nephritiden, Abszesse; bei Vernarbungsprozessen; bei diabetischer Nephropathie, Nierentuberkulose.
  - *Sonographische Kriterien:*
    - Meist entrundet.
    - Oft in der Umgebung von Narbenprozessen.
    - Zystisch degenerierte Markpyramiden.
    - Nachweis von entzündlichen Nierenkrankheiten.

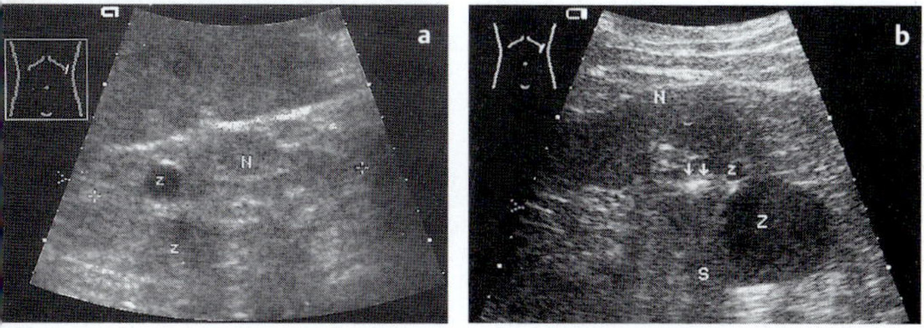

Abb. 390 a u. b Sekundäre Zysten. a Sekundäre Zysten (Z) in einer Analgetika-Schrumpfniere (Distanzmarken). b Kavernöse Zysten (Z) bei Nierentuberkulose, Verkalkungen (Pfeile), Schallschatten (S).

- **Atypische/leicht komplizierte/komplizierte Zysten** (Bosniak II und III): Abb. 391 u. 392; Abb. 393c, S. 287.
  - Atypisch: Extrarenale Ausbreitung.
  - Septierungen/Verkalkungen/Einblutung/Echinokokkuszyste (Wand!).
  - Septen vaskularisiert: Zystisches Nierenkarzinom (Bosniak IV).
- **Obstruktive Kelch-Pyelektasie** (s. Abb. 408, S. 296):
  - Mehrere ovale/dreieckförmige echofreie RF.
  - Erweitertes Nierenbecken.
  - Erweiterter Ureterabgang.

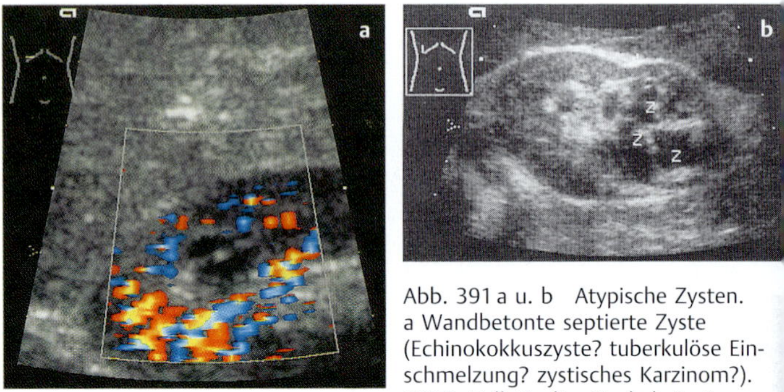

Abb. 391 a u. b Atypische Zysten. a Wandbetonte septierte Zyste (Echinokokkuszyste? tuberkulöse Einschmelzung? zystisches Karzinom?). FKDS: Vollständige Vaskularisationsaussparung; deutlich abgrenzbare echoreiche Wand. b Atypische Zysten (Z), septenartige Binnenstrukturen, Konturvorwölbung (Pfeil) → zytohistologische Klärung erforderlich!

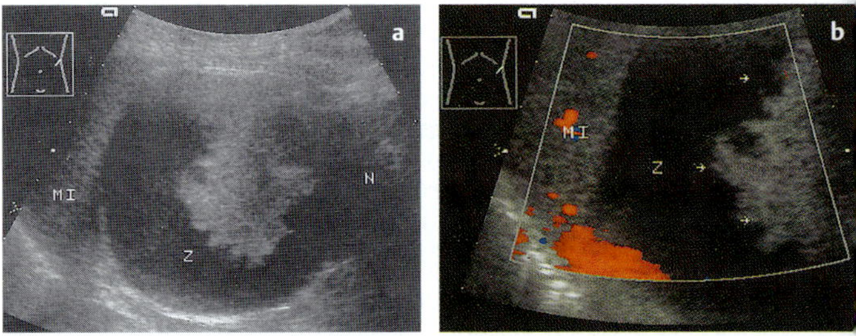

Abb. 392 a u. b Komplizierte Zyste mit Einblutung. a Echofreie Koagel (Pfeile) in der noch erkennbaren Zyste (Z), b FKDS: Keine erkennbare Vaskularisation, daher kein Zystentumor

- **Multiple parapelvine Zysten** („benignes zystisches Lymphangiom"): s. Abb. 407, S. 295.
  - Echoarm.
  - Komplex.
- **Lymphozele:**
  - Atypische runde eckige echofreie Formation.
  - Oft Operationsfolge.
- **Tuberkulose** (s. Abb. 390b, S. 285; Abb. 405c, S. 293):
  - Liquide Parenchymeinschmelzung.
  - Zystische Nierenbeckenformation (dilatierte Kelche/gereinigte Kavernen).
  - Atrophie/Verkalkung als Spätzeichen.
- **Zysteneinblutung** (s. Abb. 392, S. 286):
  - Zystenform noch erkennbar.
  - Echoreiche oder komplexe Zystenbinnenstruktur.
  - Evtl. bewegliche Echos.

- **Zystisches Nierenzellkarzinom** (zystisches RCC, Abb. 393):
  - *Klinische Hinweise:* Mehr als 50 % zystischer Anteil (nie Onkozytom!). Histologisch kleinzelliges oder papilläres pseudozystisch transformiertes Karzinom. DD: Tumoreinblutung, Tumoreinschmelzung, zystenassoziiertes Karzinom, Zysteneinblutung.
  - *Sonographische Kriterien:*
    - Echofreie/echoarme runde/ovaläre Formationen (Einblutungen in Tumoren/Nekrosen).
    - Tumor oft noch erkennbar.
    - Tumor in Zysten umstritten.

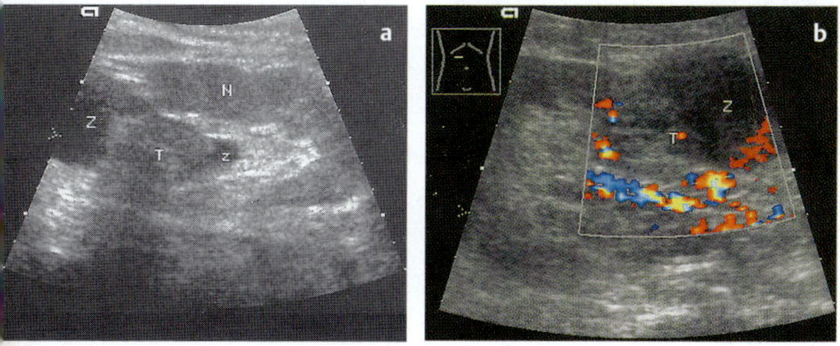

Abb. 393 a u. b Zystisches Nierenzellkarzinom. a Zystisch regressiv verändertes Nierenzellkarzinom (T) mit Einblutungen (Z). b Zystisches Nierenzellkarzinom (T, Z), FKDS: Überwiegend zystische RF, nur durch den Vaskularisationsrandsaum abgrenzbare solide Formation

- **Hämatom** (Abb. 394):
  - Heterogene echoreich/echoarme, unscharf begrenzte Raumforderung.
  - Perirenale echofreie oder komplexe Raumforderung.
  - Echoarmes Parenchymareal bei erhaltener Kontur hinweisend auf Kontusion; hier Hypoperfusion.
  - *FKDS:* Farbausfall.

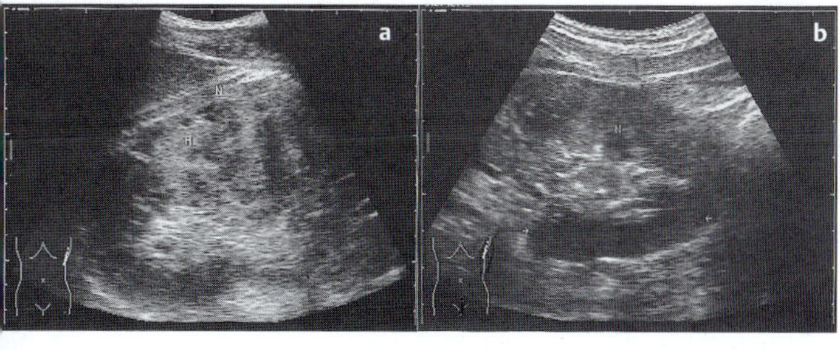

Abb. 394 a u. b Traumatisches Nierenhämatom. a Heterogene echoarm-echoreiche Strukturtransformation, Konturaufwölbung (H), schmaler Flüssigkeitssaum um die Niere (N). b Parenchymkontusion (echoarm-echofreie Parenchymeinblutung, Pfeile). N = Niere. Klinisch Leiter-/Reitunfall

Echoarme/echogleiche Nierenparenchymveränderungen

- **Metastasen** (s. Abb. 416, S. 298): Primärtumor Mamma-/Bronchial-/Magen-Darmtumoren, Niere. Sonographischer Befund:
  - Runde/ovaläre echoarme Raumforderung.
- **Malignes Lymphom** (Abb. 395):
  - Runde ovaläre echoarme Raumforderung (niedrig maligne).
  - Massige komplex-echoarm strukturierte Raumforderung (hoch maligne).

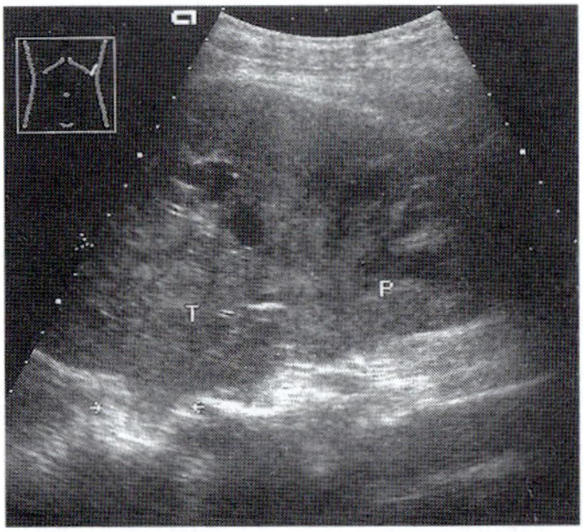

Abb. 395 Hochmalignes Non-Hodgkin-Lymphom der Niere (T): Ausgedehnte echoarme bis komplexe RF, Tumorzapfen, echofreie verzweigte Pyelektasie (P)

- **Nierenadenom** (Abb. 396):
  - Runde, glatt begrenzte echoarme Raumforderung.
  - Durch regressive Veränderungen komplexe Struktur.
  - Gelegentlich echoreich.
  - *FKDS:* Binnenvaskularisation.

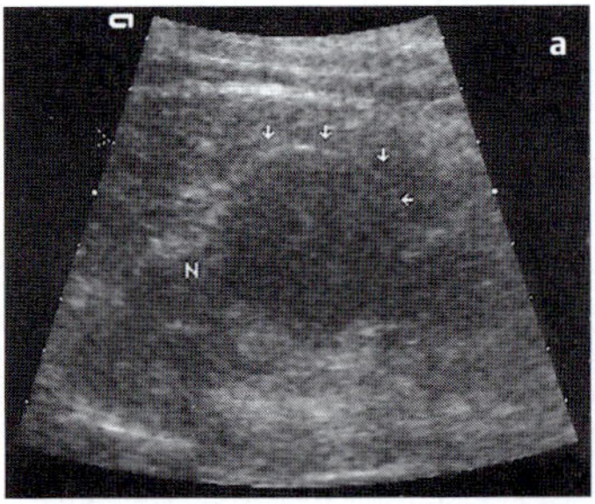

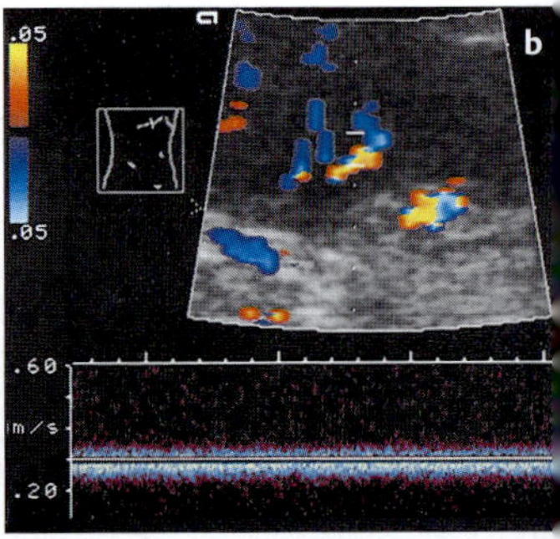

Abb. 396 a u. b Nierenadenom. a Glatt begrenzter, intensiv hyporeflexiver Tumor; wegen der zarten echogenen Wand (Pfeile) sonomorphologisch am ehesten eingeblutete Zyste. b FKDS: Diskrete konstante Vaskularisation; somit scheiden Zyste und Abszess zugunsten einer soliden RF aus

- **Abszess** (aszendierend-pyelonephritisch); **Karbunkel** (hämatogen-staphylokokkenbedingt):
  - Echoarme inhomogene Raumforderung.
  - Fakultativ Gasblasen (emphysematöse Pyelonephritis, Abb. 397).

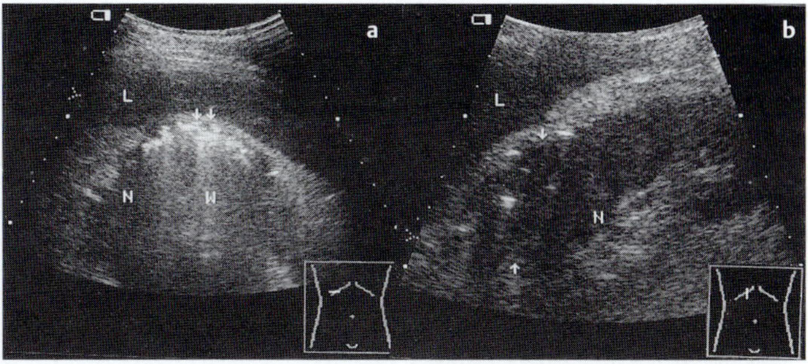

Abb. 397 a u. b Abszedierende/emphysematöse Pyelonephritis. a Ausgedehnte Gasblasen (Pfeile), Niere (N) im Schatten von Wiederholungsecho (W). b 2 Wochen später abgegrenzter Abszess (Pfeile), noch Gasblasen (junger, schlecht eingestellter Diabetiker; unter intensiver konservativer Therapie Ausheilung). L = Leber

- **Onkozytom** (Adenom): Keine zuverlässigen Sonokriterien!
  - Meist echoarm.
  - Glatt begrenzt.
  - Binnenvaskularisation.

Echogleiche Nierenparenchymveränderungen

- **Lateraler Nierenbuckel/fetale Lappung** (Renkulierung; Abb. 398):
  - Bucklige Konturvorwölbung ohne Parenchymausdünnung.

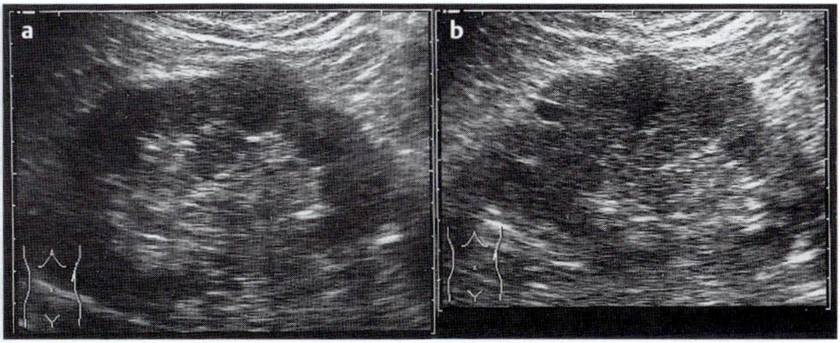

Abb. 398 a u. b Echogleiche Konturvorwölbungen (Pfeile). a Lateraler Nierenbuckel, b Renkulierung. Beachte: Parenchymdickenzunahme auch in Richtung Sinus renalis

- **Parenchymbrücken** (-zapfen bzw. hypertrophierte columna renalis): Abb. 399; s. Abb. 375a, S. 275.
  - Gewebebrücke von Parenchym zu Parenchym durch den zentralen Echokomplex, oft multipel.
  - Tumorartige Parenchymverdickung (dadurch oft echoarm wirkend).
  - Oft Hinweise für Doppelnieren (Kontureinziehung, länglich-schmale, vergrößerte Niere, gedoppeltes Nierenbecken).

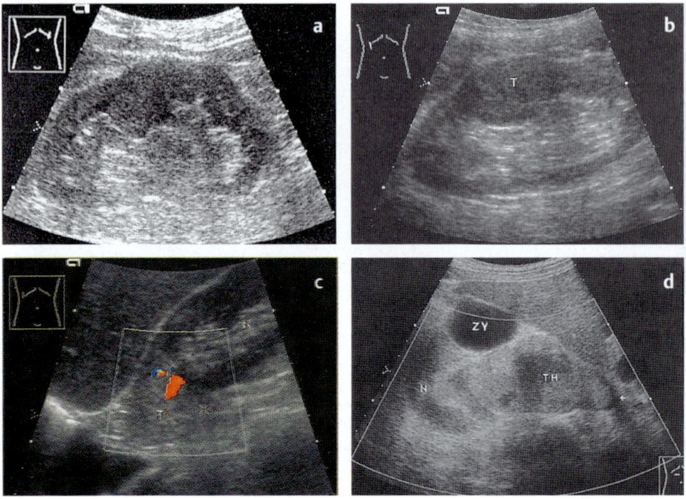

Abb. 399 a–d Nierenkonturvorwölbungen: a Bei Doppelniere. b Nierenzellkarzinom (T): Ovale weitgehend isoechogene RF, Konturunterbrechung des regulären Parenchyms, Konturvorwölbung. c FKDS: Angedeutet Vaskularisationsrandsaum und zuführendes Tumorgefäß bei echoreichem Tumor des oberen Nierenpoles (T). d Fortgeschrittener Tumor mit Tumorthrombus (TH) in Nierenvene und V. cava mit minimalem lateralen Kava-Restfluss (FKDS, Pfeil). N = Niere, L = Leber, ZY = Nierenzyste

- **Hämatom** (s. Abb. 394a, S. 287): Unterschiedliche Struktur, von echoreich (ganz frisch) nach echoarm (Koagel) wechselnd.
- **Nierenzellkarzinom** (Adenokarzinom, hypernephroides Karzinom; RCC): Abb. 399a–d.
  - Echogleiche (-arme, bei kleinen Tumoren echoreiche) Strukturveränderung.
  - Konturvorwölbung.
  - Fakultativ: Zystische Einschmelzung/Verkalkung (20 %).
  - Oft Nierenvenen-/Kava-Tumorinvasion.
  - *FKDS:* Binnen- oder Randvaskularisation.

Echoreiche/echogene Nierenparenchymveränderungen

- **Nierenzellkarzinom** (RCC; Abb. 399c):
  - 30 % der hyperchogenen Tumoren sind RCC.
  - Als echoreiche HCC meist kleine Tumoren.
  - *FKDS:* Binnen- oder Randvaskularisation.
- **Angiomyolipom** (Abb. 400): Benigner mesenchymaler Tumor aus Fettgewebe, Muskulatur und wanddicken atypischen Gefäßen.
  - Glatt, rund.
  - Hyperechogene Struktur („weißer Tumor").
  - Keine oder geringe Konturvorwölbung.
  - Größe: 1–3 cm (–5 cm). Größe $<$ 3 cm: DD Nierenzellkarzinom! Rasche Größenzunahme spricht für ein Liposarkom.

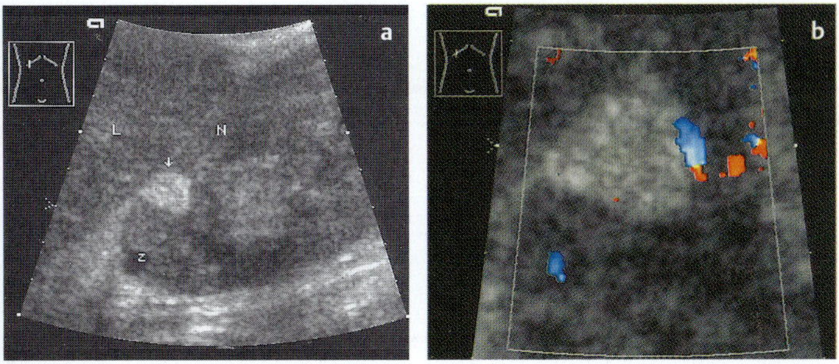

Abb. 400 a u. b Angiomyolipom: Reflexogener, glatt begrenzter Tumor (Pfeil), kaum Konturvorwölbung. a B-Bild. Z = kleine echofreie Zyste. b FKDS: Kurzstreckiges randständiges Gefäß, keine erkennbare Binnenvaskularisation

- *FKDS:* Kaum vaskularisiert; nicht mehr als ein Binnengefäß.

► **Narben** (pyelonephritisch, vaskulär, entzündlich; Abb. 401 u. 402): Häufige Zufallsbefunde, Genese oft nicht zu klären.

- *Pyelonephritisch:* Unregelmäßige echoreiche Einziehungen, evtl. Verkalkungen; Kelchzysten sichern die Vermutung!

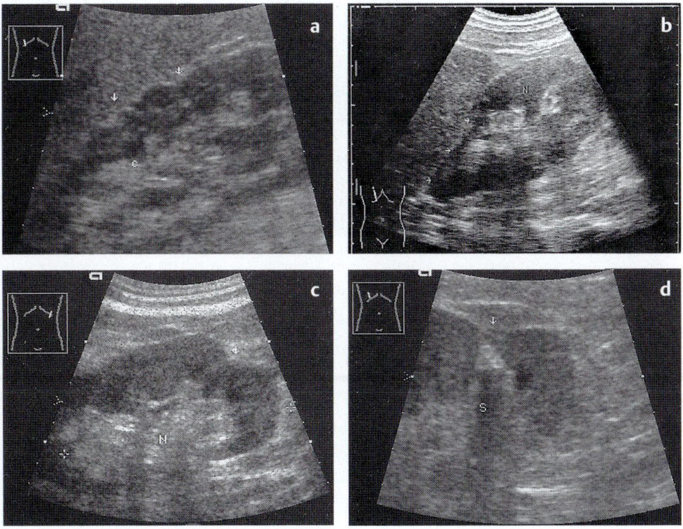

Abb. 401 a–d Nierenparenchymnarben. a Pyelonephritische Narben (Pfeile) mit zystischer Kelchektasie (C). b Vaskulär-embolische plattige Narbe (Pfeile) der Niere (N). Klinisch Hirninfarkt (beides oft embolisch wie hier bei Mitralstenose). c Arterioklerotische Narbe bei langjähriger Hypertonie. d Parenchymnarbe (Pfeil) mit Kalzifikation, Schallschatten (S)

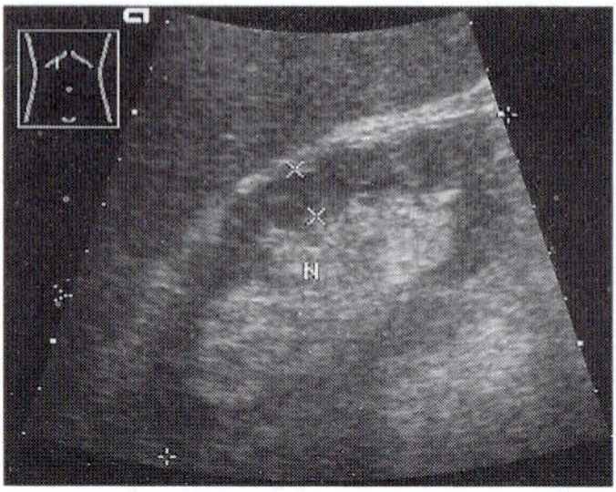

Abb. 402 Arteriosklerotische Nierenoberfläche mit Kontureinziehungen und abschnittsweiser Parenchymausdünnung; Parenchymrarefizierung

- *Vaskulär-embolisch:* Oft dreieckförmig, aber auch plattige Einziehungen/Parenchymrarefizierung.
- *Vaskulär-arteriosklerotisch:* Wellige Oberfläche; zwischen den „Buckeln" (normales Gewebe) Parenchymausdünnungen.
- *Gering:* Echoreiche Peripherie der Markpyramiden.

► **Niereninfarkt** (Abb. 403):
- Akut: echoreicheres dreieckförmiges Areal.
- FKDS: Avaskuläres Segment.
- Chronisch: Narbe.

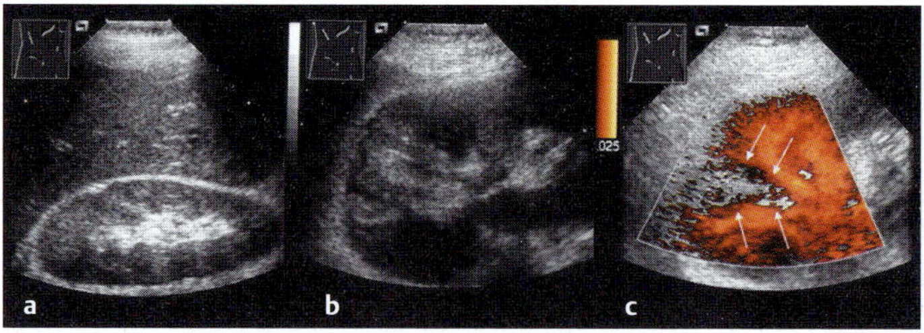

Abb. 403 a–c Frischer Niereninfarkt. a Echogenitätszunahme im Bereich des kranialen Pols der rechten Niere. b Ausschnittsvergrößerung. c Farbdoppler: Der dreieckförmige avaskuläre Bezirk (Pfeile) beweist den Infarkt

► **Medulläre Nephrokalzinose** (Abb. 404): Durch Hyperkalzämie, tubuläre Azidose bedingt. Ursache: Zuviel an Kalzium.
- *Sonderform Markschwammniere:* Kongenitale Missbildung mit fleckigen Verkalkungen, zystischen Sammelrohrektasien. Röntgen: Blumenstrauß-/Rosettenformen.
- *Sonographische Kriterien:*
  - Verkalkungen von Parenchym und Markpyramiden, fakultativ Nierensteine.
  - Häufig sekundär kalzifiziert.
  - Ausgeprägte reflexogene Areale anstelle von Markpyramiden.
  - Fakultativ Kelch-Pyelonektasie, Aufstau (Steinverschluss).

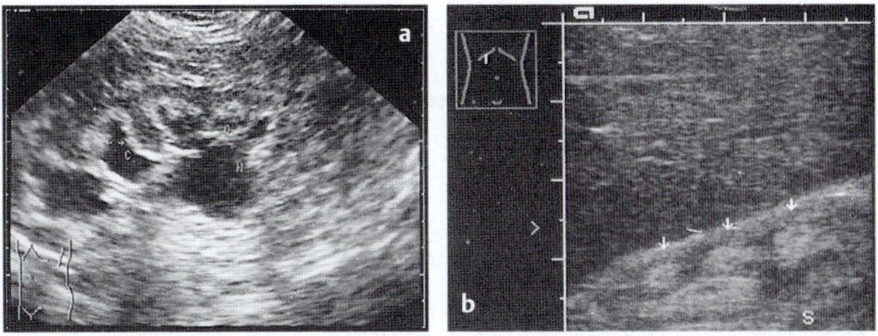

Abb. 404 a u. b Medulläre Nephrokalzinose. a Ursache tubuläre Azidose: Echogene verkalkende Markpyramiden (Pfeile) mit obstruktiver Kelch- und Pyelonektasie (C) der Niere (N) infolge rezidivierender Nierensteine. b Ausgeprägte medulläre Nephrokalzinose: Kleine Schrumpfniere, bandförmiges Restparenchym, hyperechogene Areale, z. T. mit Schallschatten (S) in Projektion auf die Markpyramiden (Pfeile)

- **Kortikale Nephrokalzinose** (Abb. 405): Parenchymverkalkungen, degenerativ bedingt.
  - Feinfleckige Verkalkungen: z.B. bei Gefäßkalk im Rahmen einer malignen Hypertonie/Pseudoxanthoma elasticum.
  - Disseminierte Organverkalkung: z.B. bei Hyperparathyreoidismus, Tuberkulose, dialysepflichtigen Schrumpfnieren.

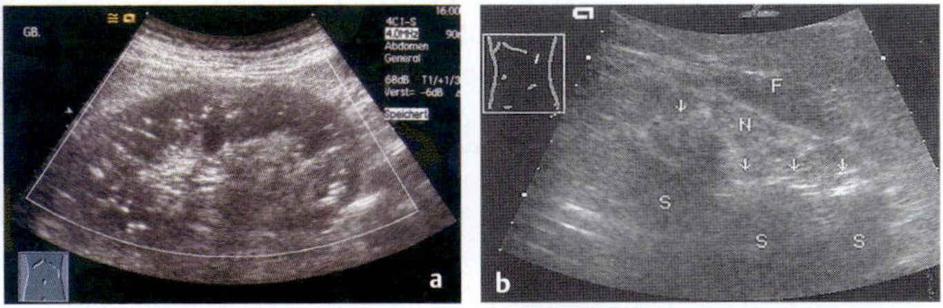

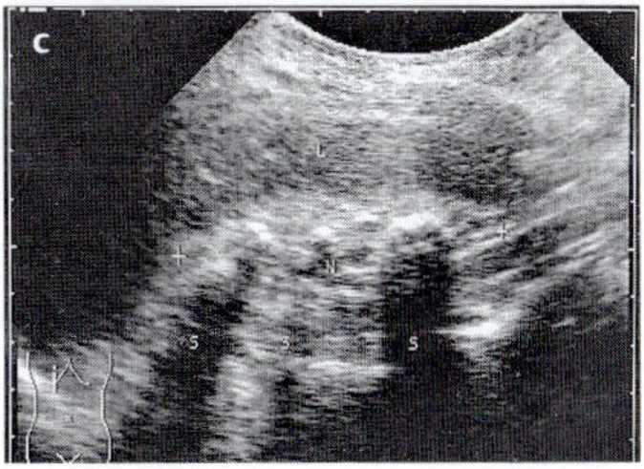

Abb. 405 a–c Kortikale Nephrokalzinose. a Feinfleckige Kalzifikation (Gefäße) bei Pseudoxanthoma elasticum („Sternenhimmel"). b Endstadium einer kortikalen Nephrokalzinose: Schollige Kalzifikationen (Pfeile), kein Ausgussstein. Klinisch Schrumpfniere, dialysepflichtiger Diabetes mellitus Typ II. F = Fettkapsel. c „Mörtel-" bzw. „Kittniere" als Endstadium einer Nierentuberkulose: Diffuse Verkalkungen, Schattenzonen (S) (N; Distanzmarken). L = Leber

- **Gefäßkalk** (Aa. interlobares, arcuatae):
  - Echogenes Doppelbändchen.
  - Inneres echofreies Bändchen.
- **Parenchymkalk** (Abb. 406; Abb. 390b, S. 285; Abb. 401d, S. 291): Häufig, Ursache oft nicht klärbar (z.B. Zysten-/Hämatomverkalkung, Entzündungsfolge, Tuberkulose).

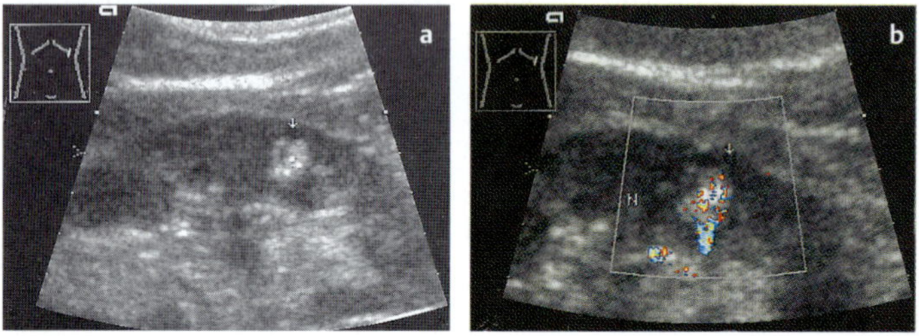

Abb. 406 a u. b Parenchymkalzifikation. a Hyperechogene RF im Nierenparenchym (Pfeil), Angiomyolipomverdacht. b FKDS, hohe PRF: Farbartefakt („twinkling artefact"), der Kalzifikationen bzw. Nierensteine nachweist

10.4 Umschriebene Veränderungen des Nierenbeckens/Sinus renalis

Übersicht (Tab. 49)

Tabelle 49 · Umschriebene Veränderungen des Nierenbeckens/Sinus renalis

echofrei/echoarm	echogleich/echoreich
parapelvine Zyste (solitär, multipel, S. 295)	eingeblutete Zyste (S. 299)
atypische Zyste (S. 295)	Gefäßkalk (S. 299)
Sinuslipomatose (S. 295)	Nierenkelch-/Nierenbeckenstein (S. 299)
Parenchymbrücken, hypertrophierte Columnae renales (S. 296)	Fremdkörper (Drainage, S. 300)
infizierter Aufstau (S. 296)	
Pyelitis (s. S. 296)	
Abszess/Pyonephrose (S. 297)	
entzündlicher Tumor/Tumoreinschmelzung (S. 297)	
xanthogranulomatöse Pyelonephritis (S. 297)	
Nierenbeckenkarzinom (S. 297)	
Nierenzellkarzinom/ Metastase (S. 297)	

Echofreie/echoarme Sinus renalis/Nierenbecken-Veränderungen

- **Solitäre parapelvine Zysten** (s. Abb. 388c, S. 284; Abb. 389a, S. 285):
  - *Klinische Hinweise:* Entweder tubuläre Retentionszysten (wie die kortikalen und subkapsulären Zysten) oder von den Lymphgefäßen des Sinus renalis ausgehende Lymphzysten.
  - *Sonographische Kriterien:* Zystenkriterien s. S. 283. Wenn flach angelegt, durch physikalische Artefakte wie Rauschen nicht mehr echofrei oder glatt begrenzt; insbesondere bei multiplem Vorkommen auch oval-plattig.
- **Multiple parapelvine Zysten** (Abb. 407; Abb. 388d, S. 284): Meist als „benignes zystisches Lymphangiom" doppelseitig.
  - Mehrere bis zahlreiche runde, ovaläre, fingerförmig zum Hilus zulaufende echofreie Raumforderungen.
  - Deutliche Abgrenzung durch Septierung.
  - *FKDS:* Fehlende Vaskularisierung in den Zysten, reguläre Gefäße in den Septen.

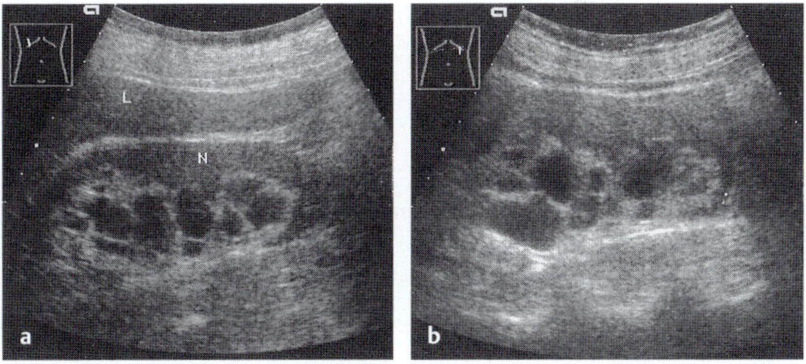

Abb. 407 a u. b Multiple parapelvine doppelseitige Zysten („benignes zystisches Lymphangiom"): Runde, ovaläre, durch Septen getrennte areflexive RF im zentralen Sinusreflex

- **Atypische Zyste** (Abb. 408; s. Abb. 392, S. 286; Abb. 401a, S. 291): Differenzialdiagnostisch Kelchzyste, Abszess, Tumoreinschmelzung, flach angelegte Zyste, angeschnittene Parenchymbrücke, obstruktive Kelch-/Pyelonektasie.
  - Polygonale Form, durch Rauschen Strukturbesatz.
  - Trabekulierungen oder Septierungen.
  - Extrarenale Ausbreitung.
- **Sinuslipomatose** (Abb. 409): Übermäßiges Sinus-renalis-Fett.
  - Echoarme bis echogleiche inhomogene Strukturtransformation des zentralen Echokomplexes (ZEK).
  - Fleckig-tumorartige Formationen („Bärentatzen").
  - Verbreiterter Sinus renalis-Reflex bei Parenchymrarefizierung („Vakatwucherung"); Parenchym:Pyelon-Index oft < 1:1.

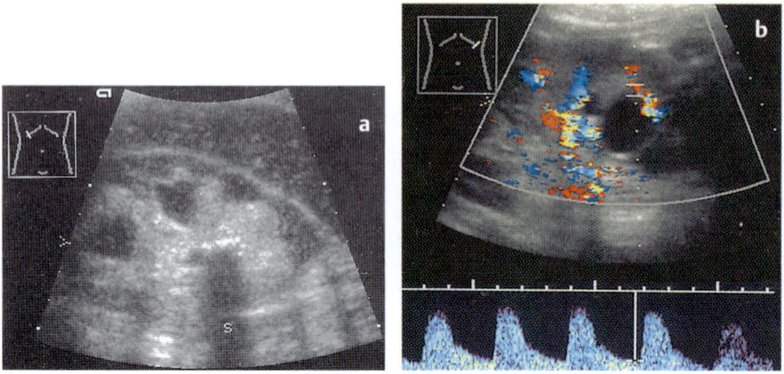

Abb. 408 a u. b Zystische Kelchektasie. a Zystische echofreie und echogene RF im ZEK; obstruktive Kelchektasie? b RI-Untersuchung der Segment- und Interlobalarterien: Hoher Resistance-Index (RI) von 0,76 (Werte über 0,70 sprechen mit einer Treffsicherheit von 77–96 % für eine Obstruktion)

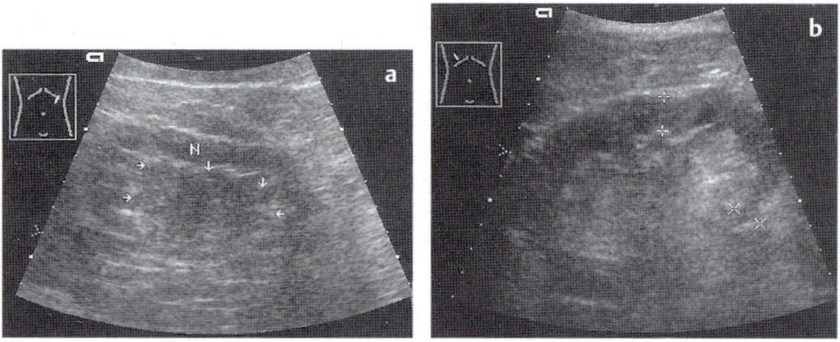

Abb. 409 a u. b Sinuslipomatose. a Typische echoarme unregelmäßig begrenzte Transformation des zentralen Echokomplexes (Pfeile). b „Vakatwucherung“: Parenchymverschmälerung zugunsten des Sinus renalis-Fettes (Distanzmarken; Parenchym: Pyelon-Index 0,6)

- **Parenchymbrücken, hypertrophierte Columnae renales** (Abb. 410; s. Abb. 399, S. 290):
  - Umschriebene zapfen-bandförmige echogleiche (echoarme) Aussparung im ZEK.
  - *FKDS:* Reguläre Gefäßarchitektur.
- **Infizierter Aufstau** (Abb. 411): Immer sofortige Beseitigung des Abflusshindernisses!
  - Echoarm erweitertes Nierenbeckenkelchsystem.
  - Übergang in den Ureterabgang.
- **Pyelitis** (Abb. 412):
  - Entzündlich verschwollene Nierenbeckenwand > 2 mm.
  - Echofrei/echoarm distendiertes Nierenbecken.

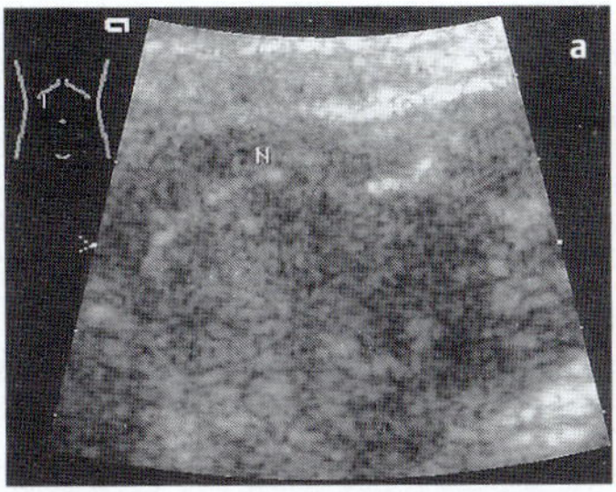

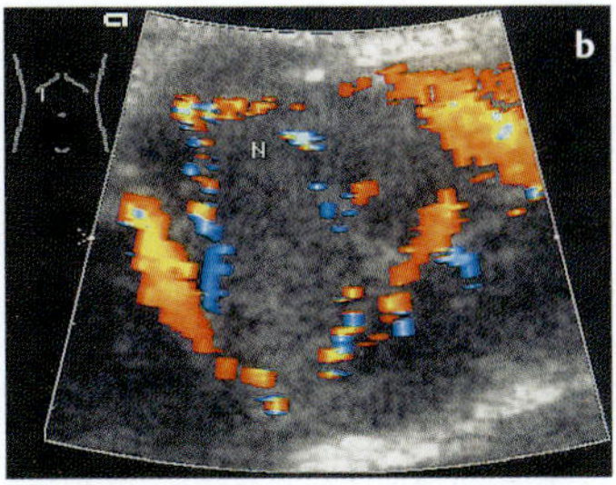

Abb. 410 a u. b Parenchymbrücken. a Isoechogene den gesamten Nierenabschnitt ausfüllende Tumorformation bei leicht dystoper und malrotierter rechter Niere. b FKDS: Reguläre Gefäßarchitektur, keine Tumorvaskularisation

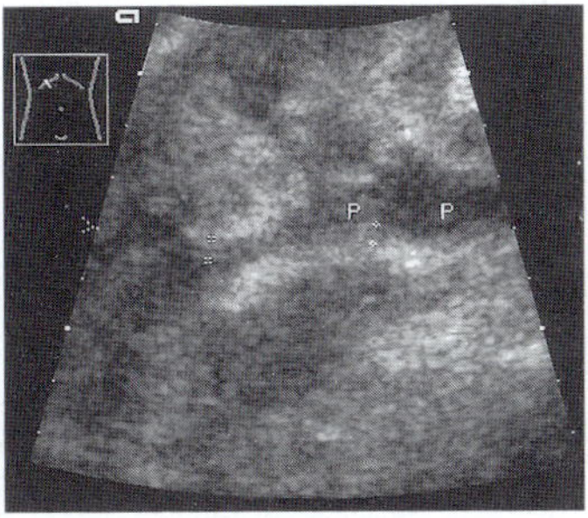

Abb. 411 Infizierter Aufstau: Nicht ganz echofreie Pyelektasie (P), verschwollene Pyelonwand (Distanzmarken)

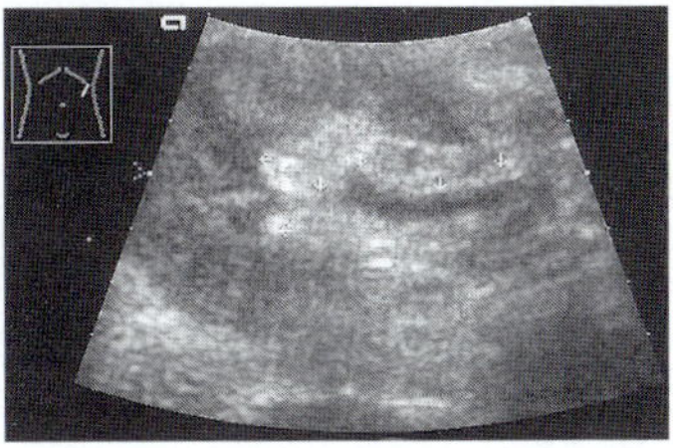

Abb. 412 Eitrige Pyelitis (Urosepsis): Zarter echoarmer Saum im ZEK mit Pyelonwandverschwellung (Pfeile)

- **Abszess/Pyonephrose** (Abb. 584): Ggf. Entlastung durch Punktion/Drainage.
  - Echofreie/echoarme Raumforderung, oft multipel.
  - Unscharfe Begrenzung.
  - Fehlende Vaskularisation.
  - Nierenbeckenwandverbreiterung > 2 mm.
- **Entzündlicher Tumor/Tumoreinschmelzung** (-einblutung; Abb. 414): Auch andere entzündliche Tumoren möglich, z. B. tumorsimulierende Vaskulitis.
- **Xanthogranulomatöse Pyelonephritis:** Chronischer verfettender entzündlicher Tumor, auch im Parenchym gelegen.
  - Unregelmäßige echoarm-heterogene Tumorformation.
- **Nierenbeckenkarzinom** (Urothelkarzinom, Abb. 415):
  - Echoarme umschriebene, oft Nierenbeckenstruktur und Ureter folgend.
  - *FKDS:* Atypische Vaskularisation (aberrante Tumorgefäße).
- **Nierenzellkarzinom** (in Nierenbecken/Sinus einwachsend); **Metastase** (Abb. 416):
  - Ovaläre/runde echoarme Aussparung im ZEK.
  - Atypische Vaskularisation (aberrante Tumorgefäße).

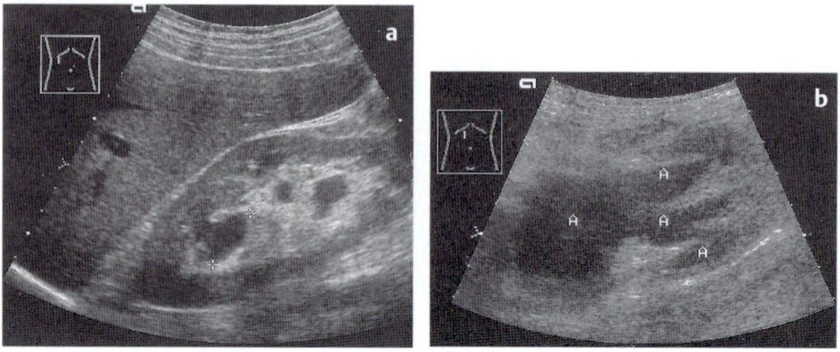

Abb. 413 a u. b Nierenbeckenabszesse/Pyelonephrose. a Abszesse: Echofreie „zystische" RF im ZEK. b Pyelonephrose: Konfluierende unscharf begrenzte z. T. spitz auslaufende RF

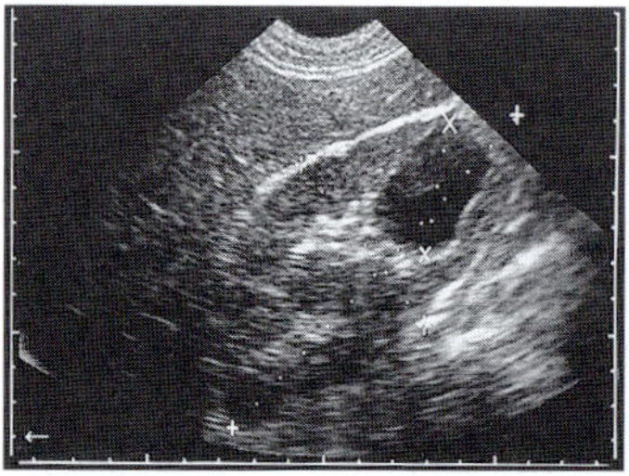

Abb. 414 Tumoreinschmelzung (-einblutung) eines Nierenbeckenkarzinoms (Distanzmarken: Messmarken des Nierenlängs- und Tumordurchmessers)

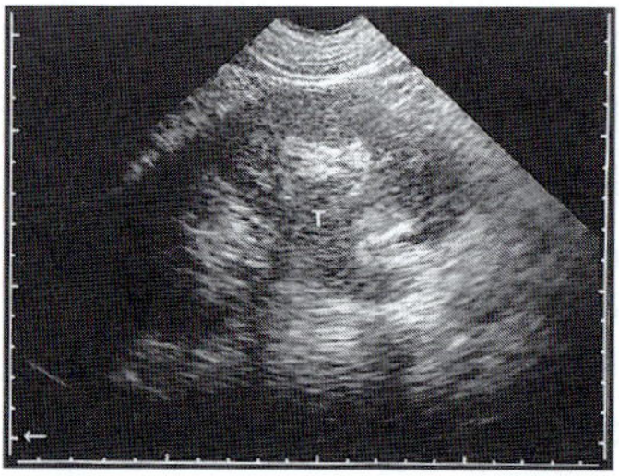

Abb. 415 Nierenbeckenkarzinom (T): Echoarme, in den Ureter einwachsende Tumorformation (von einem infizierten Aufstau schwer zu unterscheiden, s. Abb. 411, S. 297)

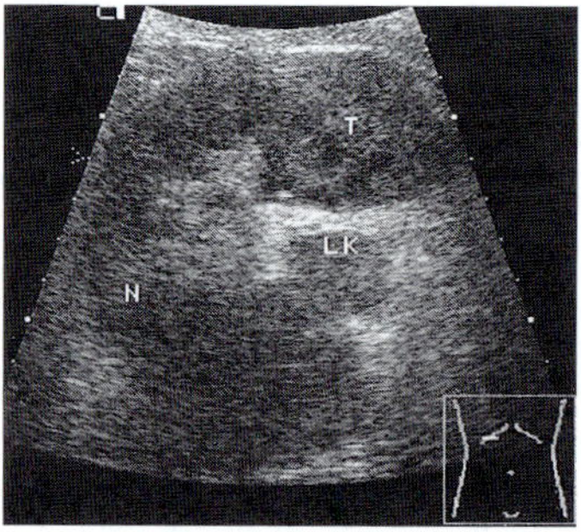

Abb. 416 Pulmonal metastasiertes Nierenzellkarzinom (T); eine Metastase (LK) im Sinus-renalis-Reflex der gleichen Niere (N)

Echogleiche/echoreiche Sinus renalis/ Nierenbecken-Veränderungen

- **Eingeblutete Zyste** (Abb. 417): Differenzialdiagnostisch Tumor.
  - Glatte, runde/ovale Aussparung im Sinus-renalis-Reflex.
  - Feinflockiger Echobesatz.
- **Gefäßkalk** (Segmentarterienäste der A. renalis, Abb. 418):
  - Reflexogene Striche/Bänder im Sinus-renalis-Reflex; oft angedeutet Doppelbändchen mit zentralem echofreien fadenförmigen Lumen.
  - Je nach Intensität Schallschatten.

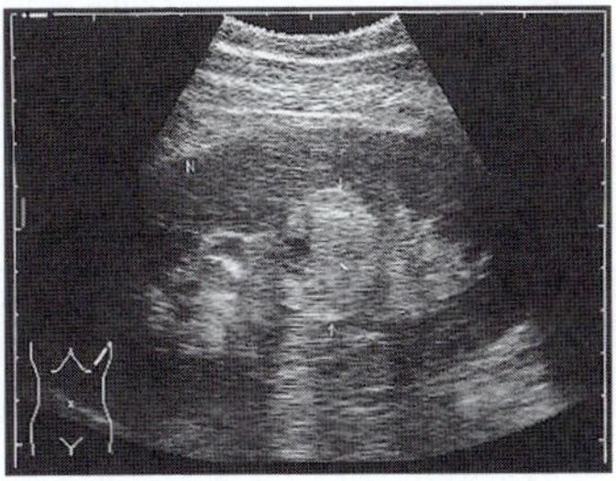

Abb. 417 Eingeblutete parapelvine Zyste (Pfeile) der Niere; Metastasenverdacht bei Kolonkarzinom. Feinnadelpunktion: Keine Tumorzellen. CT: Zysteneinblutung

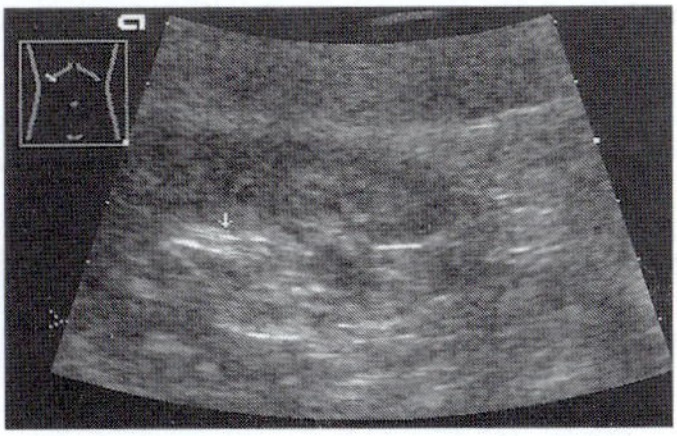

Abb. 418 Gefäßkalk (Pfeil): Echogenes Doppelband mit zentralem echofreien Lumen

- **Nierenkelch-/Nierenbeckenstein** (Ausgussstein, Abb. 419): Differenzialdiagnostisch Gefäßkalk, Papillenspitzenkalk, Tumorkalzifikation.
  - Hyperechogener Reflex mit Schallschatten.
  - Im Kelch mit Hydrokalix, im Ureterabgang mit Kelch-/Kelchhals- oder Nierenbeckenaufstau.

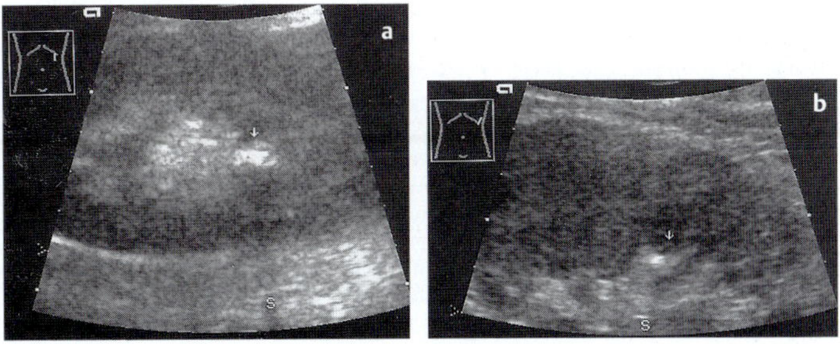

Abb. 419 a u. b a Nierenbeckenstein (ohne Aufstau): Hyperreflexiver Stein mit Schallschatten (S, über den „twinkling-Artefakt" können Steine gesichert werden). b Papillenspitzenverkalkung bei Diabetes: An der Spitze der Markpyramide (Pfeil) echogener Fleck, inkompletter Schallschatten (S)

- **Drainage als Fremdkörper** (s. Abb. 654, S. 448): Typische doppelspurige geradlinige Bandstruktur mit zentralem echofreien flüssigkeitshaltigen Kanal.

10.5 Bewertung und weiterführende Diagnostik

Bewertung der Sonographie

- **Diffuse Veränderungen:** z. B. Nierenversagen, unklare Nierenkrankheit. Hier wird die Sonographie meist als erstes bildgebendes Verfahren eingesetzt. In der Regel gelingt eine Gruppenzuordnung auf Anhieb (interstitielle/glomeruläre Krankheiten oder Schrumpfnieren).
- **Umschriebene Veränderungen:** Sie sind oft Zufallsbefunde und werden bei der Routine-Sonographie gefunden. Eine Übersicht über die verschiedenen Veränderungen und die Möglichkeit der eindeutigen Differenzierung gibt Tab. 50.

Tabelle 50 **· Umschriebene sonographisch zu klärende Befunde**

definitive Zuordung möglich	Zuordnung möglich, weiterführende Diagnostik empfohlen
Zysten	Lipomatose
Nierenstein	Verkalkung
Nierenzellkarzinom	Abszess
Angiomyolipom	tumoröse Raumforderung im Nierenbecken/Sinus renalis

Weiterführende Diagnostik

- **Unklare chronische Nierenkrankheiten:** Neben den üblichen serologischen Maßnahmen und der internistischen Diagnostik spezielle nephrologische Untersuchungsverfahren einschließlich der sonographisch gesteuerten Nierenpunktion.
  - Häufigste Ursache der Niereninsuffizienz im allgemeinen Krankenhaus ist die diabetische Nephropathie.
  - Cave: Nierenbeckenabszesse werden häufig als Zysten fehlinterpretiert; bei unklarem Fieber und Diabetes muss daran gedacht und ggf. feinnadelpunktiert oder retrograd entlastet werden.
- **Unklare Tumoren im Parenchym/Nierenbecken:**
  - *Farbkodierte Duplexsonographie:* Eine in der kontrastmittelverstärkten Duplexsonographie nachweisbare Randvaskularisation und mehrere intratumorale Gefäße beweisen einen malignen Nierentumor. Bei Tumorbestätigung (RCC) Operation. Die FKDS ist für viele andere Fragestellungen eine ausgewiesene Zusatzuntersuchung in der Differenzialdiagnose.
  - *Weiteres Vorgehen:* Feinnadelpunktion oder Computertomographie (Unterscheidung Tumor/Parenchymbrücke/Sinuslipomatose/eingeblutete Zyste differenzierbar).

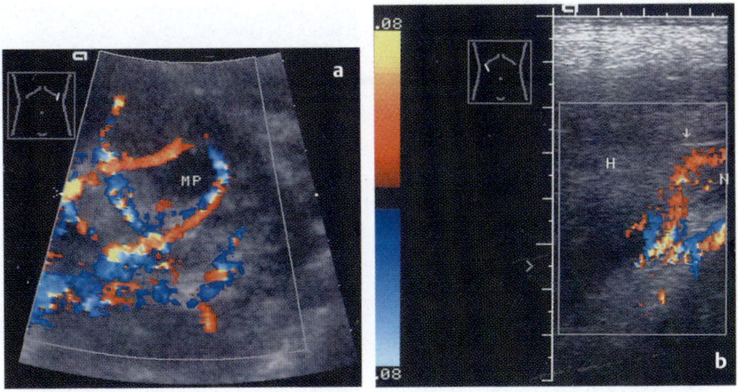

Abb. 420 a u. b FKDS der Niere. a Reguläre Segment- und Interlobararterien seitlich der Markpyramiden. b FKDS; avaskulärer Bezirk infolge eines traumatischen Hämatoms (H) mit Verdrängung der übrigen Gefäßstrukturen

- **Parapelvine Zysten/Aufstau:** Ausscheidungsurographie. Eine in der kontrastmittelverstärkten Duplexsonographie nachweisbare Randvaskularisation und mehrere intratumorale Gefäße beweisen einen malignen Nierentumor.
- **Verdacht auf dystope Niere, Schrumpfniere:** Ausscheidungsurographie oder/ und Isotopennephrographie.
- **Verkleinerte Niere und Bluthochdruck:** V. a. Nierenarterienstenose durch farbkodierte Duplexsonographie mit Indizesbestimmung zu klären (s. auch Tab. 30, S. 200).
  - *Nierenarterie* (Abb. 421a u. b): Untersuchung in Seitenlage (besserer Winkel). Bei Stenose: $V_{max} > 150$ cm/s; Aliasing-Phänomen (s. S. 9).
  - *Intrarenale Parameter* (Abb. 421c u. d):
    - Bestimmung des Resistance Index (RI): Signifikant erniedrigt wenn $< 0,5$.
    - Bei RI $< 0,5$ Erkennung von Stenosen in $> 75\,\%$ der Fälle mit einer Sensitivität von 95 % und Spezifität von 97 %. Noch besser: Seitenvergleich (Δ RI).

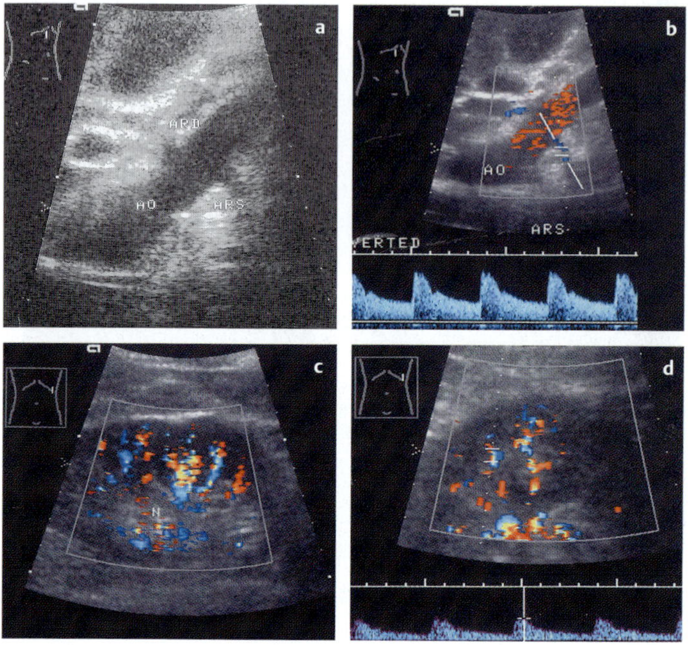

Abb. 421 a–d Untersuchung zur Frage der Nierenarterienstenose (FKDS und Spektralanalyse). a Schnittebene zur Nierenarteriendarstellung (Linksschräglage, Schallrichtung von rechts seitlich nach links): Darstellung der rechten und linken Nierenarterie (ARD, ARS) in einem für die Duplexsonographie günstigen Winkel („banana peel"-Phänomen). b Normale Spektralanalyse der linken Nierenarterie (ARS). c Normale intrarenale Gefäßarchitektur. d RI-Bestimmung einer Interlobararterie: 0,63 (normal)

10.6 Perirenale Raumforderungen und Nebennierentumore

Perirenale Raumforderungen (Abb. 422 a, b)

- Perirenaler Abszess/Hämatom: Komplexe Raumforderung; Abszess mit Gasblasen.
- Perirenale Zyste (Abb. 284): Echofreie Raumforderung.
- Nebennierentumoren (echoarme Raumforderung):
  - *Nebennierenadenom („Inzidentalom").*
  - *Primäres Nebennierenkarzinom.*
  - *Phäochromozytom* (auch diffuses Erscheinungsbild möglich).
  - *Nebennierenmetastasen.*

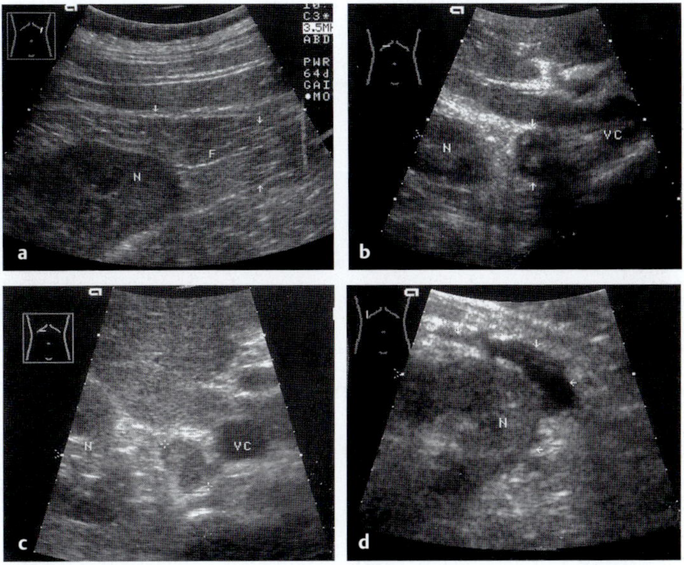

Abb. 422a–d Perirenale Raumforderung; a Perirenales Fett (F), Pfeile: Gerota-Faszie, die die Capsula adiposa einschließt, N = Niere; b Inzidentalom der rechten Nebenniere (Pfeile): Komplex strukturierter Tumor, Zufallsbefund; DD: Phäochromozytom, Metastase, primäres Karzinom, Hormonanalysen hier negativ; c Nebennierenmetastase eines Bronchialkarzinoms (Distanzmarken), Lage zwischen oberem Nierenpol (N) und V. cava (VC); d Perirenale Flüssigkeit, stegförmig mit der Niere perikapsulär verbunden (Pfeile), klinisch: Urosepsis, Z. n. Sturz, Differenzialdiagnoe: Abszess, Hämatom, Urinom

11 Pankreas

11.1 Untersuchung

Schnittebenen

- Oberbauchquerschnitt (s. S. 23).
- Oberbauchlängsschnitt (s. S. 30).

Sonographische Anatomie und Normalbefund

- **Sonographische Anatomie** (Abb. 423): Schmales, S-förmig gestaltetes längliches Organ, vom duodenalen C nach links kranial bis zum Milzhilus.
- **Normalbefund** (Abb. 424): Die normale Struktur ist feinkörnig und homogen, die Echogenität ähnlich oder etwas intensiver als die der Leber. Bei Älteren und Diabetikern häufig echoreichere Struktur (Lipomatose).

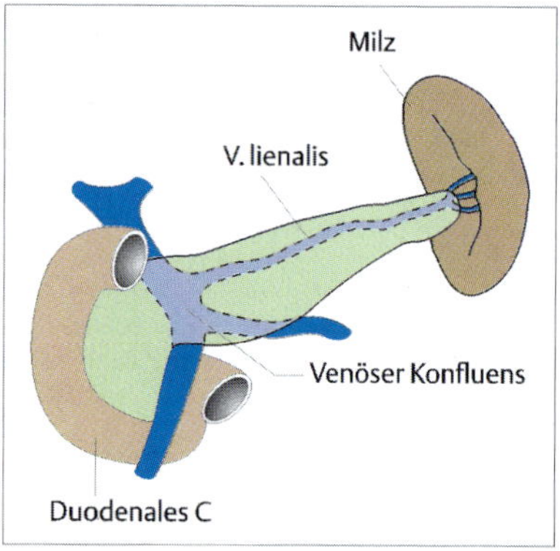

Abb. 423 Topographische Lage des Pankreas

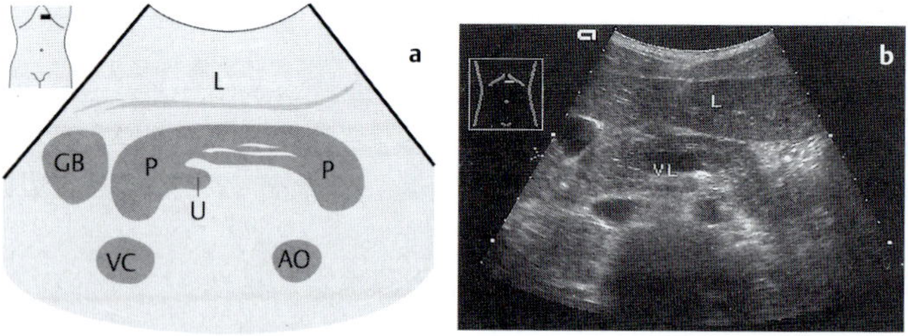

Abb. 424a u. b Sonogramm des Pankreas im Oberbauchquerschnitt: Bogenförmig über Wirbelsäule, Aorta und V. cava inferior verlaufendes echoarmes Organ mit doppelspurigem echogenen Gang. AO = Aorta, GB = Gallenblase, P = Pankreas, U = Proc. uncinatus, VC = V. cava inferior, VL = V. lienalis

- **Normwerte:** Kopf: 25–30 mm; Körper: < 18 mm; Schwanz: 25–30 mm; Gang: < 2 mm.

Untersuchungsablauf

- Untersuchung nüchtern frühmorgens.
- Oberbauchquerschnitt, Schallkopf in Xiphoidhöhe aufsetzen.
- Durch Kippen den Truncus coeliacus aufsuchen, durch weiteres Kippen und Verschieben des Schallkopfes nach kaudal Darstellung der V. lienalis als Leitstruktur.
- Organadaptierter Untersuchungsgang: Der Pankreaskopf richtet sich nach kaudal-rechts, der Schwanz nach kranial-links (Abb. 425, s. auch Abb. 423).
- Zur Beurteilung der Schwanzregion ist gelegentlich die translienale Schnittführung notwendig (Abb. 426).
- Beobachtung der elastischen Verformbarkeit beim gesunden Organ und der „en-bloc-Bewegung" bei chronischer Pankreatitis.

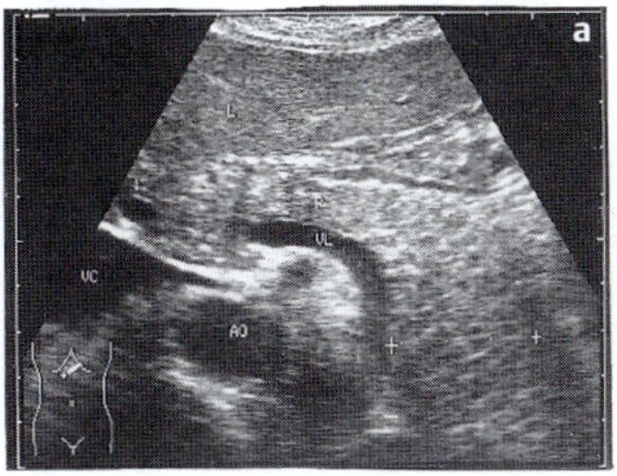

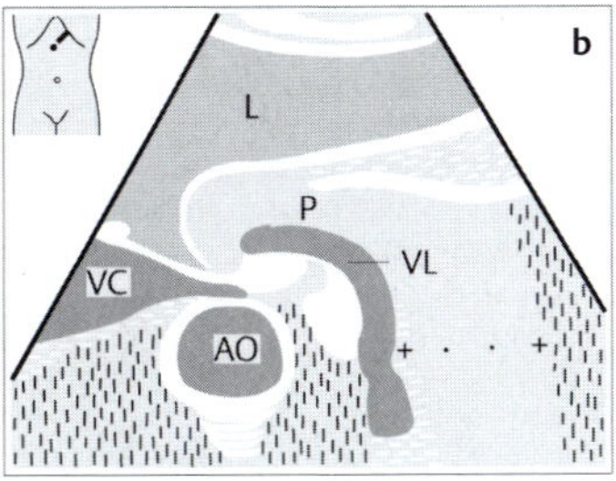

Abb. 425a u. b Darstellung des Pankreasschwanzes durch schräge Applikatorstellung nach kranial-links. P = Pankreas, AO = Aorta, VL = V. lienalis (Distanzmarken: Größenvermessung des Pankreasschwanzes)

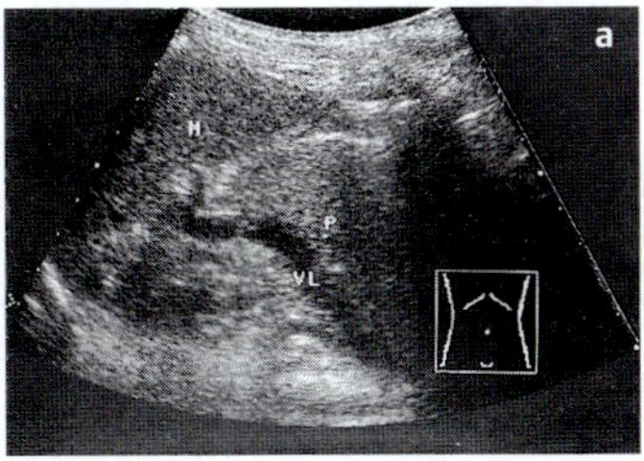

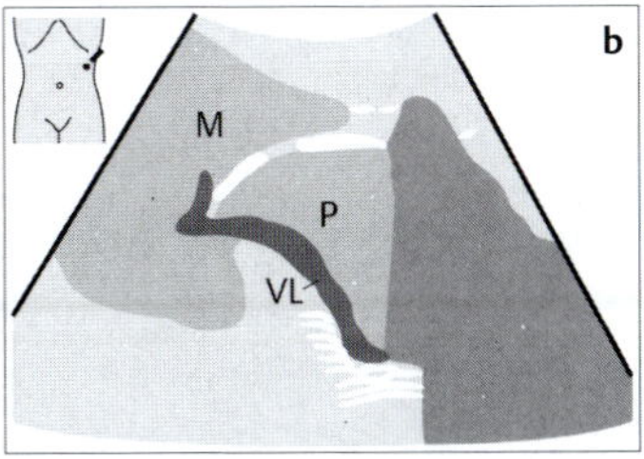

Abb. 426a u. b Translienale Pankreasschwanzdarstellung. P = Pankreas, M = Milz, VL = V. lienalis

Tipps:
- Auf Schmerzangabe bei der Schallkopf- oder Fingerpalpation achten.
- Bei schlechter Darstellbarkeit können helfen:
  - Inspiration und das Vorwölben des Unterbauchs (die Leber als Schallfenster wandert nach kaudal und schiebt Teile des Intestinaltraktes nach kaudo-lateral).
  - Magenfüllung mit 500–1000 ml Wasser oder Tee (Trinken mit einem Strohhalm).
  - Bei athletisch-pyknischer Konstitution: maximale Exspiration (Magen kranial vom Pankreas).

Befundübersicht und -einteilung

- Pankreaserkrankungen stellen sich sonographisch als umschriebene und diffuse Störungen der Organarchitektur, teilweise mit zusätzlichen fokalen Veränderungen dar.
- **Diffuse Veränderungen** s. Tab. 41, S. 306: Die wichtigsten sind Fibrolipomatose und Pankreatitiden (eingeteilt nach der Marseiller Klassifikation von 1984):
  - *Akute Pankreatitis:* Milde bzw. schwere Verlaufsform.
  - *Chronische Pankreatitis:* Pankreatitis mit
    1. fokaler Nekrose,
    2. segmentaler oder diffuser Fibrose,
    3. Verkalkung oder Steinen,
    4. Obstruktion.
- **Umschriebene Veränderungen** s. Tab. 52, S. 312: Pankreaspseudozysten und das Pankreaskarzinom stellen die bedeutsamsten Befunde dar.

11.2 Diffuse Veränderungen

Definition, Übersicht

- **Definition:** Diffuse Veränderungen sind gekennzeichnet durch Störung der Echotextur des ganzen Organs mit Veränderungen von Größe und Struktur; fakultativ auch mit Veränderungen des Gangsystems; ohne/mit umschriebenen Folgekomplikationen.
- **Übersicht:** s. Tab. 41.

Tabelle 51 · Diffuse Veränderungen des Pankreas

echoarm	echoreich	zu kleines Pankreas	zu großes Pankreas
akute Pankreatitis (S. 307)	Lipomatose (S. 308)	Alterspankreas (S. 309)	Pankreas anulare (S. 309)
frühe chronische Pankreatitis (S. 308)	Pankreasfibrose (S. 308)	Pankreasatrophie (S. 309)	akute Pankreatitis (S. 309)
	chronische Pankreatitis (S. 308)		Tumorinfiltration (S. 309)

Echoarme Veränderungen

- **Akute Pankreatitis:** (Abb. 427 und s. Abb. 87–89, S. 68)
  - Vergrößertes Organ.
  - Hyporeflexible verwaschene Struktur.
  - Umschrieben areflexible (selten hyperreflexible) Läsionen (Nekrose, Einblutung).
  - Fakultativ: Gangerweiterung (biliär?).
  - *Begleitzeichen:* Peripankreatische Flüssigkeit, Aszites, linksseitiger Pleuraerguss.
  - *Komplikationen:* Abszessbildung im Bereich der Nekrosestraßen (mesenterial, pararenal, subphrenisch, (S. 74); Pseudozysten (S. 312).

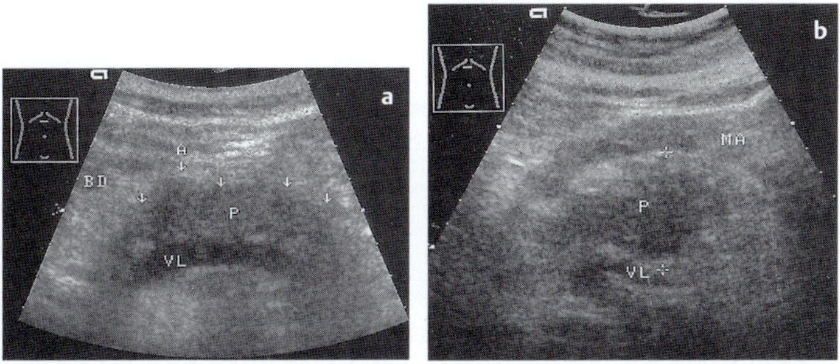

Abb. 427 a u. b Akute Pankreatitis. a Milde Pankretitis (P): Intensiv hyporeflexive Struktur, noch leichte Vergrößerung; die leicht gewellte Struktur zeigt die Rückbildungsphase an. BD = Bulbus duodeni. b Schwere Pankreatitis: Zusätzlich intrapankreatische areflexive Raumforderungen (Nekrosen, Einblutungen), Zunahme des Tiefendurchmessers auf 43 mm (Distanzmarken). M = ventral verlagerter Magen

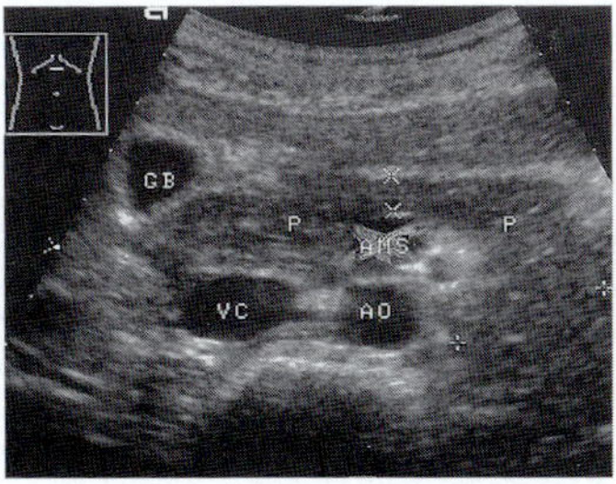

Abb. 428 Differenzialdiagnose echoarmes Pankreas: Normales jugendliches Pankreas einer 21-jährigen Frau (P; Distanzmarken): Die Echogenität ist geringer als die der Leber! VC = V. cava, AO = Aorta, GB = Gallenblase

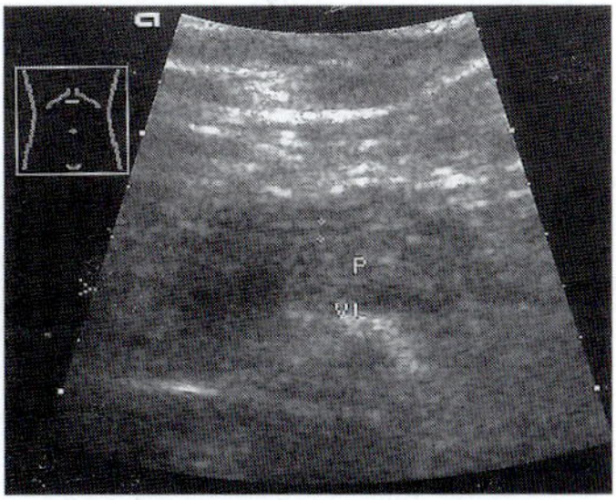

Abb. 429 Chronische Pankreatitis, Frühform (P): Echoarme Struktur, unregelmäßige Begrenzung; welliger, mit 3,2 mm gering verbreiterter Gang (Distanzmarken). VL = V. lienalis

► **Frühform einer chronischen Pankreatitis:** (Abb. 429)
- Echoärmeres, normal großes Organ.
- Unregelmäßige Begrenzung.
- *Fakultativ:* Wellige Gangerweiterung.

Echoreiche Veränderungen

► **Lipomatose** (Abb. 430): Vorkommen bei älteren Patienten, besonders bei Altersdiabetikern.
- Echoreiche Struktur.
- Meist normale Größe.
- Keine wesentliche Verhärtung.

► **Pankreasfibrose** (Abb. 431): Bei chronischer Pankreatitis, primärer Siderophilie (= Eisenspeicherkrankheit), „Bronzediabetes".
- Echoreiche Struktur.
- Verhärtetes Organ.
- Meist normale Größe.

► **Chronische Pankreatitis** (Abb. 432):
- Irreguläre hyperechogene Struktur (Fibrose nach entzündlichen Schüben).
- Unregelmäßige Begrenzung.

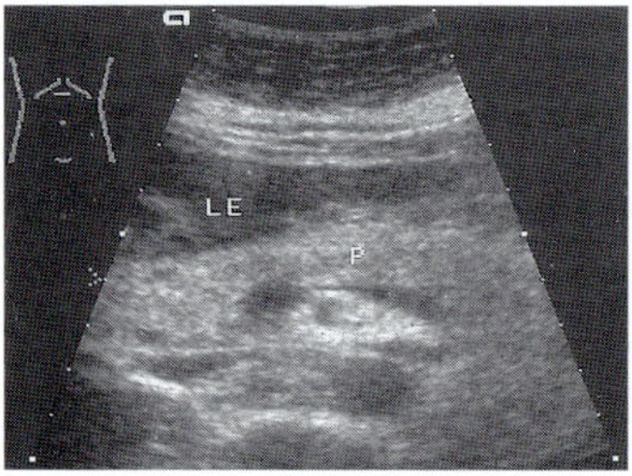

Abb. 430 Pankreaslipomatose: Im Vergleich zur Leberstruktur (LE) echogenes Pankreas (P)

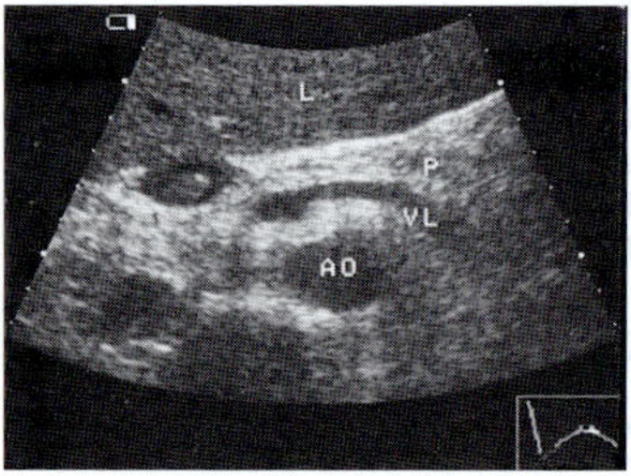

Abb. 431 Pankreasfibrose (P) bei Hämochromatose („Bronzediabetes"): Hyperechogene Struktur, beginnende Atrophie. L = Leber, VL = V. lienalis, AO = Aorta

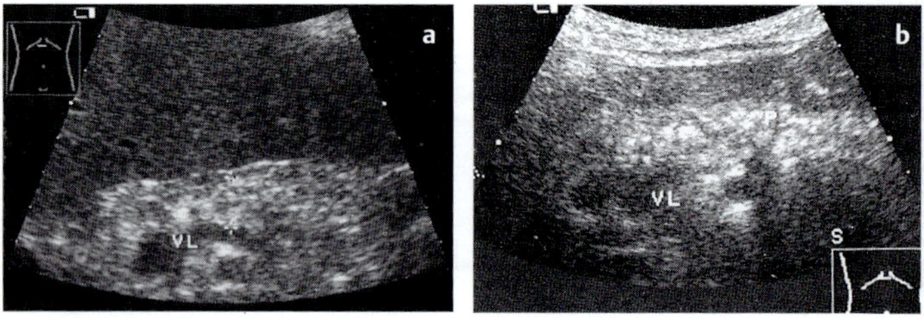

Abb. 432 a u. b Chronische Pankreatitis. a Pankreasfibrose bei chronischer Alkoholpankreatitis: Vergrößerte echoreiche Struktur des Pankreas (P), schlecht abgrenzbar. b Zusätzlich Kalzifikationen mit Schallschattenzonen (S), die die tieferen Leitstrukturen der Gefäße verdecken

- Meist normale Größe.
- *Fakultativ:* Mikro- und Makrozysten, Verkalkungen (Schallschatten!), Duktektasie.

Zu kleines Pankreas

- **Alterspankreas** (Abb. 433a): Kleines Pankreas mit hypo-, normo- oder hyperechogener Struktur.
- **Pankreasatrophie** (Abb. 433b).
- Operiertes Pankreas, Z. n. Pankreasnekrose.

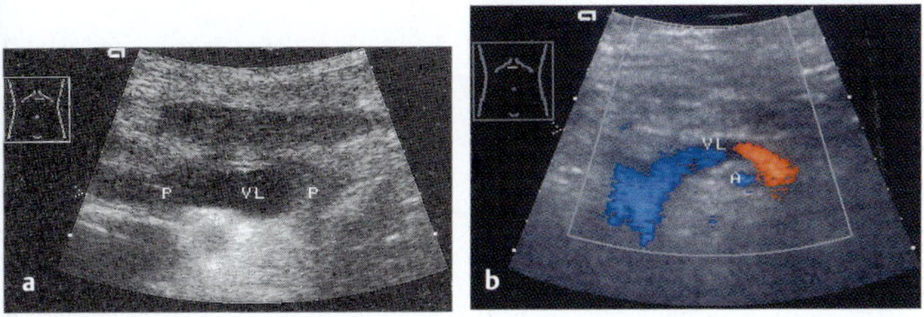

Abb. 433 a u. b Kleines Pankreas/Pankreasatrophie. a Hypoechogenes kleines Pankreas (P) bei älterer kachektischer Patientin: Kaum detektierbares Organ, erkennbarer Gang (normal weit, Distanzmarken). b Autoimmune chronische Pankreatitis: Vollständige Atrophie, kein Pankreas erkennbar. Klinisch Diabetes, Maldigestion. VL = V. lienalis

Zu großes Pankreas

- **Pankreas anulare** (Abb. 434a): Vergrößerung infolge einer Ausziehung nach rechts.
- **Akute Pankreatitis/chronische Pankreatitis mit akutem Schub** (Abb. 427 u. S. 307).
- **Tumorinfiltration** (Abb. 434b).

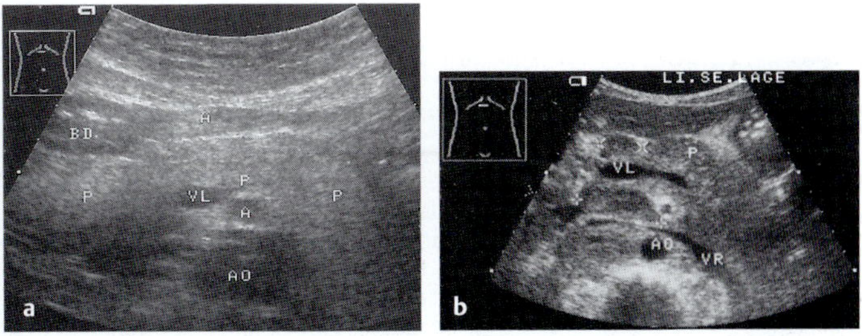

Abb. 434 a u. b Zu großes Pankreas. a Pankreas anulare (P). A = Magenantrum, AO = Aorta, BD = Bulbus duodeni, VL = V. lienalis. b Konfluierende Lymphome (Distanzmarken) intra- und peripankreatisch; hierdurch Vergrößerung des Pankreas (P) ventral und dorsal der V. lienalis (VL). AO = Aorta, VR = V. renalis

Mögliche Fehlinterpretationen

- **Gangektasie** (Abb. 435a): Vortäuschung eines echoarmen Pankreas durch massiv erweiterten Pankreasgang.
- **Flüssigkeitsgefülltes Duodenum** (Abb. 435b): Verlauf der Pars horizontalis des Duodenums zwischen Aorta und A. mesenterica superior! Mögliche Fehlinterpretation als diffuse echoarme Veränderung des Pankreas.

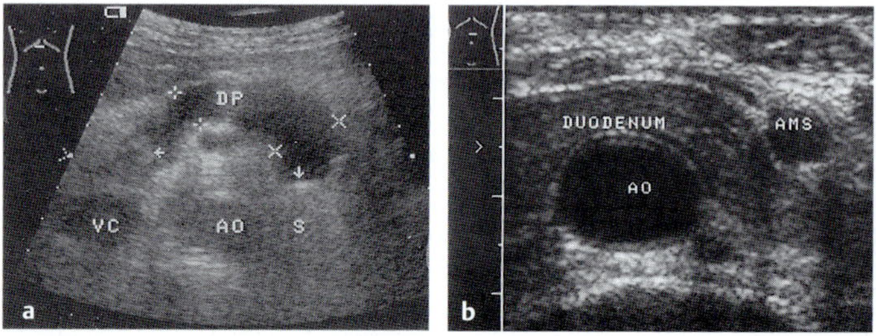

Abb. 435 a u. b Fehlinterpretation als echoarmes Pankreas. a Massive Gangektasie (DP; Distanzmarken); hyporeflexiv infolge von Sedimentationen. Pfeile: Gangsteine, partiell mit Schallschatten (S). AO = Aorta, VC = V. cava. b Verlauf der Pars horizontalis des Duodenums zwischen Aorta (AO) und A. mesenterica superior (AMS): Die Flexura duodenojejunalis liegt im lateralen Längsschnitt lateral des Pankreasschwanzes und ventral der V. mesenterica inferior

- **Abgrenzung Fibrose/Lipomatose:**
  - *Fibrose:* Gröbere Struktur, Verhärtung (Fingerpalpation!).
  - *Lipomatose*: Feinere Struktur, homogen. Keine wesentliche Verhärtung.

Weiterführende Diagnostik

- **Bei akuter Pankreatitis:**
  - *Klinische Hinweise:* Akuter tiefer Oberbauchschmerz. Labor: Amylase/Lipase erhöht.
  - *CT:* Anfänglich als Ausgangsbefund und ggf. zur Verlaufsbeobachtung (bessere Unterscheidung Ödem/Blutung/Nekrose).
  - *Frühe ERCP:* Bei Verdacht auf biliäre Genese (Sonographie: Gallenblase/präpapillärer Gallengang!)
- **Bei chronischer Pankreatitis:**
  - *Definition:* Mehr als drei entzündliche Schübe einer Pankreatitis.
  - *Sonographische Zeichen/klinische Hinweise:*
    - Bei der Frühform sonographische Struktur evtl. noch normal, allenfalls unregelmäßige Begrenzung, Gangunregelmäßigkeiten, „en bloc"-Bewegung, Verhärtung (Fibrose) in der Fingerpalpation. Funktionell noch keine klinisch manifesten Ausfälle (ERP s. Abb. 436).
    - Bei der fortgeschrittenen chronischen Pankreatitis meist rezidivierende Oberbauchschmerzen (Alkoholanamnese?), pankreatogener sekundärer Diabetes mellitus, Gewichtsabnahme, Fettstuhl.
  - *Quantitative Stuhlfettbestimmung* im 24-Stunden-Stuhl: Deutlich mehr als 7 g Fett, Stuhlgewicht > 150 g.

- *Unterscheidung von einer Resorptionsstörung bei Sprue durch Glukosetoleranztest:*
  - Erhöhte Ein- und Zweistundenwerte: pankreatogener Fettstuhl (Sekretin-Pankreozymintest als sensibelster Test zu aufwändig, wird nur noch selten durchgeführt; Elastase im Stuhl mit einem richtigen Vorhersagewert von nur 50–60 % zu ungenau).
  - Fehlender Blutzuckeranstieg als Hinweis auf Malabsorption!
- *CT:* Bei Frühformen geringe Sensitivität. Fortgeschrittene Formen mit den Kriterien Fibrose, Kalk, Duktektasie und Zysten haben eine Treffsicherheit von 100 %.
- *ERCP:* Gangunregelmäßigkeiten.

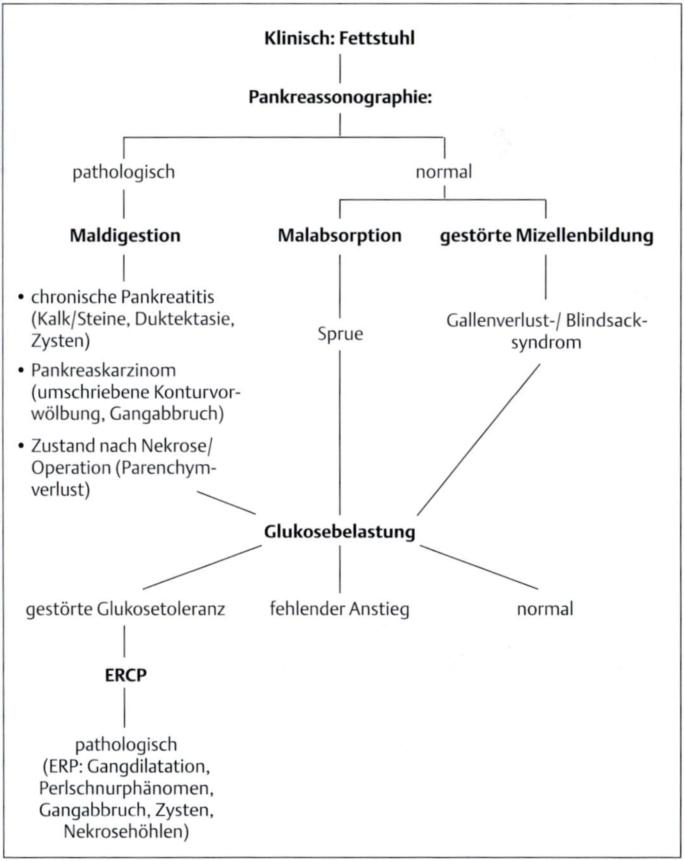

Abb. 436 Stellung der Sonographie in der Diagnostik der Malassimilation (Leitsymptome: Gewichtsabnahme, Fettstuhl)

11.3 Umschriebene Veränderungen

Übersicht (Tab. 52)

Tabelle 52 · Umschriebene Veränderungen des Pankreas

echofrei	echoarm/echogleich	echoreich
Zysten (kongenital, Pseudozysten, parasitäre)	Pancreas divisum (S. 314)	Gangsteine/Verkalkungen (S. 317)
zystische Neoplasien (S. 312)	fokale Pankreatitis (S. 315)	Proteinpfropf/Fremdkörper (S. 317)
Pankreaskopf-/-schwanz-pankreatitis (s. S. 314)	Pankreaskarzinom (S. 315)	fokale chronische Pankreatitis (S. 317)
	neuroendokriner Tumor (S. 315)	verkalkte/detritusgefüllte Pseudozyste (S. 317)
	Metastase/Lymphom (S. 315)	Hämangiom (S. 317)
		Gefäßkalk (S. 319)

Echofreie Veränderungen

- **Kongenitale Zysten** (Abb. 437a):
  - Echofrei.
  - Glatt begrenzt.
  - Häufig kombiniert mit Leber-/Nierenzysten.
  - Keine Pankreatitiszeichen.
- **Nekrosen/Pseudozysten/parasitäre Zyste bei akuter Pankreatitis** (Abb. 437b):
  - Unregelmäßig begrenzt.
  - Meist komplexe Struktur (Nekrosen, Einblutung, Infektion).
  - Echogene entzündliche Wand (Pseudozyste).
  - *Punktat:* Trüb, grünlich, blutig, eitrig.
- **Zyste bei chronischer Pankreatitis** (Abb. 437c):
  - Glatt begrenzt.
  - Echofrei.
  - Größe 2–4 (–17) cm.
  - *Punktat:* Steril, zellarm, enzymreich.
- **Parasitäre Zyste:** Solitär/rosettenartig, echogene Wand.
- **Zystische Neoplasien** (n. Klöppel):
  - *Duktales Adenokarzinom mit zystischer Erscheinung:* Solide/zystische Tumorformation.
  - *Intraduktale papillär-muzinöse Neoplasie:* Periduktale zystische RF im Pankreaskopf.
  - *Muzinös-zystische Neoplasie* (Zystadenom, s. Abb. 438a): Zystisch-solide RF im Pankreaskorpus. Vorkommen meist bei Frauen im mittleren Alter.
  - *Serös-zystische Neoplasie* (mikrozystisches Zystadenom, s. Abb. 438b): Feinzystische/solide RF, prästenotische Gangerweiterung. Gutartige Neoplasie. Vorkommen ausschließlich bei Frauen in hohem Alter.
  - *Solide pseudopapilläre Neoplasie.*
  - *Ungewöhnlich zystische Neoplasien:* Zystische RF.

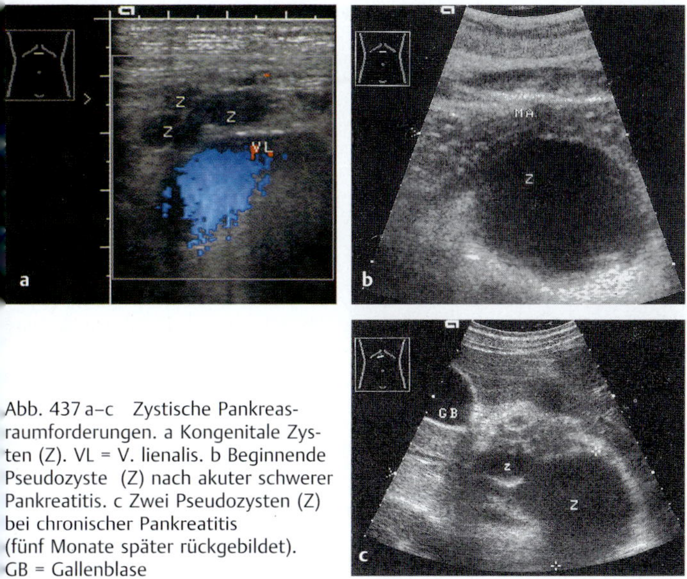

Abb. 437 a–c Zystische Pankreasraumforderungen. a Kongenitale Zysten (Z). VL = V. lienalis. b Beginnende Pseudozyste (Z) nach akuter schwerer Pankreatitis. c Zwei Pseudozysten (Z) bei chronischer Pankreatitis (fünf Monate später rückgebildet). GB = Gallenblase

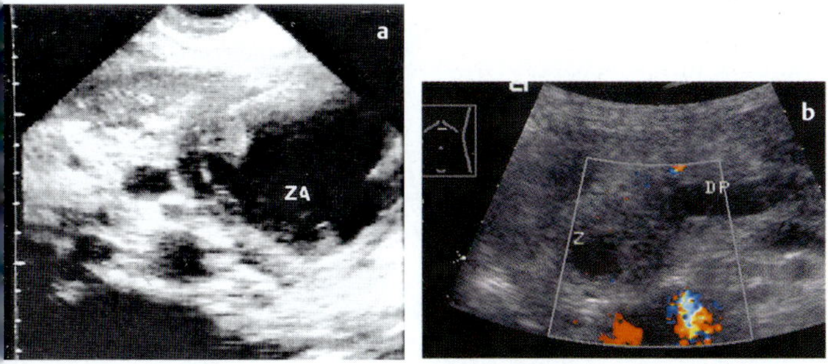

Abb. 438 a u. b Zystische Neoplasien. a Muzinös-zystische Neoplasie (Zystadenom) im Pankreaskropus-/-schwanzübergang: Solide und zystische Anteile (diese Neoplasie muss wegen der Möglichkeit der Malignität ohne vorherige Feinnadelpunktion operiert werden). b Serös-zystische Neoplasie (mikrozystisches Zystadenom): Feinzystisch-solide RF (Z) mit Gangobstruktion (DP)

► **Pankreaskopf-/Pankreasschwanzpankreatitis:**
- *Milde Pankreatitis:*
  - Tumoröse echoarme (druckschmerzhafte) Auftreibung.
  - Rückbildung nach Abklingen der Akutsymptomatik.
- *Schwere Pankreatitis* (Abb. 439): Zusätzlich
  - Intrapankreatische Flüssigkeit/Nekrose/Einblutung.
  - Peripankreatische Flüssigkeit (unmittelbar um das Pankreas/im Milzhilus).

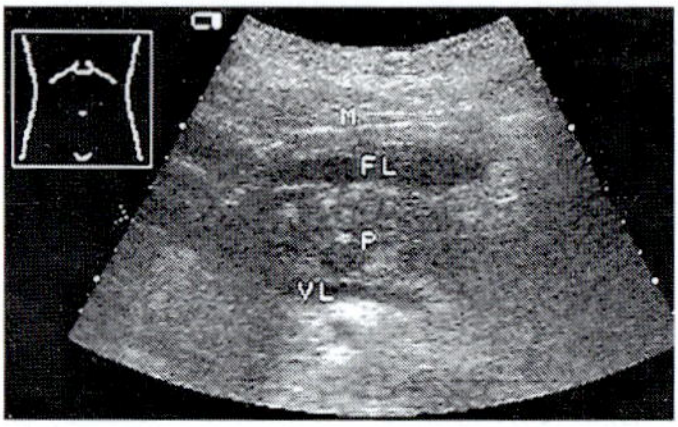

Abb. 439 Akute nekrotisierende Pankreatitis: Peripankreatische Flüssigkeit (FL), ödematös geschwollenes Pankreas (P). M = Magen, VL = V. lienalis

Echoarme/echogleiche Veränderungen

► **Pancreas divisum** (Abb. 440):
- Echogleiche Pankreaskopfvergrößerung.
- Darstellung zweier Gangsysteme (rudimentärer D. wirsungeanus und D. Santorini).

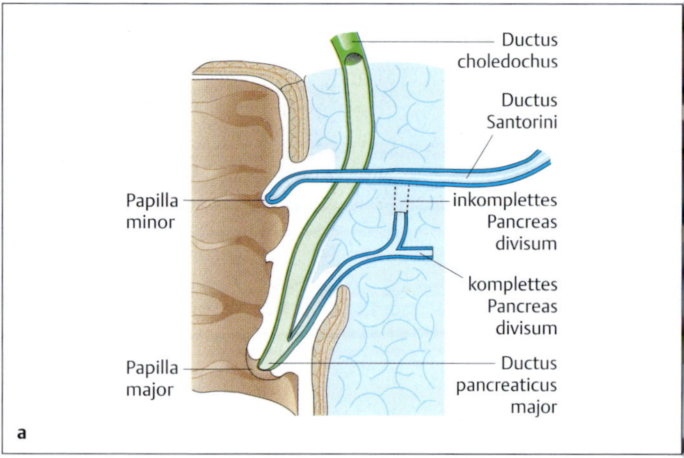

Abb. 440 a Pancreas divisum. a schematische Darstellung des kompletten und inkompletten Pancreas divisum

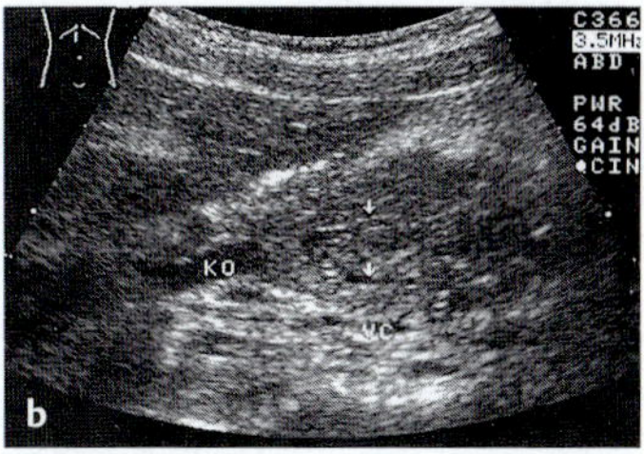

Abb. 440 b Pancreas divisum.
b Pancreas divisum mit typischer Pankreaskopfvergrößerung und Darstellung zweier Gänge (Pfeile). KO = venöse Konfluens

- **Fokale Pankreatitis** (Abb. 441): Vergrößerte, echoarme bis komplex strukturierte umschriebene Veränderung.

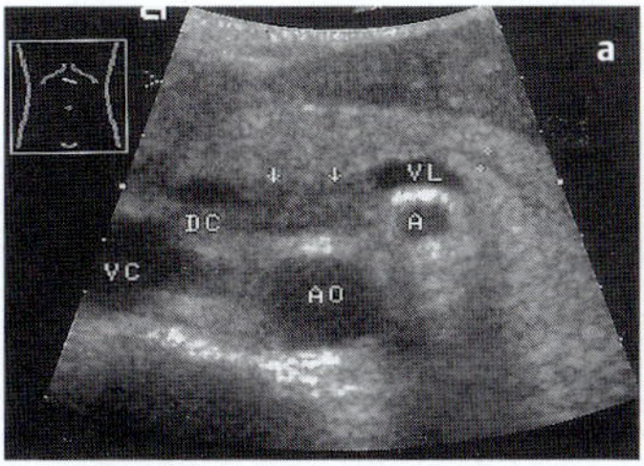

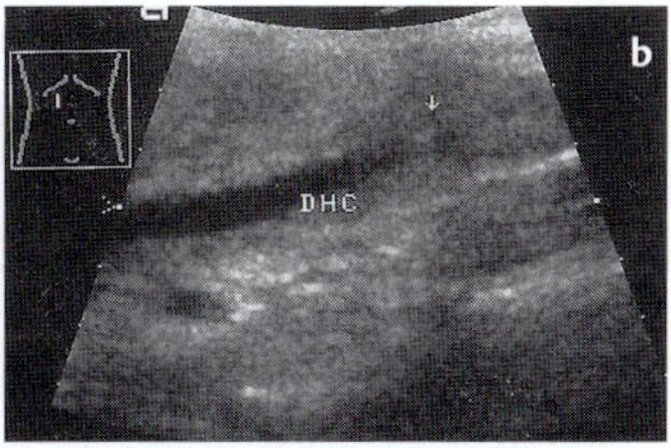

Abb. 441 a u. b „Rinnenpankreatitis": Akute fokale Kopfpankreatitis (Proc. uncinatus, Pfeile) mit Stenosen des D. hepatocholedochus (DHC).
a Oberbauchschrägschnitt. b Oberbauchlängsschnitt. Pfeil: Gangstein, AO = Aorta, DC = D. choledochus, VC = V. cava, VL = V. lienalis

- **Pankreaskarzinom** (Abb. 442 u. 443):
  - Polyzyklische Begrenzung, Konturvorwölbung.
  - Isoechogen/echoarm homogene Struktur mit feinen Ausläufern („Tumorfüßchen").
  - Pästenostische Pankreaserweiterung.
  - Infiltration, Verdrängung (V. lienalis, Truncus coeliacus).
  - *FKDS:* Nativ keine Gefäße.
- **Neuroendokriner Tumor** (Abb. 444a): Insulinome meist nur in der Endosonographie bzw. intraoperativ durch bimanuelle Palpation bzw. intraoperativen Ultraschall erkennbar!
  - Umschriebene RF, glatte Begrenzung, rund oder oval.
  - Keine Gangobstruktion.
  - *FKDS:* Vaskularisation.
- **Metastasen/Lymphom:** (Abb. 444b)
  - *Metastase:* Glatt begrenzte, runde echoarme RF.
  - *Lymphom:* Runde/ovuläre/massige RF.
  - Beide: Hypoflexiv oder isoechogen.

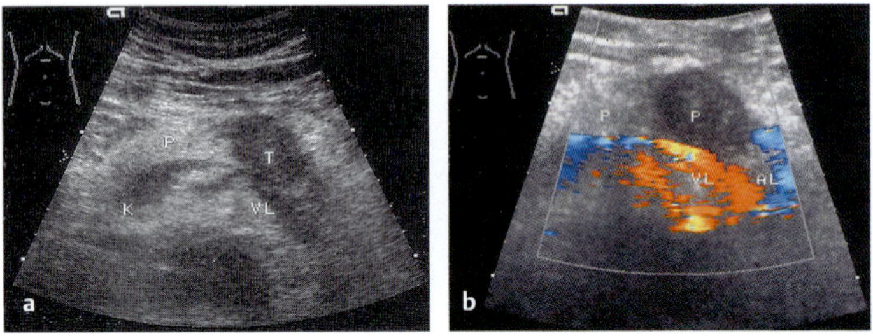

Abb. 442 a u. b Pankreaskarzinom (nach Sonographie und CT operabel, intraoperativ inoperabel). a Hyporeflexiver Tumor (T) in einem echoreichen lipomatotischen Pankreas (P). b FKDS: Keine erkennbare Vaskularisation. AL = A. lienalis, VL = V. lienalis

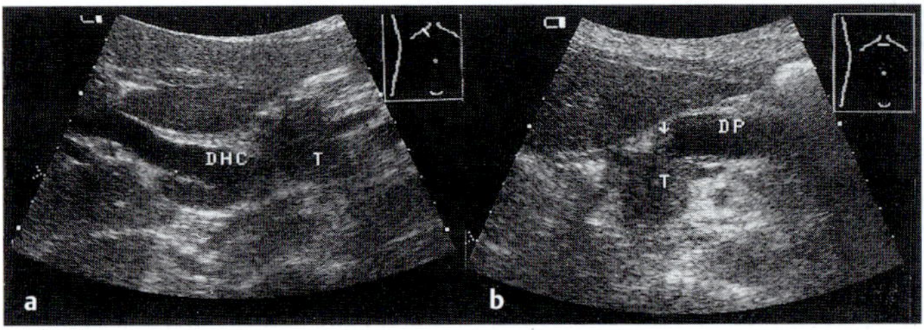

Abb. 443 a u. b Pankreaskopfkarzinom (T): Echoarme Struktur, feine Tumorausläufer. a Choledochuskompression und -aufstau (DHC). b Abbruch (Pfeil) des D. pancreaticus (DP) mit prästenotischer Erweiterung

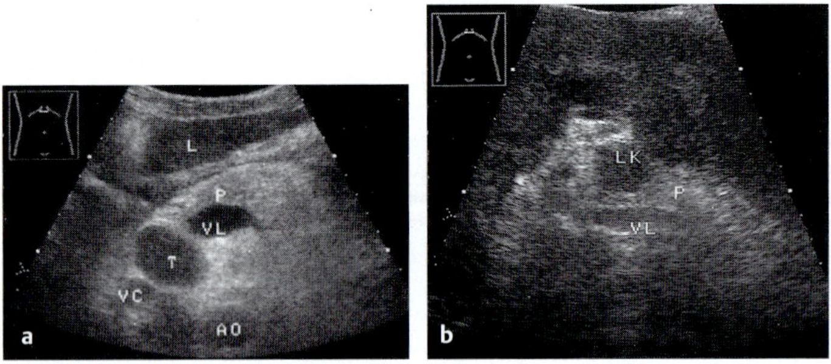

Abb. 444 a u. b Echoarme glatt begrenzte Pankreasraumforderungen.
a Neuroendokriner metastasierender Tumor des Pankreaskopfes (T).
b Karzinommetastase (LK) im Pankreas (P). VL = V. lienalis

Echoreiche Veränderungen

- **Pankreasgangsteine/Verkalkungen** (Abb. 445):
  - Solitär oder perlschnurartig/einzeln stehende im Pankreasgang gelegene hochamplitudische, hyperechogene Areale mit Schallschatten (und „twinkling artifact").
  - Fakultativ Gangerweiterung.
  - Vereinzelte intensiv reflexogene umschriebene Areale mit oder ohne abgrenzbare Schallschatten.

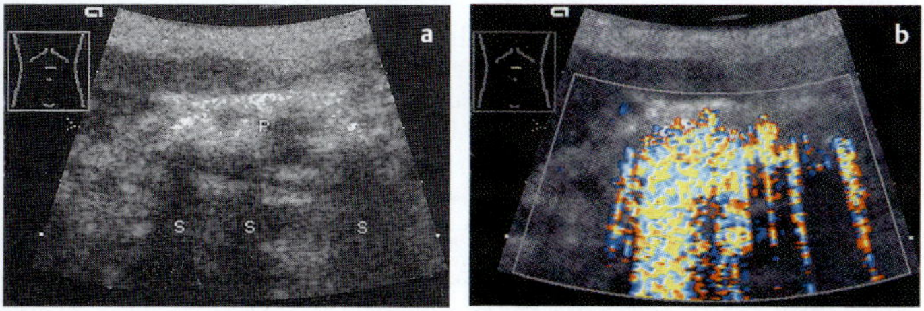

Abb. 445 a u. b Pankreasgangsteine/-verkalkungen. a B-Bild: Reflexogene Areale im Pankreas (P) mit Schallschatten (S); dadurch keine erkennbaren Leitstrukturen. b FKDS: „twinkling-artefact", Konfetti-Phänomen (Artefakt durch starke Reflektoren im Bereich des Schallschattens)

- **Proteinpfropf/Fremdkörper/Luft** (Abb. 446 u. 447):
  - Echoreiche, intensiv reflexogene Strukturen im erweiterten Pankreasgang.
  - Bei Luft im Pankreasgang (nach Papillotomie) bewegliche reflexogene Gasblasen.

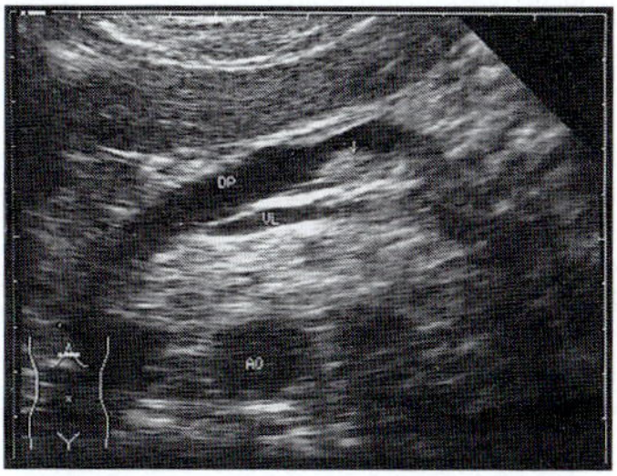

Abb. 446 Proteinpfropf (Pfeil) im erweiterten, nichtobstruierten Pankreasgang (DP) bei chronischer autoimmuner Pankreatitis. VL = V. lienalis, AO = Aorta

- **Fokale chronische Pankreatitis** (Abb. 448):
  - Umschriebene echoreiche/heterogene Strukturveränderung/-vergröberung.
  - Fakultativ Zysten/Kalk.
- **Verkalkte/eiter-(/detritus)gefüllte Pseudozyste** (Abb. 449):
  - Runde/ovale/irregulär strukturierte Raumforderung mit bizarren echoarmen/-reichen Anteilen.
  - Reflexogene Wand bei Wandverkalkung, Schallschatten.
- **Hämangiom**: Hyperechogene runde Raumforderung.

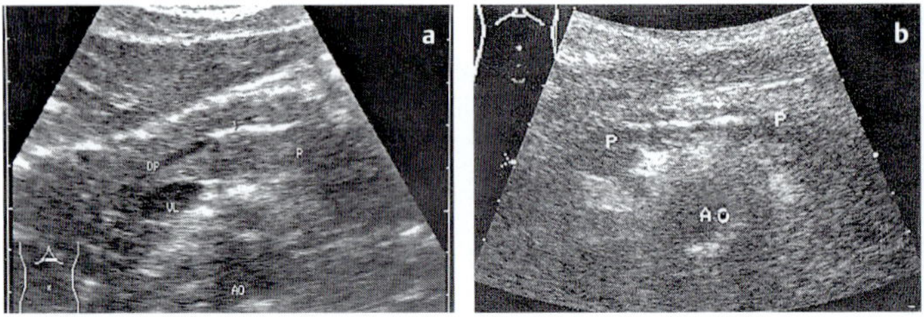

Abb. 447 a u. b Echogene Pankreasgangstrukturen. a Stenteinlage (Pfeil) wegen rezidivierender Pankreatitiden bei pancreas divisum. b Lufthaltiger Pankreasgang (Pfeil), bilio-digestive Fistel, gemeinsame Gangmündung. AO = Aorta. DP = D. pancreaticus. VL = V. lienalis. P = Pankreas

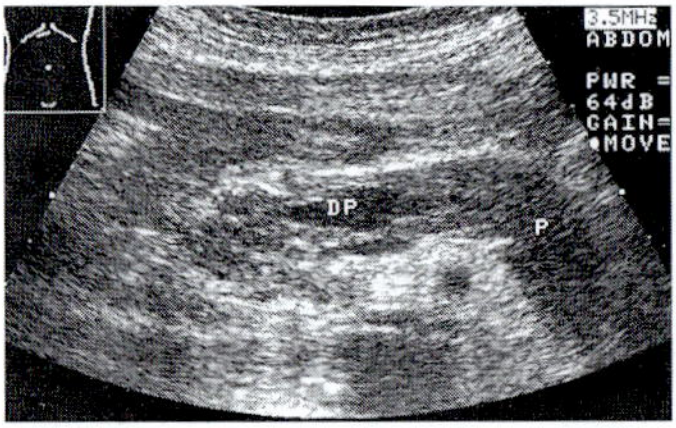

Abb. 448 Segmentale chronische Pankreaskopf-Pankreatitis (Distanzmarken). P = unauffälliger Schwanz, DP = abschnittsweise aufgeweiteter D. pancreaticus

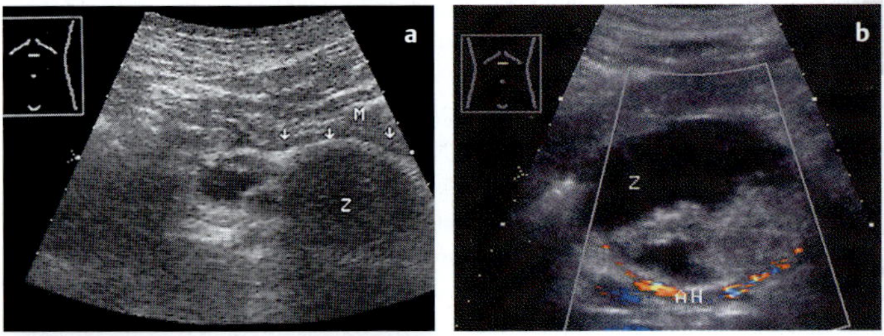

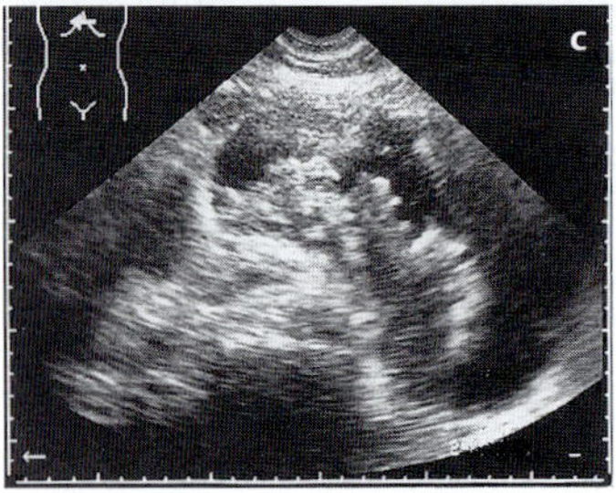

Abb. 449 a–c Heterogen-echoreiche Pankreasstrukturen. a Randverkalkte (Pfeile) Pankreaspseudozyste (Z), durch überlagernde inkomplette Schallschattenzone echoarm (und nicht echofrei) wirkende Zystenstruktur. M = imprimierter Magen. b Komplex strukturierte Pseudozyste (Z). c Große detritushaltige Pseudozyste mit echofreien/echoreichen Anteilen; Verdrängung der A. hepatica (AH)

► **Gefäßkalk** (Abb. 471): Echogene Bänder/Bögen mit Schallschatten entlang dem Verlauf der A. lienalis.

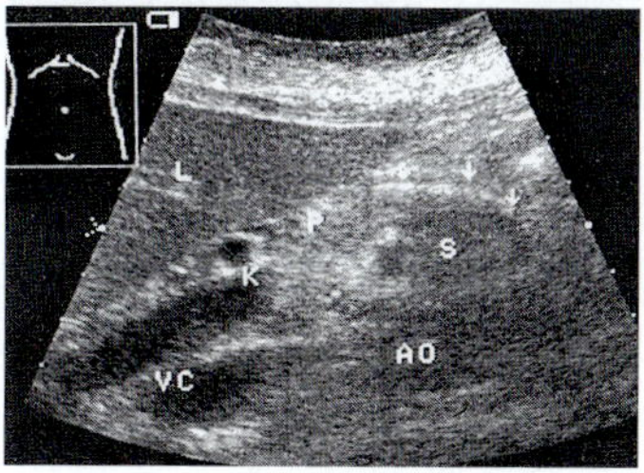

Abb. 450 Verkalkungen (Peile) mit Schallschatten (S) der A. lienalis. P = Pankreaskopf, AO = Aorta, Vc = V. cava, L = Leber, K = venöser Konfluenz

Mögliche Fehlinterpretationen

► **Als Pseudozyste/Nekrose** (Abb. 451):
- A. lienalis (bei geschlängeltem Verlauf durch Pankreaskorpus und -schwanz).
- Präpapillärer D. choledochus.

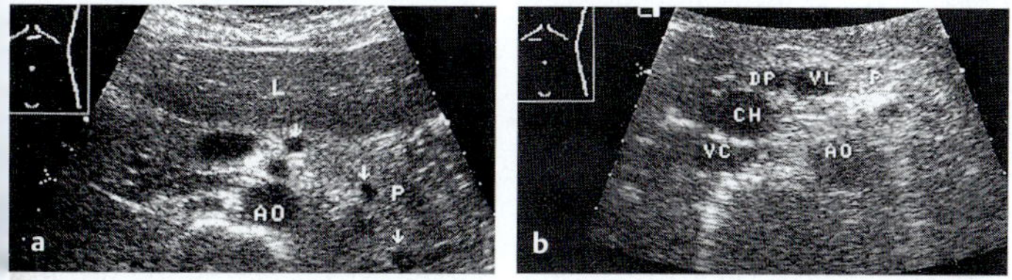

Abb. 451 a u. b Fehlinterpretation als Pseudozyste/Nekrose. a Mehrfach quer getroffene A. lienalis (Pfeile). b Erweiterter Ductus pancreaticus (DP) und Ductus choledochus (CH) infolge eines kleinen präpapillären Pankreasgangkarzinoms. P = Pankreas, L = Leber, AO = Aorta, VC = V. cava, VL = V. lienalis

► **Als V. lienalis** (Abb. 446, S. 317):
- Erweiterter/narbig verzogener D. pancreaticus.
- Unregelmäßige Pseudozysten.

► **Als Pankreaskarzinom** (Abb. 452 u. 453; vgl. Abb. 442, S. 316):
- Atypische Zyste (mit Einblutung, Detritus, Verkalkung, s. Abb. 449, S. 318).
- Malignes Lymphom, Metastase (Abb. 452b).
- Zystadenom/Adenom (s. Abb. 438, S. 313).
- Fokale Pankreatitis (Abb. 452a).
- Flüssigkeitsgefüllte Flexura duodenojejunalis (Abb. 453).

Differenzialdiagnose erweiterter Pankreasgang

► **Postprandiale Erweiterung** (Abb. 454a).

► **Pancreas divisum** (Abb. 454b):
- Gangabbruch/-stenose ohne erkennbare Obstruktion.
- Nachweis von 2 Gängen im Pankreaskopf.
- Pankreaskopfvergrößerung.

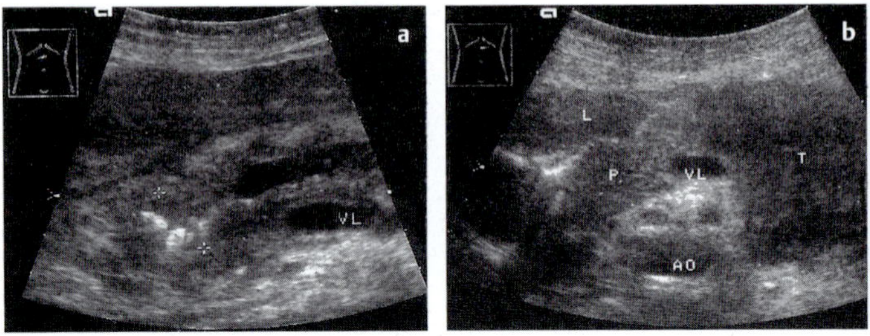

Abb. 452 a u. b Fehlinterpretation als Pankreaskarzinom. a Hyporeflexive Pankreaskopfschwellung, Kalzifikationen (Distanzmarken), Gangerweiterung mit Abbruch (Karzinom in einer chronischen Pankreatitis?): Akuter Schub einer chronischen Pankreatitis. b Hyporeflexiver Tumor (T) im Pankreaskorpus/-schwanz: Hochmalignes Non-Hodgkin-Lymphom. AO = Aorta, L = Leber, P = Pankreas, VL = V. lienalis

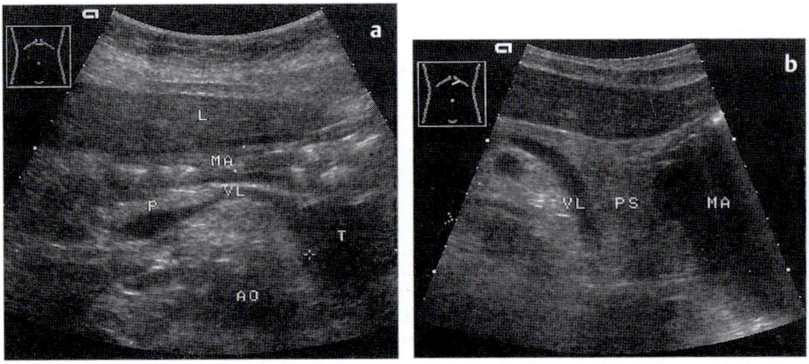

Abb. 453 a u. b Fehlinterpretation als Tumor im Pankreasschwanz (T, Distanzmarken), CT-Diagnose. a Nativuntersuchung: Hyporeflexive Raumforderung. b Flüssigkeitsfüllung und serielle Sonographie: Der intermittierend unauffällig darzustellende Pankreasschwanz (PS) schließt einen Tumor aus → passager flüssigkeitsgefüllte Flexura duodenojejunalis. AO = Aorta, L = Leber, MA = Magen, VL = V. lienalis

- **Chronische Pankreatitis** (Abb. 454c):
  - Welliger Gangverlauf.
  - Kalzifikationen/Gangsteine.
  - Obstruktiver Gangstein.
- **Pankreastumor:**
  - Tumorformation mit prästenotischer Duktektasie.
  - Fehlende Gangschlängelung.
  - Fehlende Gangsteine.

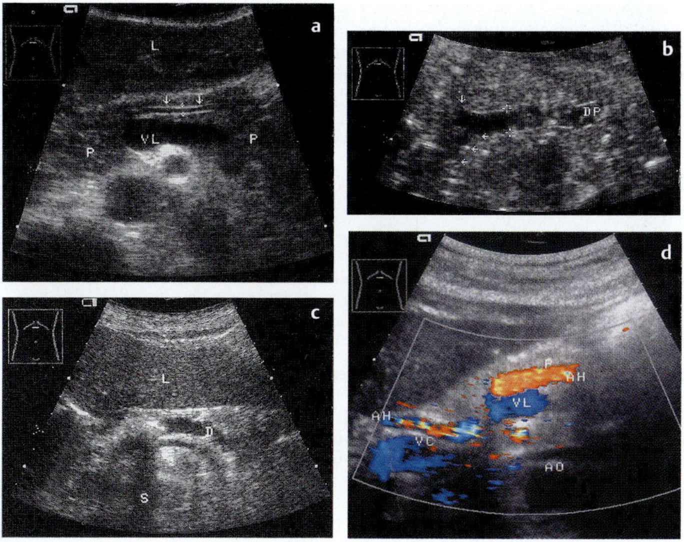

Abb. 454a–d Differenzialdiagnose Pankreasgangerweiterung. a Postprandiale Erweiterung (Pfeile). b Pancreas divisum: Gangabbruch (Pfeile) am Übergang zum engen Santorini-Gang; der Hauptgang (Pfeil) ist unvollständig angelegt. c Chronische Pankreatitis mit obstruierendem Gangstein, Schallschatten (S). d FKDS: A. hepatica communis (AH), die im B-Bild einen erweiterten Gang vortäuschen kann

- **Autoimmune chronische Pankreatitis:**
  - Umschriebene Organauftreibung.
  - Drüsenatrophie.
  - Kein Nachweis einer Obstruktion.
- **Fehlinterpretation:** A. hepatica wird als erweiterter Gang gedeutet (Abb. 454d).

Weiterführende Diagnostik

- **Bei V. a. akute Pankreatitis:**
  - *CT:* Bei unklarem Befund (Zystenverkalkung, Binnenstrukturen infolge Blutkoagel/Detritus/Eiter, Tumorverdacht) Angio-CT zur Unterscheidung von vitalem und avitalem Gewebe.
  - *Feinnadelpunktion:* Bei Nekrose/Blutung zur Zytologie/Bakteriologie und Fermentbestimmung sowie zur Therapie komplizierter Zysten. Bei intra- und peripankreatischen Flüssigkeiten (schwererer Verlauf der Pankreatitis!) auch pankreasferne Flüssigkeiten in der Bursa omentalis, im Rezessus hepatorenalis/splenorenalis, im Douglas-Raum, im Mesenterium.
- **Bei V. a. chronische Pankreatitis:** Chronische Pankretitis mit Gangsteinen/Verkalkungen sonographisch schwierig und nur bei großer Erfahrung – dann aber sicher – zu diagnostizieren. Einziger Fallstrick: Gleichzeitig bestehendes Karzi-

nom (in ca 1–5 %). Bei anhaltenden Schmerzen Operation (Tumor sonographisch, im CT und oft auch intraoperativ bei chronischer Pankreatitis nicht zu erkennen).
- *CT:* Wenn auch bei erfahrenem Untersucher Diagnosezweifel bzw. Tumorverdacht besteht.
- *Feinnadelpunktion:* Wegen des häufig nicht erkennbaren Tumors meist ohne verwertbares Ergebnis.
- *Tumormarker:* Auch bei entzündlichem Schub erhöht; bei Titerrückgang Karzinom weniger wahrscheinlich.

► **Bei V. a. Pankreaskarzinom:** Sonographische Treffsicherheit 72 % (ähnlich wie CT), bei Tumoren < 3 cm wesentlich geringer.
- *Tumormarker:* Ca 19–9 in ca. 80 % positiv.
- *Feinnadelpunktion mit Zytologie:* Nur bei inoperablem Tumor (Gefäßinfiltrationen, Fernmetastasen; sonographisches Staging mit hoher Sensibilität, s. Abb. 73, S. 56): Hohe Trefferquote (wenn nicht gleichzeitig eine chronische Pankreatitis vorliegt!). Untersuchung bei resektablen Tumoren entbehrlich.
- *CT oder auch Endosonographie:* Zur Frage der Tumorausdehnung und Operabilität. Treffsicherheit der Endosonographie in der Tumordiagnostik 100 %!
- *Operation:* Resektabilität nach neuesten Ergebnissen in großen Zentren auch bei lokoregionaler Metastasierung nach Ausschluss inoperabler Tumoren (ca. 80 %!) in 30–45 % möglich; Größe kein Maß mehr für Operabilität. Bei R_0-Resektion und Lymphknotendissektion 5-Jahres-Überlebensrate der operablen Tumoren 10–35 %!

► **Bei V. a. Pankreaspseudozyste:**
- Feinnadelpunktion und Aspiration des Zysteninhaltes (Bakteriologie, Amylasebestimmung, Zytologie).
- Weiteres Vorgehen s. Abb. 455.

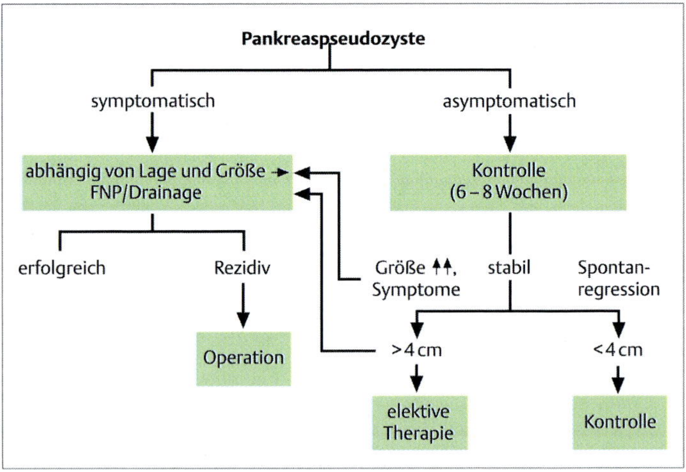

Abb. 455 Therapeutisches Vorgehen bei Pankreaspseudozysten (nach Schwerk)

12 Milz

12.1 Untersuchung

Schnittebenen

- Subkostaler Schrägschnitt links (s. S. 28).
- Hoher Flankenschnitt links (s. S. 27).

Sonographische Anatomie und Normalbefund

- **Sonographische Anatomie** (Abb. 456):
  - Die Milz liegt subphrenisch links im Abdomen und verläuft mit ihrer Längsachse in der Regel parallel zur 10. Rippe.
  - Die Facies visceralis besitzt eine enge Nachbarschaft zur linken Niere, Nebenniere und zum Pankreasschwanz.
  - Die Milz ist glattrandig, besitzt am Hilus aber häufig Einkerbungen (Margo crenatus).

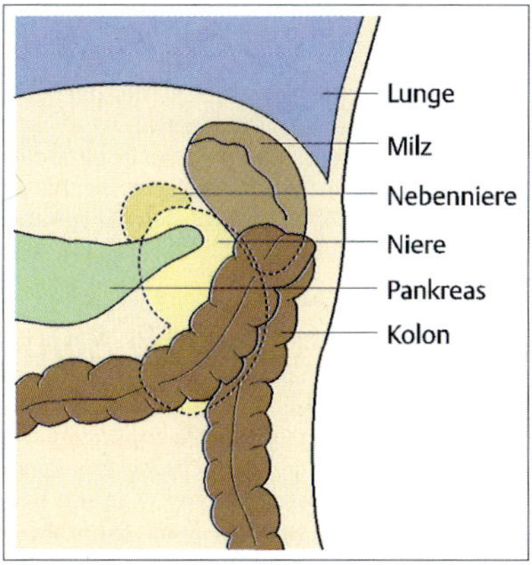

Abb. 456 Topographische Lage der Milz

- **Normalbefund** (Abb. 457):
  - Das Echomuster ist homogen-echoarm.
  - Im Längsschnitt ist die Milz sichel- oder keilförmig, im Querschnitt (Subkostalschnitt links; nur bei Vergrößerung sichtbar) ovalär.
- **Normwerte:** Länge < 110 mm, Dicke < 50 mm, Breite < 70 mm.

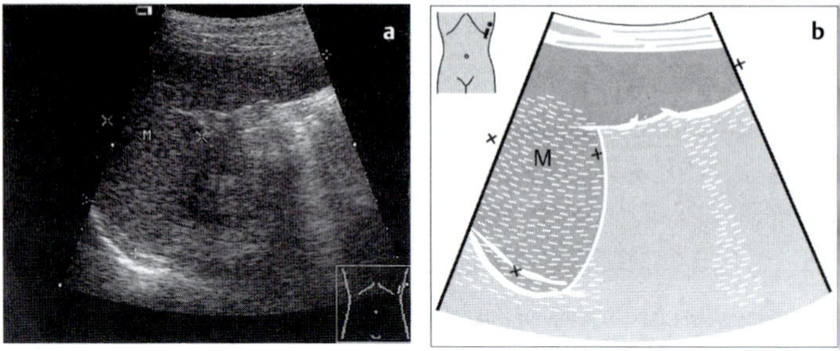

Abb. 457 a u. b Sonographische Darstellung der Milz im Längsschnitt (hoher Flankenschnitt links)

Untersuchungsablauf

- Aufsetzen des Schallkopfes in der linken Axillarlinie zwischen unterem Rippenbogenrand und Beckenkamm parallel zum Längsverlauf der Rippen.
- Durch leichtes Kranialwärtskippen unter den Rippenbogen und Inspiration ist es fast immer möglich, nahezu die gesamte Milz darzustellen.

Tipps:
- Bei zu tiefer Inspiration wird der obere Milzpol häufig durch den Sinus phrenicocostalis (Luft) überlagert.
- Bei einem kleinen oder schlecht darstellbaren Organ führt das Anheben des linken Armes in Rücken- oder Rechtsseitenlage mit maximaler Spreizung der Interkostalräume und tiefer Inspiration zu einer besseren Darstellung.

12.2 Sonographische Befunde

Grundlagen

- **Vorbemerkung:** Die Ultraschalluntersuchung der Milz ist Teil des sog. Oberbauchstatus. Bei lagebedingter, klinisch häufig unzureichender Beurteilbarkeit stellt die Sonographie die Standardmethode zur Milzgrößenbestimmung dar. Die Wertung echomorphologischer Befunde ist stark abhängig von klinischen Daten. Neben dem Nachweis von fokalen Strukturläsionen sind Verlaufskontrollen zur definitiven Beurteilung häufig notwendig.
- **Einteilung:**
  - *Diffuse Milzveränderungen* (s. S. 325): Diffuse Milzveränderungen zeigen sich bevorzugt in einer Organvergrößerung (Splenomegalie). Folgende Ursachen kommen in Betracht:
    1. Infektiöse Erkrankungen.
    2. Lymphatische Systemerkrankungen.
    3. Myeloproliferative Erkrankungen.
    4. Hämolytische Anämien.
    5. Kongestive Splenomegalie (Leberkrankheiten, venöse Stauung).
    6. Speicherkrankheiten.

- *Fokale Milzveränderungen* (s. S. 326): Sie stellen sich sonographisch als vorwiegend echofreier, vorwiegend echoarmer oder vorwiegend echogener Herd dar.
  - Übersicht s. Tab. 53.
  - Beurteilungskriterien s. Tab. 54.

Tabelle 53 · Fokale Milzveränderungen

Echofrei/echoarm	Echogen
Milzzyste (S. 326)	Hämangiom, Splenom (S. 330)
Milzabszess (S. 327)	Milzverkalkung (S. 330)
Milzlymphom (S. 327)	
Milzinfarkt (S. 328)	
Milztrauma (S. 328)	
Milzmetastasen (S. 329)	

Tabelle 54 · Beurteilungskriterien für fokale Milzläsionen

Kriterium	Differenzierung
Echogenität	echofrei, echoarm (S. 326), echoreich (S. 330)
Größe	kleinnodulär, großnodulär (S. 328)
Begrenzung	glatt, irregulär (S. 326)
Form	rund, oval, keilförmig, sichelförmig (S. 328)
Binnenechos	bewegte Binnenechos unter real-time-Beobachtung (S. 329)
FKDS	vorhandene oder fehlende Vaskularisation intraläsional (S. 7)

Diffuse Veränderungen

- **Splenomegalie** (Abb. 458 u. 459): Milzgröße über 12 cm (Länge) × 5 cm (Breite).
  - *Sonographischer Befund:*
    - Meist homogene Echotextur.
    - Verplumpung der Milzpole.
    - Betonte Darstellung der Milzgefäße.
  - *Klinische Hinweise:* Klinik häufig richtungweisend: z. B. infektiöse Erkrankung → laborchemische Entzündungsparameter, serologische Befunde; lymphatische Systemerkrankung → häufig generalisierte Lymphadenopathie; myeloproliferative Syndrome → pathologisches Blutbild, Knochenmarkbefund; hämolytische Anämie → laborchemische Hämolyseparameter; kongestive Splenomegalie → Lebererkrankung, portale Hypertonie, portokavale Umgehungskreisläufe usw.
- **Kleine Milz** (funktionelle Hypo-/Asplenie): Milzgröße unter 7 cm (Länge) × 3 cm (Breite).
  - *Sonographischer Befund:*
    - Meist inhomogene Echotextur.
    - Häufig fehlende Darstellung der Milzgefäße.

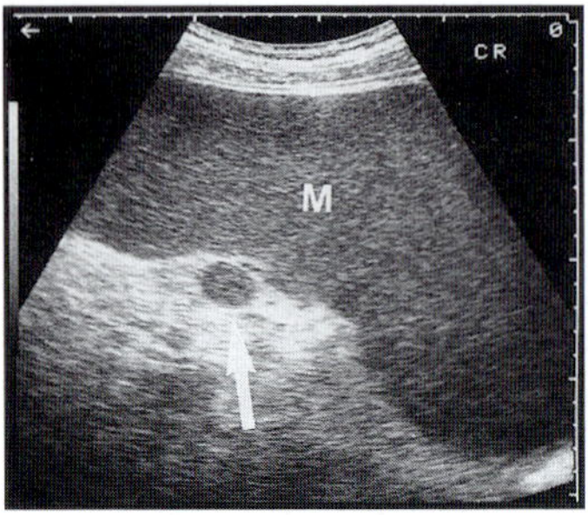

Abb. 458 Deutliche Splenomegalie mit homogener Echotextur des Milzparenchyms (M) bei Non-Hodgkin-Lymphom. Der Pfeil kennzeichnet eine Nebenmilz. (Hier und in den folgenden Abbildungen dieses Kapitels wurde der Schallkopf um 180° gedreht!)

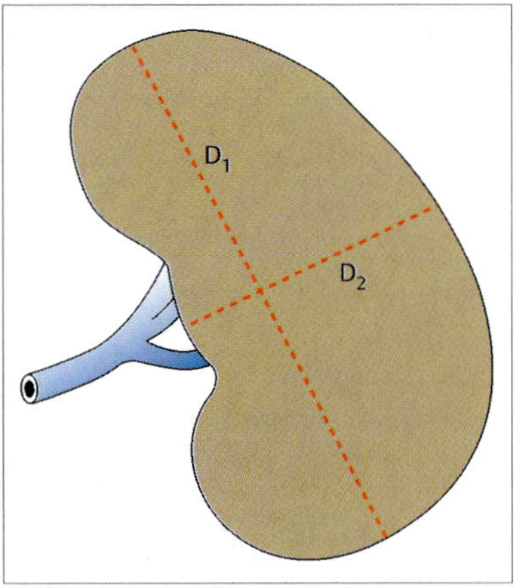

Abb. 459 Milzgrößenbestimmung mit Ausmessen der größten Länge (D1) und Breite (D2); der Tiefendurchmesser als dritter Messparameter lässt sich hier nicht darstellen

- *Klinische Hinweise*: Abgrenzung zur physiologischen kleinen „Altersmilz“. Häufiger bei: Colitis ulcerosa, Sichelzellanämie, Thorotrastose, immunologischen Erkrankungen, allogener Knochenmarktransplantation.

Fokale Veränderungen: Echofrei/echoarm

► **Milzzyste** (Abb. 460 u. 461):
- *Sonographische Kriterien:*
  - Vorwiegend echofreier Herd.
  - Variable Größe.
  - Glatt begrenzt, rund.
  - Häufig mit Randverkalkung.
  - Gelegentlich bewegte Binnenechos.
  - FKDS: Fehlende Vaskularisation.
- *Klinische Hinweise:* Meist asymptomatisch. Primäre Zyste meist angeboren, sekundäre Zysten als Folge von älterem Trauma, Infarkt, Pankreatitis, Echinokokkose.

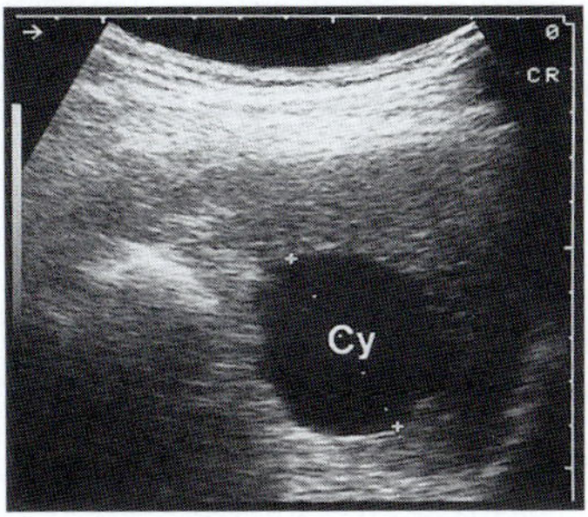

Abb. 460 Kleine asymptomatische echofreie Milzzyste (Cy)

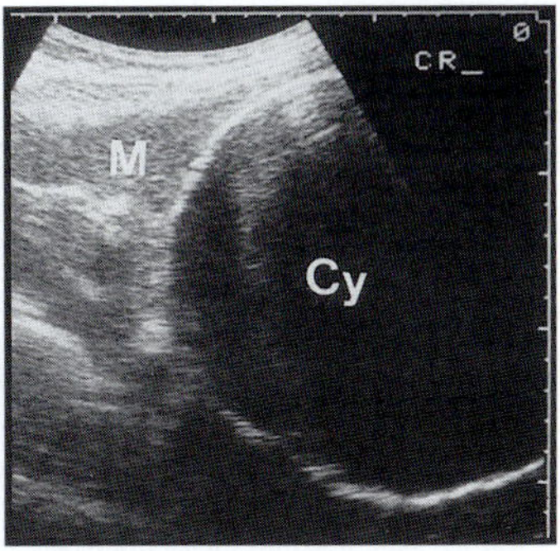

Abb. 461 Große, nahezu die gesamte Milz (M) ausfüllende echofreie Zyste (Cy) mit deutlicher Wandverdickung

- **Milzabszess:**
  - *Sonographische Kriterien:*
    - Vorwiegend echoarmer Herd.
    - Variable Größe.
    - Irregulär begrenzt, variable Form.
    - Gelegentlich gemischte Echogenität mit Luftreflexen und bewegten Binnenechos unter Real-time-Beobachtung.
    - FKDS: Fehlende Vaskularisation.
  - *Klinische Hinweise:* Meist schwer kranke Patienten, ausgeprägte Entzündungszeichen. Mikroabszesse (Abb. 462) meist auf dem Boden einer hepatolienalen Candidiasis.

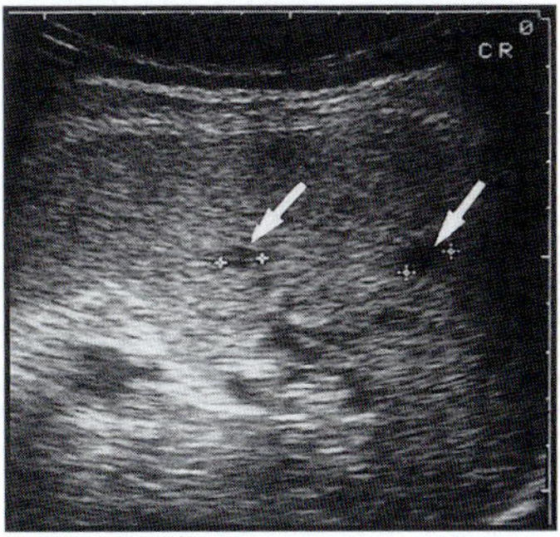

Abb. 462 Multiple, kleine, nahezu echofreie Mikroabszesse (Pfeile) bei hepato/lienaler Candidiasis

- **Milzlymphom** (Abb. 463):
  - *Sonographische Kriterien:*
    - Vorwiegend echoarmer Herd.
    - Variable Größe.
    - Glatt begrenzt, häufig rundlich.
    - Gelegentlich diffuse Strukturinhomogenität.

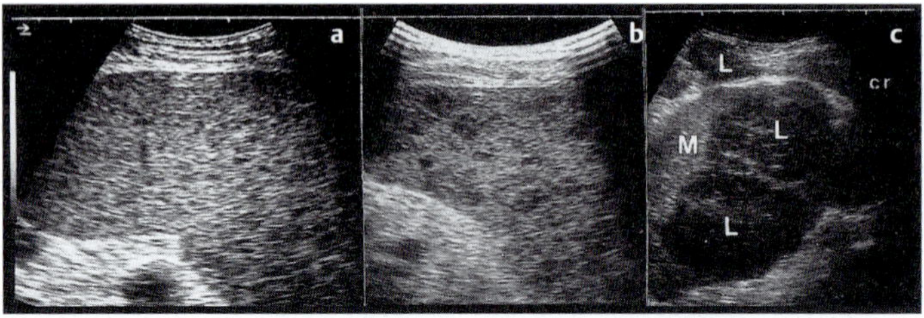

Abb. 463 a–c Unterschiedliche Infiltrationsmuster der Milz bei malignem Lymphom. a Diffuse Durchsetzung der gesamten Milz durch kleinste echoarme Herde. b Kleine, z. T. irregulär begrenzte echoarme Herde. c Größere, nahezu die gesamte Milz ausfüllende echoarme Lymphommassen (L). M = Milz

  - FKDS: Vaskularisation.
  - Häufig Splenomegalie.
- *Klinische Hinweise:* Meist lymphatische Systemerkrankung bekannt (Non-Hodgkin-Lymphom, Morbus Hodgkin); B-Symptome (Fieber, Nachtschweiß, Gewichtsverlust), gelegentlich LDH-Erhöhung.

► **Milzinfarkt** (Abb. 464):
- *Sonographische Kriterien:*
  - Variable Echogenität, meist echoarmer Herd.
  - Variable Größe; irregulär begrenzt, gelegentlich keilförmig.
  - Gelegentlich freie Flüssigkeit im Abdomen.
  - Subkapsuläre Hämatombildung möglich.
  - FKDS: Fehlende Vaskularisation im Infarktareal.

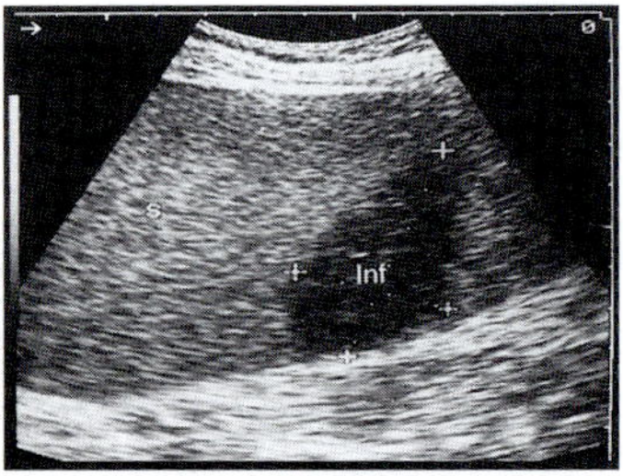

Abb. 464 Kleiner, keilförmig echoarmer Milzinfarkt (Inf) bei myeloproliferativer Erkrankung

- *Klinische Hinweise:* Lokalisierter, diffuser oder fehlender Schmerz. Milzreiben? Endokarditis? Sepsis? Myeloproliferative Erkrankung?

► **Milztrauma** (Abb. 465 u. 466):
- *Sonographische Kriterien:*
  - Vorwiegend echoarmer Herd; im Akutstadium echogen.
  - Variable Größe, irregulär begrenzt.
  - Gelegentlich subkapsulär sichelförmige Hämatombildung.
  - Gelegentlich freie Flüssigkeit im Abdomen.
  - In liquiden Arealen evtl. bewegte Binnenechos.
  - FKDS: Fehlende Vaskularisation.

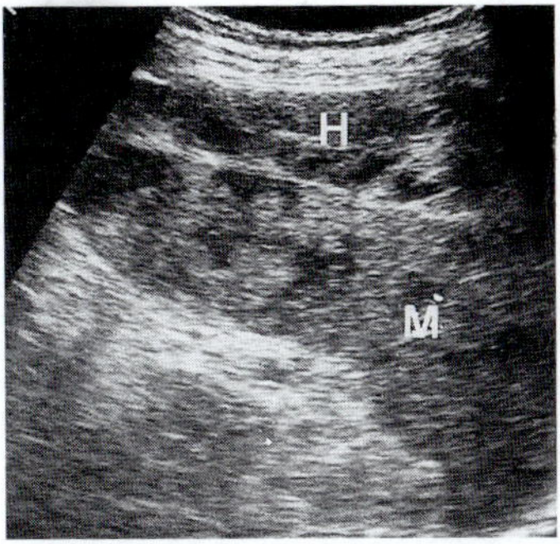

Abb. 465 Spontane subkapsuläre Hämatombildung (H) bei Varizellensepsis. M = Milz

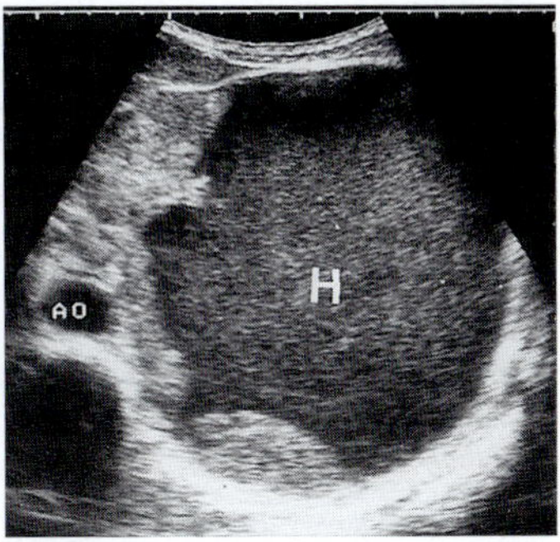

Abb. 466 Große, nahezu die gesamte Milz ausfüllende Milzeinblutung (H) bei Trauma. AO = Aorta

- *Klinische Hinweise:* Anamnestisches Trauma; bei fehlendem Trauma meist Milzerkrankung zugrunde liegend (Infektion, Bluterkrankung, kongestive Milzvergrößerung, Milzinfarkt, Milzmetastasierung usw.).

► **Milzmetastasen** (Abb. 467):

- *Sonographische Kriterien:*
  - Vorwiegend echoarmer Herd, gelegentlich auch echogen; gelegentlich echoarmer Randsaum.
  - Variable Größe, variable Begrenzung.
  - Gelegentlich zentrale Nekrose.
  - FKDS: Vaskularisation.
- *Klinische Hinweise:* Milzmetastasen sind selten, meist treten sie bei einer fortgeschrittenen Tumorerkrankung durch hämatogene Absiedlung auf. Ebenfalls selten ist eine Milzinfiltration durch lokal infiltrierendes Wachstum (Magen-Ca., Pankreas-Ca., usw., s. Abb. 468).

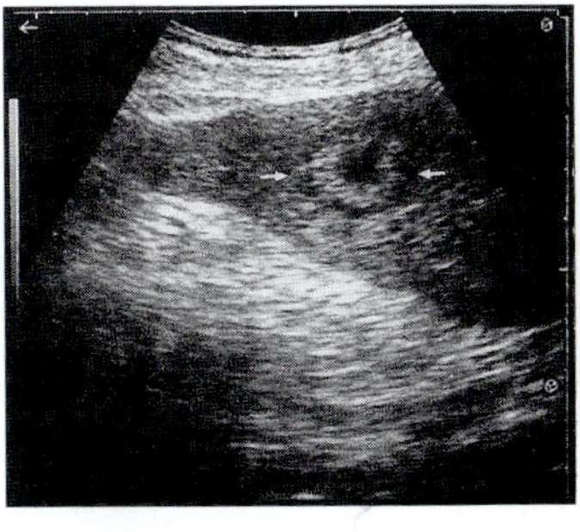

Abb. 467 Solitäre echogene Metastase (Pfeile) mit haloniertem Randsaum und zentraler Liquidifizierung bei Kolonkarzinom

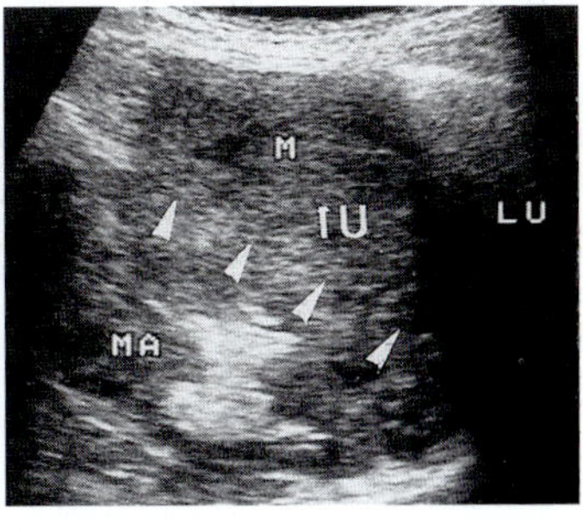

Abb. 468 Histologisch gesichertes Magenkarzinom (MA). Der Tumor (TU) wächst per continuitatem in die Milz (M). LU = Lunge

Fokale Veränderungen: Echogen

► **Hämangiom, Splenom** (Abb. 469): Ähnlich können sich auch Milzmetastasen (Abb. 470), Littoralzellangiom, frische Hämatombildung, Speicherkrankheiten, Hämangiosarkom darstellen.

- *Sonographische Kriterien:*
  - Vorwiegend echogener Herd.
  - Variable Größe.
  - Meist glatt begrenzt, rund.
  - Gelegentlich mit Verkalkungen.
  - FKDS: Meist spärliche Vaskularisation.
- *Klinische Hinweise:* Meist asymptomatisch, häufig sonographischer Zufallsbefund.

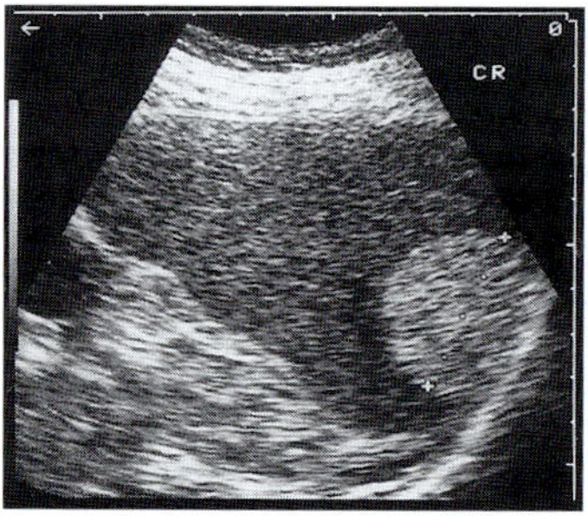

Abb. 469 Solitäre echogene Raumforderung, als Zufallsbefund bei asymptomatischer Patientin diagnostiziert. Befund über 3 Jahre konstant, sodass am ehesten ein Splenom/Hämangiom vorliegt

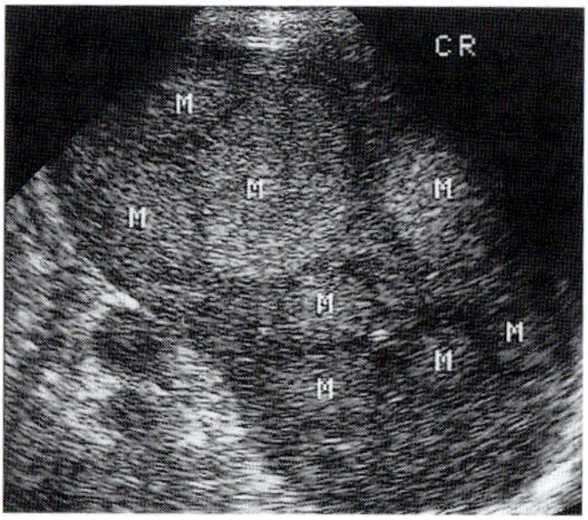

Abb. 470 Multiple echogene rundliche Milzherde (M) bei diffus metastasiertem Karzinoid

► **Milzverkalkung** (Abb. 450):

- *Sonographische Kriterien:*
  - Vorwiegend echogener Herd.
  - Variable Größe, glatt begrenzt; variable Form.
  - Dorsale Schallauslöschung.
  - FKDS: Fehlende Vaskularisation.
- *Klinische Hinweise:* Meist asymptomatisch. Folge oder Begleitphänomen bei Entzündungen, Abszessen, Infarkten, Zysten, Hämangiomen, Stoffwechselerkrankungen (Verkalkung der A. lienalis).

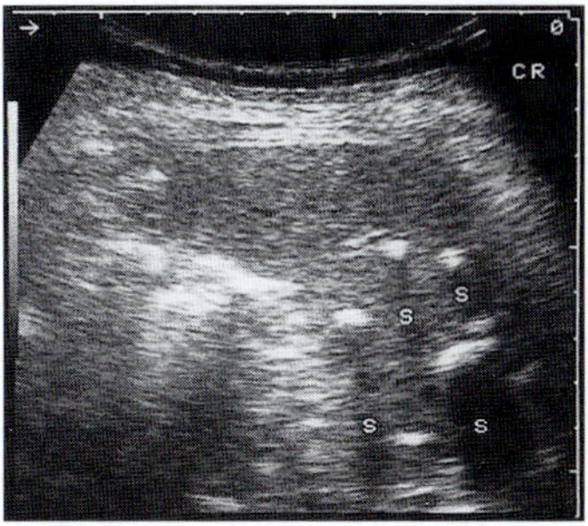

Abb. 471 Multiple intralienale Verkalkungen bei asymptomatischer Patientin. S = Schallauslöschung

Weiterführende Diagnostik

- **Splenomegalie:** Evtl. laborchemische Befunde, Lymphknotenhistologie, Knochenmarkhistologie, Leberhistologie.
- **Kleine Milz:** Laborchemische Parameter, Howell-Jolly-Körperchen im Blutbild, ^{99m}Technetium-Kolloidszintigraphie.
- **Milzzyste:** s. Abb. 472.
- **Milzabszess:**
  - Diagnostische Feinnadelpunktion (FNP, s. S. 55), repetitive Drainagepunktion, Katheterdrainage (s. S. 58), evtl. operatives Vorgehen.
  - Bei Mikroabszessen (Abb. 462): Antimykotische Therapie mit sonographischer Verlaufsbeobachtung.

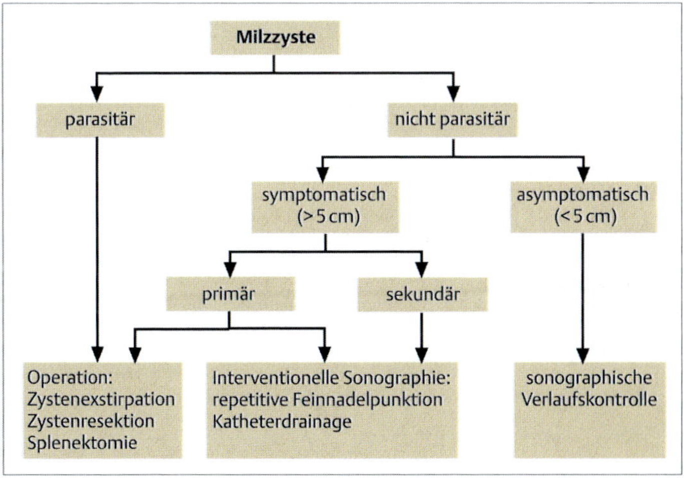

Abb. 472 Therapeutisches Vorgehen bei Milzzysten

- **Milzlymphom:** Sonographischer Verlauf, bei isoliertem Milzlymphom diagnostische Punktion. Für Dignitätsbeurteilung in der Regel sonographischer Verlauf ausreichend.
- **Milzinfarkt:** Sonographischer Verlauf notwendig. Meist restitutio ad integrum; bei Komplikationen (wie zunehmende Liquidifizierung des Infarkts und fehlende Rückbildung, Milzruptur, Infektion) evtl. chirurgisches Vorgehen (Abb. 473).

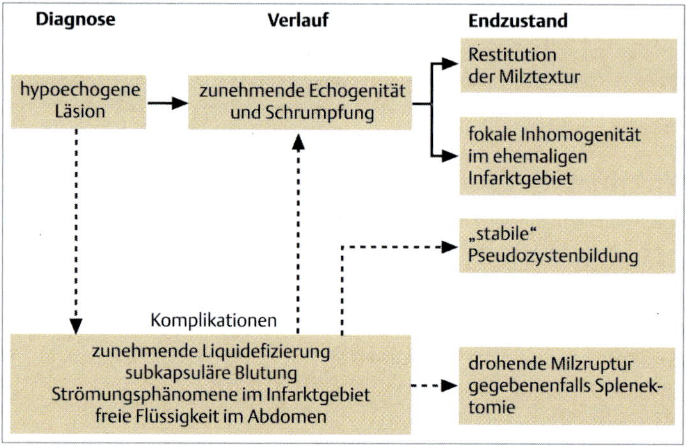

Abb. 473 Sonographische Erscheinungsformen, Verlauf und Komplikationen des Milzinfarktes (nach Görg)

- **Milztrauma:**
  - Computertomographie für „Grading" der Milzverletzung zuverlässiger.
  - Sonographische Verlaufskontrolle oder operatives Vorgehen, abhängig vom bildgebenden Befund, in erster Linie aber von der klinischen Situation. Cave: Zweitzeitige Milzruptur bei subkapsulärer Blutung!
- **Milzmetastasen:**
  - Meist ist die sonographische Kontrolle ausreichend, da eine inoperable Tumorerkrankung oder ein Finalstadium vorliegt.
  - Bei isolierter Milzinfiltration: Feinnadelpunktion (s. S. 55) bzw. operative Diagnostik indiziert.
- **Hämangiom, Splenom:** Evtl. Computertomographie; in Abhängigkeit von der Klinik sind sonographische Verlaufskontrollen oder operatives Vorgehen indiziert. Bei konstantem Befund wird häufig eine definitive Diagnose nicht gestellt.
- **Milzverkalkung:** Evtl. sonographischer Verlauf. Bei sicherer sonographischer Diagnose keine weiteren diagnostischen Maßnahmen erforderlich.

13 Gallengänge

13.1 Untersuchung

Schnittebenen

- Interkostalschnitt, verlängerter Interkostalschnitt rechts, Leberhilusschnitt (s. S. 24).
- Subkostaler Schrägschnitt rechts (s. S. 23).

Sonographische Anatomie und Normalbefund

- Die intrahepatischen Gallengänge sind bei subtiler Untersuchung ventral der Pfortaderäste als feine echofreie Bändchen erkennbar (Ausnahme: linker ventraler Pfortadersegmentast). Dazwischen oder dorsal verläuft die Leberarterie.
- Der rechte und linke Ductus hepaticus treffen in der Leberpforte zum Ductus hepaticus communis zusammen.
- Der Ductus cysticus ist aufgrund seines gewundenen Verlaufes kaum darstellbar.
- Meist mündet der Ductus choledochus gemeinsam mit dem Ductus pancreaticus dorsal im Duodenum (wegen der sonographisch in der Regel nicht erkennbaren Zystikuseinmündung wird das Gangsystem als Ductus hepatocholedochus, DHC, bezeichnet, Abb. 474 u. 475).
- Normwerte: Extrahepatisch altersabhängig < 7 mm.

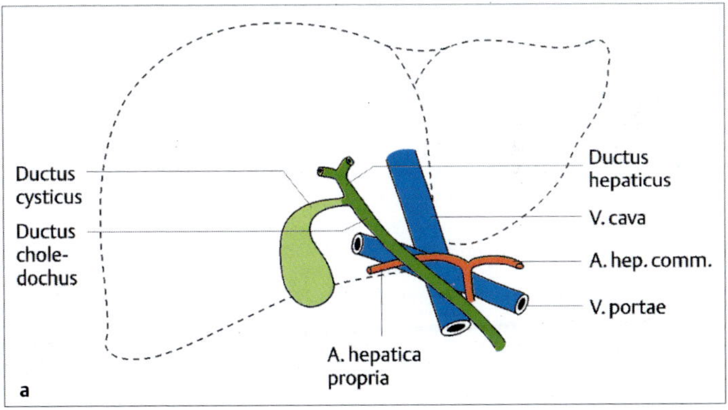

Abb. 474a Topographische Lage der Gallenblase und der ableitenden Gallenwege

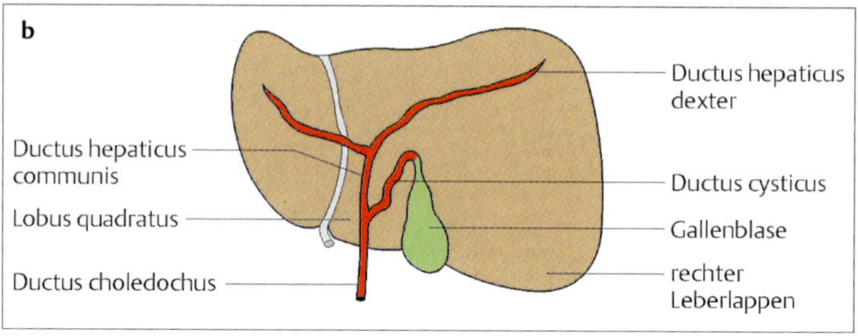

Abb. 474b Topographische Lage der Gallenblase und der ableitenden Gallenwege

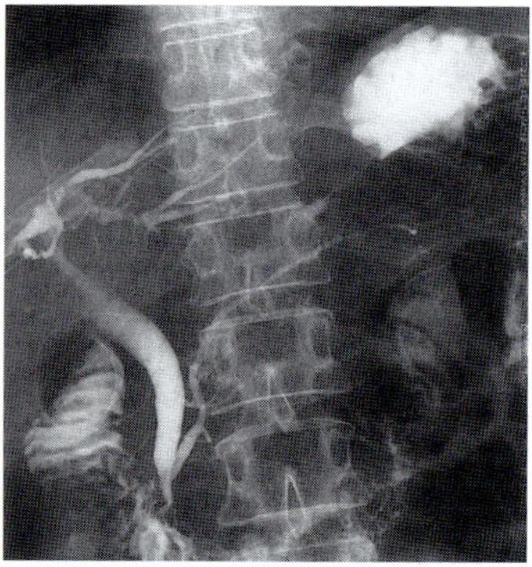

Abb. 475 ERCP: Lagebeziehung des präpapillären (gemeinsamen) nach kaudal gerichteten Verlaufes von Gallen- und Pankreasgang im Pankreaskopf

Untersuchungsablauf

- Schallkopf: 3,5–5,0 MHz.
- Untersuchung nüchtern frühmorgens.
- Rückenlage für präpapillären DHC, Linksseitenlage und tiefe Inspiration für die oberen [2/3] Ganganteile.
- Zur Darstellung des präpapillären Gangabschnittes parasagittaler Oberbauchlängsschnitt (s. Abb. 84, S. 66).
- Gelegentlich halbaufrechte Position zur Darstellung von präpapillären Konkrementen.
- *Tipp:* Dosierte Kompression von Bauchfett und Darmluft durch einen Schallkopf mit kleiner Auflagefläche führt in der Regel zu einer guten Darstellung des distalen DHC und seiner Mündung in das Duodenum (Abb. 476).

Befundübersicht, Einteilung

- Zufallsbefunde an den Gallenwegen sind Raritäten, weil meist die Klinik zum gezielten Einsatz der Sonographie Anlass gibt. Daher sollen im Folgenden keine Befunde gezeigt werden, bei denen das klinische Symptom „Ikterus" bzw. „Cholestase" Leitsymptom ist (hierzu s. S. 143).

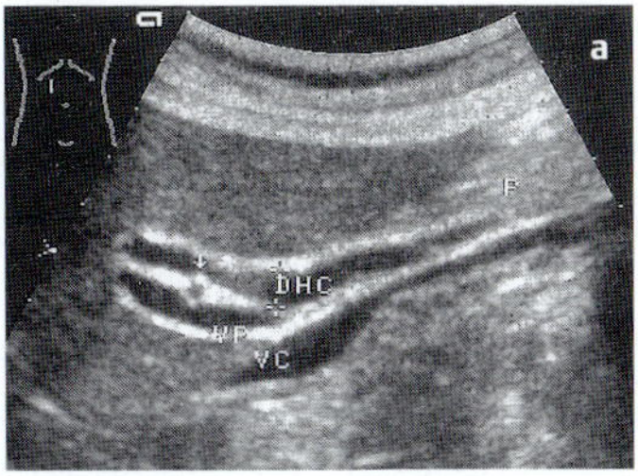

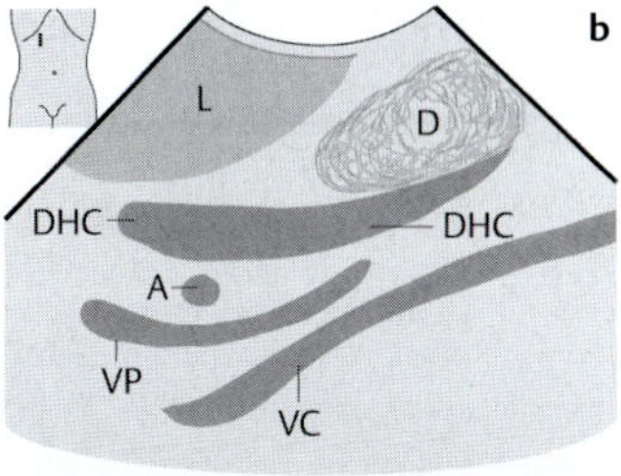

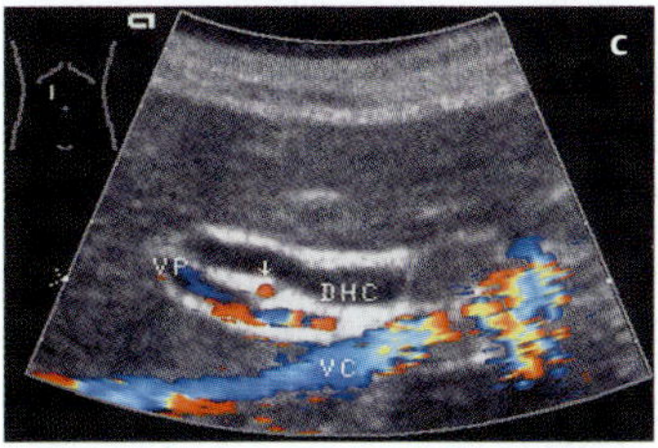

Abb. 476 a–c Intra- und extrahepatisch verlaufender D. hepatocholedochus (DHC) ventral der quer angeschnittenen A. hepatica propria (A, Pfeil), der schräg getroffenen V. portae (VP) und der längs verlaufenden V. cava inferior (VC). Paramedianer Oberbauchlängsschnitt rechts. a B-Bild. b Schematische Darstellung. c FKDS. L = Leber, P = Pankreas

- Kennzeichnend für die Mehrzahl pathologischer Befunde ist ein umschriebener oder diffuser Gallengangaufstau. Ein nicht obstruktiver Befund an den Gallenwegen ist selten.
- Bei echogenen Strukturen in Leber-/Gallenwegsprojektion kommen Steine, Verkalkungen, Gefäßkalk, Abszesse, Koagel, oder ein echogenes Ligamentum teres in Betracht. Gallengangsludge sieht einem intraluminalen Tumor zum Verwechseln ähnlich!
- **Einteilung/Übersicht:**
  - *Intrahepatische Gangveränderungen:* s. Tab. 55, S. 336.
  - *Extrahepatische Gangveränderungen:* s. Tab. 56, S. 341.
- **Typische Gangveränderungen bei:**
  - *Gallengangszysten/Leberzysten:* Gallengangszysten haben Anschluss an das Gallensystem. Sie enthalten Gallenflüssigkeit und neigen somit zur Steinbildung (s. Abb. 478a–c, S. 337). „Leberzysten" sind meist von Gallenwegen ausgegangen, sind jedoch ohne Ganganschluss und enthalten somit keine Galle, sondern seröse Flüssigkeit.
  - *Sklerosierende Cholangitis/biliäre Zirrhose:* Die primär biliäre Zirrhose zeigt trotz Cholestase keine Gallengangsveränderungen (im Gegensatz zur primär sklerosierenden Cholangitis sind hier nur Canaliculi und keine größeren Gallenwege betroffen).
  - *Gallengangssteinen:* Gangsteine müssen keinesfalls eine Cholestase oder Gangerweiterung verursachen!

13.2 Intrahepatische Gangveränderungen

Übersicht (Tab. 55)

Tabelle 55 · Intrahepatische Gangveränderungen

Echofrei/echoarm	Echoreich/echodicht
Gallengangszysten/Caroli-Syndrom (S. 337)	Gangsteine (S. 341)
sklerosierende Cholangitis (S. 338)	Aerobilie (S. 341)
Parasiten (S. 339)	
Papillomatose/papillomatöses Karzinom (S. 339)	
intrahepatisches Gallengangskarzinom (S. 339)	
Kompression/Infiltration durch Metastasen (S. 341)	

Echofreie/echoarme Veränderungen

► **Gangerweiterung – Vorbemerkung:** Die Gangerweiterung stellt sich mit dem zugehörigen Portalast als echofreie „Doppelspur" dar. In der Regel liegt der Gallengang ventral, der Pfortaderast dorsal. *Ausnahme:* Beim ventralen und dorsalen Ast des linken Pfortaderhauptastes: Gallengang beim ventralen Ast dorsal, beim dorsalen ventral; ggf. Klärung durch Farbdoppleruntersuchung (Abb. 477).

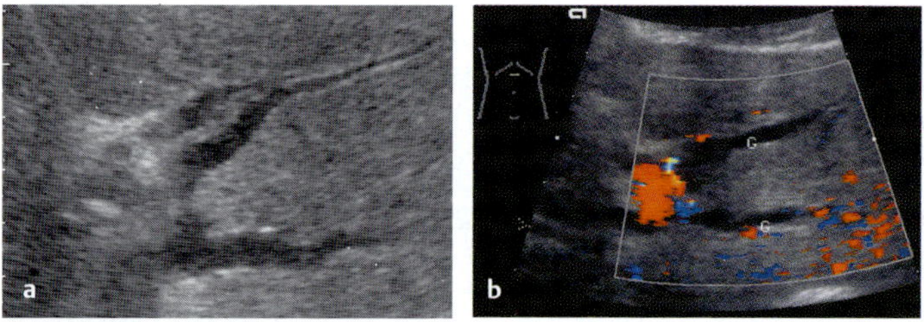

Abb. 477 a u. b Intrahepatische Gallenwegserweiterung bei längerfristiger biliärer Druckerhöhung. a B-Bild: erweiterter intrahepatischer Gallengangsast im Segment II und ventral begleitendes Portalgefäß; erweiterter Gallengangsast im Segment III. b FKDS: Der linke Pfortaderhauptast ist rot kodiert. Die Farbduplexsonographie (ggf. mit Spektralanalyse) lässt eine Differenzierung zwischen Portalast, Arterie und Gallengang zu

- **Gallengangszysten** (Caroli-Syndrom, Abb. 478):
  - Umschriebene echofreie Gangerweiterung.
  - Fakultativ reflexogene Steinstruktur, Schallschatten bei Steinen.

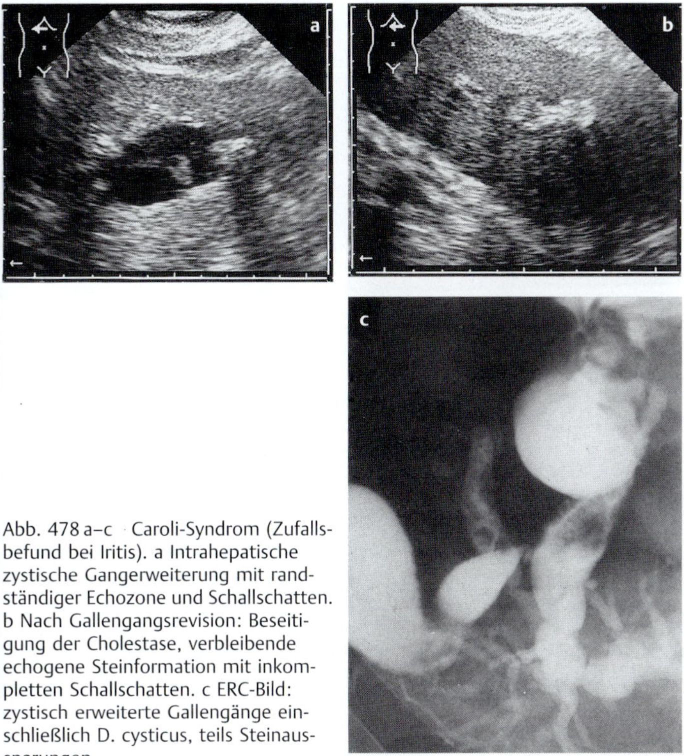

Abb. 478 a–c Caroli-Syndrom (Zufallsbefund bei Iritis). a Intrahepatische zystische Gangerweiterung mit randständiger Echozone und Schallschatten. b Nach Gallengangsrevision: Beseitigung der Cholestase, verbleibende echogene Steinformation mit inkompletten Schallschatten. c ERC-Bild: zystisch erweiterte Gallengänge einschließlich D. cysticus, teils Steinaussparungen

- **Sklerosierende Cholangitis** (Abb. 479):
  - Unregelmäßig erweiterte Gallengänge mit Kaliberschwankungen.
  - Stenosen.
  - Verbreiterte, aufgesplitterte Portaltrakte zur Peripherie hin.
  - Betonte Arterie (zwischen Portalast und Gallengang).

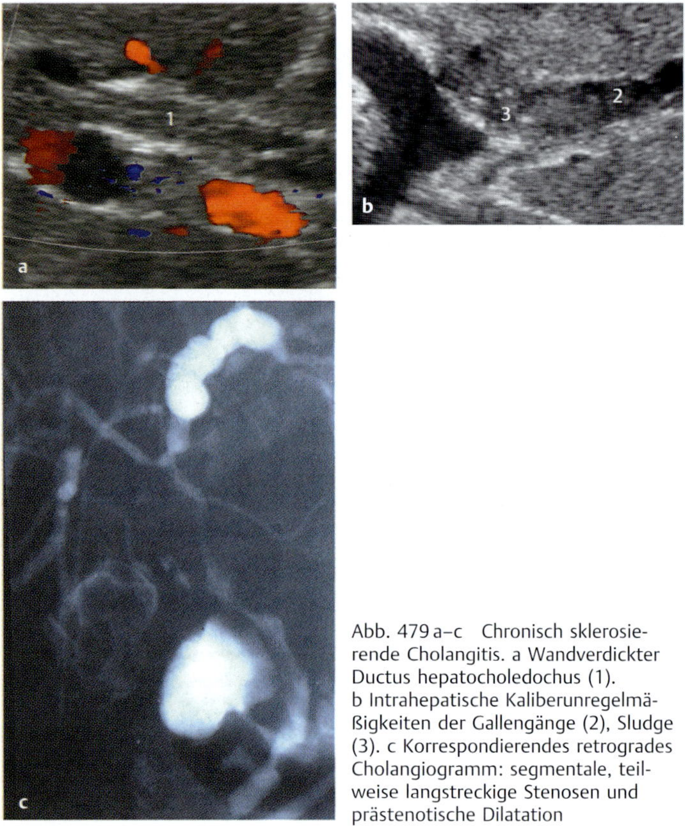

Abb. 479 a–c Chronisch sklerosierende Cholangitis. a Wandverdickter Ductus hepatocholedochus (1). b Intrahepatische Kaliberunregelmäßigkeiten der Gallengänge (2), Sludge (3). c Korrespondierendes retrogrades Cholangiogramm: segmentale, teilweise langstreckige Stenosen und prästenotische Dilatation

- **Parasiten:** Der Häufigkeit nach: Ascariden, Echinokokkus alveolaris, Leberegel. Insgesamt selten!
- **Gallengangpapillomatose/papillomatöses Karzinom** (Abb. 480): Papillomatose selten! Schlechte Prognose durch Rezidive; Präkanzerose; evtl. Lebertransplantation.
  - Polypös-lappige Lumenaussparung.
  - Erweiterte intra- (und extra-hepatische) Gallenwege.

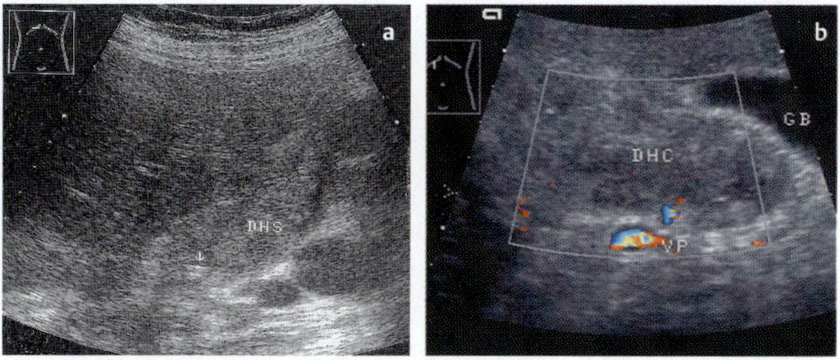

Abb. 480 a u. b Papillomatöses Gallengangskarzinom. a Tumoraussparung des linken D. hepaticus (DHS), isoechogen im Vergleich zur Leberstruktur. Pfeil: Gallengangsdrain. b FKDS: Einwachsen des Tumors in den D. hepatocholedochus (DHC); praktisch keine intratumoralen Gefäße. VP = V. portae, GB = Gallenblase

- **Intrahepatisches Gallengangskarzinom** (Abb. 481):
  - Umschriebene echofreie Gangerweiterung.
  - Konturabbruch.
  - Oft kein direkter Tumornachweis; echoarme Strukturtransformation der vorgeschalteten Leberareale.
  - Intrakanalikuläre echoarme Struktur.
  - Perikanalikuläre Tumorausbreitung.

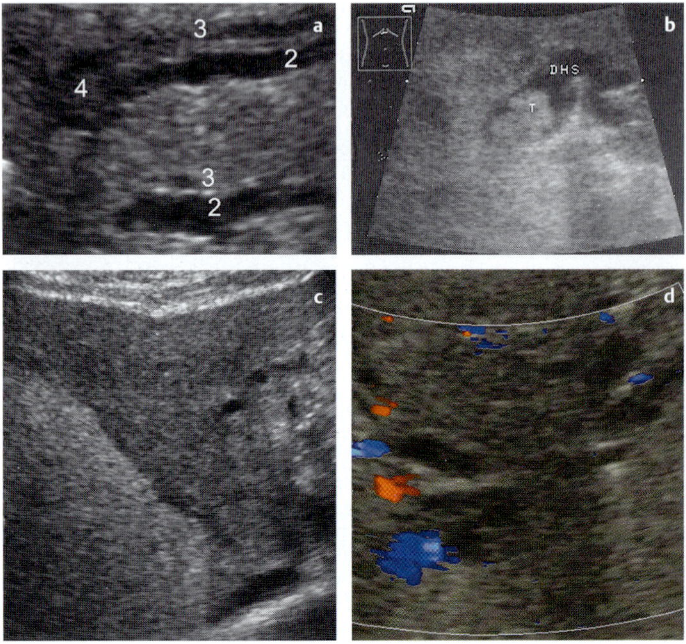

Abb. 481 a–d Intrahepatische Gallengangstumore mit Gallengangaufstau.
a Cholangiozelluläres Karzinom (4) mit peripherer Obstruktion der Gallengänge (2) und begleitenden Portalgefäßaufzweigungen (3). b Cholangiozelluläres Karzinom (T; Klatskintumor Typ 1) des linken D. hepaticus (DHS). c Klatskintumor Typ 1: Gestaute intrahepatische Gallengänge nur im linken echoärmeren Leberlappen. d Klatskintumor Typ 3: Intrahepatisch gestaute Gallengänge und Portalgefäßaufzweigungen

- **Gangerweiterung infolge Kompression/Infiltration durch Metastasen** (Abb. 482):
  - Umschriebene Gangerweiterungen.
  - Nachweis von Metastasen.

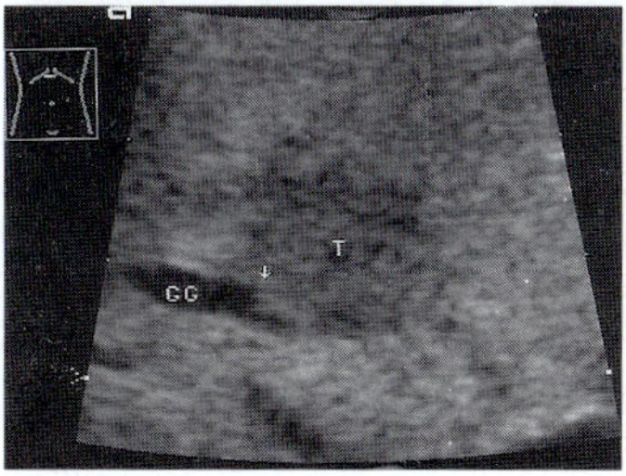

Abb. 482 Intrahepatischer Gallengangsaufstau (GG) durch die infiltrierend wachsende Metastase (T) eines Pankreaskarzinoms (CT-negativ)

Echoreiche/echodichte Veränderungen

- **Intrahepatische Gangsteine:**
  - Einzelne/multiple reflexogene Läsionen in Gangprojektion.
  - Schallschatten/Summationschallschatten.
- **Aerobilie**: Lufthaltige Gallenwege.
  - Echogene gereihte perlschnurartige/bandförmige (bei Lagerung bewegliche) Strukturen im Portalfeld.
  - Bei spontaner bilio-digestiven Fistel durch Steinperforation Steinnachweis extrabiliär; bei operativer bilio-digestiver Anastomose oder Papillotomie Hindernis in der Regel beseitigt.

13.3 Extrahepatische Gangveränderungen

Übersicht (Tab. 56)

Tabelle 56 · Extrahepatische Gangveränderungen

Echofrei/echoarm	Echoreich/echodicht
Gangerweiterung bei obstruktiver Cholestase	Gallengangsteine (S. 343)
Papillomatose (S. 342)	DD Gefäßkalk (S. 344)
Ascaridiasis (S. 342)	Aerobilie (S. 344)
Sludge/Eiter (S. 343)	

Echofreie/echoarme Veränderungen

- **Echofreie Gangerweiterung bei obstruktiver Cholestase** (Abb. 483 u. 484):
  - Diffuse echofreie Gangstruktur über 7 mm.
  - Nachweis des Hindernisses (Tumor, Stein).
  - *Bei sklerosierender Cholangitis:* Abschnittsweise Gangerweiterung, perlschnurartige Kaliberschwankungen (Abb. 483b).

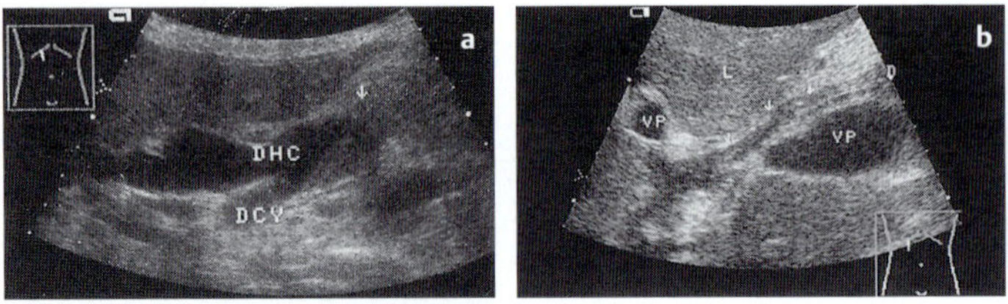

Abb. 483 a u. b Extrahepatische Cholestase. a Erweiterter Gallengang, aufgestauter D. cysticus (DCY) mit Abbruch (DHC) bei Gallengangskarzinom; echofreies Lumen mit Sludge (Pfeil). b Erheblich wandverdickter Gang (Pfeile) bis zum Duodenum (D), keine Flüssigkeitsfüllung. Endstadium einer sklerosierenden cholangitischen Zirrhose (L). VP = V. portae

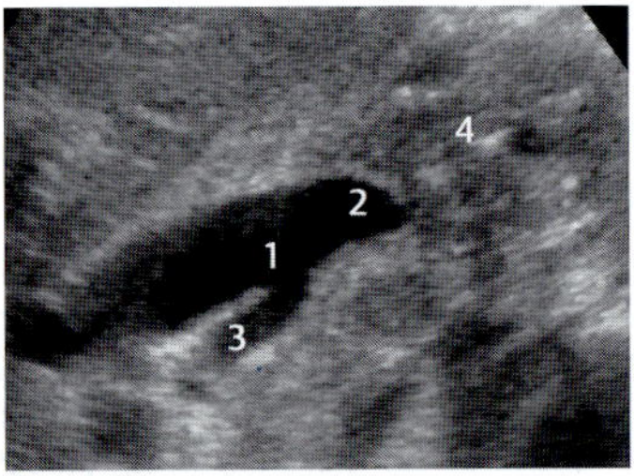

Abb. 484 Durchgestauter D. hepatocholedochus bei chronischer Pankreatitis: Der Übergang vom D. hepaticus (1) in den D. choledochus (2) ist durch die Einmündung des D. cysticus (3) markiert. 4 = Pankreaskopf

- **Zystikussteinverschluss:** Erweitertes Infundibulum mit Übergang in den kraniodorsal erweiterten Ductus cysticus, oft mit Nachweis des obstruierenden Steines.
- **Gallengangspapillomatose:** Intra- und extrahepatische lappige inkomplette Gangaussparungen.
- **Ascaris lumbricoides** (Abb. 485): Wellige/bandförmige Binnenstruktur.

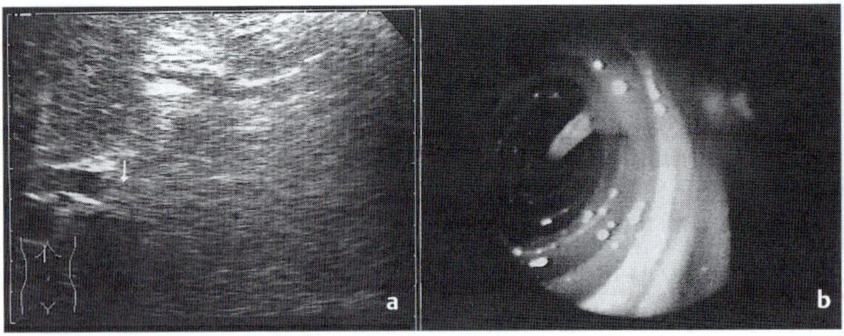

Abb. 485 a u. b Ascaris lumbricoides im Gallengang. a Sonographisch echoarme Lumenaussparung (Pfeil). b Endoskopie: Wurmnachweis in der Papille. Klinisch nekrotisierende Pankreatitis

► **Gallengangssludge/-eiter** (Abb. 486):
- Echoarme Aussparung, in der Regel bei extrahepatischer Obstruktion (Stein, Tumor; Abb. 483a).

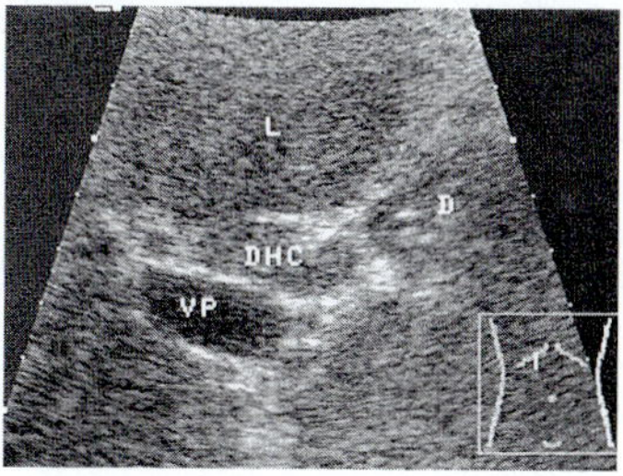

Abb. 486 Eitrige Cholangitis, echoarmer Choledochus (DHC). VP = V. portae, L = Leber, D = Duodenum

Echoreiche/echodichte Veränderungen

► **Gallengangsteine** (Abb. 487):
- Runde/ovale reflexogene Lumenaussparung.
- Inkompletter oder kompletter Schallschatten (bei fehlender Obstruktion Stein nur schwer und oft nur hieran erkennbar).

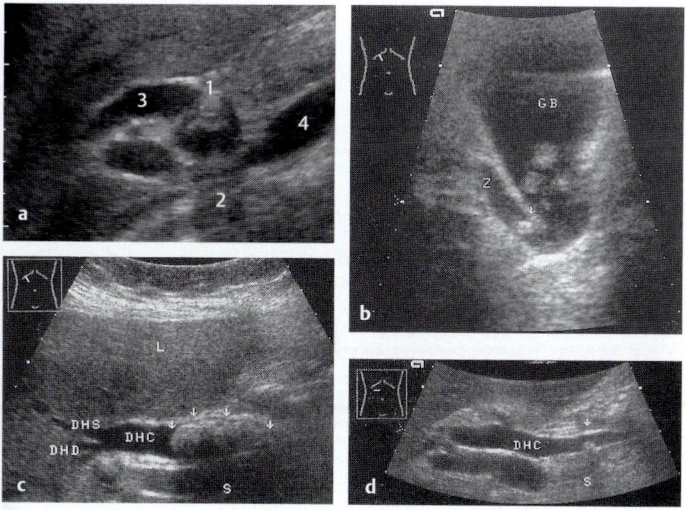

Abb. 487a–d Steinobstruktionen der extrahepatischen Gallenwege. a Mirizzi-Stein (1) mit Schallschatten (2) und Gallenblasenanschnitt (4) sowie gestautem D. hepaticus (3). Typische Position der A. hepatica propria zwischen V. portae und D. hepaticus. b Zystikusstein (Pfeil; Z): Pendelstein mit intermittierendem Zystikusverschluss. c Tonnenstein (Pfeile; 35 mm): Schallschatten (S) im D. hepatocholedochus (DHC), erweiterte D. hepatici (DHD, DHS). d Kleine präpapilläre Steinaussparung (Pfeil). S = Schallschatten

- **Gefäßkalk der A. hepatica:**
  - Typische Lokalisation an der Choledochusunterkreuzung.
  - Gangkompression.
  - In der Regel kein Schallschatten.
- **Aerobilie:** Perlschnur-bandartige (bewegliche) Struktur (nach Papillotomie bzw. Fistel).

13.4 Bewertung und weiterführende Diagnostik

Sonographie

- Veränderungen an den intra- und extrahepatischen Gallenwegen lassen sich sonographisch mit einer hohen Treffsicherheit erkennen und in der Regel auch differenzieren.
- **Sicherheit der Diagnose:**
  - Die Unterscheidung einer obstruktiven von einer nicht obstruktiven Cholestase ist in nahezu 100% möglich.
  - Intrahepatische/extrahepatische Steine über 15 mm können in 100% richtig diagnostiziert werden.
  - Intrahepatische Tumoren sind indirekt durch umschriebene Gangerweiterungen, extrahepatische direkt durch Tumordarstellung zu erkennen und richtig zuzuordnen.
  - Schwieriger darstellbar sind präpapillöse Steine (untersucherabhängig!).
  - Die Diagnose der sklerosierenden Cholangitis kann in ca. 80% richtig gestellt werden.

Weiterführende Diagnostik

- **Primär biliäre Zirrhose:** Klinische Cholestase, jedoch sonographisch kein wesentlicher Leber-/Gallenbefund; Bestimmung der antimitochondrialen Antikörper (in 96% positiv).
- **Sklerosierende Cholangitis:** Sonographisch echoreiche Wandverdickung, perlschnurartiger Gangverlauf infolge Wandfibrose, umschriebene intrahepatische Gangerweiterungen; Leberhistologie; ERC beweisend (Gangunregelmäßigkeiten, eine sekundäre eitrige Cholangitis bei Gallenwegsobstruktion muss ausgeschlossen werden). Häufiger weiterer Befund bei den betroffenen Patienten: Colitis ulcerosa.
- **Karzinomverdacht:** Bei kanalikulären Prozessen ist die ERC die beste weiterführende diagnostische Methode; mit der ERC kann jedoch keine Beurteilung einer perikanalikulären Ausdehnung eines Gallengangtumors erfolgen. Hier ist auch die CT-Untersuchung nur bedingt hilfreich, die Sonographie stellt dann die beste diagnostische Methode dar.
- **Bei Tumornachweis** (zur weiteren Differenzierung): Feinnadelpunktion und Zytologie/Histologie.
- **Bei weiterhin unklaren Befunden** an den extrahepatischen Gallenwegen: Endosonographie (Gallenwegstumor/-stein) oder direkte Endoskopie der Gallenwege.
- **Bei Metastasen:** Als umschriebene Cholestaseursache sonographisch und/oder computertomographisch, ggf. mit der Feinnadelpunktion zu sichern.

14 Gallenblase

14.1 Untersuchung

Schnittebenen

- Subkostaler Schrägschnitt rechts (s. S. 23).
- Interkostalschnitt, verlängerter Interkostalschnitt (Schulter-Nabel-Schnitt, s. S. 24).

Sonographische Anatomie und Normalbefund

- Die Gallenblase schmiegt sich der Fossa vesicae felleae der viszeralen Leberfläche an und überragt nur mit ihrem Fundus die Leber.
- Die Begrenzung rechts ist der rechte Leberlappen, links der Lobus quadratus, dorsal der Bulbus duodeni bzw. das Antrum (Abb. 474a, S. 333 u. Abb. 474b, S. 334).
- Neben vielen Varianten (z. B. kugelig, länglich, geschlängelt) ist die Gallenblase idealerweise birnenförmig und zeigt die typischen Zystenkriterien (echofreie Binnenstruktur, sog. Schallverstärkung, glatte Begrenzung).
- **Normwerte:** Längs < 100 mm, quer < 40 mm; Volumen < 100 ml, Wanddicke < 3 mm (Abb. 488).

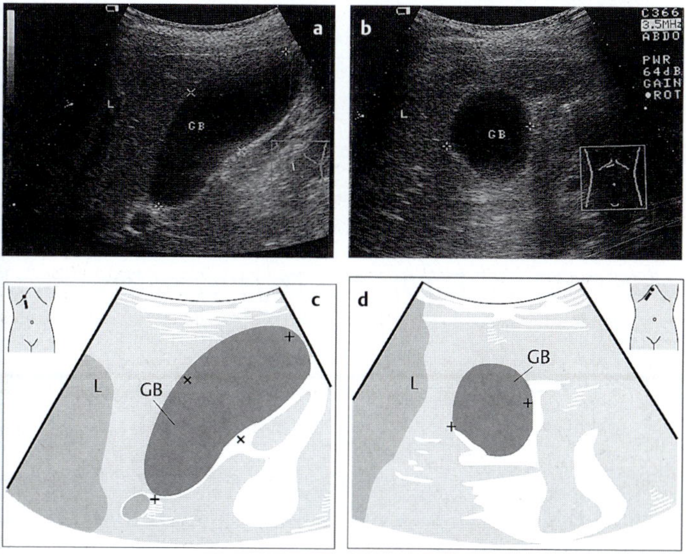

Abb. 488 a–d Sonographische Darstellung der Gallenblase mit Größenbestimmungen (Distanzmarken; Länge, Tiefe in a, Breite in b). a Schulter-Nabel-Schnitt, b Subkostaler Schrägschnitt rechts. GB = Gallenblase, L = Leber

Untersuchungsablauf

- **Schallkopf:** 3,5–5,0 MHz.
- Untersuchung in der Regel am nüchternen Patienten.
- Meist Rückenlage, gelegentlich Linksseitenlage oder im Stehen („rolling stones“, Polypen).
- Rasches Drehen des Patienten zum Aufwirbeln von Kristallaggregaten und Mikrolithen.
- Fingerpalpation („Murphy-Zeichen“ bei akuter Cholezystitis).
- Interkostale Schnittrichtung bei Zwerchfellhochstand, pyknischem Habitus oder postoperativ.
- *Tipp:* Bei „nicht auffindbarer Gallenblase“: Suche im kleinen Becken, links oder rechts der typischen Lokalisation oder unmittelbar unter der Bauchwand (Fokussierung!). Sicheres Auffinden: Verschieben des Schallkopfes vom Flankenschnitt bis median unter stetiger Sicht des Leberunterrandes oder im Subcostalschnitt entlang der Fissura interlobaris von der V. cava zur Gallenblase.

Befundübersicht, Einteilung

- **Einteilung:** Gallenblasenveränderungen werden in Größen-, Form- und Lageveränderungen, sowie in Wand- bzw. intraluminale Veränderungen eingeteilt.
  - *Intraluminale- und Wandveränderungen:* Entsprechend der Bedeutung für das therapeutische Vorgehen muss zwischen intraluminalen und Wandveränderungen differenziert werden: Bei Wandveränderungen sind eine zuverlässige Befunderhebung mit Ausschnittsvergrößerungen und die Befunddokumentation in mehreren Ebenen unerlässlich (zur Frage, ob ein operatives therapeutisches Vorgehen indiziert ist).
  - *Größenveränderte Gallenblase:* Sie kann funktionelle oder organische Ursachen haben.
  - *Nicht auffindbare Gallenblase:* s. S. 348.
- **Übersicht:**
  - *Größen-, Form- und Lageveränderungen:* s. Tab. 57.
  - *Wandveränderungen:* s. Tab. 58, S. 350.
  - *Intraluminale Veränderungen:* s. Tab. 59, S. 357.

14.2 Größen-, Form- und Lageveränderungen

Übersicht (Tab. 57)

Tabelle 57 · Größen-, Form- und Lageveränderungen der Gallenblase

Große Gallenblase	Kleine Gallenblase
Stauungsgallenblase/Courvoisier-Gallenblase (S. 347)	kontrahierte Gallenblase (S. 348)
Hydrops (S. 351)	leere Gallenblase (S. 349)
Zystikusverschluss (S. 337)	Hypoplasie (S. 347)
Tumorgallenblase (S. 352)	Schrumpfgallenblase (S. 347)
	perforierte Gallenblase (S. 349)

Tabelle 57 · Größen-, Form- und Lageveränderungen der Gallenblase – Fortsetzung

Formveränderte Gallenblase	Lageveränderte Gallenblase
Gallenblasendivertikel (S. 348)	atypische Lage (S. 348)
Siphon-Gallenblase (S. 348)	
„Phrygische Mütze" (S. 348)	
Nicht auffindbare Gallenblase (S. 348)	

Größenveränderungen der Gallenblase

- **Stauungsgallenblase** (Abb. 489a): Ursachen: Leberzirrhose oder funktionell (akutes Abdomen, Ileus, Magen-/Darmerkrankungen).
- **Courvoisier-Gallenblase** (Abb. 489b): Bei Pankreaskopf-Karzinom.
  - Zu große Gallenblase mit Erweiterung von D. cysticus u. D. choledochus.
  - Prä-/peripapillärer Gangabbruch.
- **Kontrahierte Gallenblase** (Abb. 489c):
  - Wandverbreiterung, reguläre Dreischichtung der Wand.
- **Hypoplasie:**
  - Kleine Gallenblase ohne erkennbare Ursache.
- **Schrumpf-(Stein-)Gallenblase** (Abb. 489d, 491c):
  - Kleine Gallenblase (in 2 Ebenen!).
  - Fast immer Steine bzw. nur Steinschallschatten.
  - Häufig echoreiche Wand (Hinweis auf chronische Cholezystitis).

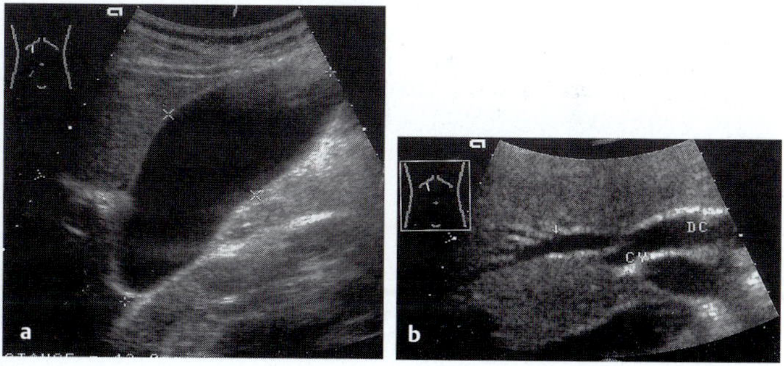

Abb. 489 a u. b Größenveränderte Gallenblase. a Stauungsgallenblase bei Ileus (Distanzmarken). b Courvoisier-Gallenblase: Differenzialdiagnose zur Stauungsgallenblase durch aufgestauten D. cysticus (CY) und D. choledochus (DC)

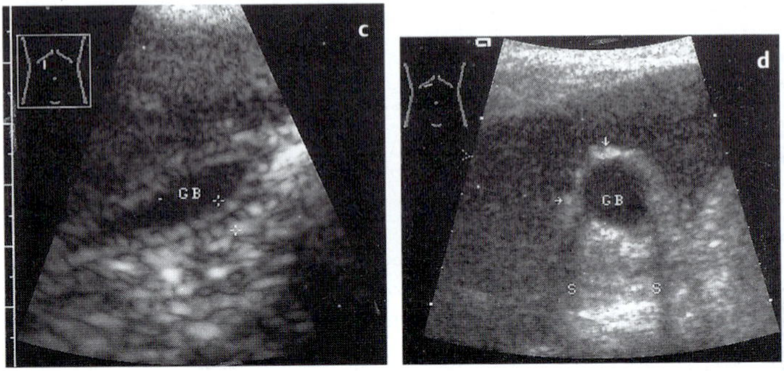

Abb. 489 c u. d Größenveränderte Gallenblase. c Kontrahierte Gallenblase (GB): Verbreiterte regulär geschichtete Wand (Distanzmarken). d Schrumpfgallenblase: Irregulär verdickte echoreiche Wand (Pfeile). S = Schallschatten

Form- und Lageveränderungen der Gallenblase

- **Gallenblasendivertikel** (Abb. 490a): Echofreie Wandausbuchtung, Divertikelstil.
- **Siphon-Gallenblase:** S-förmig gewundene Gallenblase.
- **„Phrygische Mütze“** („Jakobinermütze“, Abb. 490b): Im Fundus abgeknickte Gallenblase.
- **Atypische Lage:** Intrahepatisch/kaudal oder seitlich verlagert.

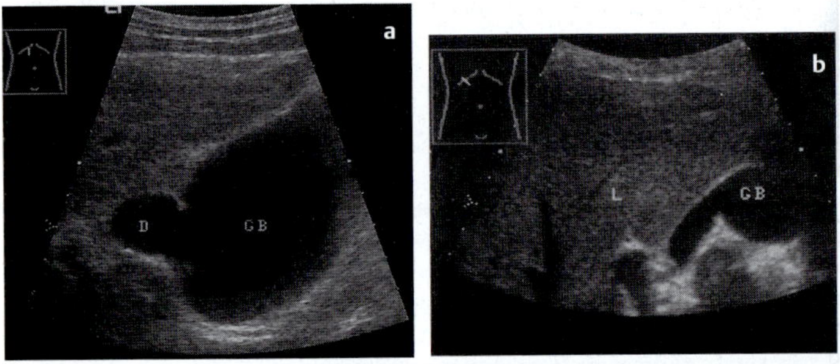

Abb. 490 a u. b Form-/Lageveränderte Gallenblase. a Gallenblasendivertikel. b Im Fundus abgewinkelte Gallenblase (GB). L = Leber

Nicht auffindbare Gallenblase

- **Gallenblasenagenesie:** Oft Fehldeutung als Schrumpfgallenblase; extrem selten.
- **Kontrahierte Gallenblase** (s. Abb. 489c, S. 347): Anamnese: „Haben Sie gegessen oder geraucht?“
- **Lageanomalie:** Bei Schlanken unmittelbar unter der Bauchdecke; bei Alterskachektischen im Mittelbauch bis Unterbauch; bei Leberzirrhotikern lateral oder medial verlagert.

- **Leere Gallenblase** (Abb. 491a): Steinverschluss mit Ventilmechanismus im Ductus zysticus oder Infundibulum.
- **Echogene Gallenblase** (Abb. 491b): z. B. Sludge, Empyem, Tumor.
- **Steingallenblase** (s. Abb. 512, S. 360): Steinvolle Gallenblase, dadurch kein echofreies Lumen.
- **Geschrumpfte Gallenblase** (Abb. 491c): Oft nur Schallschattenzone!
- **Perforierte Gallenblase** (Abb. 491d):
  - Bizarre echoarme Formation.
  - Gedeckte oder freie Flüssigkeit.
- **Operierte Gallenblase.**

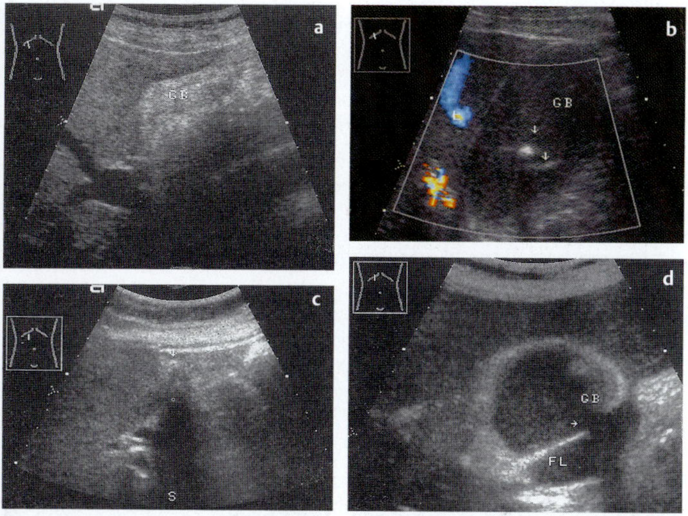

Abb. 491 a–d Nicht auffindbare Gallenblase. a Leere Gallenblase (GB) infolge eines Infundibulum-/Zystikus-Ventilsteins. b Echogene Gallenblase (GB): Zur Leber isoechogene Strukturtransformation; die impaktierten Steine (Pfeil) und die fehlenden Tumorgefäße (FKDS) sprechen für ein Empyem. c Stein-Schrumpfgallenblase: Nur noch der Schallschatten (S) weist auf die Gallenblase (Pfeil) hin. d Gallenblasenperforation: Hier ist die Gallenblase noch erkennbar; die Perforationsstelle führt zum abgegrenzten Extravasat (FL). Bei freier Perforation lassen die fehlende Gallenblase und freie intraabdominelle Flüssigkeit (bei biliodigestiver Fistel u. U. Aerobilie) an eine Perforation denken

14.3 Wandveränderungen

Übersicht (Tab. 58)

Tabelle 58 · Wandveränderungen der Gallenblase

Echoarm/komplex	Echoreich
akute Cholezystitis	gedoppelte Gallenblase (S. 353)
Wandverdickung (Leber-/Pankreaserkrankungen, Trauma, S. 351)	Biegefalten, Septen (S. 353)
Wandödem (Aszites, Rechtsherzinsuffizienz, S. 352)	Cholesterolose (S. 354)
Wandabszess (S. 352)	Adenomyomatose (S. 354)
wandinfiltratives Karzinom (S. 352)	xanthogranulomatöse Cholezystitis (S. 354)
Lymphom, Metastase, Abszess (S. 353)	chronische Cholezystitis (S. 355)
	Porzellangallenblase (S. 355)
	Cholezystitis emphysematosa (S. 355)

Echoarme/komplexe Wandveränderungen

► **Akute Cholezystitis** (Abb. 492 u. Abb. 493): Differenzialdiagnostisch chronische Cholezystitis, Wandverdickung bei Adenomyomatose, szirrhöses Karzinom, malignes Lymphom (= intrinsische Faktoren).
- Echoarm geschichtete/lamellierte Wand.

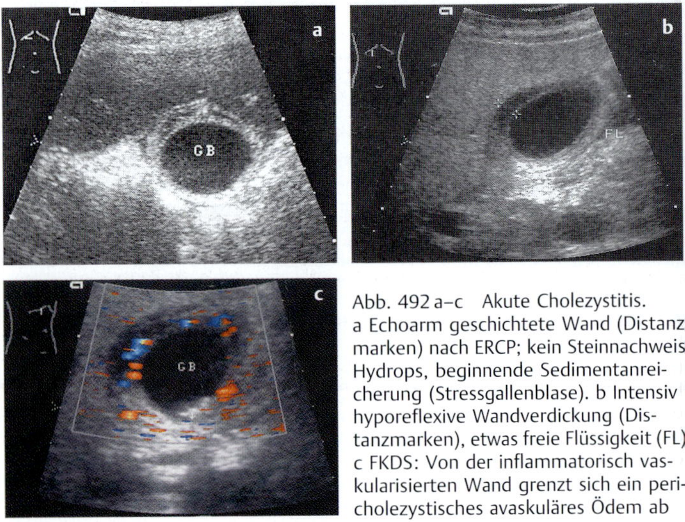

Abb. 492 a–c Akute Cholezystitis.
a Echoarm geschichtete Wand (Distanzmarken) nach ERCP; kein Steinnachweis Hydrops, beginnende Sedimentanreicherung (Stressgallenblase). b Intensiv hyporeflexive Wandverdickung (Distanzmarken), etwas freie Flüssigkeit (FL) c FKDS: Von der inflammatorisch vaskularisierten Wand grenzt sich ein pericholezystisches avaskuläres Ödem ab

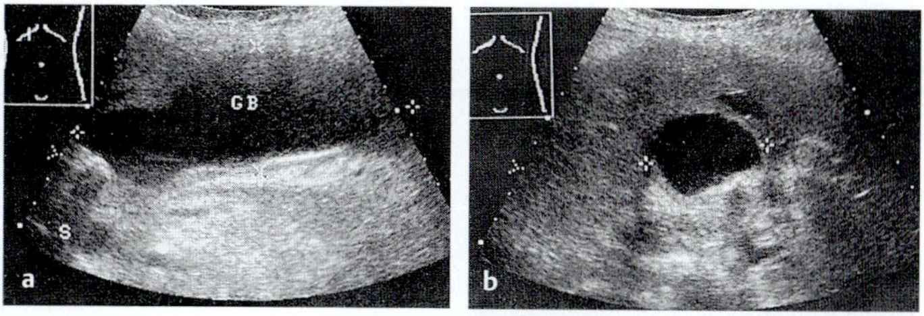

Abb. 493 a u. b Akute Cholezystitis mit Hydrops (GB; Distanzmarken). Eine Länge > 8 cm, Breite und Tiefe > 4 cm, Wandauflockerung, Druckschmerzhaftigkeit („Murphy-Zeichen“) beweisen zusammen mit dem Steinverschluss im Infundibulum den Hydrops. S = Schallschatten

- Steinnachweis (Ausnahme: akalkulöse = steinfreie Cholezystitis; Ursachen: traumatisch, Abwehrschwäche unter Chemotherapie, hämatogen-septisch, aszendierend).
- Fakultativ: Hydrops, Empyem, pericholezystische freie Flüssigkeit (Abb. 492c).

► **Wandverdickung bei Leber/-Pankreaserkrankungen/AIDS/Trauma** (Abb. 494; Abb. 500–502, S. 355):
- Verbreiterte lamellierte oder komplex strukturierte Wand.
- Bei portaler Hypertension: Intramurale Vaskularisationen (Abb. 494d).

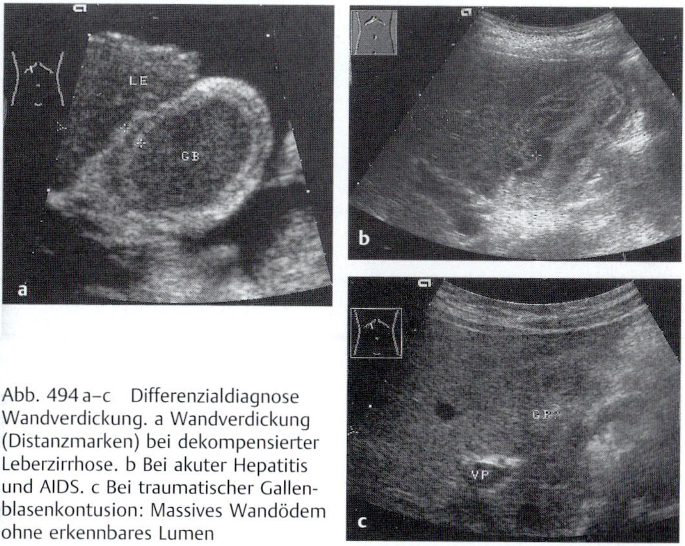

Abb. 494 a–c Differenzialdiagnose Wandverdickung. a Wandverdickung (Distanzmarken) bei dekompensierter Leberzirrhose. b Bei akuter Hepatitis und AIDS. c Bei traumatischer Gallenblasenkontusion: Massives Wandödem ohne erkennbares Lumen

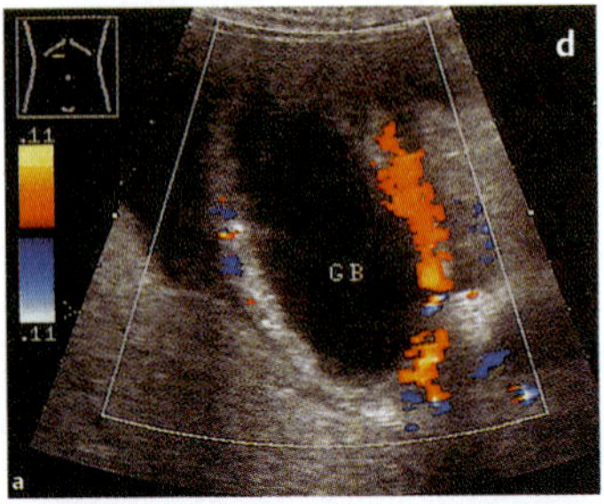

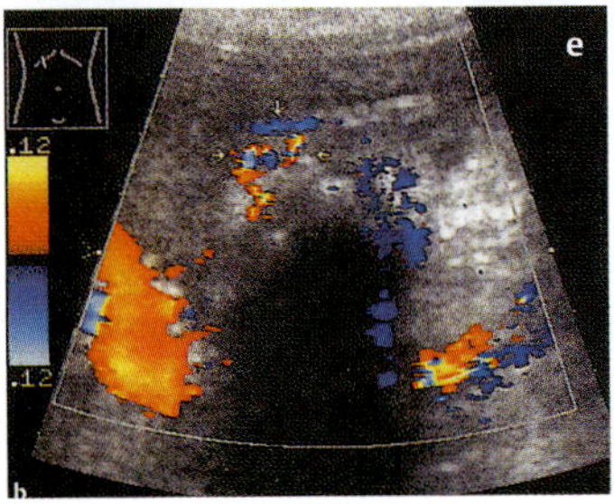

Abb. 494 d u. e Differenzialdiagnose Wandverdickung. d Bei portaler Hypertension, FKDS: Portovenöse Kollateralen in der Gallenblasenwand. e Bei Cholezystolithiasis, FKDS: Steinschatten, darüber Wandverdickung von 8 mm; aberrante „Spots-like"-Tumorgefäße (Pfeile); histologisch Karzinom. LE = Leber, GB = Gallenblase, VP = V. portae

- **Wandödem** (Abb. 494a, S. 351): z. B. bei Rechtsherzinsuffizienz; Aszites bei Leberzirrhose und Hypalbuminämie (= extrinsische Faktoren); nicht bei malignem Aszites.
  - Gleichmäßig echoarm geschichtete Wand.
  - Häufig Stauungsgallenblase.
- **Wandabszess** (Abb. 495):
  - Intramurale hypo-areflexive Raumforderung mit aufgespreizter Wand.
  - Zeichen der akuten Cholezystitis.
- **Wandinfiltratives Karzinom** (Abb. 496): Wenn Beschränkung auf Gallenblase: Stadium I, wenn organüberschreitend: Stadium II, wenn zusätzlich infiltrierend: Stadium III.
  - Echoarme umschriebene intramurale oder polypöse Wandverdickung.
  - Infiltration.

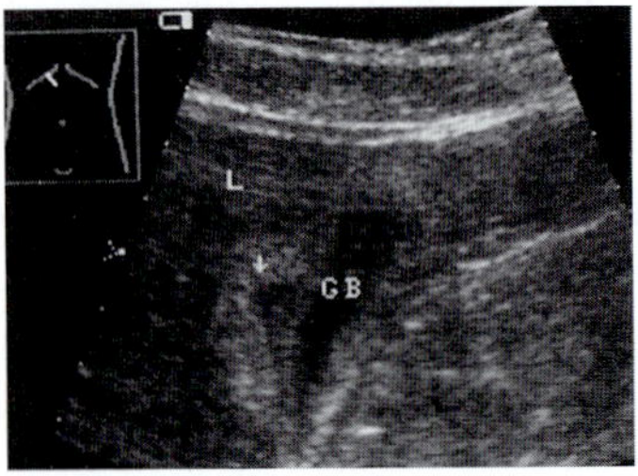

Abb. 495 Wandabszess (Pfeil) bei akuter Cholezystitis: Abschnittsweise starke ödematöse Wandauflockerung. GB = Gallenblase, L = Leber

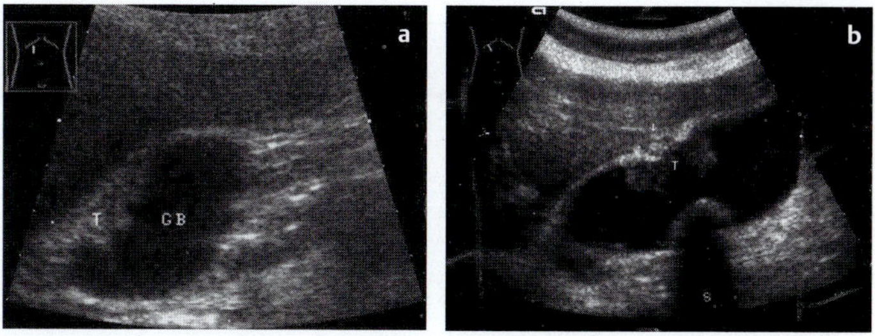

Abb. 496a u. b Gallenblasenkarzinom. a Papillär wachsendes frühes Gallenblasenkarzinom (T): Breitbasig polypöse Tumorstruktur in der Gallenblase (GB). b Gallenblasenkarzinom Stadium II–III (T), bereits wand- und beginnend leberinfiltrierend (Pfeil), Stein mit Schallschatten (S)

- **Lymphom, Metastase, Abszess:**
  - Tumoröse Wandauftreibung.
  - Fakultativ pericholezystitische Ausbreitung.
  - Metastase von einem primären Gallenblasenkarzinom nicht unterscheidbar (Abb. 496).

Echoreiche Wandveränderungen

- **Gedoppelte Gallenblase** (Abb. 497):
  - Längsgerichtete, echoreiche septumartige Kompartimentierung, dadurch
  - zweites Lumen mit Wand und zweitem D. cysticus (ERCP).

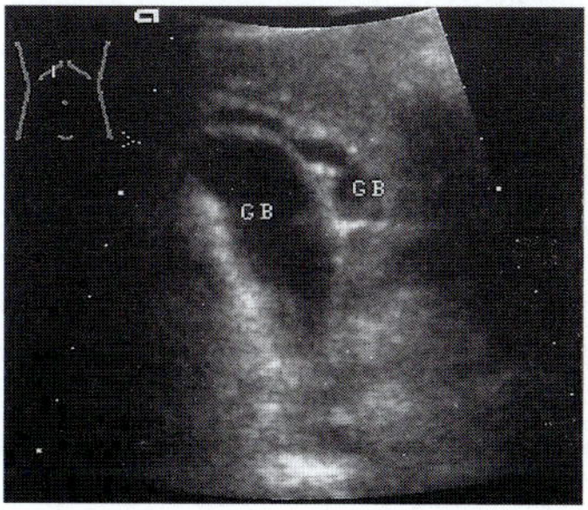

Abb. 497 Gedoppelte Gallenblase (GB; GB): Der kleinere gedoppelte Gallenblasenteil ist durch eine vollständige bis zum zweiten D. cysticus reichende echoreiche Wand abgetrennt (zweiter D. zysticus hier nicht dargestellt)

- **Biegefalten, Septen** (Abb. 498):
  - Kontureinziehung, erhaltene Wandschichtung.
  - *Bei Biegefalten:* Winkelung der Gallenblase.
  - *Bei Septen:* Echogene bindegewebige Membranen (Unterteilung in zwei oder mehr miteinander in Verbindung stehende Räume). Nur bei vollständiger und längsgerichteter Septierung: Hinweis für gedoppelte Gallenblase. Differenzialdiagnostisch: Heister-Klappen im Gallenblasenhals/D. cysticus.

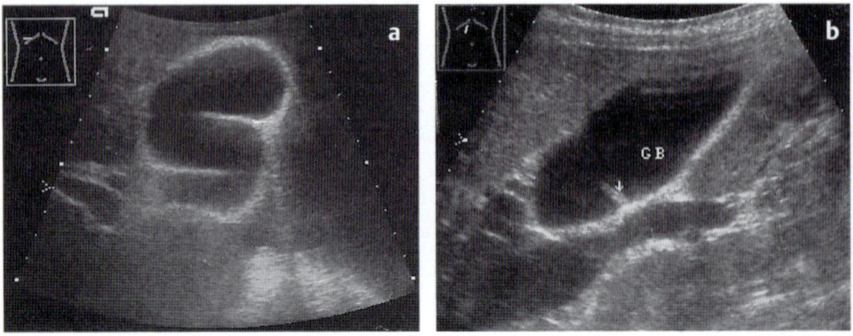

Abb. 498 a u. b Biegefalten/Septen. a Biegefalten, die der Gallenblase eine S-förmige Form geben. Bei Schnittrichtung durch die Falten stellen sich scheinbar getrennte Kompartimente dar; durch Lagewechsel können sich die Biegefalten teilweise auflösen. b Septen (Pfeile): Konstant, auch bei Lagewechsel darstellbar. DD Heister-Klappen

- **Cholesterolose** (Cholesteatose; Abb. 499):
  - Solitäre, meist multiple echogene Wandflecken („Stippchengallenblase").
  - Keine Schallschatten, meist aber Wiederholungsechos (Reverberationen).

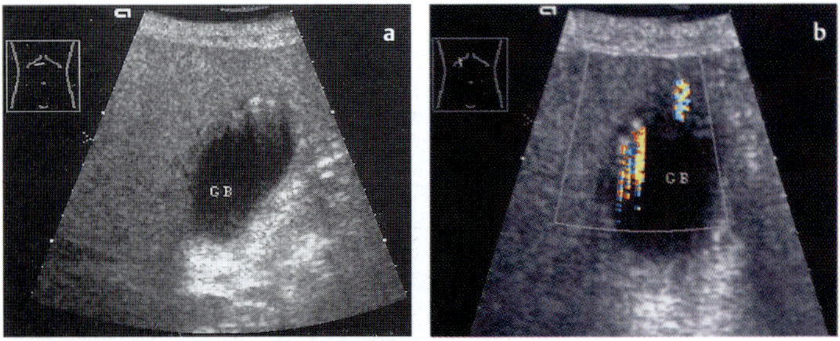

Abb. 499 a u. b Cholesterolose (Cholesteatose): Abschnittsweise fleckförmige echoreiche Wandveränderung mit Reverberationen. a B-Bild. b FKDS: Im Bereich der Wiederholungsechos zeigen sich Farbpixel als „Twinkling-Artefakt"

- **Adenomyomatose** (Abb. 500): Hyperplasie der Mukosa, Hypertrophie der Muskularis, Cholesterineinlagerungen und Ausbildung von Wanddivertikeln (Rokitansky-Aschoff-Sinus).
  - Segmentale Wandverdickung („Sanduhrgallenblase"; Fundusmyomatose) oder diffuse Wandverdickung.
  - Echogene Cholesterinflecken mit Reverberationsechos.
  - Kleine Wanddivertikel (Rokitansky-Aschoff-Sinus).
- **Xanthogranulomatöse Cholezystitis** (Abb. 501): Zählt zusammen mit der Cholesterolose und Adenomyomatose zu den „Cholezystosen". Sonographisch kein typisches Bild, ähnliche Befunde wie bei Adenomyomatose bzw. Cholesterolose. Klinisch: Druckschmerz, Entzündungszeichen.
  - Entzündlich-tumoröse Wandverdickung (ausgehend von entzündeten kleinen Wanddivertikeln?).

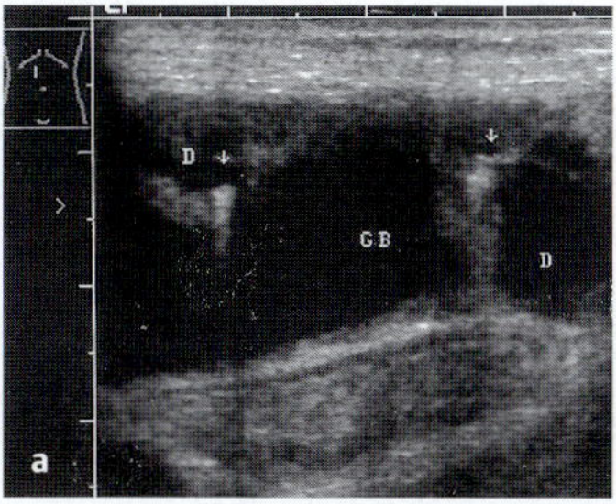

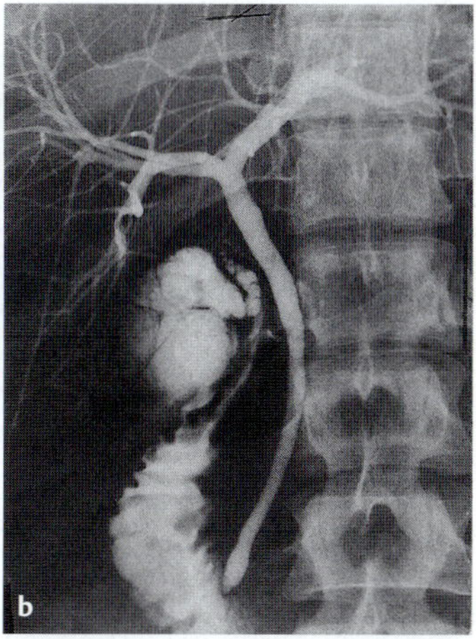

Abb. 500 a u. b Adenomyomatose. a segmentale oder diffuse Wandverdickung, Divertikel (D) und echogene Cholesterineinlagerungen (Pfeile). b ERC-Röntgenbild: Feinste Divertikel, unscharfe Begrenzung

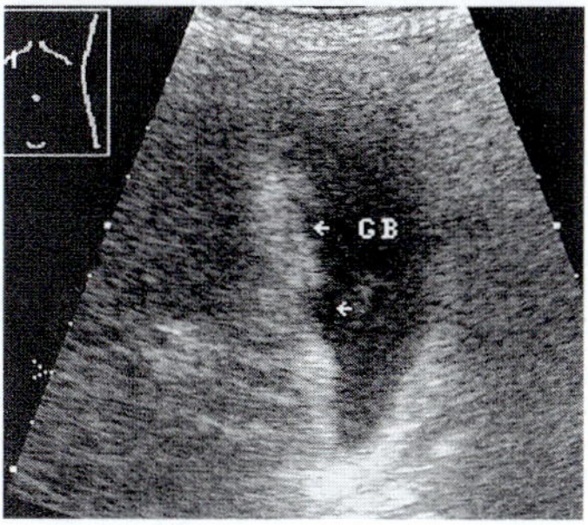

Abb. 501 Xanthogranulomatöse Cholezystitis: Umschriebene tumoröse Wandverdickung (Pfeile). GB = Gallenblase

- Fakultativ echogene Cholesterineinlagerungen, Reverberationen.

► **Chronische Cholezystitis** (Abb. 502):
- Diffuse oder umschriebene echogene Wandverdickung.
- Nachweis von Steinen.
- Fakultativ Verkleinerung (Schrumpfgallenblase).

► **Verdickte echoreiche Wand bei Aszites:** „Blooming"-Effekt infolge einer Überstrahlung, z. B. bei malignem Aszites mit wandseitiger Schallverstärkung.

► **Porzellangallenblase** (Abb. 503): Partielle/vollständige Wandverkalkung; Präkanzerose! Daher Operation.
- Umschriebene/diffuse, intensiv reflexogene Wand.
- Inkomplette/komplette Schallschatten.

► **Cholezystitis emphysematosa** (Abb. 504): Häufig bei Diabetes; umgehende Operation!
- Intensive glatte wandständige Reflexe durch bakterielle Gasbildung.
- Reverberationen.
- Auch Befund wie bei Steingallenblase; Fehlbeurteilung: Aerobilie/Porzellangallenblase (Abb. 503 und 444).

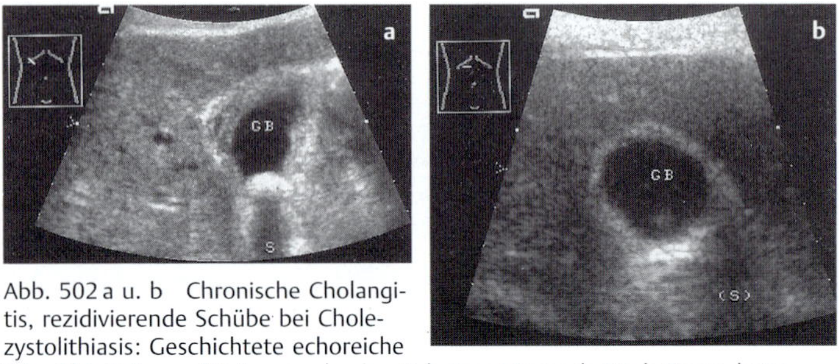

Abb. 502 a u. b Chronische Cholangitis, rezidivierende Schübe bei Cholezystolithiasis: Geschichtete echoreiche Wand bis 9,8 mm (Distanzmarken). a Schräger Längsschnitt, b Querschnitt. (S) = inkompletter Schallschatten infolge verstärkter Wandreflexion

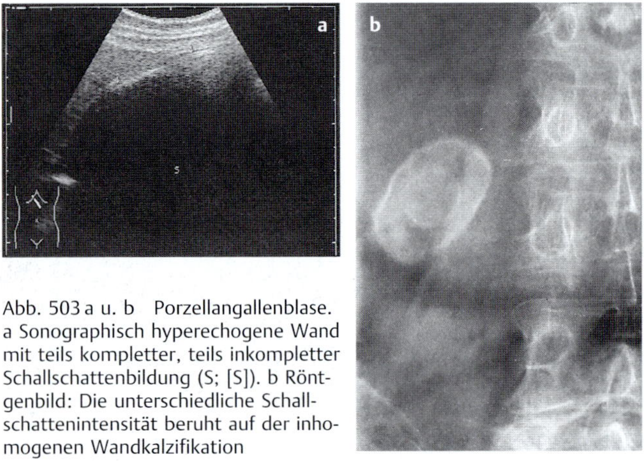

Abb. 503 a u. b Porzellangallenblase. a Sonographisch hyperechogene Wand mit teils kompletter, teils inkompletter Schallschattenbildung (S; [S]). b Röntgenbild: Die unterschiedliche Schallschattenintensität beruht auf der inhomogenen Wandkalzifikation

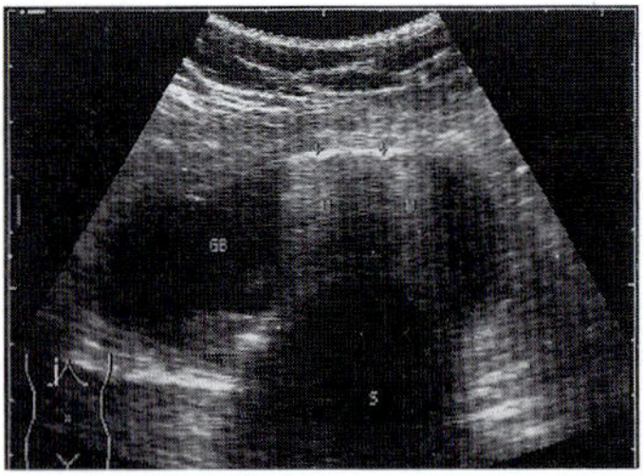

Abb. 504 Cholezystitis emphysematosa: Hydrops der Gallenblase (GB) mit Steinen und Schallschatten (S); ventral echogene Luftblasen (Pfeile) mit Wiederholungsechos

14.4 Intraluminale Veränderungen

Übersicht (Tab. 59)

Tabelle 59 · Intraluminale Veränderungen der Gallenblase

Ohne Schallschatten	Mit Schallschatten	Mit komplexer Struktur
Sludge (S. 357)	Gries (S. 359)	Gallenblasenkarzinom mit Stein (S. 361)
Empyem, Hydrops (S. 357)	Steine (S. 359)	Empyem mit Stein (S. 361)
Cholesterolpolyp (S. 358)	Steingallenblase (S. 360)	Phlegmone (S. 360)
Adenom (S. 358)	Aerobilie (S. 360)	
Karzinom (S. 359)		

Intraluminale Veränderungen ohne Schallschatten

- **Sludge** (Abb. 505): Bilirubin- und Cholesterinkristallbildung (schwimmend, polypös, tumorös, je nach spezifischem Gewicht); häufig bei parenteraler Ernährung. Folge: Steinbildung!
  - Träge beweglicher bolus-/pilz-/tapetenförmiger Besatz.
  - *Einzelne Kristallaggregate:* Aufwirbeln bei rascher Körperdrehung.
  - *Bei vollständiger Lumenausfüllung:* Echogene Gallenblase.

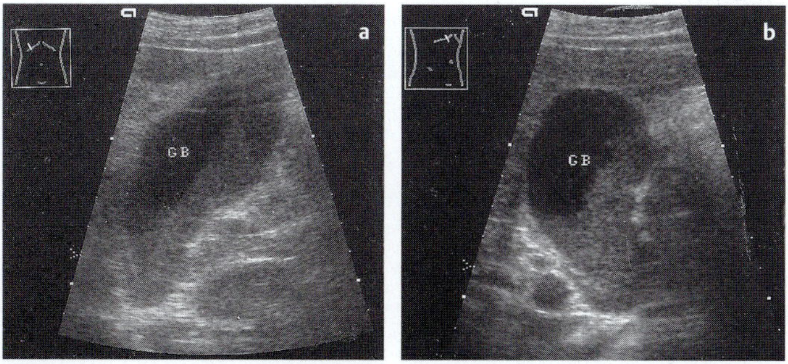

Abb. 505 a u. b Sludge in der Gallenblase (GB): Beweglicher echogener Bodensatz, der sich bei Lagewechsel (b) verändert

- **Empyem, Hydrops** (s. Abb. 514, S. 361; Abb. 493, S. 351):
  - Vergrößerte Gallenblase mit schwach oder deutlich echogenen Binnenstrukturen.
  - Vergrößerung (Länge > 80 mm, Breite > 40 mm).
  - Tastschmerz („Murphy-Zeichen").
  - Meist Steine.

- **Cholesterolpolyp** (Abb. 506):
  - Wandständiger intraluminaler runder Tumor.
  - Größe < 5 mm (bei einer Größe > 6 mm liegt eine echte Neoplasie vor; bei > 10 mm ist entsprechend der Adenom-Karzinom-Sequenz mit einem Karzinom zu rechnen).
  - Meist echogen mit Reverberationen, seltener echoarm.

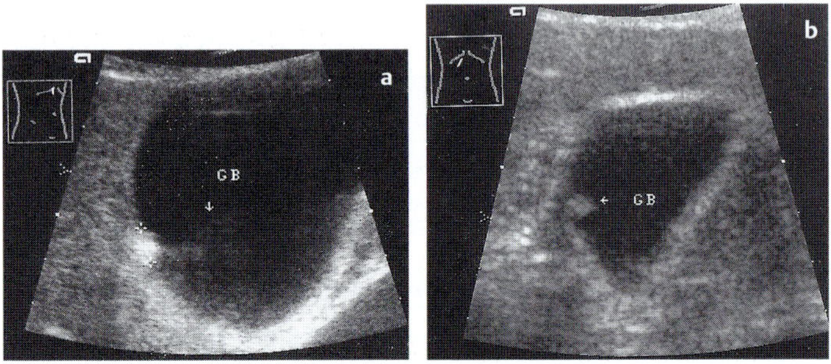

Abb. 506 a u. b Cholesterolpseudopolypen. a Echoreicher intraluminaler protuberierender Gallenblasenwandtumor (Distanzmarken; Pfeil: Bogenartefakt). b Echoarmer wandsessiler Polyp (Pfeil), DD Adenom

- **Adenom** (Abb. 507): Wandständiger Tumor > 6 mm; ab 10 mm regelmäßige Kontrollen, fakultativ Operation; ab 15 mm immer Operation, da gehäuft karzinomatöse Entartung.
  - Polypöser runder oder gelappter (papillomatöser) Tumor.
  - Wandadhärent, meist breitbasig.
  - Keine Wandinfiltration.
  - Kein Schallschatten.
  - *FKDS:* Intratumorale Gefäße.

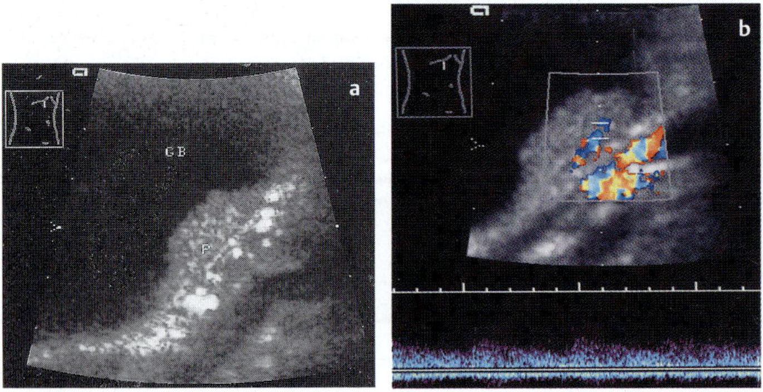

Abb. 507 a u. b Gallenblasenadenom. a Hyperechogene Raumforderung (P) in der Gallenblase (GB), breitbasig, wandadhärent, keine Wandinfiltration. b FKDS, Spektralanalyse: Intratumorales Gefäß; weitere Farbbelegung: V. cava

- **Karzinom** (Abb. 508):
  - Polypöser, inkomplett oder komplett die Gallenblase ausfüllender Tumor (bei > 33 mm fast immer invasives Karzinom).
  - Echoarm-scheckige Struktur.
  - Oft infiltrierendes Wachstum (Leber) mit schlechter Abgrenzbarkeit.
  - Meist Steine.
  - *FKDS:* Spärliche Vaskularisation.

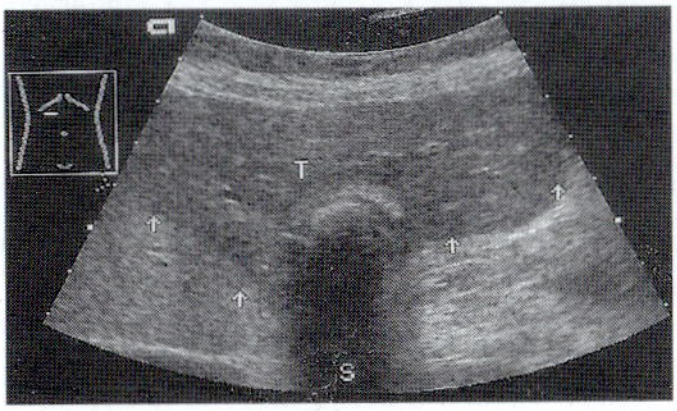

Abb. 508 Gallenblasenkarzinom (T, Pfeile): Echoarm-inhomogene vollständige Lumenausfüllung (Stadium II), Steinreflex, Schallschatten (S)

Intraluminale Veränderungen mit Schallschatten

- **Gries** (Abb. 509):
  - Feine Reflexzone ohne abgrenzbaren Steinreflex.
  - Summationsschallschatten.
- **Steine** (Abb. 509–511):
  - Heller Reflex, Schallschatten.
  - Beweglichkeit („rolling stones").
  - Lumenaussparung.
  - *Komplikationen:*
    - Cholezystitis: Entzündliche Wandverdickung, Druckschmerz (s. Abb. 492, S. 350).

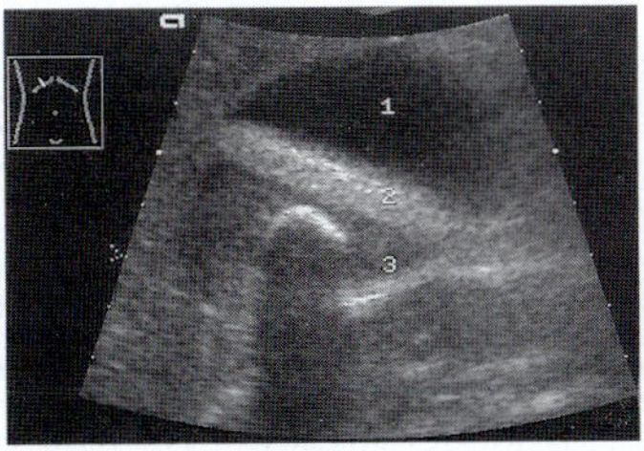

Abb. 509 Gallenblaseninhalte: Echofrei (1) = areflexive Galle; echoarm (3) = Sludge; feinkörnig echoreich (2) = Gries (häufig mit zarter Schallschattenzone). Echogen = Steinreflex, Schallschatten (S)

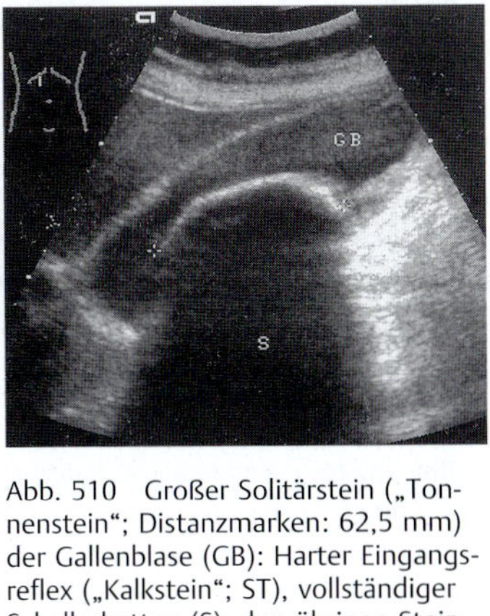

Abb. 510 Großer Solitärstein („Tonnenstein"; Distanzmarken: 62,5 mm) der Gallenblase (GB): Harter Eingangsreflex („Kalkstein"; ST), vollständiger Schallschatten (S), den übrigen Steinanteil verdeckend

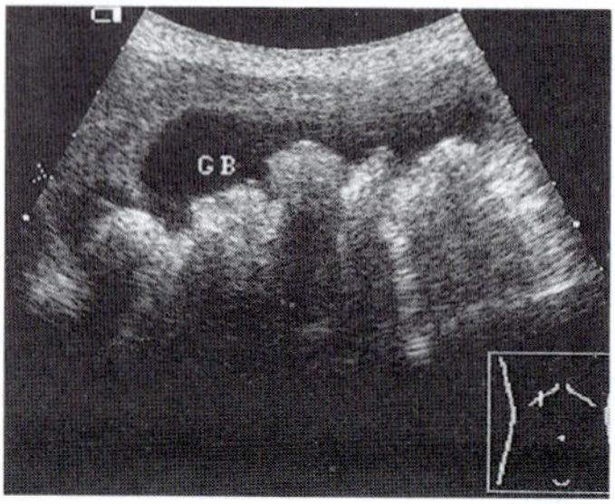

Abb. 511 Cholesterinsteine: Weiche rundliche, durchschallbare Aussparungen in der Gallenblase (GB), inkomplette Schallschatten

   - Hydrops: Gallenblasenvergrößerung auf > 80 mm Länge und > 40 mm Breite; schmerzhaft tastbarer Tumor (s. Abb. 493, S. 351).
   - Empyem (s. Abb. 514, S. 361).
- **Steingallenblase** (Abb. 512):
  - Steingefüllte Gallenblase.
  - Vollständige Reflexionszone an den vorderen Steinoberflächen.
  - Summationsschallschatten, die Restgallenblase verbergend (differenzialdiagnostisch Tonnenstein, Porzellangallenblase, Cholezystitis emphysematosa).
  - *DD Cholezystitis emphysematosa* (s. Abb. 504, S. 356): Die Gasblasen in der entzündeten Gallenblasenwand sind durch ihre Reverberationsschatten von einer Aerobilie (s. u.) und von wandadhärenten Steinen bzw. Cholesterinflecken unterscheidbar.

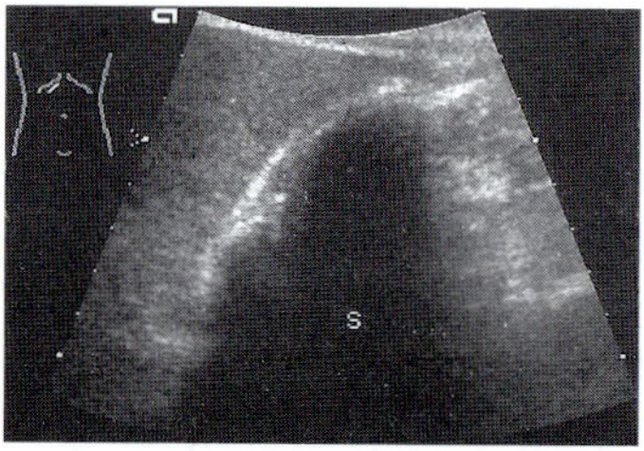

Abb. 512 Steingallenblase, DD Porzellangallenblase, DD Tonnenstein: Kein erkennbares Flüssigkeitsmedium; multiple Steinoberflächenreflexe führen zu einem Summationsschallschatten (S); bei Zoomeinstellung lassen sich häufig noch einzelne Steinreflexe abgrenzen

- **Aerobilie** (Luftblasen nach Papillotomie): Durch Lageveränderung sich bewegende, perlschnurartige Echos hinter der ventralen Wand bei Rückenlage.

Intraluminale Veränderungen mit komplexer Struktur

- **Sludge mit Stein/Gries** (s. Abb. 509, S. 359).
- **Gallenblasenkarzinom mit Stein** (Abb. 513):
- **Empyem mit Stein** (Abb. 514):
- **Phlegmone mit Wandverdickung/-ablösung:**
  - Empyembefund.
  - Bizarre Wandbegrenzung und –verdickung.
  - Intramurale Abszesse.
  - Intraluminale echogene Bande (abgelöste Mukosa).

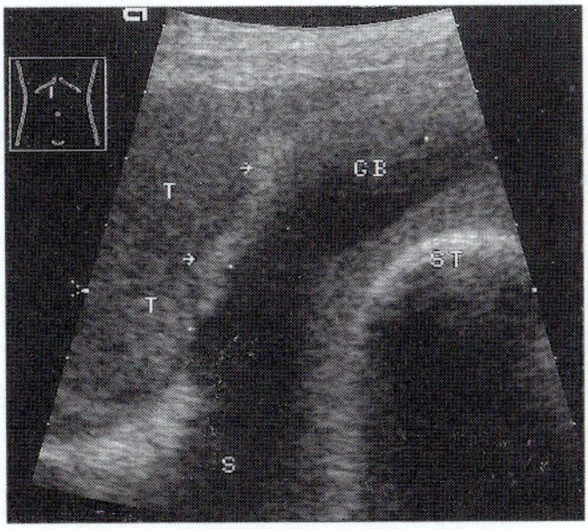

Abb. 513 Gallenblasenkarzinom; komplexe Struktur bei partieller Porzellangallenblase und Stein (ST), Sludge, Tumorinfiltration in die Leber (T)

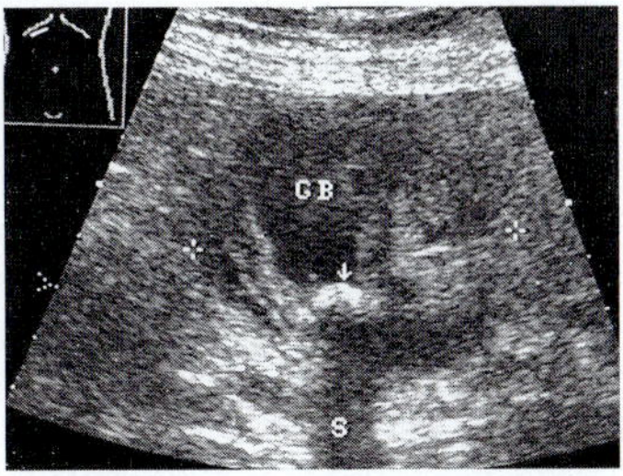

Abb. 514 Gallenblasenempyem (GB); Hydrops (Distanzmarken); phlegmonöse Wandstruktur und Stein (Pfeil) mit Schallschatten (S)

14.5 Bewertung und weiterführende Diagnostik

Sonographie

- **Sicherheit der Diagnose:** Durch das Flüssigkeitsmedium sind intraluminale Befunde mit bis zu 100 % Treffsicherheit in einem Auflösungsbereich bis 1 mm nachweisbar. *Einschränkung:* Schallbarkeit nur interkostal (problematisch bei Ileus, postoperativ oder konstitutionell hochstehendem Zwerchfell bzw. bei Zwerchfellparese, postprandialer Untersuchung, Kolonluftüberblähung, Schrumpfgallenblase).
  - *Steinnachweis:* Gelingt in der Regel zu 100 %, wenn Reflex, Schatten und Beweglichkeit nachweisbar sind. Die Treffsicherheit sinkt auf 95 % und größenabhängig erheblich tiefer, wenn ein Schallschatten fehlt. Bei Steinen im Infundibulum, Fornix oder als Bodensatz im Korpus liegt die Trefferquote nur bei ca. 65 %.
  - *Diagnose der Steinart:*
    - Harter Steinreflex, intensiver Schallschatten → Kalkstein.
    - Flauer Reflex, durchscheinender Stein, inkompletter Schallschatten → Cholesterinstein.
    - Schwebende Steine nach Röntgenkontrastmittel → Cholesterinstein; schwebende Steine in eingedickter, echobesetzter Galle → Empyem; keine Artdiagnose möglich.
  - *Gallenblasenkarzinom* mit lokoregionaler Metastasierung und Komplikationen (Cholestase) ist in über 90 % richtig erkennbar.
  - *Polypen* sind bei Anwendung der Untersuchungstricks ab einer Größe von 2 mm sicher erkennbar; manchmal Abgrenzung zu kleinen Steinen schwierig.
  - *Akute Cholezystitis:* Bei Übereinstimmung von Anamnese, Klinik und Labor keine weitere präoperative Diagnostik notwendig.

► **Fehlbeurteilungen:**
- *Kristallaggregate/Mikrolithen:* Polygonal-längliche Echos, < 1–2 mm, ohne Schatten und echogener Bodensatz; nur bei rascher Drehbewegung durch Aufwirbeln erkennbar (s. Abb. 505, S. 357).
- *Seröse Flüssigkeitsansammlung:* Gelegentlich wird nach Cholezystektomie eine solche Flüssigkeitsansammlung als Gallenblase, Abzess, oder Cholezystitis fehlgedeutet.
- *Magen- und Kolonluft:* Vortäuschung von Steinen und Wandverdickungen; daher sollte nicht die distale magen-/darmbenachbarte Wand als verdickt vermessen werden (Abb. 515).

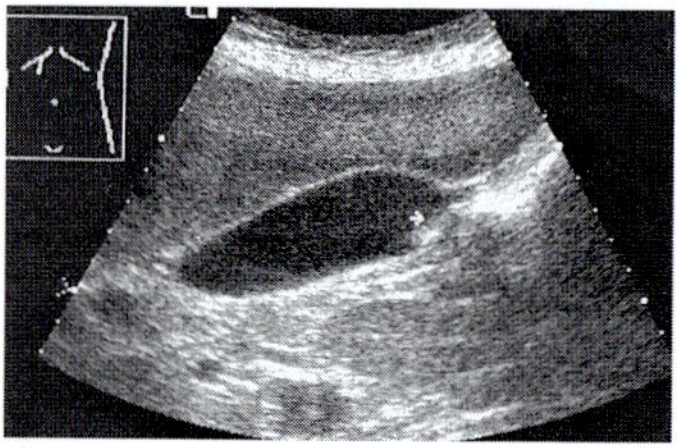

Abb. 515 Fundussteine in der Gallenblase (Pfeil), durch die umgebende Kolonluft kaum erkennbar. Hilfen: Langsames/schnelles Umlagern, Wiederholungsuntersuchung

► **Differenzialdiagnose:**
- *Intraluminale Veränderungen:* Durch Lagerung Differenzierung in Sludge, Steine, Polyp.
- *Polypen:* Im Unterschied zu Steinen wandadhärent, intramurale Gefäße.
- *Steine:* Schallschatten, Beweglichkeit.
- *Serome, Hämatome:* Echoarm-echoreiche Strukturen nach Cholezystektomie können als Gallenblase („Pseudogallenblase"), Detritus und echogene Metallclips als Gallensteine fehlgedeutet werden (s. Abb. 643 u. 644, S. 442).

Weiterführende Diagnostik

► **Steindiagnose:** Einschränkungen, bei denen zur Sicherung der Diagnose nach einer Kontroll-Sonographie ein CT (Treffsicherheit im CT 70–80 %) durchgeführt werden sollte, sind:
1. Steine im Infundibulum.
2. Echogener Steinbodensatz.
3. Fundussteine (Kolonluft!).

► **Empyem, Abszess, Sludge:** Wenn diese äußerst zäh sind, sind sie von einem Tumor häufig nicht differenzierbar. Als weitere bildgebende Verfahren kommen CT und MRT in Frage. Die definitive Klärung erfolgt jedoch in der Regel erst intraoperativ.

► **Chronische Cholezystitiden** – insbesondere mit Porzellangallenblase – sind Präkanzerosen; daher Operation.

► **Tumorverdacht:** Feinnadelbiopsie mit Zytologie.

15 Magen-Darm-Trakt

15.1 Untersuchung

Schnittebenen

- Oberbauchquerschnitt (s. S. 23).
- Subkostaler Schrägschnitt links (s. S. 28).
- Unterbauchquerschnitt (s. S. 31).
- Oberbauchlängsschnitt (s. S. 30).
- Unterbauchlängsschnitt (s. S. 32).
- Befundadaptierte Schnitte (Unterbauchschrägschnitte).

Sonographische Anatomie und Normalbefund

- **Wandaufbau** (Tab. 60): Alle Wände des Intestinaltraktes sind feinstrukturell vierschichtig aufgebaut; bei Magen und Darm kommt als fünfte Schicht noch die Serosa des Bauchfells hinzu.

Tabelle 60 · **Feingewebliche Schichten des Intestinums**

Tunica mucosa (mit Epithelschicht)
Tunica muscularis mucosae
Tela submucosa
Tunica muscularis
Tunica serosa (mit Subserosa)

- **Ösophagus:** Er lässt sich nur zervikal dorsomedial des linken Schilddrüsenlappens und im Kardiabereich im Oberbauchlängsschnitt zwischen Aorta und Leber als Kokarde darstellen.
- **Magen** (Tab. 61 und Abb. 516): Er kann sonographisch in fast allen Abschnitten untersucht werden.

Tabelle 61 · **Untersuchungspositionen zur Darstellung einzelner Magenabschnitte nach Flüssigkeitsfüllung**

Magenabschnitt	Untersuchungsposition
Fornix	Kopf tief, Linksseitenlage
Korpus	Kopf hoch, Linksseitenlage
Antrum	Kopf hoch, Rückenlage
Große Kurvatur	Stehen
Pylorus, Bulbus duodeni	Kopf hoch, Rechtsseitenlage

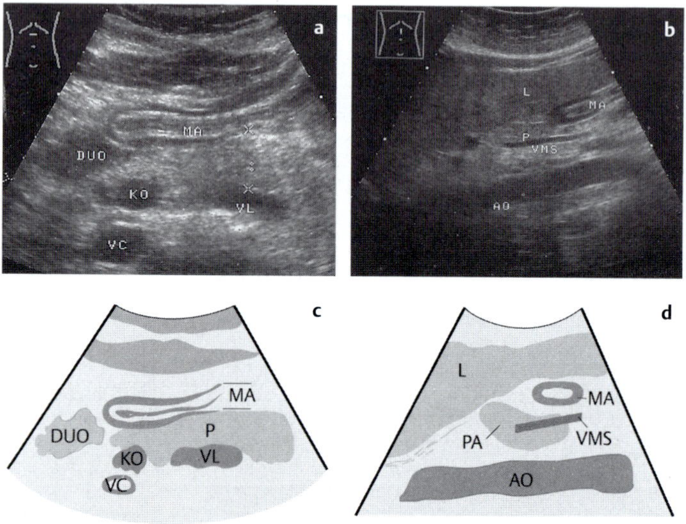

Abb. 516 a–d Darstellung des Magens. a u. c Oberbauchquerschnitt: Magenantrum (MA) mit echoarmer T. muscularis, echoreicher T. submucosa und innerer echoarmer T. mucosa; angeschnittenes flüssigkeitsgefülltes Duodenum (DUO); dorsal Pankreas mit Pankreasgang (Distanzmarken). KO = venöser Konfluens, P = Pankreaskorpus, VL = V. lienalis, VC = V. cava. b u. d Oberbauchlängsschnitt: Magenantrum (MA), als ovaläre Ringfigur abgebildet. AO = Aorta, L = Leber, P = Pankreaskorpus, VMS = V. mesenterica superior

► **Dünndarm:** Die Dünndarmwand ist kaum sichtbar, auch liegen die Schlingen vielfach übereinander, sodass eine Analyse der Wände bei einem gesunden Organ nicht möglich ist (der distendierte Dünndarm bei [Sub-]Ileus zeigt das typische „Klaviertastenphänomen", Abb. 517). Das terminale Ileum ist vom Zökalpol (atemsverschieblich ventral der Psoasmuskulatur) aus nach links ventral der Iliakalgefäße zu suchen.

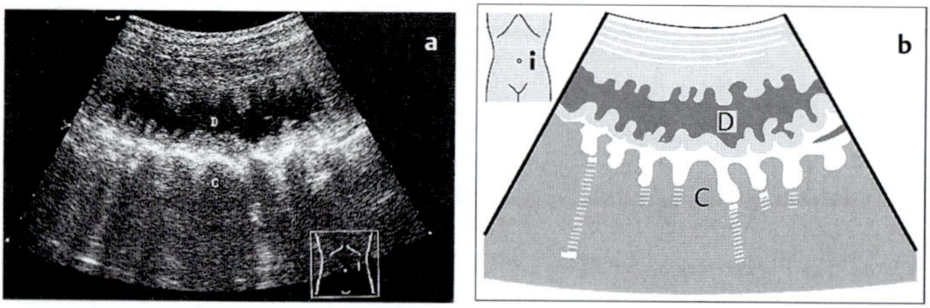

Abb. 517 a u. b Dünndarm-Ileus mit gut sichtbaren Kerckring-Falten („Klaviertastenphänomen"). D = Dünndarm, C = Kolon, erkennbar an den Haustren

- **Dickdarm** (Abb. 517): Er kann in seinem Verlauf vom Zökum über das Transversum bis zum Sigma und Rektum (z. T. mit den typischen Haustren und Plicae) verfolgt werden.

Untersuchungsablauf

- **Schallkopf:** 5,0 MHz; zur Übersicht aber 3,5-MHz-Schallkopf, besonders für die Bereiche Hinterwand und Fundus (schallkopfferner Bereich) des Magens.
- In der Regel Rückenlage, gelegentlich Speziallagerungen (Tab. 61).
- Zur genauen Analyse der Wandschichten Magenfüllung mit 500–1000 ml Tee oder Wasser (getrunken mit einem Strohhalm), evtl. gleichzeitige Injektion von 20 mg Butylscopolamin.
- Hinweise auf entzündliche Veränderungen (Divertikulitis, Appendizitis) durch Schmerzangabe bei der Palpation mit dem Finger oder dem Schallkopf.
- Das terminale Ileum ist nur mit hochfrequenten Schallköpfen und hochauflösenden Geräten darstellbar.
- Bei der Sonographie der Appendix bei Verdacht auf Appendizitis wird zunächst der Zökumpol dargestellt, dann unter dosierter Kompression Aufsuchen einer kleinen Kokarde (Querschnitt) bzw. eines kleinen echoarmen Bandes (Längsschnitt).

Befundübersicht, Einteilung

- **Magen:** Der Magen steht aufgrund schallphysikalischer Eigenschaften einer sonographischen Diagnostik entgegen. Dennoch lassen sich nicht nur gröbere wandpathologische Prozesse wie Tumoren und schwerere Entzündungen darstellen, sondern auch die normale, dickere Magenwand und mit hochauflösender Gerätetechnik sogar die normale Darmwand.
  - *Sonographisch erkennbar:* Funktionelle Störungen und Wandverdickungen. Entzündliche Magen-Darm-Erkrankungen führen zu langstreckig/diffusen Tumoren zu umschriebenen Wandverdickungen. Ort, Umfang, Kontur und Struktur geben Hinweise auf die Art der Störung.
  - *Sonographisch schlecht oder nicht erkennbar:* Entzündliche/ulzeröse Mukosaprozesse, Gefäßveränderungen wie Angiodysplasien, Blutungen, kleine Polypen (fehlende Impedanz; „Stecknadel im Heuhaufen"). Im Unterschied zur Endoskopie oder zum Röntgen gibt die Sonographie keine kontinuierliche Wandübersicht, sondern nur die Darstellung eines Ausschnitts.
- **Dünndarm:** Am häufigsten werden Funktionsstörungen diagnostiziert, entzündliche Darmerkrankungen (Prototyp M. Crohn) sind am zweit häufigsten.
- **Dickdarm:**
  - Bei der Sonographie des Dickdarms liegt der Untersuchungsschwerpunkt bei den Darmtumoren und Kolitiden. Tumoren bieten in der Regel umschriebene Veränderungen („Kokarde"), Kolitiden (einschließlich der Appendizitis) längerstreckige Wandverdickungen.
  - Die Diagnostik funktioneller Störungen (z. B. Dickdarmileus bei Darmverschluss) wird meist durch ausgeprägte Luftüberblähung verhindert.
- **Einteilung/Übersicht:**
  - *Magen:* s. Tab. 40, S. 366.
  - *Dünndarm:* s. Tab. 63, S. 372.
  - *Dickdarm:* s. Tab. 65, S. 378.

15.2 Magen

Übersicht (Tab. 40)

Tabelle 62 · **Pathologische Befunde am Magen (die sonographisch schwer oder nur eingeschränkt erkennbaren in Klammern)**

Wandverdickung		**luminale Erweiterung/ Einengung**
diffus	*umschrieben*	
Wandödem (S. 366)	Pylorusstenose (S. 368)	Entleerungsstörung (S. 72)
chronische B-Gastritis (S. 367)	(Magenausgangsstenosen, S. 368)	Narben-/Entzündungsstenose (S. 370)
M. Ménétrier (S. 367)	Varizen (S. 368)	Tumorstenose (S. 370)
infiltrierendes Karzinom (S. 367)	Ulcus ventriculi, ulzeriertes Karzinom (S. 368)	
malignes Magenlymphom (S. 367)	(benigne Tumoren, S. 369)	
	Frühstadium maligner Tumoren, Metastasen (S. 369)	
	Magenkarzinom (S. 369)	
	malignes Magenlymphom (S. 369)	
	(Leiomyom, Neurinom), gastrointestinaler Stromatumor (GIST, S. 369)	

Diffuse Wandverdickung

► **Ödematöse Wandschwellung** (Abb. 518): Antrumschleimhautschwellung bei akuter Pankreatitis; gleichartige echoarme Wandschwellung bei nephrotischem Syndrom, Eiweißmangelstörungen, kardialer Stauung.
- Echoarme glatte homogene Wandverdickung über 7 mm.
- *Differenzialdiagnostisch:* Wandverdickung während einer Kontraktionswelle.

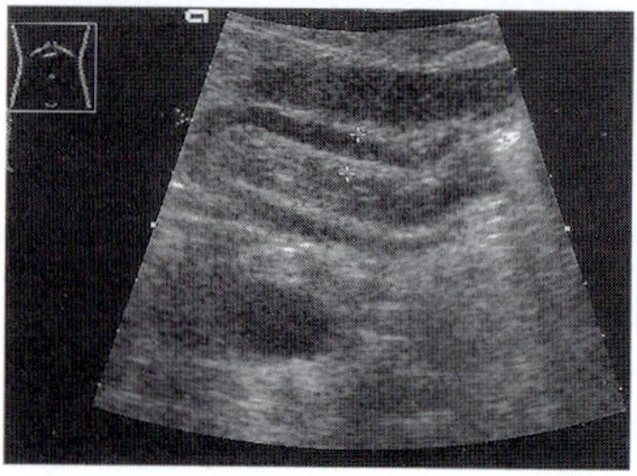

Abb. 518 Magenwandschwellung (7,2 mm; Distanzmarken) bei akuter Pankreatitis

- **Entzündliche/hyperplastische Wandschwellung** (Abb. 519):
  - *Chronische schwere Helicobacter pylori-positive B-Gastritis:*
    - Geringe bis ausgeprägte Faltenverdickung/Faltenhyperplasie.
    - Faltendicke oft bis 20 mm, Faltenkämme und Faltentäler gut abgrenzbar.
  - *M. Ménétrier:* Faltenhyperplasie (gleicher Befund wie bei der schweren B-Gastritis).

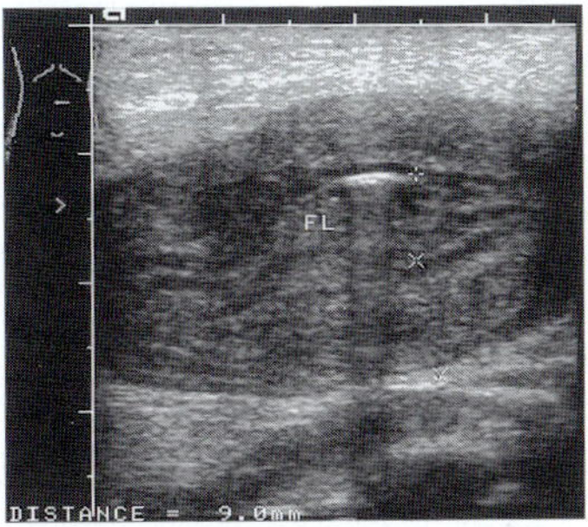

Abb. 519 Schwere B-Gastritis: Deutlich verdickte geschichtete Magenwand (echoarm-echoreich-echoarm; Distanzmarken), bis auf einen kleinen echogenen Luftreflex und etwas Flüssigkeit (FL) weitgehend aufgebrauchtes Lumen

- **Tumoröse diffuse Wandschwellung:**
  - *Diffus infiltrierend wachsendes Karzinom* (Abb. 520):
    - Langstreckige zirkuläre Wandverschwellung.
    - Starre echoarme Wand.
    - Aufhebung der physiologischen Wandschichtung.
    - Fehlende Peristaltik.
    - Fakultativ lokoregionale oder Fernmetastasen.
    - FKDS: Aberrante Tumorgefäße.

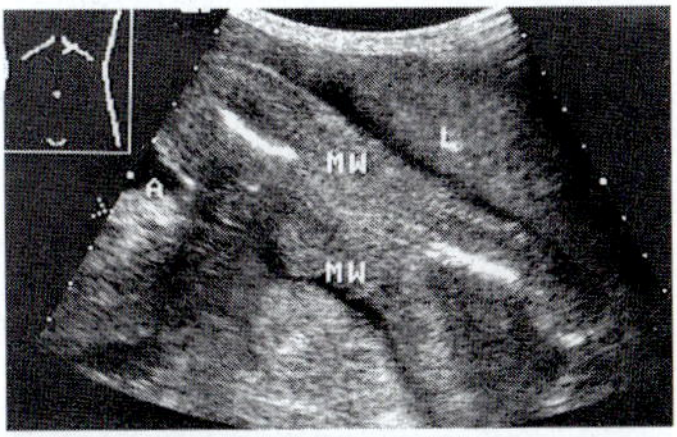

Abb. 520 Diffus wachsendes Magenkarzinom: Langstreckige Wandverdickung (MW), hochgradige Lumeneinengung, verwaschene Wand mit aufgehobener Schichtung und Peristaltik. A = Aszites, L = linker Leberlappen

  - *Diffus ausgebreitetes malignes Magenlymphom* (MALT-NHL, Abb. 521): Aus MALT (= mucosaassoziiertem lymphatischen Gewebe) neu entstandenes Gewebe infolge einer B-Gastritis.
    - Intensiv hyporeflexive Wandverschwellung infolge tumoröser Wandinfiltration.
    - Aufgehobene Wandschichtung; selten Falten noch abgrenzbar (ähnlich der schweren Gastritis).
    - Lumen deutlich/hochgradig eingeengt bis aufgehoben.

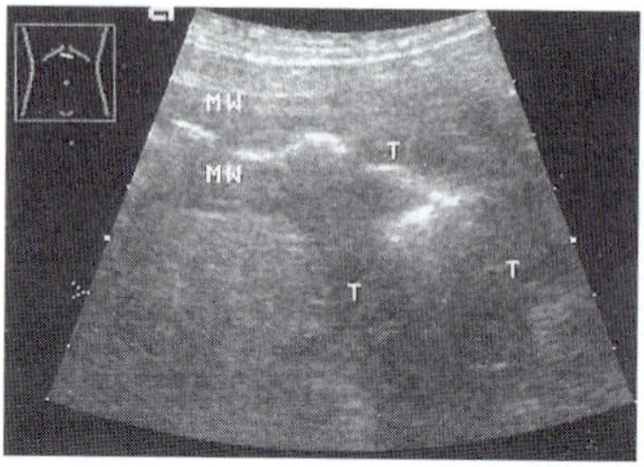

Abb. 521 Malignes diffuses Magenlymphom (T; MW): Hyporeflexive polyzystische Tumorstruktur, hochgradig verschmälertes Lumen, aufgehobene Wandschichtung

Umschriebene Wandverdickung

- **Konnatale hypertrophische Pylorusstenose:**
  - Pylorische Muskelhypertrophie im Oberbauchquerschnitt (Organlängsschnitt als „cervix-sign").
  - Sonographisch verzögerte Magenentleerung.
  - Hyper- und Retroperistaltik.
- **Magenausgangsstenosen** (Abb. 522): Entzündlich, ulzerös (sonographisch schwer direkt nachweisbar, meist nur an indirekten Zeichen der Magenatonie), tumorös.
  - Starre Pyloruswand.
  - Vermehrte Flüssigkeit oder Speisereste (echofreier Inhalt bzw. fein-homogene bis grobe reflexreiche Struktur; bei längerem Zuwarten, Antippen oder Lagewechsel erkennbare Bewegungen).

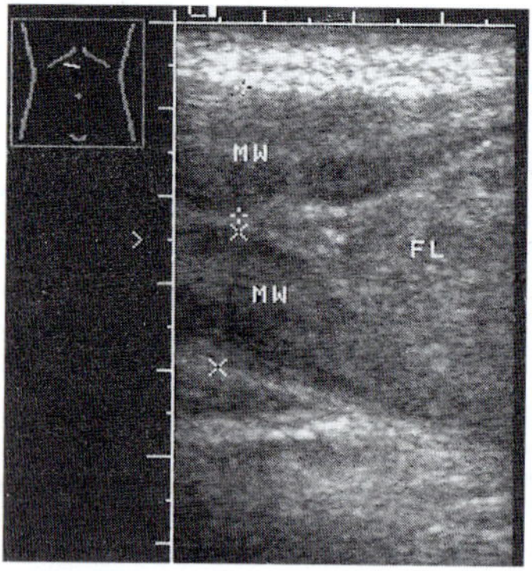

Abb. 522 Maligne Magenausgangsstenose (Pfeil) bei Siegelringkarzinom: Aufgebrauchtes Lumen infolge tumoröser Wandverdickung des Antrums (MW; Distanzmarken); Schichtung der Wand noch angedeutet erhalten; prästenotische Erweiterung mit flockig-echoreichem Inhalt (FL)

- **Varizen:**
  - Echofreie/zystoide Verdickungen an der Magenaußenwand.
  - *FKDS:* Hepatofugaler Fluss mit portalvenösem Flow.
- **Ulcus ventriculi/ulzeriertes Karzinom** (Typ III nach Borrmann, Abb. 523):
  - Schüsselförmig lumenseitig exkavierte, verdickte Wand.

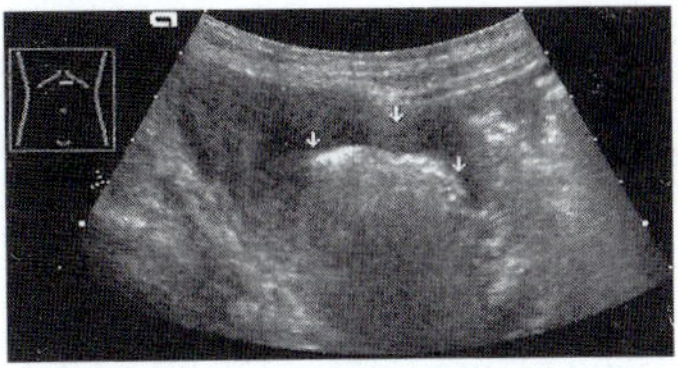

Abb. 523 Ulzeriertes Magenkarzinom (Pfeil): Der breite Ulkusgrund, hier durch Luftreflex gut abgrenzbar, ist in der hyporeflexiven tumorösen Magenwand als konvexbogige Echozone erkennbar

- **Benigne Tumoren:** Epitheliale benigne Tumoren (polypöse Adenome) sind wegen ihrer geringen Größe sonographisch nicht oder nur nach Flüssigkeitsfüllung des Magens zu erkennen; mesenchymale (Leiomyome, Neurinome) können erhebliche Größe annehmen und sind dann sonographisch darstellbar.
  - Echoarm, rundlich, glatt begrenzt.
  - Keine Metastasen.
- **Maligne Tumoren** (im frühen Stadium); **Magenmetastasen** (z. B. malignes Melanom):
  - Unregelmäßige rundlich/knollige Wandverdickung.
- **Magenkarzinom** (Abb. 524 u. 525): Tumordicke im statistischen Mittel 16 mm.
  - *Bei polypösem Karzinom:* Knolliges Wachstum.
  - *Bei zirkulär wachsendem Karzinom:* Typische runde/ovale Ringfigur, echoreiches Zentrum aus Luft und Schleim (Kokarde), fakultativ Metastasen.
  - *FKDS:* Tumor-Neovaskulisation.

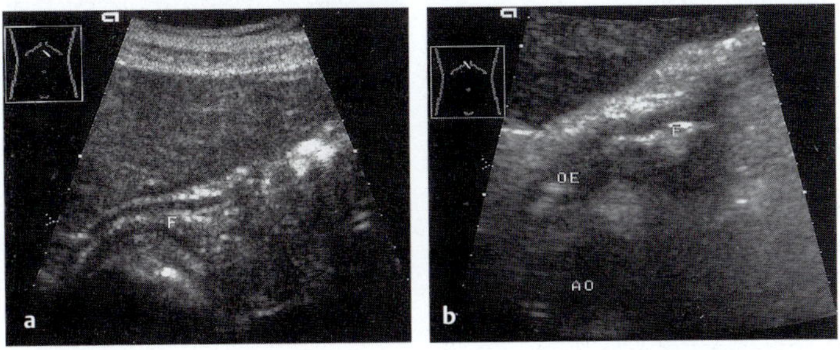

Abb. 524 a u. b Ösophagogastrales Übergangskarzinom (Kardia-/Mageneingangskarzinom). a Schräger Oberbauchlängsschnitt: Darstellung der normalen echoarmen Wand (Muscularis) von Kardia und Fornix. b Kardiakarzinom: Unregelmäßige hyporeflexive Tumorformation vom kardialen Ösophagus (OE) bis zum Fornix (F). AO = Aorta

- **Malignes Magenlymphom:** Erscheinungsbild wie bei diffusem Lymphom (s. o.) oder Magenkarzinom.
- **Mesenchymale Tumoren:** Leiomyom, Neurinom, gastrointestinale Stromatumoren (GIST).
  - *Benigne*:
    - Größe < 6 cm.
    - Keine erkennbare Vaskularisation.

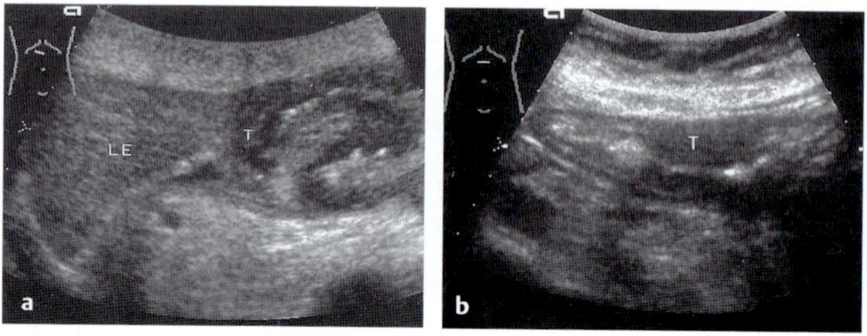

Abb. 525 a u. b a Magenkarzinom: Komplex strukturierter Antrumtumor (T). b Polypöser Tumor (T), histologisch Karzinoid.

- *Maligne* (Abb. 526a u. b): Leiomyosarkom, GIST.
  - Größe meist > 6 cm.
  - Tumorvaskularisation.
  - Fakultativ Metastasen.

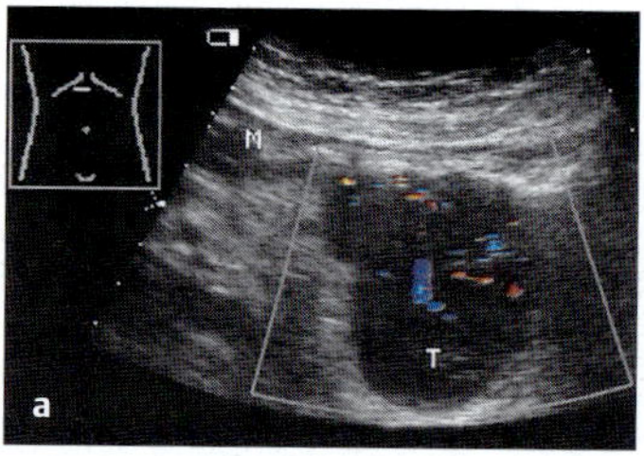

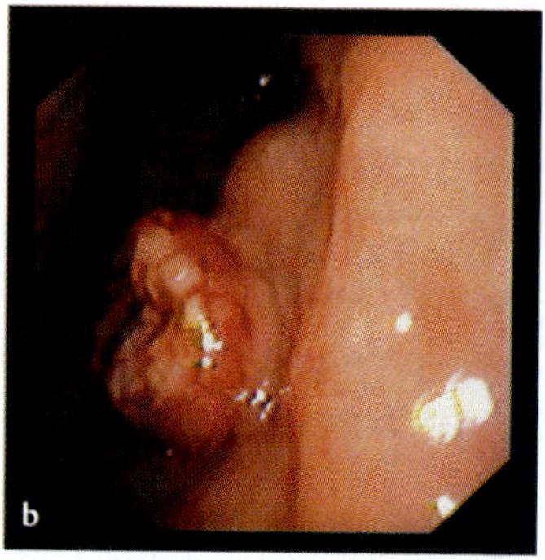

Abb. 526 a u b a asymmetrischer, flach polypöser Magentumor (T), weit wandüberschreitend in die Tiefe wachsend: Gastrointestinaler Stromatumor (GIST; hier maligne, bereits metastasiert), M = Antrum. b endoskopisches Bild, Biopsien negativ

Luminale Erweiterung/Einengung

- **Entleerungsstörung bei Ileus/diabetische Gastroparese:**
  - Erweiterung des Magens ohne Wandveränderung, Flüssigkeitsfüllung.
- **Mechanische Abflussbehinderung:**
  - *Narben-/Entzündungsstenose:* Keine wesentliche Wandverdickung.
  - *Tumorstenose:* Erhebliche konzentrische Wandverdickung (s. Abb. 522, S. 368).

Bewertung und weiterführende Diagnostik

- **Sonographie:** Die Magenwand kann fälschlich als verdickt beurteilt werden, wenn die Wand tangential getroffen wird und sich viele Falten hintereinander abbilden (Abb. 527). Andererseits werden selbst bei entsprechender Klinik (Inappetenz, Gewichtsabnahme, Völlegefühl, Abneigung gegen Gebratenes) massive Verschwellungen übersehen, wenn nicht alle Abschnitte des Magens eingestellt werden (subkostaler Schrägschnitt links zur Beurteilung des Magenkorpus; hoher paramedianer Längsschnitt über dem Hiatus aorticus mit Darstellung der Kardia und des Mageneinganges; Abb. 524).

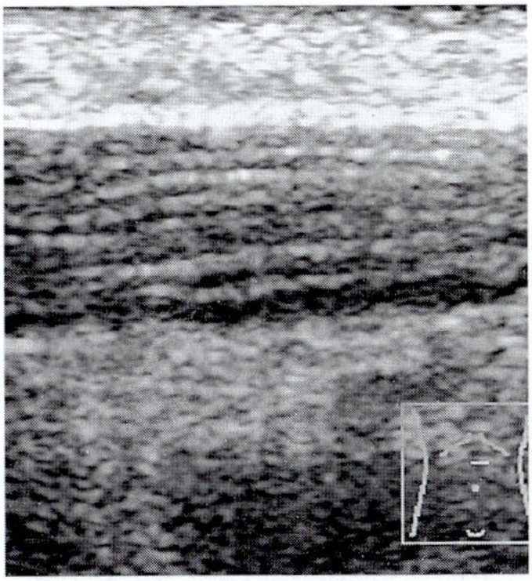

Abb. 527 Tangential getroffene Magenfalten, die eine Wandverdickung vortäuschen

- **Magenspiegelung mit Biopsien** (ggf. auch Schlingenbiopsie):
  - Bei jeder sonographisch diagnostizierten Wandverdickung (Vorkommen z. B. bei Morbus Ménétrier, chronischer Gastritis, Karzinom, Lymphom).
  - Auch bei Hinweisen für einen benignen Tumor (glatte Oberfläche, Randfalten, Faltenabhebung mit der Zange bei submukösem Sitz).
- **CT-Untersuchungen oder Endosonographie:** Zur Frage des Tumorstaging oder der Tumorausdehnung, wenn sonographisch keine genügende Aussage möglich ist. Lokoregionale Metastasen werden in der Regel frühzeitig gesehen.

15.3 Dünndarm

Übersicht (Tab. 63)

Tabelle 63 · Pathologische Befunde am Dünndarm

Funktionelle Störungen	Darmwandverdickung	
	langstreckig	*umschrieben*
(Gastro-)Enteritis	Morbus Crohn des terminalen Ileums (S. 374)	benigne Dünndarmtumoren (Adenom, Leiomyom, S. 377)
Sprue (S. 373)	akute fieberhafte Enteritis (S. 376)	maligne Dünndarmtumoren (Duodenalkarzinom, Karzinoid, S. 377)
autonome diabetische Neuropathie (S. 373)	Dünndarmhämatom (S. 376)	
mechanischer Subileus/Ileus (S. 373)	Mesenterialgefäßverschluss (S. 376)	
Invagination (S. 374)	Amyloidose (S. 377)	
paralytischer Subileus/Ileus (S. 374)		

Funktionelle Störungen

- **(Gastro-)Enteritis** (Abb. 528a):
  - Sekretorische Flüssigkeitsansammlung.
  - Echofreier bis reflexreicher (je nach Inhalt) intraluminaler vermehrter Darminhalt.
  - Weit gestellte Darmschlingen.
  - Hyperperistaltik.
  - Akzentuierte Wand.

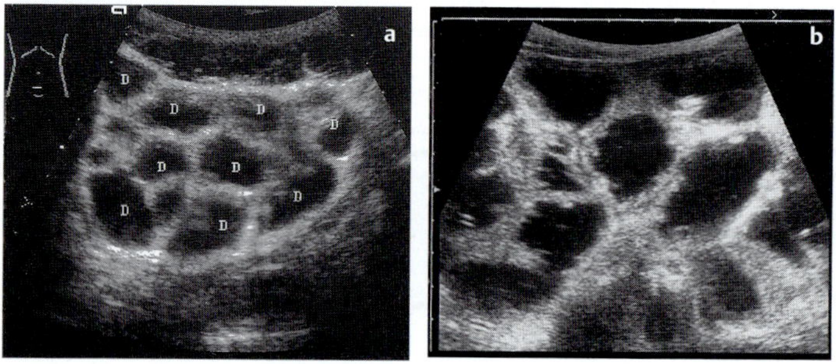

Abb. 528 a u. b Funktionelle Störung. a Akute Enteritis: Flüssigkeitsgefüllte Darmschlingen (D). b Sprue: sog. „Waschmaschinenphänomen"

- **Sprue** (Abb. 528b):
  - Echoarme Wandverdickung (Ödem).
  - Distension des flüssigkeitsgefüllten Lumens.
  - *Im bewegten Bild:* „Waschmaschinenphänomen".
- **Diabetische autonome Neuropathie** (Abb. 529): Häufig bei Diabetesdauer > 8 Jahre in Kombination mit anderen diabetischen Folgen. Klinisch schwer beeinflussbare Diarrhö, auch Steatorrhö. Oft autonome Kardiopathie mit Tachykardie sowie periphere Neuropathie.
  - Weit gestellte Darmschlingen.
  - Hypo-/Hyperperistaltik.

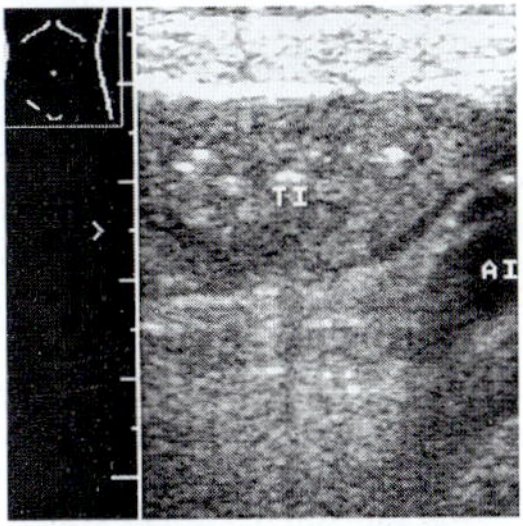

Abb. 529 Diabetische autonom-neuropathische Enteropathie: Weite Ileumschlingen (TI), keine Wandverdickung, Hyperperistaltik. Klinisch langjähriger Diabetes mellitus Typ II, Durchfälle

- **Mechanischer Subileus/Ileus:** Obturationsileus infolge von Briden, Gallenstein, Fremdkörper u. a. (Abb. 530 u. 531; s. auch Abb. 110 und 111, S. 85); Strangulationsileus infolge Invagination oder Volvulus.
  - Weit gestellte Darmschlingen.
  - Vermehrte intraluminale Flüssigkeit (echofreier bis reflexreicher Inhalt).
  - In der Regel anfangs verstärkte, später verminderte/aufgehobene Peristaltik (Pendelperistaltik).
  - „Klaviertasten-/Leiterphänomen" (in der Flüssigkeit abgrenzbare Kerckringfalten des Jejunums): Bei Längsschnitt der Darmschlinge klaviertastenförmig, bei Tangentialschnitt leiterartig (Abb. 530). Im Ileum fehlen Kerckring-Falten, hier daher weitgehend glatte Innenseite der weit gestellten Schlingen (Abb. 531).
  - Fakultativ umschrieben freie Flüssigkeit.

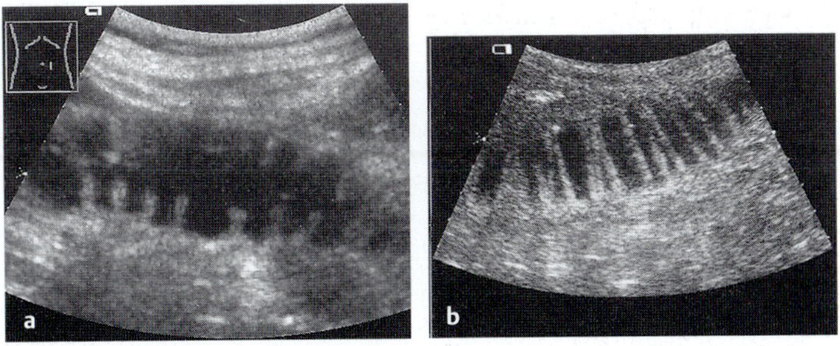

Abb. 530 a u. b Subileus/Ileus. a Flüssigkeitsgefüllte Dünndarmschlingen, „Klaviertastenphänomen". b „Leiterphänomen"

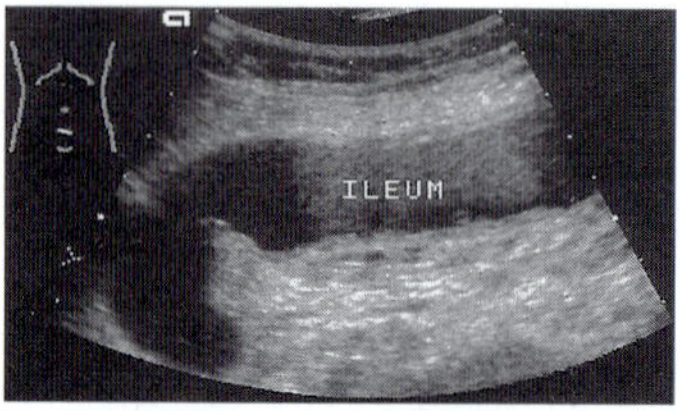

Abb. 531 Ileus (Bridenileus): Lumenerweitertes terminales Ileum mit Flüssigkeitsfüllung; keine Kerckring-Falten, somit kein Klaviertasten-/Leiterphänomen

- *Bei Gallenstein/Bezoar* (Abb. 112): Prästenotisch Zeichen des Ileus; das obstruierende Hindernis ist als intralumniale RF erkennbar (Stein: Typische Steinkriterien, Schallschatten. Bezoar: Echoarme RF ohne Schallschatten).
- *Bei Invagination:*
  - Darstellung des in den Darm eingestülpten Darmabschnitts als innerer und äußerer echoarmer Ring mit echoreichem Zwischenring („Kokarde in Kokarde"; häufig bei Polypen, Tumor, Lymphknoten).
  - Leichte Wandverdickung, ggf. mit geringem Flüssigkeitssaum.
  - Fehlende Peristaltik im Invaginat.

► **Paralytischer Subileus/Ileus:** Häufig Peritonitis! (s. auch Abb. 114, S. 87).
- Atonisch-weit gestellte, prall aneinander liegende Schlingen.
- Echogener Inhalt.
- Meist keine Peristaltik mehr.
- Darmwandschichten abgrenzbar.
- Fakultativ umschrieben freie Flüssigkeit.

Langstreckige Wandverdickung

► **M. Crohn des terminalen Ileums:**
- *Klinische Hinweise:* Durchfall, Schmerzen im rechten Unterbauch, erhöhte BSG; fakultativ Eisenmangelanämie, Steathorrhö, Vitamin B_{12}-Mangel, Gallensäureverlustsyndrom mit chologenen Diarrhöen. Mögliche Komplikationen:
  1. Stenosen.
  2. Fistelbildungen (cave: auch Darmtumoren!), entero-kutan, entero-vesikal, entero-mesenterial, entero-uterin.
  3. Entzündliche echoarme Mesenteriumreaktion.
  4. Abszess.
  5. Ileus.
- *Sonographische Befunde* (Abb. 532–534):
  - Verschwellung der terminalen Ileumwände mit Verbreiterung über 4 mm (Schweregrad der Entzündung s. Tab. 64).
  - Vermehrte intraluminale Flüssigkeit (mangelnde Resorption im Unterschied zu viralen oder bakteriellen Enteritiden; hier mit Wandverdickung!).
  - Starre Schlinge mit verminderter oder aufgehobener Peristaltik.
  - „Pflastersteinartige", polypöse innere Wandkontur.
  - Häufig begleitende Mesenteriitis.
  - Subileuszeichen.
  - Fakultativ freie Flüssigkeit, Lymphknotenschwellungen.
  - FKDS: Farbdopplersignale als Zeichen der entzündlichen Hyperperfusion (Abb. 532b).

Tabelle 64 · Beziehung der sonographischen Wandstruktur zum Schweregrad der Entzündung bei M. Crohn

Wandstruktur	Entzündungstyp
akzentuiert	geringe Entzündung
echoreiche Schichtung mit verbreiterter Mittelschicht	mittlere Entzündung
echoarm-verwaschen	hohe Entzündung

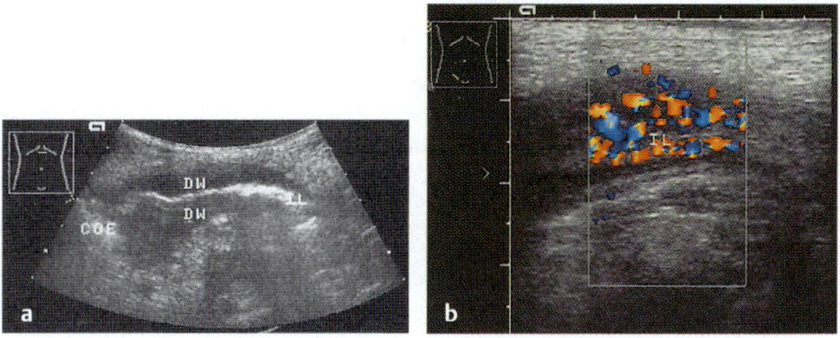

Abb. 532 a u. b M. Crohn des terminalen Ileums (TI), hohe Aktivität, Stenose. a B-Bild: Intensiv hyporeflexiv verschwollene Darmwände (DW), verwaschene aufgehobene Darmwandschichtung. COE = Zökum. b FKDS: Ausgeprägte inflammatorische Vaskularisation

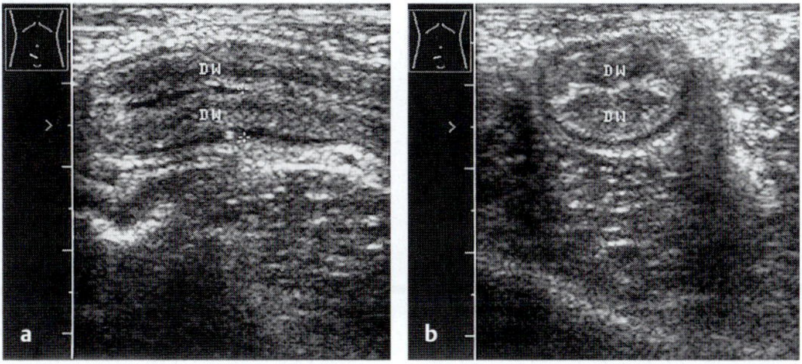

Abb. 533 a u. b M. Crohn: Erhebliche Wandschwellung des terminalen Ileums (Distanzmarken); echoreiche Mittelschicht (Submukosaäquivalent), Lumeneinengung. a Unterbauchlängsschnitt, b Querschnitt. DW = Darmwand

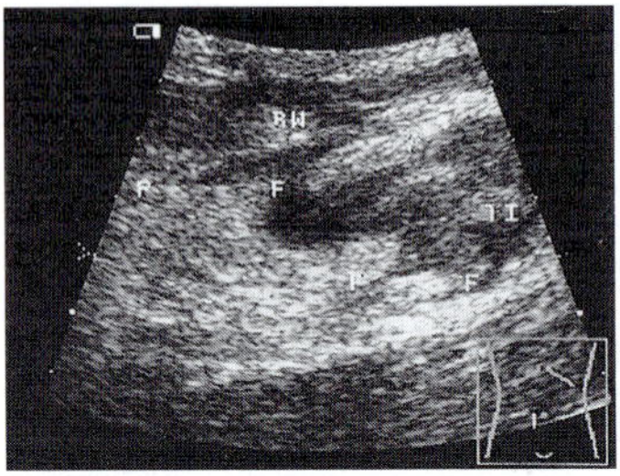

Abb. 534 M. Crohn, terminales Ileum: Echoarme Wandschwellung (TI), Fistelgänge (F), z. T. blind endend, transperitoneal (P) zur vorderen Bauchwand (BW) ziehend

- **Akute fieberhafte Enteritis (Enterokolitis):**
  - *Klinische Hinweise:* Bevorzugt im Ileum, aber auch im Jejunum; daher akute Unterbauchschmerzen rechts, Appendizitis-Symptomatik. Erreger: Viren (häufig: Rotaviren), Yersinien, Campylobacter, Staphylokokken, Salmonellen (mikrobiell invasive Erreger wie die Shigellen am Kolon).
  - *Sonographische Kriterien* (Abb. 535; s. Abb. 544, S. 381):
    - Geschichtete Wandschwellung (echoarm, echoreich, echoarm), häufig gewunden („gyriert"), auch Mitbeteiligung des Zökalpoles.
    - Lokaler Druckschmerz bei der Darmkompression.
    - Lokale freie Flüssigkeit.
    - Häufig mesenteriale Lymphknoten („Lymphadenitis mesenterica").
    - FKDS: Inflammatorische Hypervaskularisation.

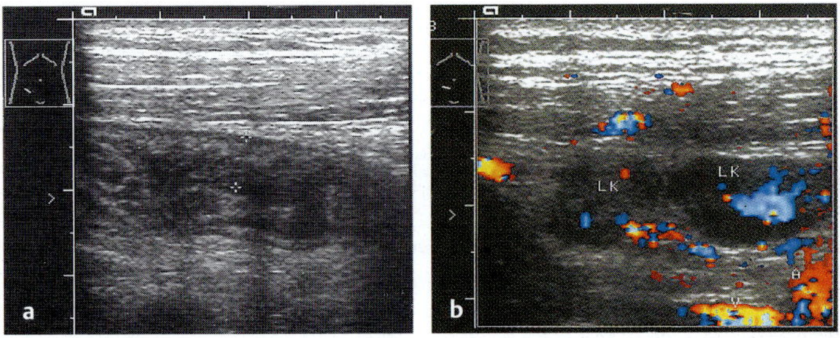

Abb. 535 a u. b Akute Enteritis. a Ausgeprägt geschichtet verschwollene Wand des terminalen Ileums (Distanzmarken). b FKDS: Mesenteriale Lymphknoten (LK) ventral der A. und V. iliaca (A, V); Lymphadenitis mesenterica

- **Dünndarmhämatom** (Abb. 536): Bei Marcumar-Blutung oder hämorrhagischer Diathese.
  - Verdickte Darmwände.
  - Intensiv echoarme voluminöse Verschwellung mit Lichtungseinengung („Gartenschlauchformation").
- **Mesenterialgefäßverschluss** (s. auch Abb. 115, S. 87):
  - Kurz- oder langstreckige „stehende" echoarme Dünndarmschlinge (hämorrhagische Darmnekrose, Superinfektion).
  - Aufgehobene Wandschichtung.

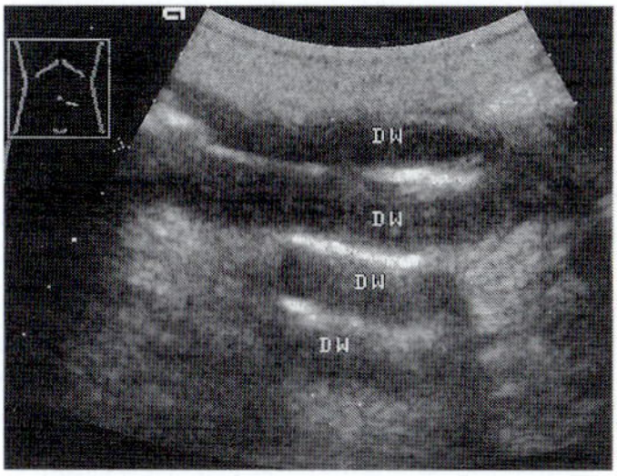

Abb. 536 Dünndarmhämatom bei Marcumar-Blutung: Intensiv echoarme Wandschwellung (DW)

- Subileus/Ileuszeichen (s. S. 373).
- Dopplersonographisch Stenose/Verschluss von Mesenterialgefäßen.

► **Amyloidose:** Langstreckige leichte Darmwandverdickung (auch Darmamyloidose ohne wesentliche Verdickung möglich).

Umschriebene Wandverdickung

► **Gutartige Tumoren:** z. B. Adenom, Leiomyom, Neurofibrom. Unter Kenntnis der Röntgenkontrastdarstellung gelegentlich sonographisch gezielt darstellbar.
- Polypöse Wandschwellung.

► **Maligne Tumoren** (Abb. 537 u. 538): z. B. Duodenalkarzinom, Dünndarmkarzinom, Karzinoid, malignes Lymphom, Metastasen.
- Zirkuläre infiltrative kokardenförmige Wandverdickung, Stenosesymptomatik.
- Fakultativ Metastasen nachweisbar (Abb. 538).

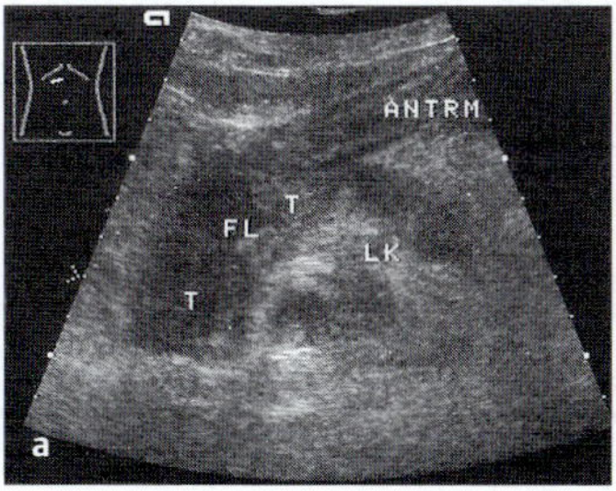

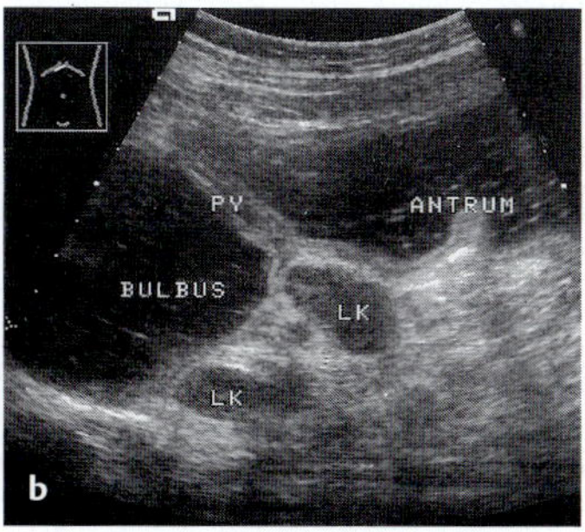

Abb. 537a u. b Duodenalkarzinom. a Ausgedehnter Tumor (T) mit prästenotischer Flüssigkeitsansammlung. LK = Lymphknotenmetastasen. b Massive Lumenerweiterung von Bulbus und Antrum als Folge der Stenose. PY = Pylorus

Bewertung und weiterführende Diagnostik s. S. 384

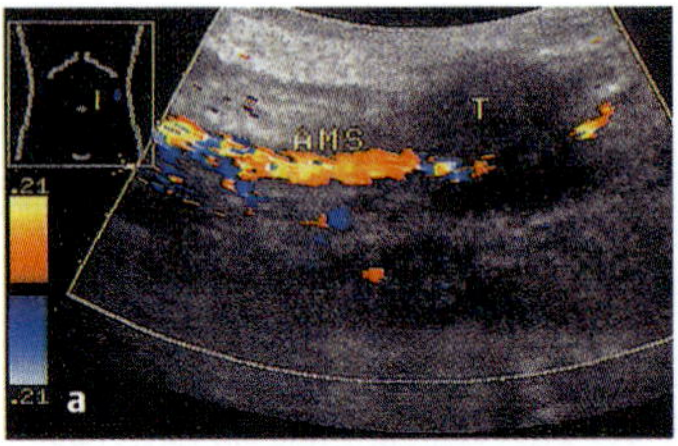

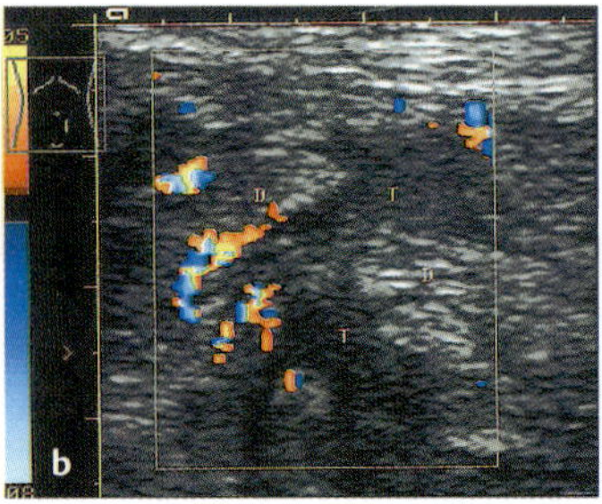

Abb. 538a u. b Mesenteriale Metastasen, FKDS. a Karzinoid-Metastase: Die Metastase (T) infiltriert und destruiert die A. mesenterica superior (AMS). b Diffuse mesenteriale Metastasierung (T) mit Ileus bei Rektumkarzinom. D = tumorummauerte Dünndarmschlingen

15.4 Dickdarm

Übersicht (Tab. 65)

Tabelle 65 · Pathologische Befunde am Dickdarm

langstreckige Darmwandverdickung	umschriebene Darmwandverdickung
M. Crohn	Divertikel/Divertikulitis (S. 383)
Colitis ulcerosa (S. 379)	Polypen (S. 383)
ischämische Colitis (S. 380)	inkarzerierte Appendix epiploica (S. 383)
pseudomembranöse (antibiotika-assoziierte) Kolitis (S. 380)	kolorektales Karzinom (S. 384)
akute infektiöse Kolitis (S. 380)	Karzinoid (S. 384)
Appendizitis (S. 380)	malignes Lymphom (S. 384)
Divertikulitis (S. 381)	
Karzinom (diffus infiltrierend, S. 382)	
Lymphom (diffus ausgebreitet, S. 382)	

Langstreckige Wandverdickung

- **M. Crohn** (Abb. 539): Abschnittsweiser Befall unter Bevorzugung des Zökums; in bis zu 50 % Kolonbefall; alleiniger Dickdarm-Crohn nur bei bis zu 25 % aller Patienten.
  - Sonographische Befunde wie bei M. Crohn des terminalen Ileums (s. S. 374).
  - Übergang des M. Crohn auf den Zökumpol mit weit gestelltem flüssigkeitsreichen Zökum (verdickte Wand nur unter sonographischer Beobachtung durch Beweglichkeit und Kompression nachweisbar und von Flüssigkeit abgrenzbar!).
  - Unregelmäßig verschwollene, polypöse oder scharf markierte, „akzentuierte" Wand.

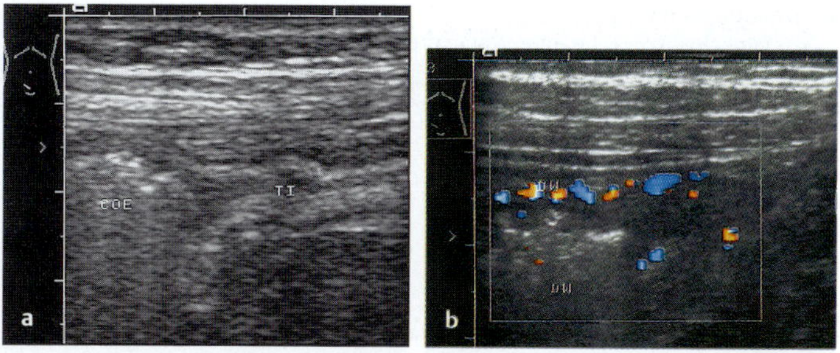

Abb. 539 a u. b M. Crohn. a Des terminalen Ileums (TI; Schichtungstyp). b Des Zökums, FKDS: Polypöse hyporeflexive Wandverschwellung (DW); histologisch hohe Aktivität

- **Colitis ulcerosa** (Abb. 540 u. 541): Diffuser Befall unter Bevorzugung von Rektum und linksseitigem Kolon.
  - Gleichmäßige Wandverdickung.
  - Im akuten Schub intensive Wandverdickung mit erkennbarer Schichtung (echogene Mittelschicht), fakultativ umschriebene freie Flüssigkeit.
  - Bei geringer Aktivität und in der Remission langstreckige akzentuierte Wand.

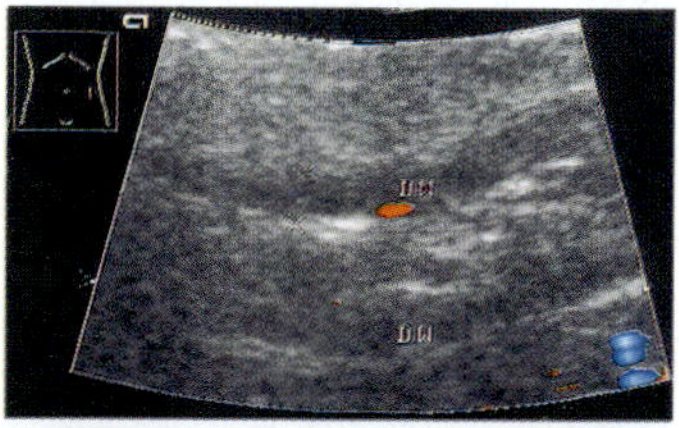

Abb. 540 Colitis ulcerosa, keine entzündliche Aktivität: Akzentuierte Wand (DW; Distanzmarken); in der FKDS keine verstärkte Vaskularisation

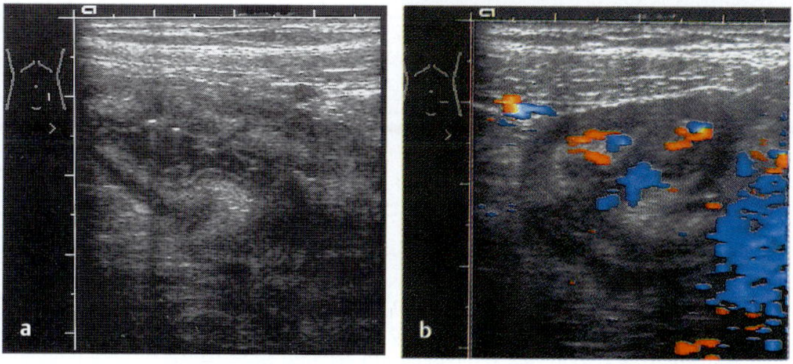

Abb. 541 a u. b Colitis ulcerosa, hohe Aktivität. a B-Bild: Ausgeprägte geschichtete Darmwandverdickung, hochgradige lumeneinengende luminale Flüssigkeit. b FKDS, Querschnitt: Ausgeprägte inflammatorische Gefäße

- **Ischämische Kolitis** (Abb. 542):
  - Unregelmäßige echoarme Wandverdickung.
  - Segmentärer Befall, vorwiegend des linksseitigen Kolon.
  - Aufhebung der anatomischen Wandschichtung (infolge der häufigen bakteriellen Superinfektion können unterschiedliche Echointensitäten vorkommen).
  - *FKDS:* Keine oder nur marginale Gefäßdarstellung.

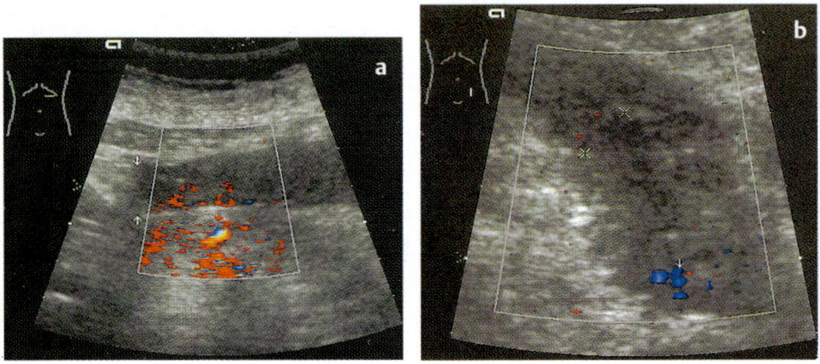

Abb. 542 a u. b Ischämische Kolitis (Verschluss der A. mesenterica inferior, Stenose des Tr. coeliacus), FKDS. a Scharf markierter Beginn der hyporeflexiven Darmwandverschwellung (Pfeile). b Scharf abgegrenztes Ende am Übergang zum Colon descendens; nur randständige Gefäße detektierbar

- **Pseudomembranöse (antibiotika-assoziierte) Kolitis** (Abb. 543):
  - Ausgedehnte, gelegentlich monströse Wandschwellung, Lumeneinengung.
  - Echoarme bis heterogene Struktur.

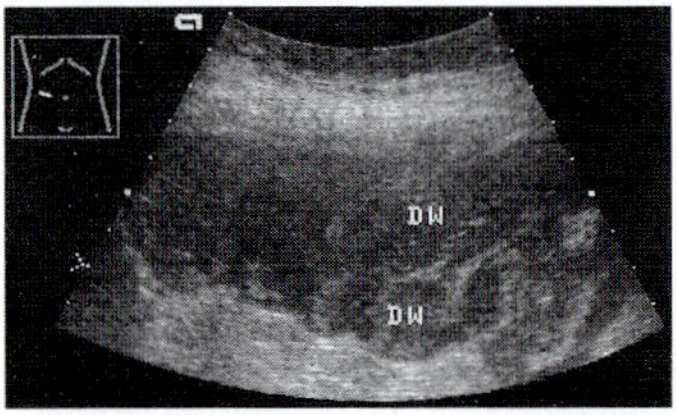

Abb. 543 Schwere pseudomembranöse antibiotikaassoziierte Kolitis: Massive polypöse Wandschwellung (DW), aufgebrauchtes Lumen. Klinisch toxisches Megakolon

- **Akute infektöse Kolitis** (Abb. 544):
  - Akzentuierte Wandverdickung (bei hoher Aktivität: Geschichtete Wandverdickung; dann auch hier Lumeneinengung, lokale freie Flüssigkeit).
  - Weit gestellte Darmwände infolge sekretorischer Flüssigkeitsansammlung.
- **Appendizitis** (Abb. 545; s. auch Abb. 102 u. 103, S. 79):
  - Tubuläre (längs) bzw. runde kokardenförmige (quer = Target-Form), flüssigkeitsgefüllte hyporeflexive Struktur im rechten Unterbauch.
  - Appendixdurchmesser > 6 mm.
  - Palpatorisch maximaler Druckschmerz über der Appendix.
  - Echoreiche Fettgewebsreaktion (echoreiche Netzkappe).

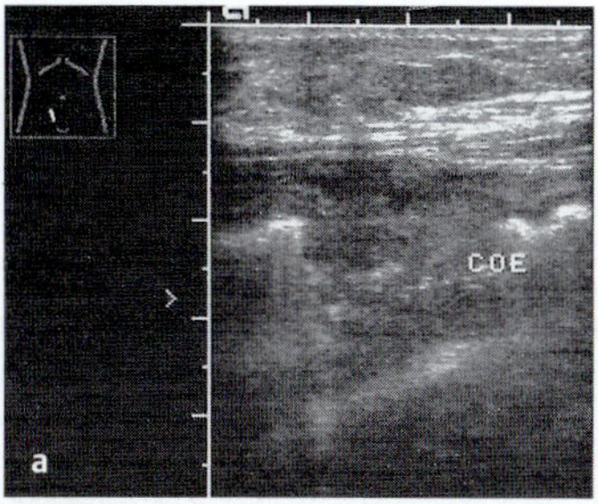

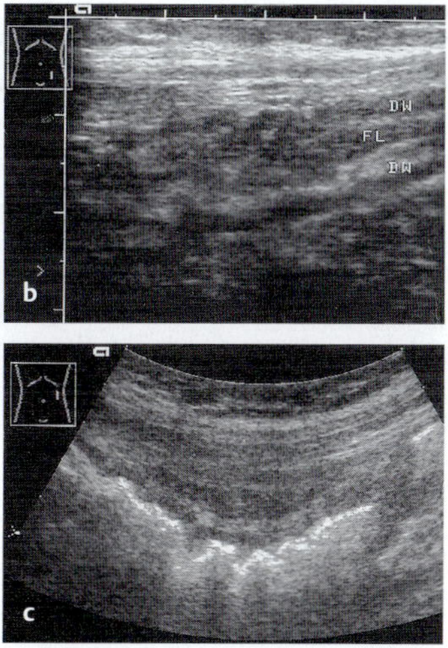

Abb. 544 a–c Akute infektiöse Kolitis (nach Klinik, Histologie; serologisch-bakteriologisch bestätigt).
COE = Zökum, DW = Darmwand,
FL = Flüssigkeit

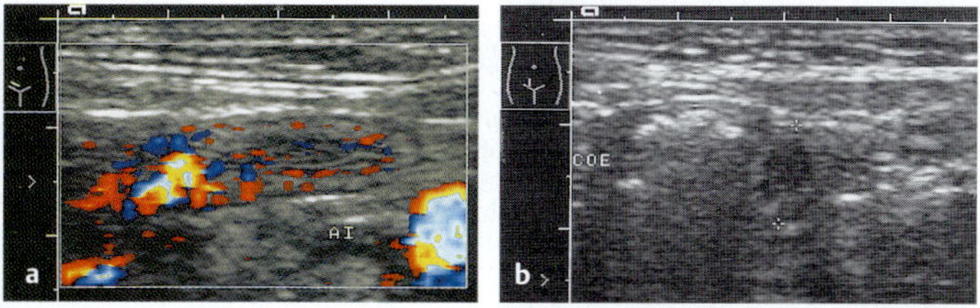

Abb. 545 a u. b Akute Appendizitis: a FKDS: Wandgeschichtete tubuläre Formation mit echoarmem Zentrum, entzündliche Gefäßreaktion. AI = A. iliaca. b B-Bild: Im Bauchlängsschnitt quer getroffene Appendizitis mit der typischen Target-Form (Distanzmarken)

- Fehlende Peristaltik und Kompressibilität.
- *Fakultativ:* Umschrieben freie Flüssigkeit, entzündliche Lymphknoten, bakterielle Gasansammlung, Kotstein.

► **Divertikulitis** (Abb. 546; s. auch Abb. 104, S. 79):
- Entzündlich transformierte Divertikel mit hyporeflexiver peridivertikulitischer Wandverdickung.
- Segmentale Darmwandverdickung mit reduzierter oder aufgehobener Peristaltik.
- Echoreiche Netzkappe (Fettgewebsreaktion).
- Lokaler Druckschmerz über der Divertikulitis.
- *FKDS:* Entzündliche Vaskularisation.

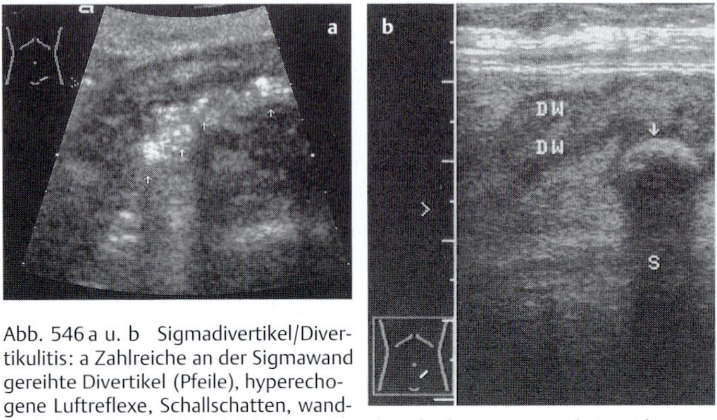

Abb. 546 a u. b Sigmadivertikel/Divertikulitis: a Zahlreiche an der Sigmawand gereihte Divertikel (Pfeile), hyperechogene Luftreflexe, Schallschatten, wandverdicktes Sigma. Klinisch jahrelang Unterbauchschmerzen, rezidivierende Zystitiden, Sigmastenose. b „Peridivertikulitis": hyperechogene konvexbogige Reflexion (Pfeil), Schallschatten (S), umgebende echoarme Entzündungsreaktion, hyporeflexive Sigmawand (DW; Muskularishypertrophie)

- **Diffus infiltrierendes Karzinom** (Abb. 547):
  - Unregelmäßige bizarre echoarme Wandverdickungen.
  - Aberrante Tumorgefäße.
  - Fakultativ Infiltrationen in Umgebungsorgane, Lymphknotenmetastasen.
- **Diffus ausgebreitetes malignes Lymphom:**
  - Diffuse intensiv hyporeflexive Wandinfiltration.
  - Wandschichtung oft noch erkennbar.

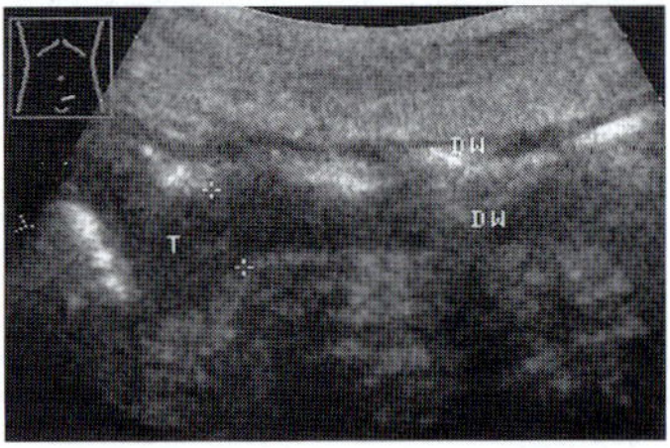

Abb. 547 Langstreckiger Sigmatumor (T; Distanzmarken): Infiltratives Wachstum in und entlang der Darmwand (DW). Harmonic Imaging

Umschriebene Wandverdickung

- **Vorbemerkung:** Zirkuläre Wandverdickungen zeigen sich häufig unter dem Bild der „Kokarde" (n. Lutz; Abb. 548). Je nach Lokalisation, Tumorwachstum und -ausbreitung gibt es aber auch andere Erscheinungsformen. Sonographisch unterscheidbar:
  - Schüsselförmig-exulzeriertes Karzinom (Abb. 548).
  - Endophytisch-polypoides Karzinom (Abb. 549).
  - Diffus-infiltrierendes (langstreckiges) Karzinom (Abb. 550).

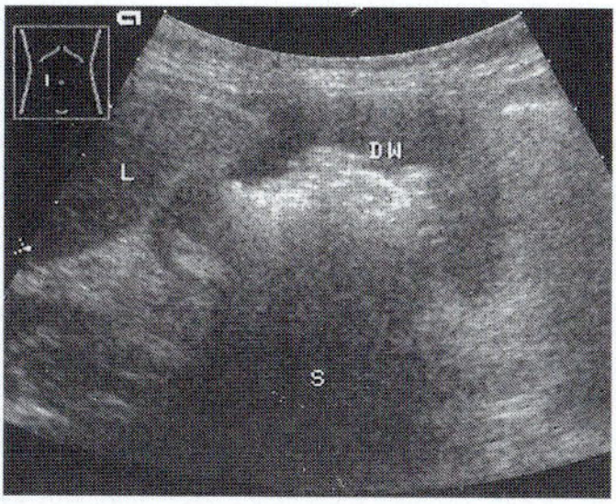

Abb. 548 Aszendens-Karzinom, „Kokarde“: Exulzerierte Erscheinungsform mit zentralem hyperechogenen Reflex (Gas), Schallschatten (S) und polyzyklischer hyporeflexiver Wandverdickung (DW). L = Leber

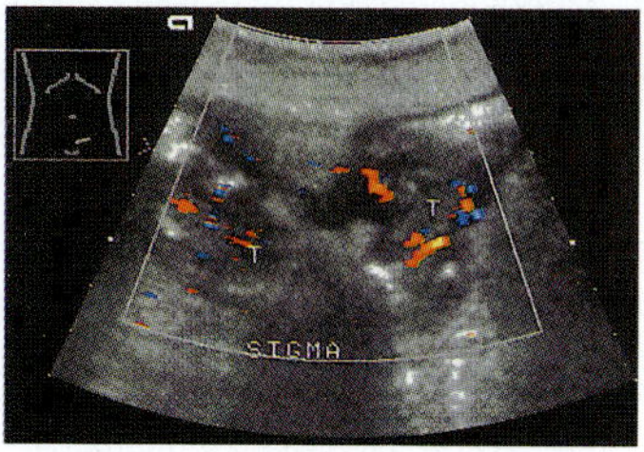

Abb. 549 Sigmakarzinom (T), endophytisch-polypoid wachsende Form, FKDS: Prästenotische Lumenerweiterung, „Spots-like“-Tumorgefäße

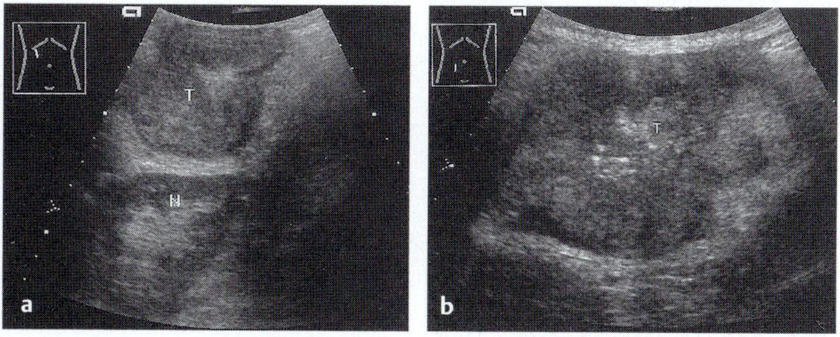

Abb. 550 a u. b Aszendens-Karzinom (T), diffus infiltrierende Form: a Verdickte Kolonwand mit echoreichem Zentrum (Lumen) = „Pseudo-Kidney-Sign“. b In der Zoom-Darstellung erscheint die tumoröse Darmwand inhomogen-echoarm; das Darmlumen ist weitgehend aufgebraucht

- **Divertikel/Divertikulitis** (s. S. 79 und Abb. 119, S. 93):
  - Kleine echogene (lufthaltige) rundliche Struktur mit Schallschatten.
  - Meist (bei typischem linksseitigen Unterbauchschmerz) umgebender echoarmer (entzündlicher) Hof.
- **Polyp** (Adenom, kleines polypoides Karzinom): Sonographisch nur unter besonderen Techniken wie Hydrokolosonographie und dann in der Regel nur nach Kenntnis der endoskopischen Lokalisation als rundliche echoarme wandadhärente Tumorformation zu sehen.
- **Inkarzerierte Appendix epiploica**:
  - Echoarme glatt begrenzte Raumforderung an der Darmaußenwand.
  - Umgebendes hyporeflexibles Ödem.
  - Begleitende sektorielle Darmwandverdickung.

- **Kolorektales Karzinom** (s. Abb. 548–550, S. 383): Lokalisation zu jeweils einem Drittel im Rektum bzw. Sigma.
  - Typisch: Zirkuläre Kokardenfigur.
  - Sektorielle Wandverdickung.
  - Endoluminale lumeneinengende echoarme Tumorformation.
  - *FKDS:* Aberrante Tumorgefäße.
  - *Fakultativ:*
    - Prästenotische Luftüberblähung (Ileus).
    - Infiltration.
    - Lokoregionale Metastase/Metastase im Lymphabflussgebiet.
    - Fernmetastase.
- **Karzinoid:**
  - Primärtumor meist nicht detektierbar.
  - Metastasen: In der *FKDS:* Verstärkte Gefäßdarstellung.
- **Malignes Lymphom** (Abb. 551): Längerstreckige Ausdehnung. Vorkommen insgesamt selten.
  - Zirkuläre Tumorformation.
  - Oft noch andeutungsweise erhaltene, stark verschwollene Wandschichtung.

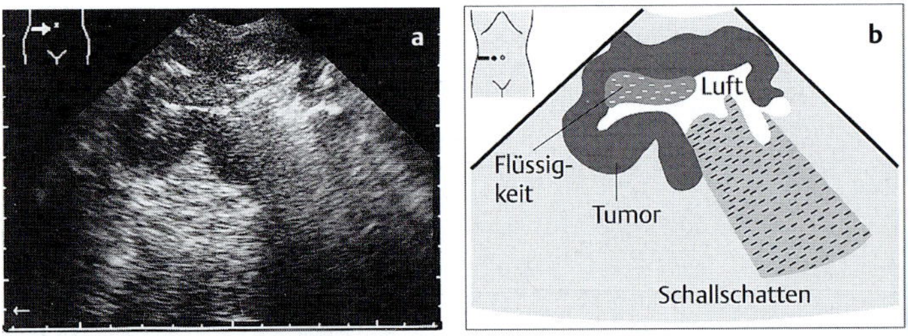

Abb. 551 a u. b Malignes Aszendenslymphom. a Girlandenförmige echoarme Tumorinfiltration in die Darmwand. b Schema zur Ultraschallabbildung

Bewertung und weiterführende Diagnostik

- **Vorbemerkung:** Die Darm-Sonographie ist schwierig, sie bedarf sowohl einer großen sonographischen Erfahrung als auch einer hochauflösenden Gerätetechnik (Appendizitisdiagnose oder Wandbeurteilung mit 5-, gelegentlich 7,5-MHz-Schallkopf; Ausschnittsvergrößerung). Bei Wandverbreiterungen gelingt die Abgrenzung Wand/Lumen bzw. intraluminale Flüssigkeit oft nur mit *hochauflösendem* und nicht mit nur *vergrößerndem* Gerät.
- **Sonographische Diagnose entzündlicher Darmkrankheiten:** Hier unterliegt die sonographische Klassifizierung Fehlbeurteilungen; die hochakute Colitis ulcerosa und die schwere infektiöse Kolitis können ein gleichartiges Bild wie der M. Crohn zeigen (s. Abb. 539 bis 541 und 544). Ähnliche Veränderungen kommen z. B. auch bei Verschwellungen des terminalen Ileums infolge abszedierender Appendizitis vor. Akzentuierte Wände kommen bei allen Formen vor. Entscheidend sind Klinik, endoskopischer Befund und Histologie.
  - Entzündliche Mukosaprozesse (Colitis ulcerosa), Polypen, Ulzera und Divertikel können besser endoskopisch und röntgenologisch beurteilt werden.

- Transmural ausgebreitete Prozesse (M. Crohn, Abszesse, Fistel) können nur sonographisch beurteilt werden (und gleichermaßen im CT).

► **Sonographische Differenzialdiagnose:** Tab. 66 gibt anhaltsmäßig eine Übersicht über sonographische Wandverschwellungen und ihre klinische Zuordnung.

Tabelle 66 · Rückschlüsse von der Art der sonographischen Wandverschwellung auf deren Ursachen

Wandverschwellung	Ausbreitung	klinische Diagnose
akzentuierte Wand, Lumendistention		M. Crohn
		Colitis ulcerosa (geringe Entzündung)
		Begleitreaktion
geschichtete Wand, Lumeneinengung		M. Crohn (mittelgradige Entzündung)
		Colitis ulcerosa (hochgradige Entzündung)
	entzündliche Lymphadenopathie	Infektiöse Enterokalitis. Schwere Begleitreaktion (Appendizitis, Abszedierungen)
echoarme Wand, aufgehobene Schichtung	perimurale Ausbreitung („Mesenteriitis"), Fistel, Abszesse	M. Crohn (hohe Aktivität)
	intraluminale Ausbreitung (irreguläre Wanddicke, Lumeneinengungen)	pseudomembranöse Kolitis
	segmental scharf begrenzt, meist linksseitig, avaskulär (FDKS)	ischämische Kolitis
	„Gartenschlauchformation"	Darmhämatom
	umschriebene zirkulär-symmetrische oder asymmetrische Verschwellung	Darmtumor

- *M. Crohn:* In der Nachsorge ist die Sonographie das wichtigste diagnostische Verfahren. Wesentliche Beurteilungskriterien sind die Wandschichtung und die periluminale Beurteilung. Zusätzliche Hinweise für Art und Ausmaß der Wand- und Mesenteriumentzündung ergeben sich in der FKDS.
- *Colitis ulcerosa:* Hier steht die Sonographie hinter der Endoskopie zurück.
- *Falsch positive Befunde:* Außerordentlich selten findet sich bei sonographisch sichtbarer Wandverdickung endoskopisch und histologisch kein entsprechendes Korrelat (in unserer Klinik einmal bei Laxanzienabusus und Leberzirrhose, einmal ohne klinische Symptomatik; sodann bei exkretorischer Pankreasinsiffizienz und Leberzirrhose).
- *Kokarden:* Sollten endokopisch und histologisch abgeklärt werden. In Ausnahmefällen (Verweigerung einer Endoskopie, sehr alte Menschen, wenn keine therapeutische Konsequenz mehr gegeben ist) kann die sonographische Inspektion des gesamten Kolonverlaufs neben der rektalen Untersuchung und der Untersuchung des Stuhls auf okkultes Blut, evtl. ergänzt durch eine sono-

graphisch gesteuerte Feinnadelpunktion oder eine Prokto-/Sigmoidoskopie, den Tumornachweis oder weitgehenden Ausschluss bringen.

- *Appendizitis:* Die Sonographie liefert eine diagnostische Sicherheit von nahezu 100 % (nebenbei Aufdeckung differenzialdiagnostisch zu berücksichtigender Befunde wie Nierenstein, Ovarzyste, Adnexitis, Gallensteine).
- *Rektumtumoren:* Lassen sich zur Frage nach der Ausbreitung ins perirektale Fettgewebe oder Fistelungen in die Urogenitalorgane einfach und mit hohem Aussagewert mit der transrektalen Endosonographie beurteilen.

► **Endosonographie:** Bei allen intramuralen, submukösen Prozessen des Magens und zum Tumorstaging (Magen) notwendig und aussagekräftig.

► **Endoskopie:** Für Magen und Kolon sind die endoskopischen Untersuchungen die Methoden der ersten Wahl. Ausnahmen sind die Verlaufskontrolle des Morbus Crohn und die Diagnostik der Appendizitis (s. o.). Neu: Kapselendoskopie.

► **Röntgenologische Doppelkontrastuntersuchungen:** Sind für Magen und Kolon nach der Endoskopie die Methode der Wahl; ausschließlich dagegen für den Dünndarm (Röntgenkontrastaufnahmen nach Sellink).

► **CT-Untersuchungen** sollten nur zur Fragestellung von Abszessen und Metastasierungen (Staging); insbesondere bei Rektumtumoren und Tumorlokalisationen im kleinen Becken (für die Sonographie einschränkende Bedingungen), durchgeführt werden.

16 Urogenitalorgane

16.1 Untersuchung

Schnittebenen

- **Ureter:**
  - Bei Aufstau infolge von Abflusshindernissen kann der Ureter an drei markanten Stellen gefunden werden (Abb. 552).
  - Der Ureterabgang wird von dorsal im Flankenschnitt sowie im Nierenquerschnitt aufgesucht; er liegt dorsal von Nierenvene und -arterie und ist nach ventral und medial gerichtet (Abb. 553).

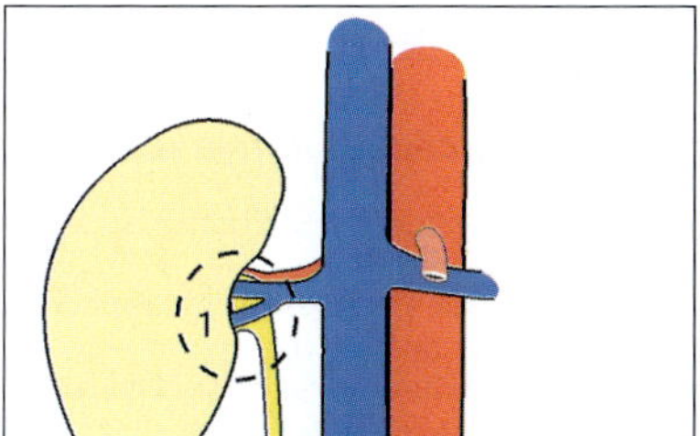

Abb. 552 Sonographische Ureterdarstellung: 1 = Ureterabgangsbereich. 2 = präiliakal. 3 = supravesikal

- **Harnblase:**
  - Unterbauchquerschnitt (s. S. 31 gelöscht).
  - Unterbauchlängsschnitt (s. S. 32).
- **Genitalorgane:**
  - Unterbauchquerschnitt (s. S. 31).
  - Unterbauchlängsschnitt (s. S. 32).
  - Zusatzschnittebenen für Penis, Hoden.

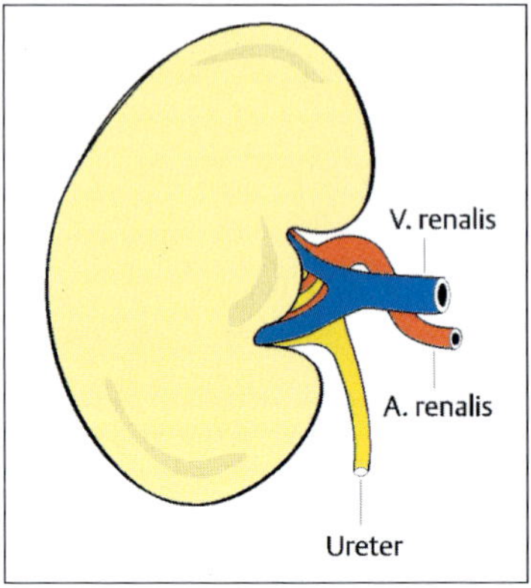

Abb. 553 Topographie der A. und V. renalis sowie des Ureters

Sonographische Anatomie und Normalbefund

- **Ureter:** Der normal weite Ureter ist sonographisch nicht darzustellen.
- **Harnblase:**
  - Die normale Harnblase zeigt folgende Formen: Rund, ovalär, annähernd dreieckig oder quadratisch.
  - Im Längsschnitt verjüngt sie sich nach kranial und ventral (Abb. 554).
  - Zu ihrer Untersuchung muss sie ausreichend gefüllt sein.
  - *Normwerte:* Volumen bei Männern 350–750 ml, bei Frauen 250–550 ml.

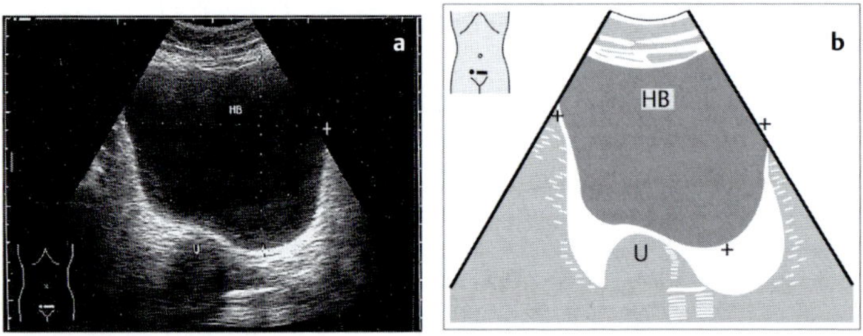

Abb. 554 a u. b Harnblase (HB) mit Uterus (U) im Unterbauchquerschnitt

- **Männliche Genitalorgane:**
  - *Samenblasen* (Abb. 558): Sie liegen zwischen Blasenboden und Prostata in Form zweier nach lateral sich erstreckender, homogen strukturierter echoarmer Ovale.
  - *Prostata* (Abb. 556): Sie hat eine ovaläre kastanienähnliche Form, ist von homogener Struktur und glatt berandet.
    - Ihr Volumen wird nach der Ellipsoidformel berechnet (s. Kap. Restharnbestimmung, S. 53).
    - Normwerte: Breite < 45 mm, Tiefe < 35 mm, Länge < 35 mm, Volumen < 25 ml.

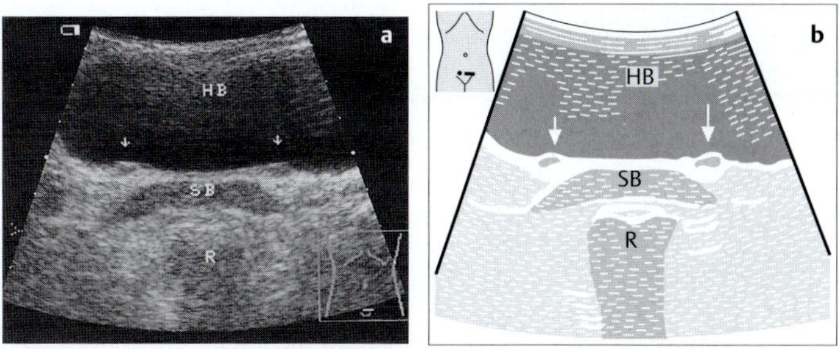

Abb. 555 a u. b Samenblasendarstellung zwischen Harnblasenboden (HB) und Rektum (R). SB = Samenblasen, Pfeile: Ureterleisten

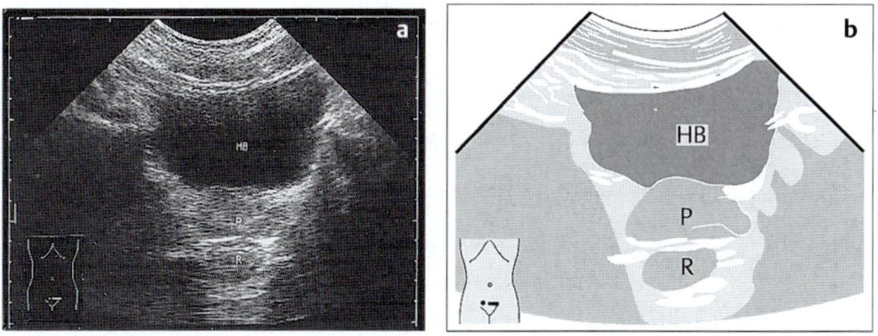

Abb. 556 a u. b Normale kastanienförmige Prostata (P) zwischen Harnblase (HB) und Rektum (R)

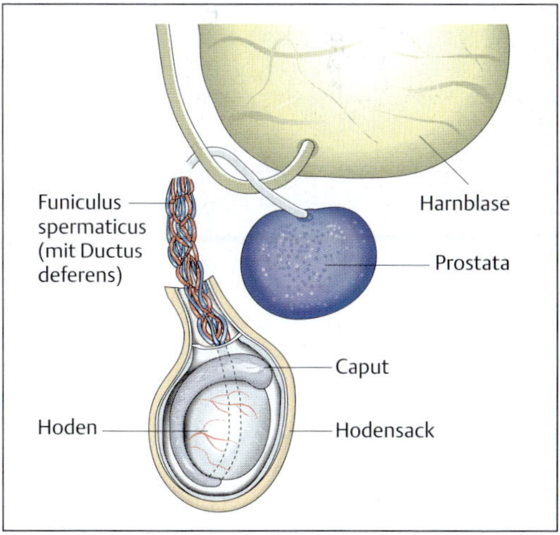

Abb. 557 Anatomischer Überblick über Hoden, Nebenhoden und Ductus deferens

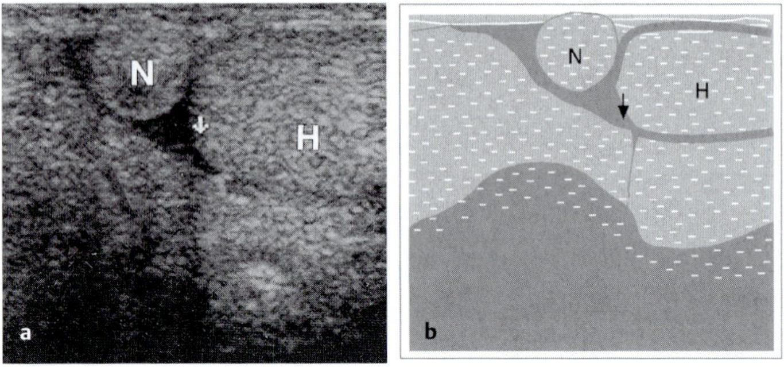

Abb. 558 a u. b Hodenlängsschnitt (H) mit Nebenhoden (N) und geringer (noch normaler) Flüssigkeitsansammlung (Pfeil)

- *Penis:* Sonographisch ist der Penis dorsal vom Damm zugänglich. Die Corpora cavernosa stellen sich sonographisch feinstrukturiert echoarm dar, das Corpus spongiosum reflexreich, die Urethra echogen-bandförmig.
- *Hoden* (Abb. 557 u. 555): Anatomische Lage s. Abb. 557. Die Hodenstruktur erscheint homogen-feinkörnig.

► **Weibliche Genitalorgane** (Abb. 559): In der topographischen Lage des weiblichen Beckens folgen von ventral nach dorsal auf die Harnblase der „Douglas-Raum" und das Rektum.
- *Uterus:* Der Uterus erscheint im Unterbauchquerschnitt ovalär-echoarm zwischen Harnblase und Rektum.
- *Vagina:* Sonographisch zeigt sich die Vagina als zartes doppelspuriges Band mit echogenem strichförmigem Lumen zwischen Harnblase und Rektum.
- *Ovar:* Normale Ovarien sind bei der transabdominalen Sonographie schwer erkennbar. Sie zeigen sich rundlich-ovalär und echoarm.

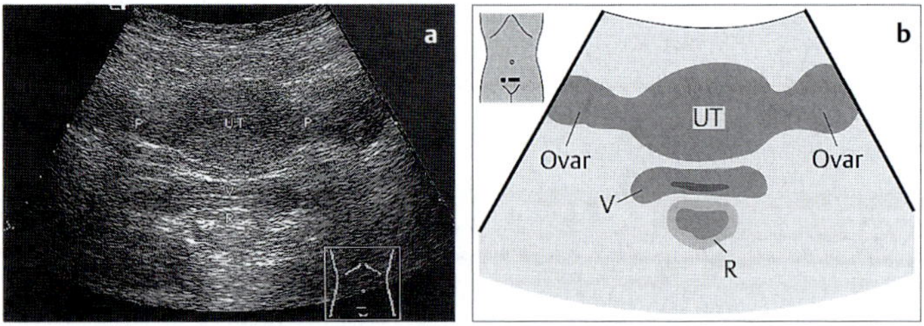

Abb. 559 a u. b Weibliches Genitale im Unterbauchquerschnitt. UT = Uterus, V = Zervix bzw. Vagina, R = Rektum, P = Parametrien

Untersuchungsablauf

► **Ureter:**
- 3,5–5-MHz-Schallkopf.
- Gelegentlich kann die V. testicularis (bzw. die V. ovarica) mit dem Ureter im Bereich der Gefäßüberkreuzung verwechselt werden.

- **Tipp:** Bei Obstruktion bessere Ureterdarstellung durch kräftige Flüssigkeitszufuhr und/oder forcierte Diurese.
- **Harnblase:**
  - Durchfächern in Unterbauchquer- und -längsschnitten; gelegentlich mit leicht nach kaudal gekipptem Schallkopf.
  - **Tipp:** Bei der Differenzialdiagnose Wandverdickung/Koagel bzw. Sediment bewährt sich die Seitenlage oder die Knie-Ellenbogen-Lage.
  - *Sonographische Zystometrie:* s. Kapitel Funktionsuntersuchungen, S. 53.
- **Genitalorgane:**
  - 3,5–5,0-, gelegentlich auch 7,5–10-MHz-Schallkopf (Penis, Hoden).
  - Uterus, Ovarien, Prostata und Samenblase werden von suprapubisch bei voller (nicht übervoller) Harnblase in Längs- und Querschnitten dargestellt.
  - Zur optimalen Darstellung der männlichen Genitalorgane muss der Schallkopf vom Blasenboden aus weiter nach kaudal gekippt werden; bei den weiblichen Genitalorganen finden sich der Uterus kranial, Zervix und Vagina dorsal, Adnexe dorsolateral der Harnblase.

Befundübersicht, Einteilung

- **Niere/Ureter/Harnblase:** An den ableitenden Harnwegen werden Erweiterungen des Nierenbeckenkelchsystems (NBKS) und des Ureters (Harntransportstörungen, HTS) behandelt; an der Harnblase Wand- und intraluminale Veränderungen.
- **Genitalorgane:** Die Genitalorgane werden hier nur insoweit behandelt, wie sie sich in krankhaften Störungen bei der internistischen Routinesonographie äußern.
- **Einteilung/Übersicht:**
  - *Nierenbecken/Ureter/Harnblase:* s. Tab. 67, S. 391.
  - *Männliche Genitalorgane:* s. Tab. 68, S. 400.
  - *Weibliche Genitalorgane:* s. Tab. 69, S. 406.

16.2 Nierenbecken/Ureter/Harnblase

Übersicht (Tab. 67)

Tabelle 67 · Pathologische Befunde an Nierenbecken/Ureter/Harnblase

Nierenbecken/Ureter	Harnblase	
	Wandveränderungen	*intraluminale Befunde*
Pyelektasie (S. 392)	Divertikel/Pseudodivertikel (S. 394)	Ureterozele (S. 397)
Harnsteinkolik (S. 392)	Harnblasenwandverdickung (S. 395)	Sedimente, Eiter, Koagel (S. 398)
obstruktive Kelch-Pyelonektasie/Harntransportstörungen (S. 393)	Harnblasenkarzinom (S. 395)	Steine (S. 398)
	polypöse Harnblasentumoren (S. 395)	Fremdkörper (S. 399)

Erweitertes Nierenbeckenkelchsystem

- **Pyelektasie** (Abb. 560): Ampulläres Nierenbecken bei Flüssigkeitsdiurese.
  - Dreieckige/konische echofreie Raumforderung im Sinusreflex der Niere.
  - Fehlende Kelchektasie.
  - Kein Ureteraufstau.
  - Wichtig: Ausschluss Obstruktion.
  - *FKDS:* Keine Gefäße.

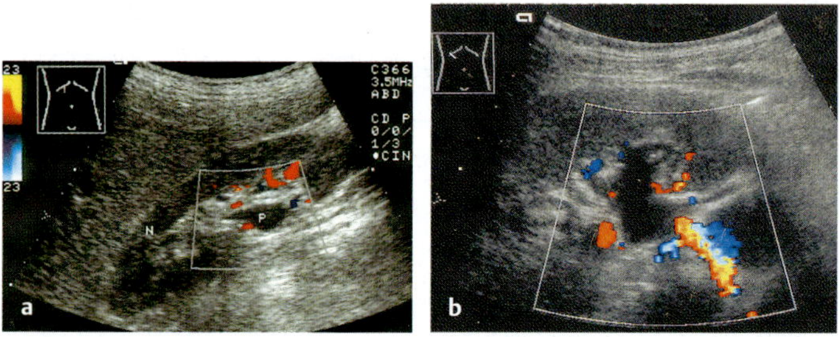

Abb. 560 Pyelektasie (P), FKDS: a eine breite Nierenvene kann differenzialdiagnostisch ausgeschlossen werden. N = rechte Niere. b obstruktive Kelch-Pyelektasie bei akuter Harnsteinkolik : Echofreie Separation des ZEK (zentraler Echokomplex) und diskrete Ureterabgangserweiterung

- **Harnsteinkolik** (Abb. 561–563; s. Abb. 86, S. 67):
  - *Klinische Hinweise:* Klinisch akute schwere wellenförmige Bauchschmerzsymptomatik. Ursache: Nierenstein oder selten Blutkoagel; bei perirenalem Flüssigkeitsaustritt: Urinom.
  - *Sonographische Kriterien:* Gestauter Ureter sonographisch an markanten Stellen sichtbar. Höhenlokalisation und Artdiagnose des Hindernisses sind in über 80 % möglich.

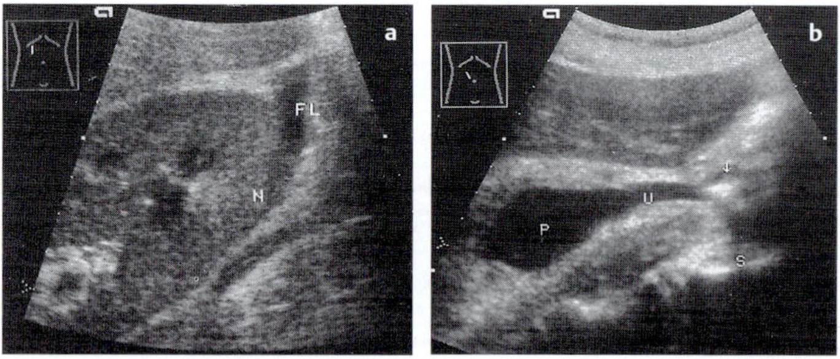

Abb. 561 a u. b Nierenkolik bei Ureterabgangsstein. a Harnstauungsniere (N) mit dilatiertem flüssigkeitsgefüllten Pyelon, Flüssigkeitsparavasat (Urinom) (FL). b Ureterabgangsstein (Pfeil; U), erweitertes Pyelon (P). Schräger Oberbauchlängsschnitt rechts im Ureterverlauf

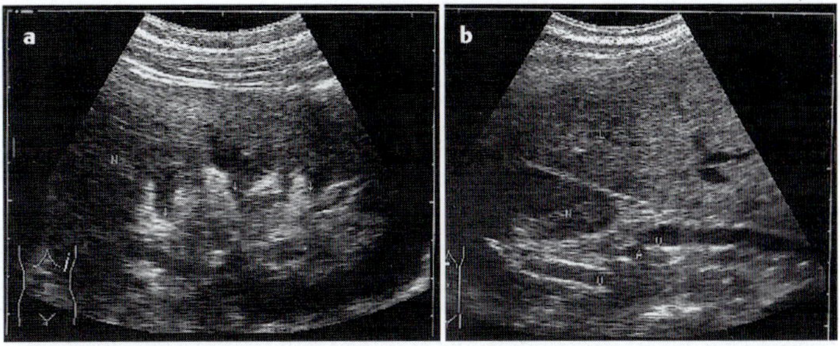

Abb. 562 a u. b Akute Nierenkolik. a Aufstau nur im Bereich der Kelche (Pfeile). b Leicht erweiterter dorsal von Nierenvene und Arterie (V, A) gelegener Ureter. N = Niere im Querschnitt, L = Leber

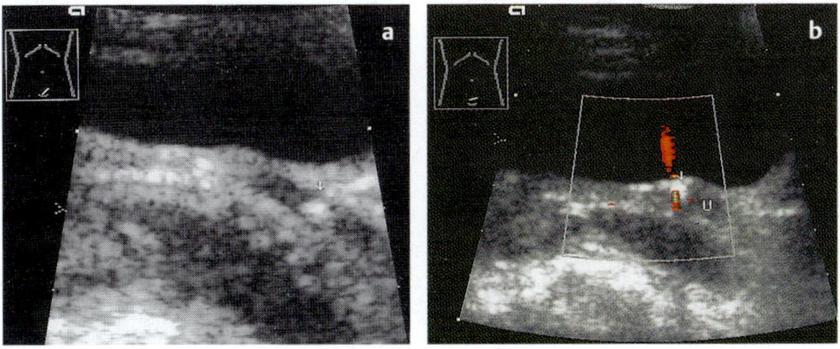

Abb. 563 a u. b Harnsteinkolik, Steinnachweis prävesikal (Pfeil) im Ureter (U). a B-Bild: Hyperechogener Reflex, inkompletter Schallschatten. Schräger Unterbauchquerschnitt. b FKDS, 4 Tage später: Steinlage im Ostium, nicht verschließend; Ureterjet (rot); angedeutet „Konfetti-Phänomen“ im Schallschatten des Steins („twinkling artifact“)

- **Obstruktive Kelch-Pyelonektasie:** Ursache: Harntransportstörung (HTS, Abb. 564). Mit zunehmender Dauer des Aufstaus durch zunehmende Raumforderung der echofreien Flüssigkeit Parenchymminderung, Schwund des zentralen Echokomplexes. Hierdurch Einteilung in Schweregrade möglich (Abb. 565–568).
  - *Leichte Harnstauung* (Grad I, Abb. 565):
    - Kelch-Pyelon-Ektasie infolge echofreier Kompartimentierung des Sinusreflexbandes der Niere.
    - Fakultativ echofrei erweiterter Ureterabgang/Ureter.
    - Erhaltener echogener Sinusreflex.
    - Normal breites Nierenparenchym.
  - *Mittelgradige Harnstauung* (Grad II, Abb. 566):
    - Deutliche Kelcherweiterung auf 5–10 mm, Pyelonektasie.
    - Ureter erweitert, beginnende Ureterschlängelung.
    - Noch normales bis leicht verschmälertes Parenchym.
    - Minderung des Sinusreflexes.

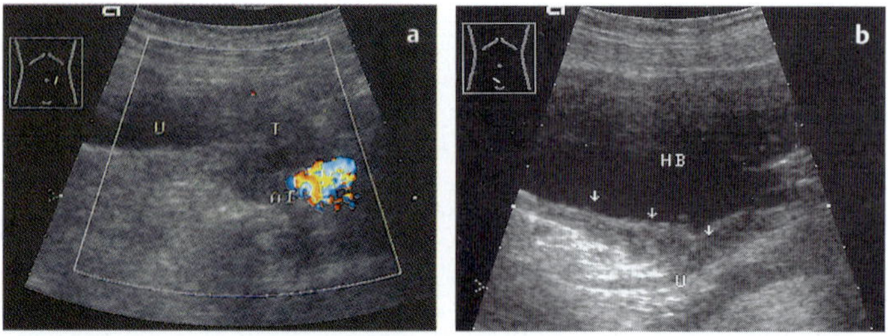

Abb. 564 a u. b Häufige Ursachen einer chronischen Harntransportstörung. a Metastasierende Tumoren des kleinen Beckens (Ovar, Uterus; hier: Rektumkarzinom). b Harnblasenkarzinom (Urothelkarzinom; Pfeile), häufig ostiumnah lokalisiert. DD metastasierendes Prostatakarzinom. U = Ureter, AI = A. iliaca, HB = Harnblase

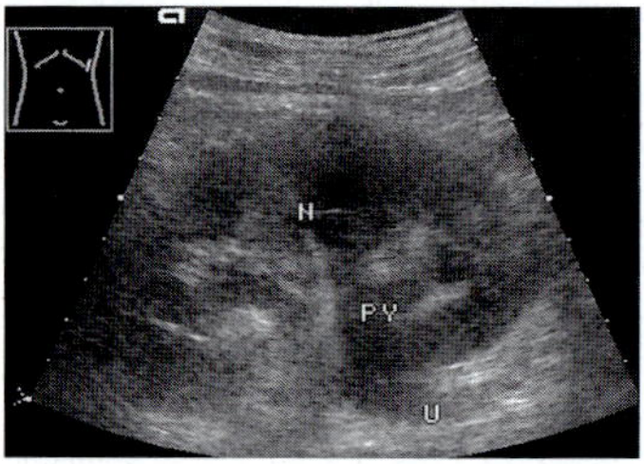

Abb. 565 Leichte Harnstauung: Echofreie Separation des zentralen Reflexbandes, erhaltener Sinusreflex, erhaltenes Nierenparenchym (N)

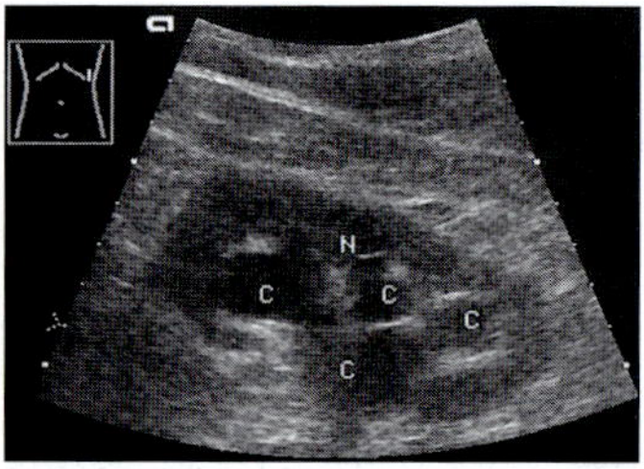

Abb. 566 Mittelgradige Harnstauung: Ausgeprägte echofreie Kelch-Pyelon-Ektasie (C) mit konsekutiv vermindertem Sinusreflex, beginnend verschmälertes Parenchym

- *Hochgradige Harnstauung* (Grad III, Abb. 567):
  - Massive Kelchdilatation, ausgeprägte echofreie Pyelonerweiterung.
  - Ausgeprägte Ureterdilatation und -schlängelung.
  - Schwund des Sinusreflexes.
  - Rarefizierung des Nierenparenchyms.
- *Hydronephrotische Sackniere* (Grad IV, Abb. 568):
  - Areflexive zystische Raumforderung im zentralen Echoreflex infolge hochgradiger Nierenbeckenkelchdilatation.
  - Vollständiger Schwund des Sinusreflexes.
  - Vollständiger oder nahezu vollständiger Schwund des Nierenparenchyms.

Harnblase: Wandveränderungen

► **Harnblasendivertikel/-pseudodivertikel** (Abb. 569): Gehäuft Divertikelkarzinome.
- *Echte Divertikel:* Echofreie, meist solitäre Wandausstülpung (zwischen Muskelbündeln nach außerhalb prolabiert); anlagebedingt.

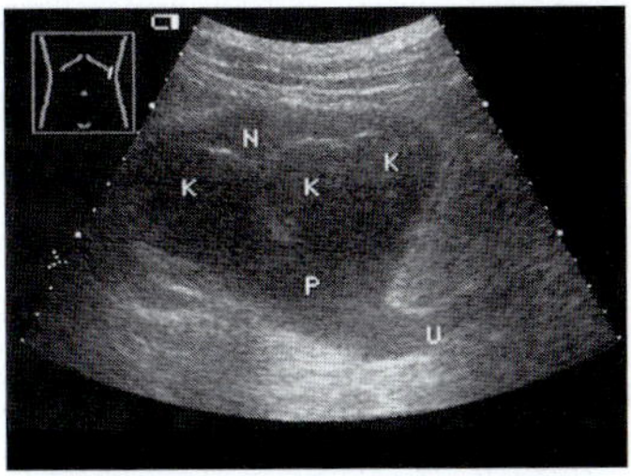

Abb. 567 Hochgradige Harnstauung: Ausgeprägte echofreie Kelch-Pyelon-Ektasie (K, P), Schwund des Sinusreflexes, ausgedünntes Parenchym, Uretererweiterung (U)

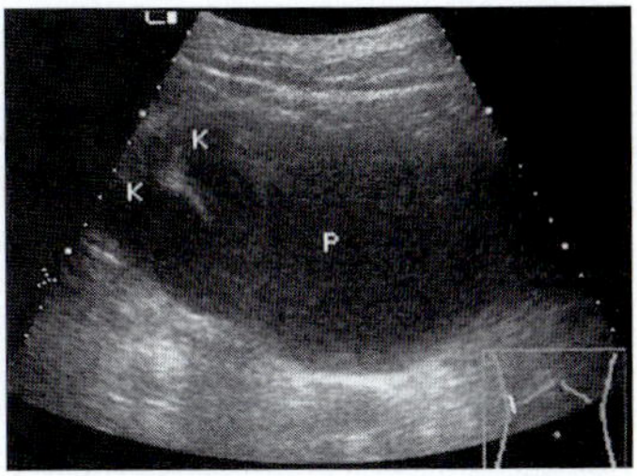

Abb. 568 Hydronephrotische Sackniere: Kelche (K) und Nierenbecken (P) sind zu einer areflexiven hydronephrotischen Sackniere verschmolzen, Parenchymschwund

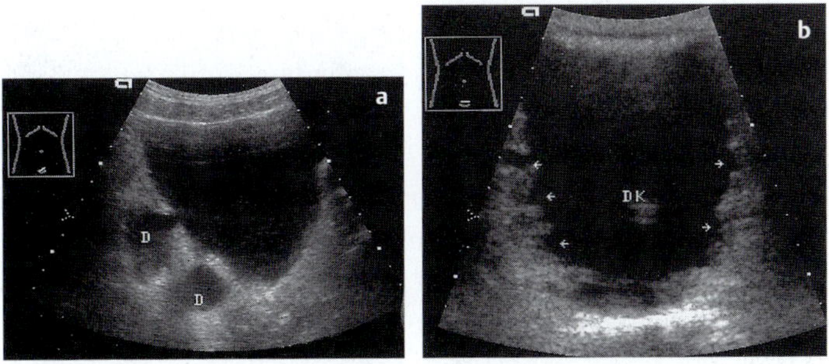

Abb. 569 a u. b Harnblasendivertikel. a Echte Divertikel (Fehlbildung): Keine Wandverdickung. b Pseudodivertikel (Pfeile): Erhebliche Wandverdickung. Klinisch benigne Prostatahyperplasie. DK = Dauerkatheter

- *Pseudodivertikel:* Multiple Wandausstülpungen bei Wandverdickung (meist bei obstruktiver oder neurogener Blasenentleerungsstörung).

► **Harnblasenwandverdickung** (Abb. 570a): Wandhypertrophie, „Balkenblase".
- Verdickung der Wand bei gefüllter Blase über 8 mm.
- Meist bei infravesikaler Blasenentleerungsstörung.

► **Flächig wachsendes Harnblasenkarzinom** (Abb. 570b; s. auch Abb. 564b, S. 394):
- Breitbasige/längerstreckige Wandverdickung.
- *FKDS:* „Spots-like"-Tumorgefäße.

► **Polypöse Harnblasentumoren** (Abb. 571): Polypoider/polypöser Tumor, „Blasenpapillome", meist nicht invasive Karzinome. Stadieneinteilung s. Abb. 572.
- Umschriebene intraluminal protuberierende Wandverdickung.
- Meist lappige (gelegentlich echogene) Tumoroberfläche.
- Inhomogene Binnenstrukturmuster.
- *FKDS:* Fleckige Tumorgefäße.

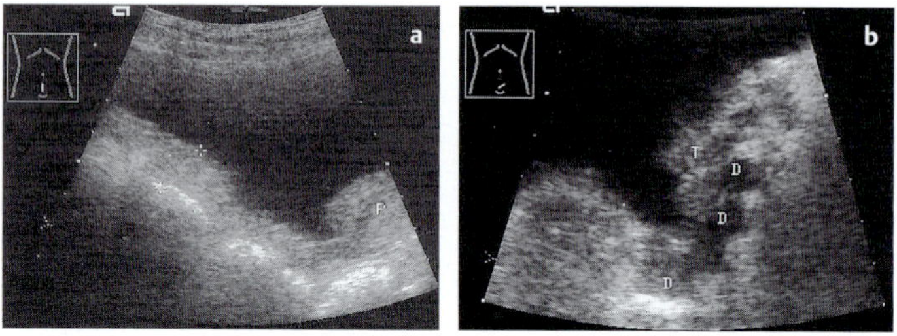

Abb. 570a u. b Harnblasenwandverdickung. a Wandverdickung auf 15,8 mm (Distanzmarken) bei Prostatavergrößerung (P). b Wandverdickung bei flächig ausgebreitetem Harnblasentumor (histologisch papilläres Urothelkarzinom; wahrscheinlich Divertikeltumor)

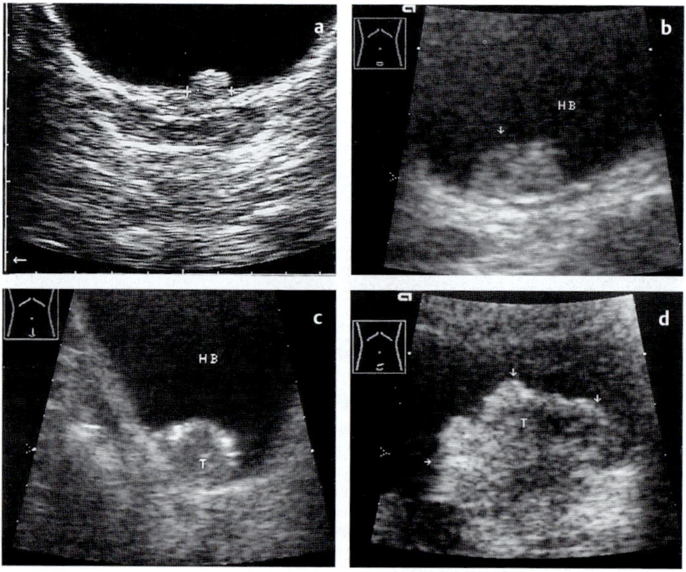

Abb. 571 a–d Polypöse Harnblasentumoren. a Benignes „Harnblasenpapillom" (Distanzmarken). b Lappige echoarme RF (Pfeil) am Harnblasenboden (zystoskopisch papillärer Tumor; histologisch Urothelkarzinom). c Echogener Tumor mit echogenem Randsaum, keine erkennbare Wandinfiltration (histologisch Urothelkarzinom). d Unregelmäßig begrenzter, infolge „Blooming-Effektes" oberflächlich echoreicher erscheinender Tumor (papilläres Urothelkarzinom)

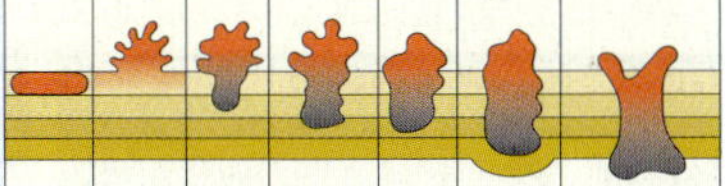

TNM Befall von Urothel L. propria Muskularis Adventitia	Tis	Ta	T1	T2	T3a	T3b	T4
Befall außerhalb der Blase							Prostata, Uterus, Vagina, Bauchwand, Becken
Stadium nach neuem TNM (1992)	0		I	II	III		IV

Abb. 572 Stadieneinteilung des Blasenkarzinoms. Tis = Carcinoma in situ, Ta = papilläres nicht invasives Karzinom, T1 = Invasion der Lamina propria, T2 = Invasion der oberflächlichen Muskulatur, T3a = Invasion tiefer Muskulatur, T3b = Invasion durch Blasenwand, T4 = Invasion in angrenzende Organe

Harnblase: Intraluminale Befunde

- **Ureterozele** (Abb. 573):
  - Intraluminal eingestülptes, zartes echogenes Band (eingestülptes Ureterostium).
  - Ureteraufstau.

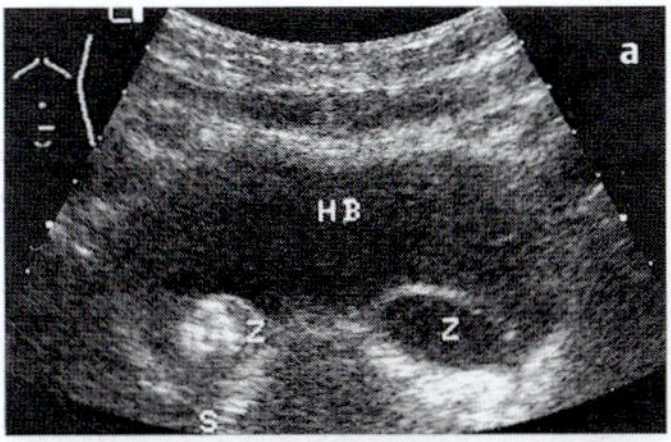

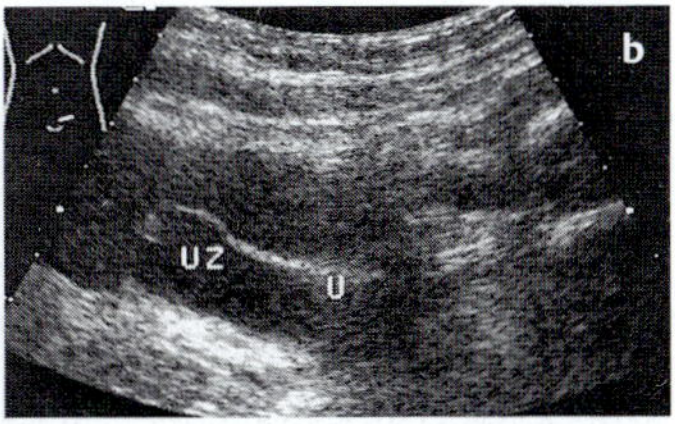

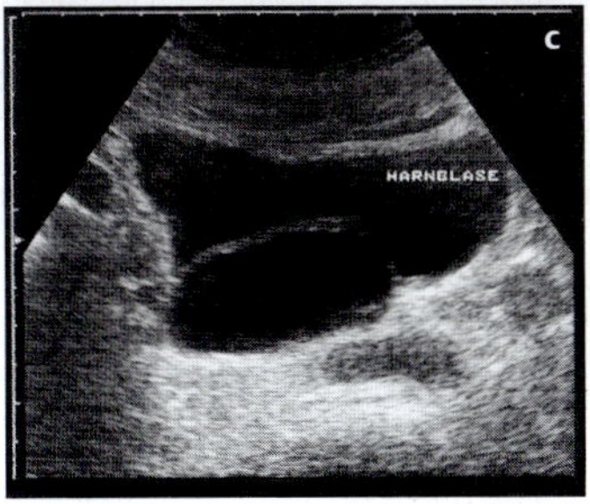

Abb. 573 a–c Ureterozelen.
a + b Beidseitige Ureterozelen (Z, UZ), rechts mit Stein (S = Schallschatten), links Ureteraufstau (U). HB = Harnblase.
c Große rechtsseitige Ureterozele: Echoreiche ovaläre Membran im Harnblasenlumen
(Bild Dr. K. Ringewald)

- **Benigne Prostatahypertrophie** (BPH, Abb. 574):
  - Kugelig/zapfenförmig protuberierender Prostatamittellappen.

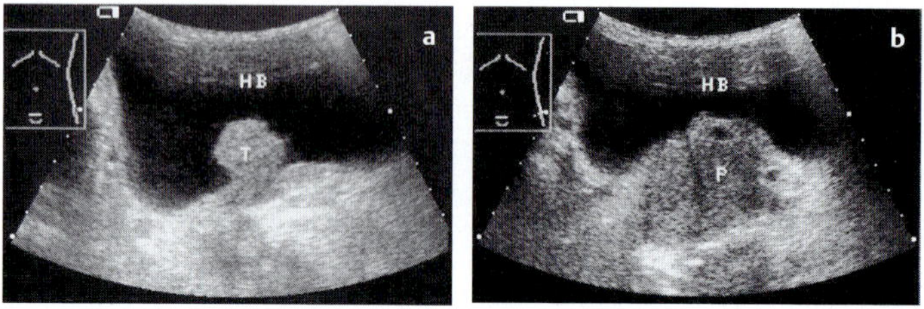

Abb. 574 a u. b Benigne Prostatahypertrophie (Prostatamittellappenadenom). a Polypöse Tumorstruktur in der Harnblase. b In gekippter Schnittrichtung Nachweis einer BPH, somit kein primärer Blasentumor

- **Sedimente/Eiter/Koagel** (Abb. 575):
  - *Sedimente:* Glatt begrenzte, durch Umlagern verschiebliche echoreiche Schicht.
  - *Koagel:* Kugelige oder zackig begrenzte echoreichere Areale; von polypösen Tumoren erst durch Beweglichkeit/Aufwirbeln nach Umlagerung/Spülung zu unterscheiden (Blasentamponade durch Koagel, s. Abb. 177, S. 139).
  - Beide: Keine Binnengefäße in der FKDS.

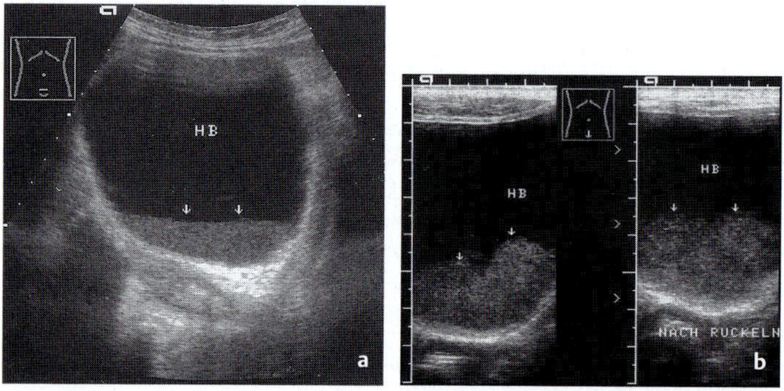

Abb. 575 a u. b Sedimente/Koagel. a Eitriges Sediment: Horizontal begrenzter echogener Bodensatz (Pfeile). b Großes polypöses Blutkoagel (Pfeile): Bewegungsabhängige Form- und Lageveränderung mit passagerem Aufwirbeln von Koagelanteilen

- **Stein** (s. Abb. 563, S. 393):
  - Heller Reflex.
  - Schallschatten.
  - Beweglichkeit.

- **Fremdkörper** (Abb. 576): z. B. Ureterschiene, Dauerkatheter (DK).
  - *Ureterschiene* (Drainage): Echogenes Doppelband mit Übergang in den Ureter (Abb. 576a).
  - *DK-Ballon:* Typische runde echogene Ballonwand, flüssigkeitsgefülltes Lumen, echoreiches Zentrum (Schlauch, Abb. 576b); doppelwandiges Schlauchsystem.

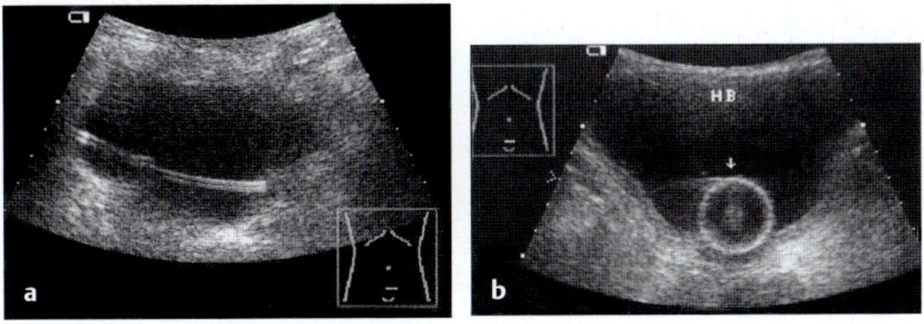

Abb. 576 a u. b Ureterschiene/Dauerkatheter. a Echogene Drainage zur Ureterschienung bei Urothelkarzinom des Ureters. b Dauerkatheterballon (Pfeil): Echogene Ballonwand, echoreiches Zentrum der Katheterspitze

Bewertung und weiterführende Diagnostik

- **Sonographie:**
  - *Nierenkolik:* Die Sonographie ist bei Verdacht auf Nierenkolik das beste und einfachste Untersuchungsverfahren! Die diagnostische Sicherheit beträgt nahezu 100 %. Steinlokalisation bei Anwendung aller Hilfsmittel und bei Erfahrung des Untersuchers in hohem Maße möglich; Urogramme sind meist überflüssig! Unser Vorgehen:
    - Unter Berücksichtigung von Klinik, Labor und sonographischem Befund mit Steinlokalisation: Entsprechende Therapie, tägliche sonographische Kontrolle, Urinkontrollen (bei Infektion urologische Intervention). Wenn innerhalb von 1–2 Wochen kein Steinabgang erfolgt, weitere urologische Therapie.
    - Ausnahmen: Bei Komplikationen wie Urinom, anhaltenden/rezidivierenden Schmerzen, Infektion (Bakteriurie, Leukozyturie, Fieber und Leukozytose) sofortige urologische Schienung!
  - *Harnblase:* Transabdominell bei guter Füllung gute Darstellbarkeit auch kleiner Befunde bis 5 mm (nüchtern ohne vorherige Blasenentleerung oder eine Stunde vor der Untersuchung viel trinken).
    - Die Sonographie ist sehr gut geeignet zur Ursachensuche bei Erythrozyturie (z. B. Nieren-/Ureter-/Harnblasensteine, Divertikel, Tumoren).
    - Tumoren ab einer Größe von 5 mm sind gut erkennbar. Ausnahmen: Tis-Tumoren, Tumoren am Harnblasendach, Tumorstaging (Abb. 572, S. 397).
- **Weiterführende Diagnostik:**
  - *Ureterstein:* Wenn bei nur geringem Aufstau sonographisch kein Steinnachweis gelingt, ist der Stein entweder in einem nicht gut zugänglichen Bereich gelegen oder aber sehr klein und dann auch im Ausscheidungsurogramm in der Regel nicht erkennbar; ggf. Zystoskopie, retrograde Darstellung.
  - *Harnblase:* Bei unklarer Erythrozyturie und allen unklaren Befunden/Tumoren: Zystoskopie, ggf. Endosonographie.

16.3 Männliche Genitalorgane

Übersicht (Tab. 68)

Tabelle 68 · Pathologische Befunde an den männlichen Genitalorganen

Vesikulitis (S. 400)
akute Prostatitis (S. 400)
benigne Prostatahyperplasie (BPH, S. 401)
Prostatakarzinom (S. 402)
chronische Prostatitis/Prostatakalzifikationen (S. 403)
Orchitis/Abszess/Hämatom (S. 403)
Hodentumoren (S. 403)
Hydro-/Varikozele (S. 404)
Spermatolzele (S. 404)
Epididymitis (S. 404)
Hodentorsion (S. 404)
Urethrastrikturen (S. 405)

Pathologische Befunde

► **Veränderungen an den Samenblasen** (Abb. 577):
- Fleckig-echogene Areale: Kalzifikationen (Abb. 577a).
- Echoarme Schwellung: Eitrige Vesikulitis (Abb. 577b); DD Tumorinfiltration bei Prostatakarzinom.

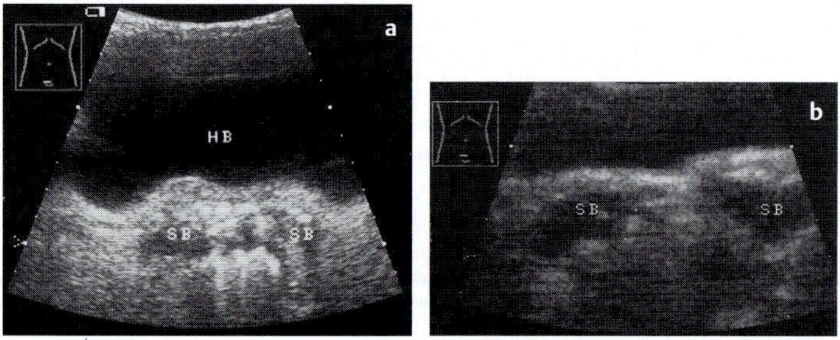

Abb. 577 a u. b Pathologische Samenblasenveränderungen. a Verkalkungen der Samenblasen (SB). HB = Harnblase. b Eitrige Vesikulitis: Voluminöse hypo- bis areflexive unscharf begrenzte Samenblasen. Harmonic Imaging

► **Akute Prostatitis** (Abb. 578):
- Echoarme Strukturtransformation.
- Leichte Vergrößerung.
- Glatte Begrenzung.
- Oft eitrige Einschmelzungen.

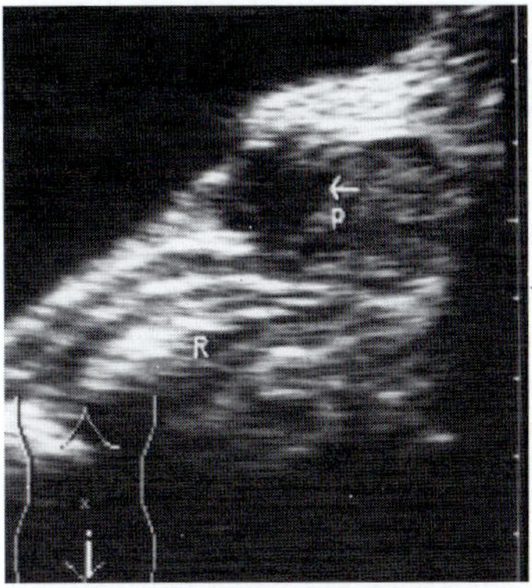

Abb. 578 Akute Prostatitis: Liquide Formation (P; Pfeil) in der Prostata; die echofreie Formation entspricht einer eitrigen Einschmelzung. R = Rektum, HB = Harnblase

- **Benigne Prostatahyperplasie** (BPH, Abb. 579; s. auch Abb. 574, S. 398):
  - Umschriebene oder diffuse Vergrößerung der blasenbodennahen periurethralen Drüsen (= Mittellappenvergrößerung).
  - Bei Proliferation der paraurethralen mittleren Anteile Kompression der übrigen Anteile unter Bildung einer sog. chirurgischen Kapsel.
  - Glatte Begrenzung, intakte Kapsel.

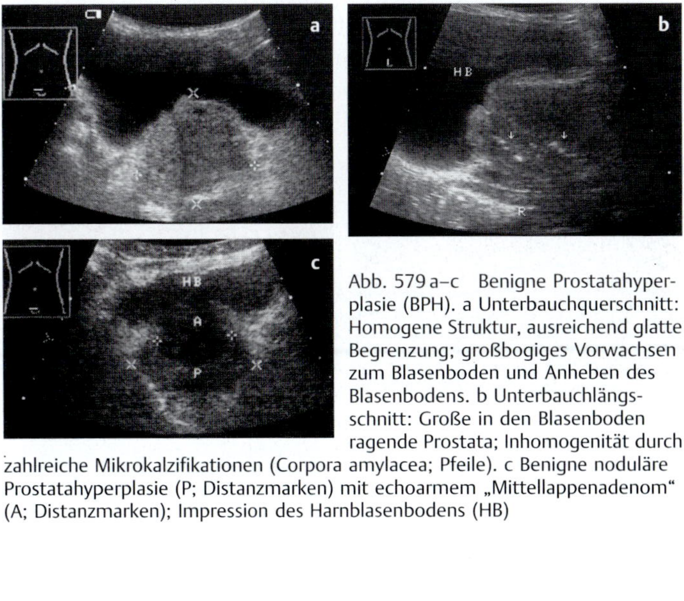

Abb. 579 a–c Benigne Prostatahyperplasie (BPH). a Unterbauchquerschnitt: Homogene Struktur, ausreichend glatte Begrenzung; großbogiges Vorwachsen zum Blasenboden und Anheben des Blasenbodens. b Unterbauchlängsschnitt: Große in den Blasenboden ragende Prostata; Inhomogenität durch zahlreiche Mikrokalzifikationen (Corpora amylacea; Pfeile). c Benigne noduläre Prostatahyperplasie (P; Distanzmarken) mit echoarmem „Mittellappenadenom" (A; Distanzmarken); Impression des Harnblasenbodens (HB)

- **Prostatakarzinom** (Abb. 581 u. 580):
  - *Frühzeichen:*
    - Inhomogene Echostruktur.
    - Echoarme Areale.
  - *Spätzeichen:*
    - Unregelmäßige Kontur, Kapselkonturunterbrechung.
    - Infiltration in die Umgebung (Harnblasen-/Ureterosteum, Samenblasen, Lymphknoten).
    - FKDS: Spärliche Tumorgefäße.

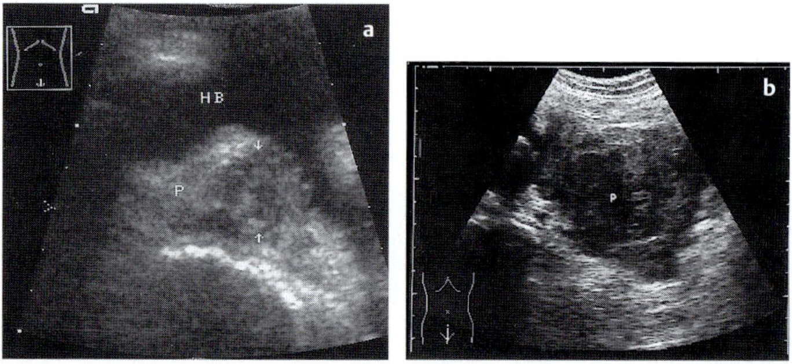

Abb. 580 a u. b Prostatakarzinom. a Frühes Prostatakarzinom (Stadium pT2b): Intraprostatische echoarme RF (Pfeile). b Fortgeschrittenes Prostatakarzinom: Echoarme inhomogene Struktur, unscharfe Begrenzung, Tumorausläufer.
P = Prostatakarzinom

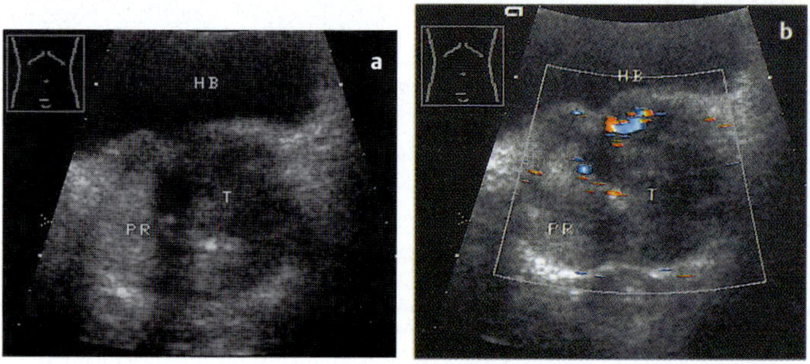

Abb. 581 a u. b a Echoarme Raumforderung im linken Prostatalappen, in den rechten Lappen (PR) infiltrierend; Prostatakarzinom histologisch gesichert; Tumorstadium IIIa. HB = Harnblase. T = Prostatakarzinom. b FKDS: Inhomogene stark hyporeflexive Struktur mit Kapselüberschreitung, spärliche aberrante Gefäßspots

- **Chronische Prostatitis/Prostatakalzifikationen:**
  - Verkleinertes Organ.
  - Echoreiche/heterogene Strukturtransformation.
  - Echoreiche = narbige Strukturen.
  - Intensiv reflexogene Verkalkungen mit Schallschatten (sekundär bei Sekreteindickungen/nach Entzündungen, Abb. 582).

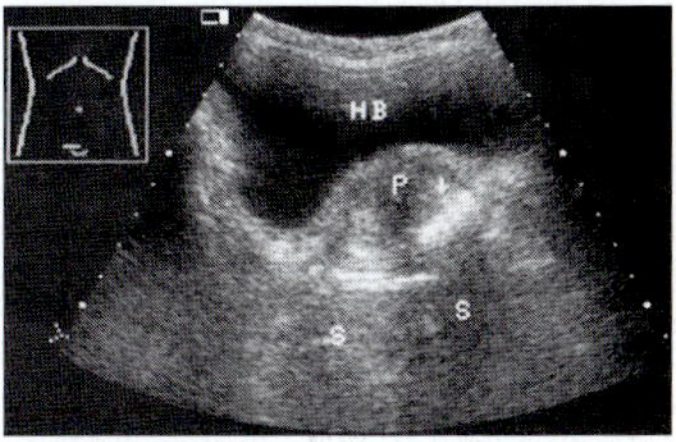

Abb. 582 Prostatasteine (Konkremente; Pfeil), chronische Prostatitis anzunehmen: Stark hyperreflexive schattengebende Raumforderungen in der Prostata. S = Schallschatten

- **Orchitis/Abszess/Hämatom** (Abb. 583 u. 413; s. auch Abb. 586a, S. 405):
  - *Orchitis* (Abb. 583): z. B. viral bedingt; Mumps.
    - Echoarme homogene Struktur.
    - Vergrößerung.

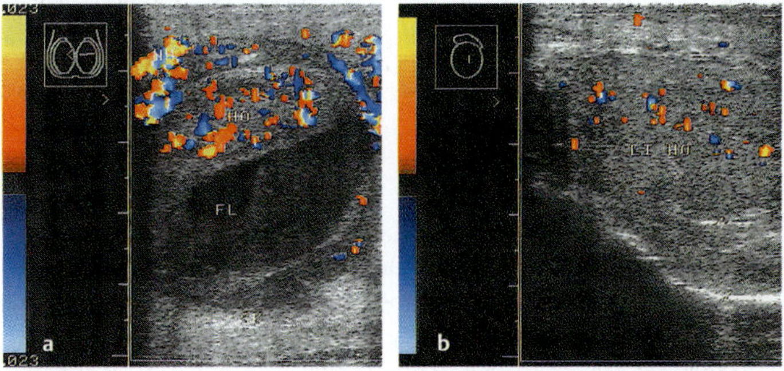

Abb. 583 a u. b Bakterielle Orchitis rechts mit Abszedierung (FL). a Geringe Abnahme der Echogenität, vermehrte entzündliche Vaskularisation; entzündliches Ödem des Skrotums (SK). b Im Vergleich dazu normale Hodenstruktur und -vaskularisation links

  - *Abszess/Hämatom* (Abb. 413):
    - Intensiv hypoflexive umschriebene Raumforderung.
    - FKDS: Binnengefäße fehlen.
- **Hodentumoren** (Abb. 585):
  - Inhomogene, überwiegend echoärmere Struktur.
  - Feine Verkalkungen möglich („Sternenhimmel" = testikuläre Mikrolithiasis; Ursache: tumorös, entzündlich oder durch Chemotherapie bedingt).
  - *FKDS:* Tumorgefäße.

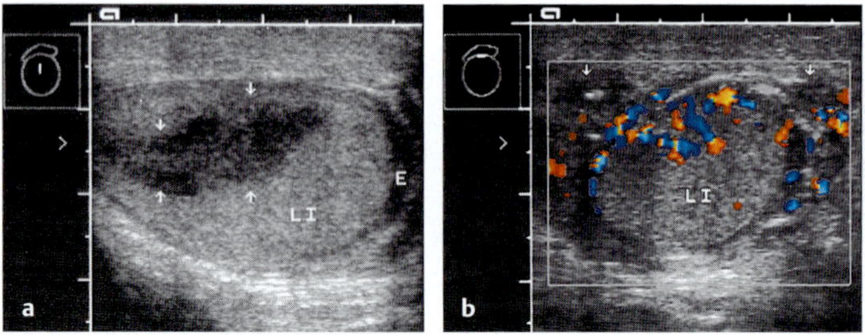

Abb. 584 a u. b Posttraumatisches Hodenhämatom. a B-Bild: Echofreie RF. b FKDS: Keine Vaskularisation im Hämatom

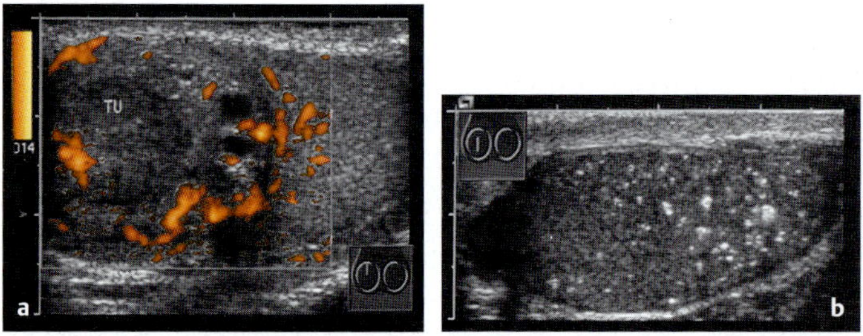

Abb. 585 a u. b Hodentumoren. a Hodenkarzinom, FKDS: Hypervaskularisierter Randbereich. b „Sternenhimmelartige" Hodenverkalkungen rechts bei linksseitiger Orchiektomie wegen Keimzelltumor

- **Hydrozele** (Abb. 586a):
  - Deutliche Flüssigkeit im Skrotalraum.
  - Häufig begleitende Epididymitis.
- **Varikozele** (Abb. 586b, c):
  - Tastbare und sichtbare Erweiterung des Plexus pampiniformis.
  - Konvulute von echofreien tubulären Strukturen
  - *FKDS:* Farbbelegung unter Valsalva.
- **Spermatozele** (Abb. 587a):
  - Echofreie Raumforderung im Nebenhodenbereich.
  - Typische Zystenkriterien.
  - Größe variabel, z. T. erheblich.
- **Epididymitis** (Abb. 587b):
  - Nebenhodenauftreibung (Kaput/Korpus/Kauda).
  - Unterschiedliche Struktur, überwiegend echoreich bis heterogen.
- **Hodentorsion** (s. S. 83):
  - Im akuten Stadium Vergrößerung, Struktur nicht entscheidend verändert.
  - Später hypo-areflexive Areale, Schrumpfung.
  - *FKDS:* Verminderte/fehlende Gefäße.

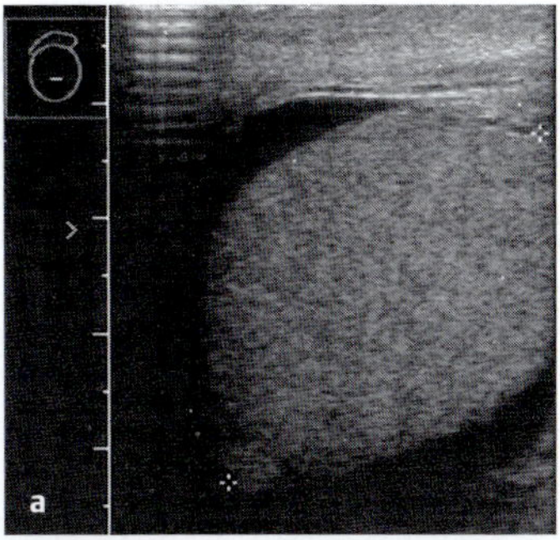

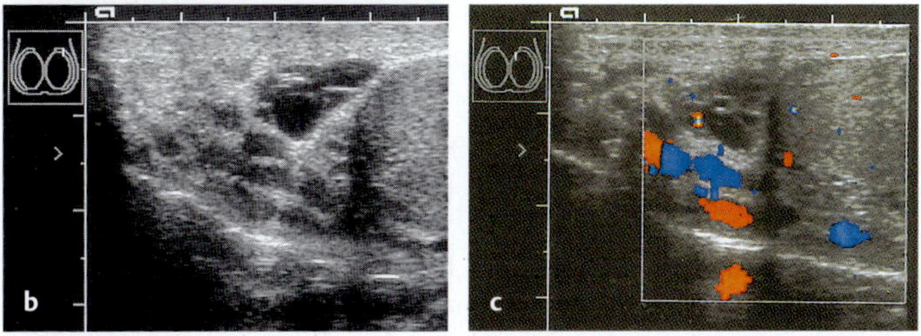

Abb. 586 a–c a Hydrozele bei Orchitis (ballonisierter vergrößerter Hoden). b Varikozele: Multiple echofreie Gefäßektasien um den Nebenhoden. c Varikozele, FKDS: Im Valsalva-Versuch kommt es durch Zunahme der venösen Flussgeschwindigkeit zur Farbbelegung

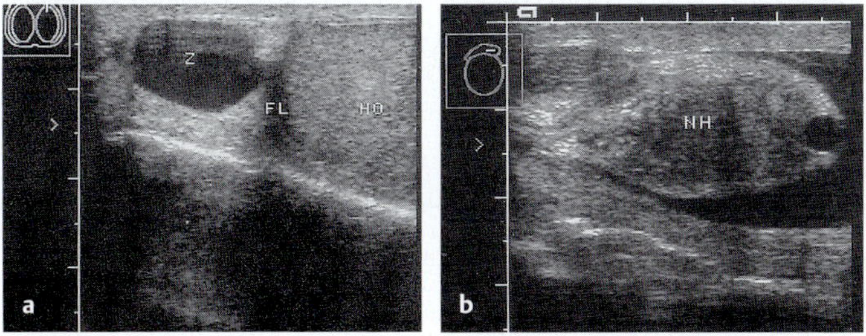

Abb. 587a u. b a Spermatozele links: Um den kranialen Hodenabschnitt Flüssigkeit (FL) mit einem zystischen Areal (Z). b Epididymitis: Hypoechogen verschwollener Nebenhoden (NH), begleitende Hydrozele

- **Urethrastrikturen:** Corpora cavernosa als feinstrukturierte Körper gut vom Corpus spongiosum und damit Urethra abgrenzbar; narbige Urethrastrikturen mit hochauflösenden Geräten nach Flüssigkeitsfüllung erkennbar.

Bewertung und weiterführende Diagnostik

- **Sonographie:** Pathologische Befunde an den Genitalorganen sind häufig Zufallsbefunde. Ihre Deutung ist oft schwierig. Daher sollten die wesentlichen Befunde zumindest als kontrollbedürftig und/oder weiterer fachspezifischer Diagnostik bedürfend eingeordnet werden.

► **Weiterführende Diagnostik:** Jede unklare echoarme Formation an der Prostata muss weiter untersucht werden!
  - Rektale Untersuchung, ggf. urologische Kontrolle.
  - Bestimmung des prostataspezifischen Antigens (PSA; altersabhängige Normwerte, Karzinome heute auch bei jüngeren Männern; familiäre Belastung), rektale Endosonographie (beide zusammen Sensivität von 98 %).
  - Stanzbiopsie.

16.4 Weibliche Genitalorgane

Übersicht (Tab. 69)

Tabelle 69 · Pathologische Befunde an den weiblichen Genitalorganen

Uterusmyom
Endometriumkarzinom (S. 406)
Zervixkarzinom (S. 406)
Fremdkörper (S. 407)
Ovar-/Adnexzysten (S. 407)
seröses Zystadenom (S. 409)
muzinöses Kystom (S. 409)
Zystadenokarzinom (S. 409)
Meigs-Tumor (S. 410)
Endometriose (S. 410)

Pathologische Befunde

► **Uterusmyom** (Abb. 588):
  - *Submukös:* Polypöse Raumforderung in das Uteruskavum.
  - *Suberös:* Konturvorwölbung.
  - *Intramural:* Echoarme Raumforderung.
  - Alle: Häufig regressive Veränderungen (zystische Areale, Verkalkungen).

► **Uteruskarzinom** (Abb. 589):
  - *Endometriumkarzinom* (Abb. 589):
    - Endometriumdicke > 15 mm (bzw. > 5–8 mm postmenopausal).
    - Inhomogenes Echomuster mit (klein-)großzystischen Raumforderungen.
    - Unscharfe Endometrium-/Myometriumgrenze.
    - Aufgeriebenes Cavum uteri bei exophytisch wachsenden Tumor.
    - Übermäßige Verbreiterung des Endometriumreflexes mit unregelmäßiger Begrenzung.
  - *Zervixkarzinom* (Abb. 589b):
    - Verdickte bis tonnenförmig aufgetriebene Zervix.
    - Heterogene Struktur.
    - Echofreie bis reflexintensive Areale.

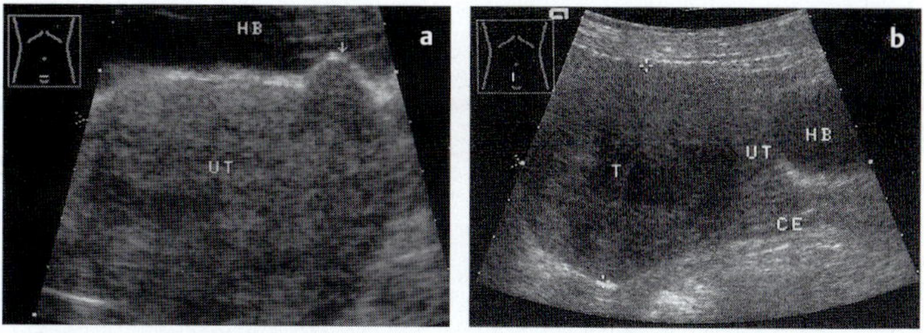

Abb. 588 a u. b Uterusmyom. a Subseröses Uterusmyom (Pfeil): Isoechogene, allenfalls gering echoarme Struktur, Konturvorwölbung. b Intramurales Uterusmyom (T): Echofreie Binnenstruktur durch regressive Liquidifikation. UT = Uterus, CE = Zervix, HB = Harnblase. Unterbauchlängsschnitt

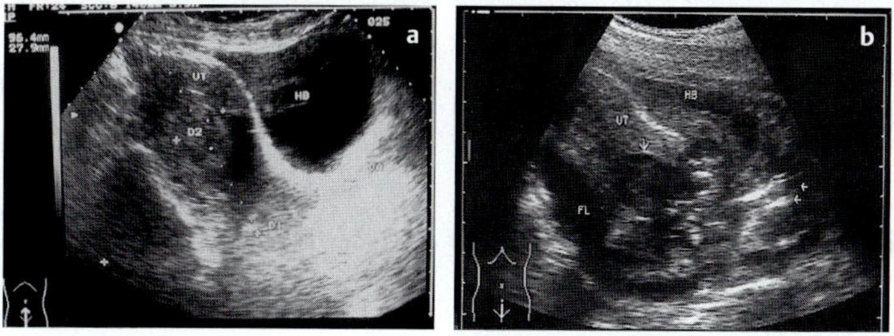

Abb. 589 a u. b Uteruskarzinom. a Endometriumkarzinom (D2): Gerade noch echoreich vom Myometrium abgrenzbar (Postmenopause). UT = Uterus. b Zervixkarzinom (Pfeile): Heterogener, teils mit echogenen Arealen besetzter Tumor dorsal des Uterus (UT), Infiltration in die Harnblase (HB). FL = Flüssigkeit

- **Fremdkörper** (Abb. 590):
  - *Spirale* (Abb. 590a): Intensiver hyperechogener intrauteriner Reflex (neue Kunststoffspiralen kaum noch detektierbar).
  - *Tampon* (Abb. 590b): Länglicher glatter Reflex (Längsschnitt) bzw. bohnenförmiger Reflex mit Schallschatten in der Vagina.
- **Ovar-/Adnexzysten:** Einfache Zysten (Abb. 591 u. 592).
  - *Funktionelle Zysten*, wie Follikel- und Corpus-luteum-Zysten (zyklusabhängig, Abb. 591).
  - *Prämenopausale Zysten* < 3 cm (–5 cm) = Thekaluteinzysten (entsprechen Follikelzysten; multipel, bilateral).
  - *Parovarialzysten:* Intraligamentär, vom Ovar gut abgrenzbar (zyklusunabhängig).
  - *Polyzystisches Ovar* (Stein-Leventhal-Syndrom, Abb. 592): Durch unphysiologische Stimulation vergrößerte Ovarien mit multiplen Zysten bis 5 mm (10 mm) und echoreichem Zentrum.

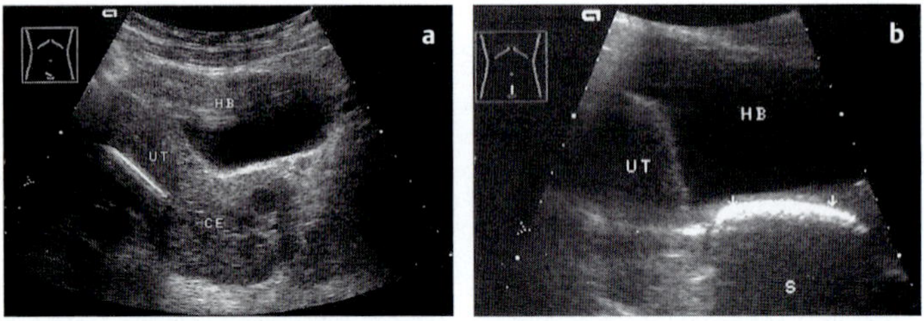

Abb. 590 a u. b Fremdkörper im Uterus. a Spirale (IUP): Dorsal der Harnblase (HB) kolbig aufgetriebene Zervix (CE) mit echoarmen Herden als Zeichen von Mikroabszessen; im Uterus (UT) liegendes IUP. b Tampon: Echoreicher Reflex in der Vagina (Pfeile) mit Schallschatten (S). HB = Harnblase, UT = Uterus

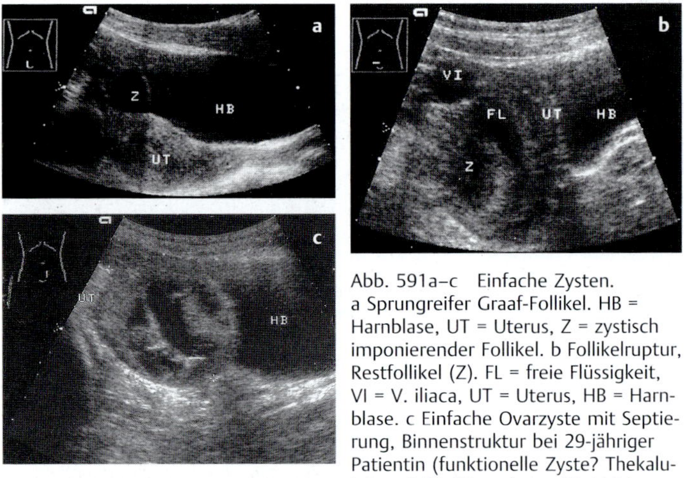

Abb. 591a–c Einfache Zysten. a Sprungreifer Graaf-Follikel. HB = Harnblase, UT = Uterus, Z = zystisch imponierender Follikel. b Follikelruptur, Restfollikel (Z). FL = freie Flüssigkeit, VI = V. iliaca, UT = Uterus, HB = Harnblase. c Einfache Ovarzyste mit Septierung, Binnenstruktur bei 29-jähriger Patientin (funktionelle Zyste? Thekaluteinzyste?). Wenn keine Rückbildung und Größenwachstum, Operation

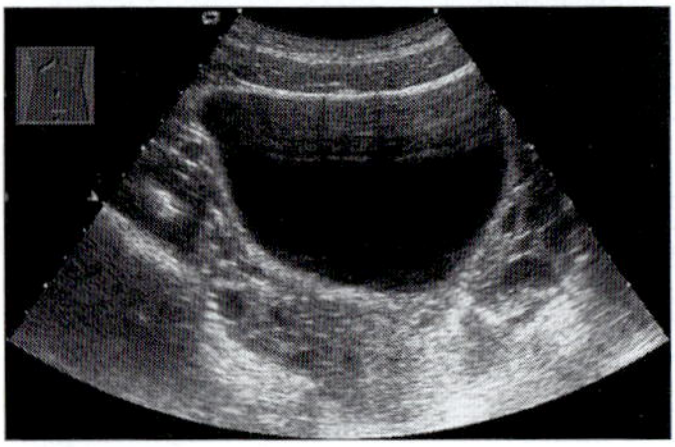

Abb. 592 Polyzystische Ovarien bds. in der Menarche

► **Zystische Ovarialtumoren** (Abb. 593 u. 594):

- *Seröses Zystadenom* (Abb. 593): Benigne.
  - Unilokular.
  - Glatt begrenzte (kleinere) echofreie Raumforderungen mit echoreichen (soliden) Anteilen.
- *Muzinöses Kystom:* Teilweise sehr große septierte/gekammerte Ovarzysten.
  - Meist unilateral.
  - Wenn bilateral und groß, häufiger (in 20 %) maligne. Keine Punktion wegen der Gefahr der intraabdominellen Ausbreitung!
- *Zystadenokarzinom* (Abb. 594): Zystische Formationen mit soliden Anteilen sind immer karzinomverdächtig! Häufig ist bereits auch Aszites infolge Peritonealkarzinose nachweisbar.
  - Zystenwände zeigen echoreiche Tumorverdickungen.
  - Palipoide Formationen, in Zysten einragend.

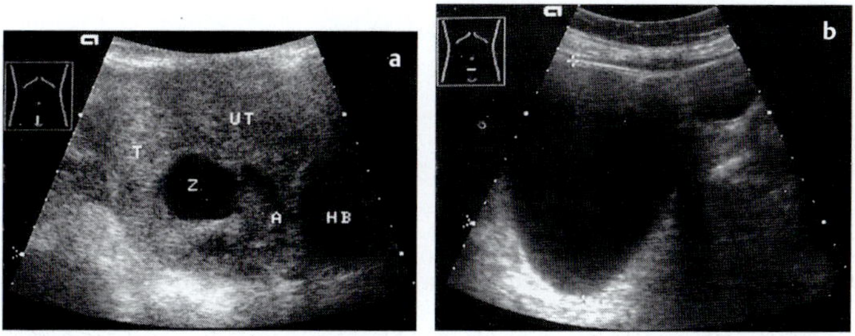

Abb. 593a u. b Seröses Zystadenom. a Echofreie RF (Z) im vergrößerten Ovar (T). A = Aszites, UT = Uterus, HB = Harnblase. b Ovarialzyste (annähernd echofreie RF) in der Menopause, 10 cm groß; Operation!

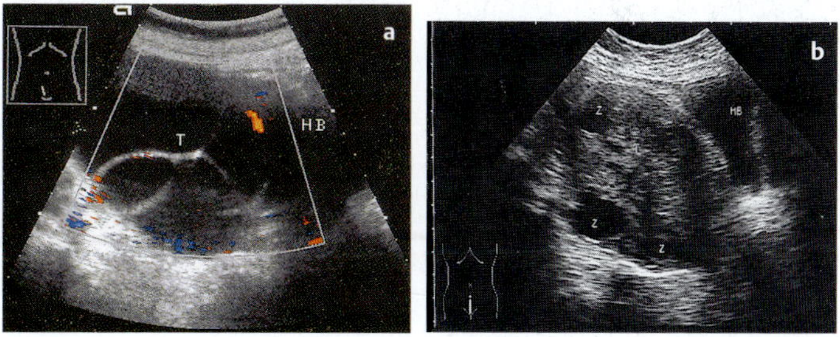

Abb. 594 a u. b Zystadenokarzinom. a Zystischer Tumor (T), feine Septierungen, in der FKDS diskrete Tumorgefäße; es kann sich sowohl um seröse Zysten (häufiger) als auch um muzinöse Zysten handeln. HB = Harnblase. b Solide (T) und zystische (Z) Tumoranteile (charakteristischer Befund), sonographischer Zufallsbefund. HB = Harnblase

- **Meigs-Tumor:** Benignes Ovarfibrom mit Aszites und/oder Pleuraerguss.
  - Solide Tumorformation in Ovarprojektion (s. Abb. 210, S. 167).
- **Endometriose** (Abb. 595):
  - *Endometriosis interna* (= intramyometriale Adenomyose des Uterus): Unscharfe im Myometrium gelegene zystische Raumforderung. Davon die eigentliche Endometriose abzugrenzen:
  - *Endometriosis externa* (Endometriosezysten des Ovars/der Tuben):
    - Bei Einblutung inhomogene areflexive-hyperchogene Raumforderung.
    - FKDS: Keine Binnengefäße.

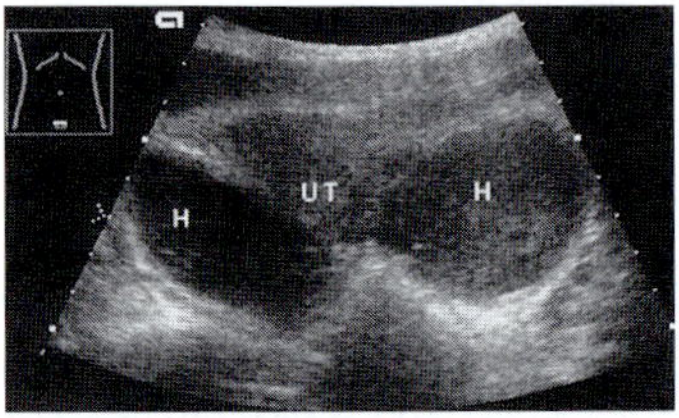

Abb. 595 Endometriosis externa mit Einblutung: echoarme Raumforderung RF, Hämatome (H) nach Einblutung von Endometrioseherden.

Bewertung und weiterführende Diagnostik

- **Sonographie:** s. S. 405.
- **Weiterführende Diagnostik:** Jede zystische unklare Ovarformation muss weiter untersucht werden! Gynäkologische weiterführende Diagnostik:
  - Intravaginale Sonographie.
  - Ggf. Feinnadelpunktion/Operation.

17 Thorax

17.1 Untersuchung

Schnittebenen

- Für die sonographische Thoraxuntersuchung stehen zwei Schnittführungen zur Verfügung: die subkostale und die interkostale (Abb. 596).
- **Schnittebenen im Einzelnen:**
  - Transthorakal mit interkostaler Applikatorrichtung.
  - Subkostal rechts und links.
  - Supraklavikulär und suprasternal.
  - Substernal.
  - Hoher Flankenschnitt rechts und links.

Sonographische Anatomie und Normalbefund

- Da die lufthaltige Lunge und der knöcherne Thorax für die Schallstrahlen undurchdringlich sind, können nur Prozesse dargestellt werden, die einen direkten Kontakt zur Pleura- bzw. Thoraxwand haben (s. Abb. 605–608, S. 419).

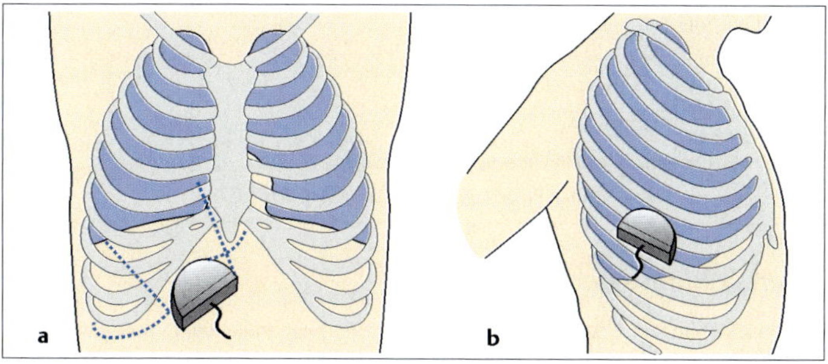

Abb. 596 a u. b a Subkostale Schnittführung: Der Schallkopf benutzt die Leber als „akustisches Fenster“. b Interkostale Schnittführung mit rippenparalleler Ankopplung des Schallkopfes

- **Beurteilungskriterien:** s. Tab. 70.

Tabelle 70 · Beurteilungskriterien für Brustwand-, Pleura- und Lungenparenchymveränderungen

Brustwand
Echogenität (echofrei, echoarm, echoreich)
Begrenzung (glatt, irregulär)
Form (rund, oval, wechselnd)
bewegte Binnenechos unter Real-time-Beobachtung
vorhandene oder fehlende Vaskularisation intraläsional in der FKDS
Pleura
Ausmaß des Ergusses
Echogenität (echofrei, echoreich)
Septierungen, Fibrinfäden
Pleuraverdickungen, Lungenaffektion
pleurale Tumoren
bewegte Binnenechos unter Real-time-Beobachtung
Lungenparenchym
Echogenität (echoarm, echoreich)
Echotextur (inhomogen, homogen)
Begrenzung (glatt, irregulär)
Form (rund, oval, keilförmig)
bewegte Binnenechos unter Real-time-Beobachtung
vorhandene oder fehlende Vaskularisation intraläsional in der FKDS

Untersuchungshilfen

- Untersuchung im Sitzen in Ergänzung zur liegenden oder halbaufrechten Position.
- Zur Darstellung von Thoraxwandprozessen in der Regel 5,0-MHz-Schallkopf benutzen.
- Scanner parallel zum Rippenverlauf aufsetzen, da Rippenschatten stören.
- Durch Atemmanöver alle peripheren Abschnitte einsehen.
- Unter den Schulterblättern liegende Veränderungen durch Anheben der Arme freiprojizieren.

Befundübersicht, Einteilung

- **Pleura:** Häufigster Befund ist der Pleuraerguss. Die Sonographie stellt die einfachste und sicherste Untersuchungsmethode zur Feststellung von Pleuraergüssen dar. Zudem gelingt es, nachgewiesene liquide epidiaphragmale Raumforderungen weiter zu differenzieren.
- **Lungenparenchym:** Sonographischer Leitbefund ist der aufgehobene Luftgehalt des Lungengewebes.

► **Einteilung/Übersicht:**
- *Brustwand:* s. Tab. 71.
- *Pleura:* s. Tab. 72, S. 414.
- *Lungenparenchym:* s. Tab. 74, S. 418.

17.2 Brustwand

Übersicht (Tab. 71)

Tabelle 71 · Pathologische Befunde an der Brustwand

Hämatome (s. u.)
Abszesse (s. u.)
Metastasen (s. u.)
Tumorinfiltration (s. u. und S. 414)
Lipom (s. u.)

Pathologische Befunde

► **Hämatome:**
- Variable Echogenität.
- Meist glatt begrenzt.
- Wechselnde Form.
- Gelegentlich bewegte Binnenechos.
- *FKDS:* Fehlende Vaskularisation.

► **Abszesse** (Abb. 597):
- Variable Echogenität.
- Variable Begrenzung.
- Wechselnde Form.
- Bewegte Binnenechos bei Kompression.
- *FKDS:* Fehlende Vaskularisation.

► **Metastasen:**
- Meist echoarm.
- Glatt begrenzt.
- Meist rund.
- *FKDS:* Vorhandene Vaskularisation.

► **Tumorinfiltration** (Abb. 598):
- Meist echoarm.
- Irregulär begrenzt.
- Wechselnde Form.
- Organgrenzen überschreitend.
- *FKDS:* Vorhandene Vaskularisation.

► **Lipom:**
- Echoreich.
- Glatt begrenzt.
- Meist oval.
- *FKDS:* Spärliche Vaskularisation.

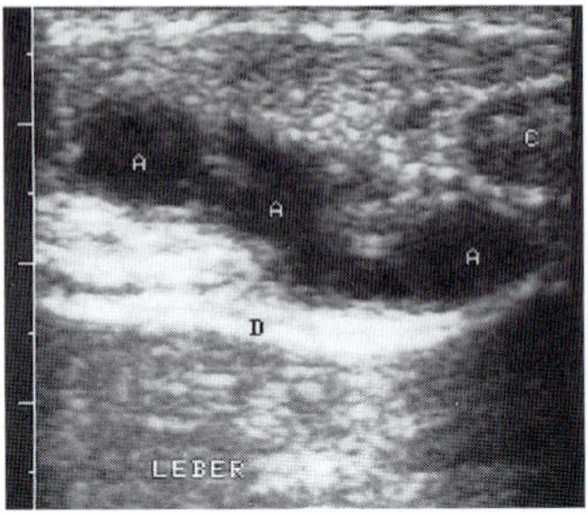

Abb. 597 Echoarme konfluierende Herde (A) im Bereich der interkostalen Muskulatur parasternal. Zytologisch tuberkulöser Abszess. C = knorpelige Rippe, D = Diaphragma

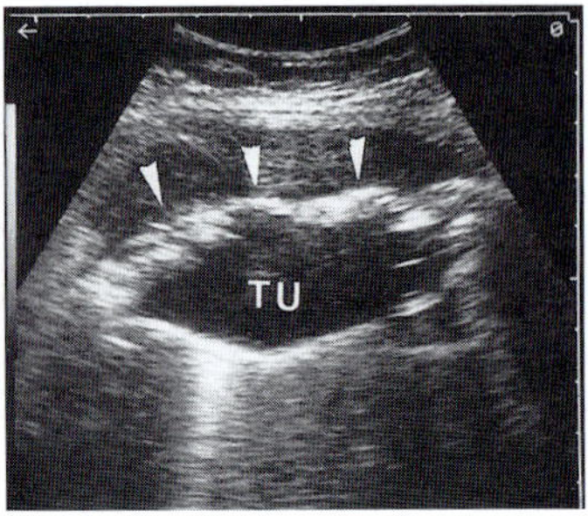

Abb. 598 Echoarme rippendestruierende (Pfeile) Tumorformation (TU) mit Weichteilinfiltration bei Plasmozytom

Bewertung und weiterführende Diagnostik

- **Klinik:** Häufig richtungweisend für die Diagnose, z. B.
  - *Hämatom* → Trauma.
  - *Abszesse* → Entzündungszeichen.
  - *Metastasen* → Primärtumor.
  - *Lipom* → häufig asymptomatischer Zufallsbefund.
- **Weiterführende Diagnostik:** Die Röntgenuntersuchung des Thorax ist obligat. Im Zweifelsfall ultraschallgesteuerte Feinnadelpunktion zur Histologiegewinnung, evtl. Computertomographie.
  - *Bei Abszess:* Repetitive Drainagepunktion zur Sanierung (s. auch S. 58), evtl. Katheterdrainage.
  - *Bei Hämatomen und Metastasen* sind sonographische Verlaufskontrollen sinnvoll.

17.3 Pleura

Übersicht (Tab. 72)

Tabelle 72 · Pathologische Befunde an der Pleura

transsudativer Erguss (S. 415)
exsudativer benigner Erguss (S. 415)
exsudativer maligner Erguss (S. 415)
pleurale Tumoren (S. 416)

Pathologische Befunde

- **Transsudativer Erguss** (Abb. 599):
  - Echofrei.
  - Variables, meist geringes Ausmaß.
  - Zarte Pleura.
- **Exsudativer benigner Erguss** (Abb. 600 u. 601):
  - Echofrei oder echogen oder Fibrinfäden.
  - Häufig Septierungen (Abb. 601).
  - Pleuraverdickung und begleitende Lungenaffektion möglich.
  - Fakultativ bewegte Echos.
- **Exsudativer maligner Erguss** (Abb. 602 u. 603):
  - Wie exsudativer benigner Erguss (s. o.).
  - Pleurale Tumoren darstellbar.

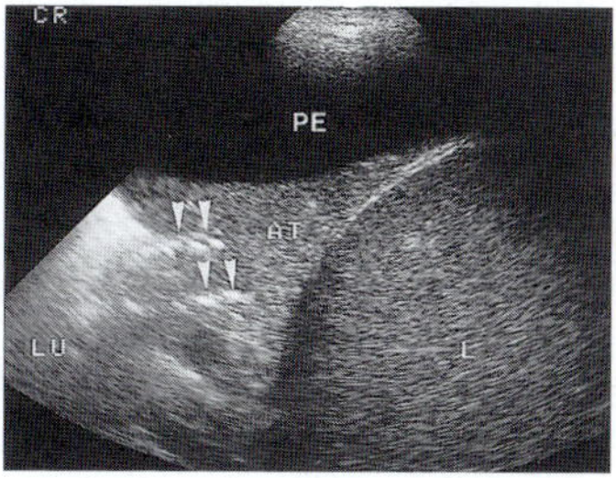

Abb. 599 Echofreier Pleuraerguss (PE) mit konsekutiver Kompressionsatelektase (AT) und Darstellung luftgefüllter Bronchien (Pfeile) bei Herzinsuffizienz. LU = Lunge, L = Leber

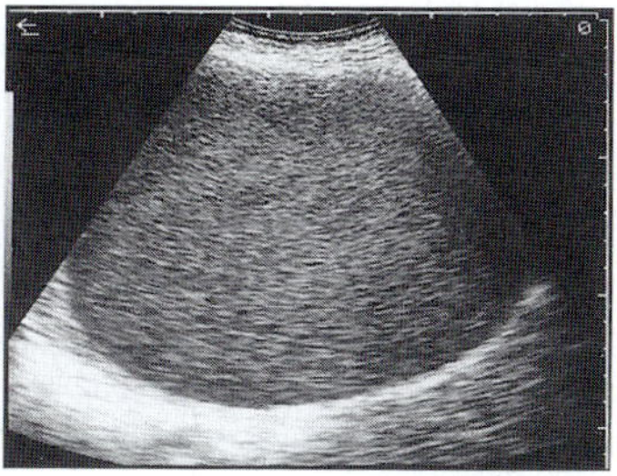

Abb. 600 Echogener Pleuraerguss mit bewegten Echos in der Real-time-Untersuchung. Die Punktion ergab ein hämorrhagisches Exsudat

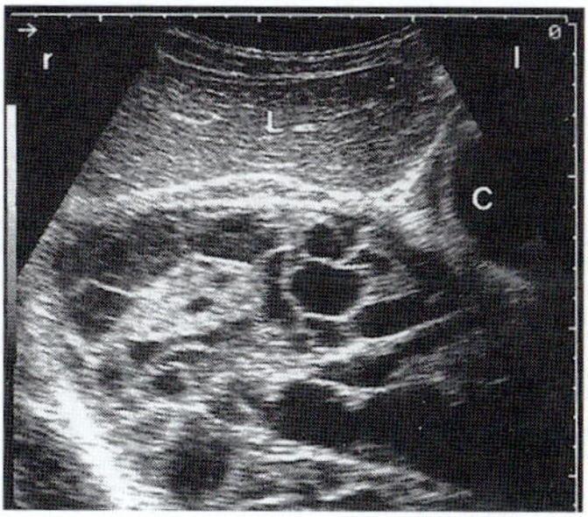

Abb. 601 Gekammerte Ergussbildung durch Fibrinfäden. Der Pleuraerguss stellt sich honigwabenartig dar. Ergusspunktionen sind häufig frustran. C = Herz, L = Leber

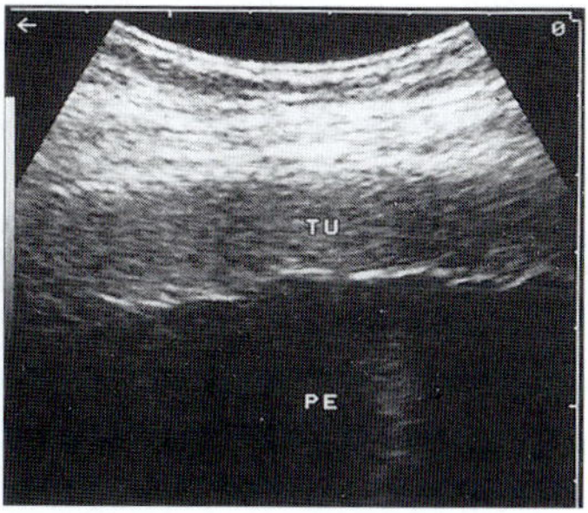

Abb. 602 Flächenhafte Tumorformation (TU) entlang der parietalen Pleura bei Bronchialkarzinom. PE = Pleuraerguss

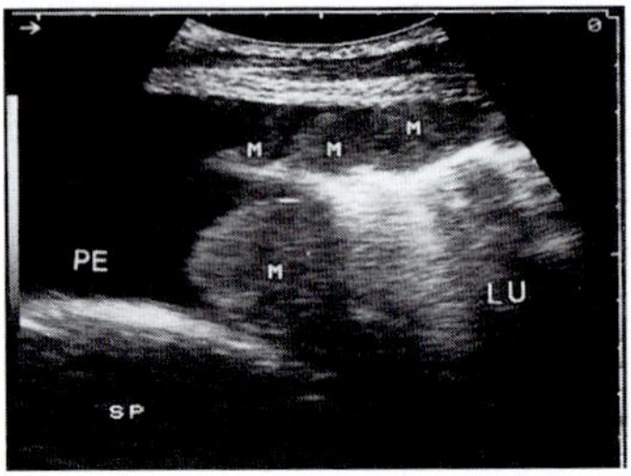

Abb. 603 Noduläre Tumorformation (M), der viszeralen Pleura aufliegend, bei Bronchialkarzinom. PE = Pleuraerguss, LU = Lunge, SP = Milz

- **Pleurale Tumoren:**
  - Variable Form (flächenhaft, knotig).
  - Meist echoarm.
  - Variable Lokalisation (diaphragmal, viszeral, parietal).
  - Bei Größe bzw. Dicke > 1 cm Malignität wahrscheinlich.

Bewertung und weiterführende Diagnostik

- **Klinik des Pleuraergusses:** Häufig richtungweisend zur Diagnose:
  - *Bei transsudativem Erguss:* Symptomatik (Luftnot) vom Ausmaß der Ergussbildung abhängig.
  - *Bei entzündlicher Genese:* Entzündungszeichen, atemabhängige Schmerzen (Pleuritis).
  - *Bei maligner Genese:* Häufig ausgeprägte Ergussbildung mit deutlicher Luftnot.
- **Formen des Pleuraergusses:** s. Tab. 73.

Tabelle 73 · Ursachen und Formen des Pleuraergusses

Transsudat	Exsudat	
	entzündlicher Erguss	*eingebluteter Erguss*
Punktionsanalyse		
Protein < 3 g/dl	Protein > 3 g/dl	Protein ≥ 3 g/dl
zellarm	zellreich	blutig
LDH < 200 U/l	Cholesterin > 60 mg/dl	
Ursachen (Beispiele)		
Herzinsuffizienz	Pleuropneumonie	Hämatothorax
Leberzirrhose	Lungeninfarkt	Tumorblutung
Hypoalbuminämie	Kollagenose	

Tabelle 73 · Ursachen und Formen des Pleuraergusses – Fortsetzung

Transsudat	**Exsudat**	
	entzündlicher Erguss	*eingebluteter Erguss*
charakteristische sonographische Befunde		
areflektiv	areflektiv oder Binnenechos	hyporeflektiv mit Binnenechos
zarte Pleuralinien	Septierungen, Fibrinfäden	ggf. sedimentierender Echobesatz (Schneegestöber)
häufig beidseitig	betonte Pleuralinien	
Parenchymläsionen		
Fortsetzung Exsudat		
chylöser Erguss	*eitriger Erguss*	*maligner Erguss*
Punktionsanalyse		
Protein > 3 g/dl	Protein > 3 g/dl	Protein > 3 g/dl
milchig-trüb	Detritus	evtl. Tumorzellen
Triglyzeride > 110 mg/dl		
Ursachen (Beispiele)		
Thoraxtrauma	Pleuraempyem	Pleurakarzinose
malignes Lymphom	Pyothorax	malignes Mesotheliom
		malignes Lymphom
charakteristische sonographische Befunde		
echodicht mit hochamplitudigen Binnenechos (Schneegestöber)	variabel, ggf. intensive Reflexionen	areflektiv oder Binnenechos
	Fehlen von Pleurabewegungen	Septierungen, Fibrinfäden
	Pleuratumoren	
		Parenchymläsionen

► **Weiterführende Diagnostik:**
- Röntgenuntersuchung des Thorax obligat.
- *Pleuraerguss* (Abb. 604): Ultraschallgesteuerte diagnostische Ergusspunktion. Diagnostische und therapeutische Drainage s. S. 60.
- *V. a. Pleuratumor:* Evtl. Pleurabiopsie, evtl. ultraschallgesteuerte Punktion eines Pleuratumors, evtl. Thorakoskopie.

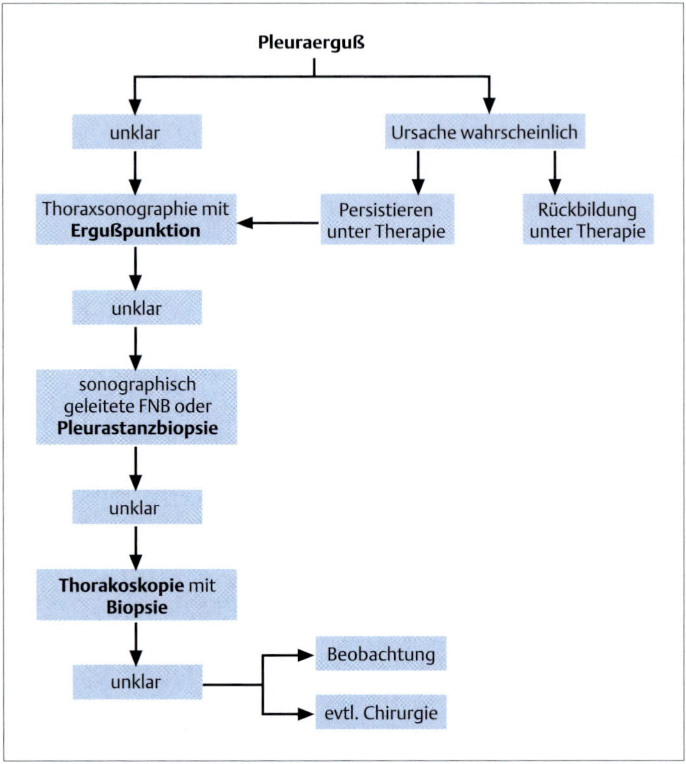

Abb. 604 Diagnostisches Vorgehen bei Pleuraerguss (nach Schwerk und Görg)

17.4 Lungenparenchym

Übersicht (Tab. 74)

Tabelle 74 · Pathologische Befunde am Lungenparenchym

Lungentumoren (S. 419)
Lungenmetastasen (S. 419)
Lungenabszess (S. 419)
Pneumonie (S. 419)
Kompressionsatelektase (S. 420)
Obturationsatelektase (S. 420)
Lungeninfarkt (S. 421)

Pathologische Befunde

- **Lungentumoren** (Abb. 605):
  - Meist echoarm.
  - Variable Echotextur.
  - Variable Begrenzung und Form.
  - Häufig die Organgrenzen überschreitend.
  - *FKDS:* Vorhandene Vaskularisation.
- **Lungenmetastasen** (Abb. 606):
  - Meist echoarm.
  - Homogen.
  - Glatt begrenzt, rund.
  - Bei Real-time-Beobachtung keine Fixation an die Thoraxwand.
  - *FKDS:* Vorhandene Vaskularisation.

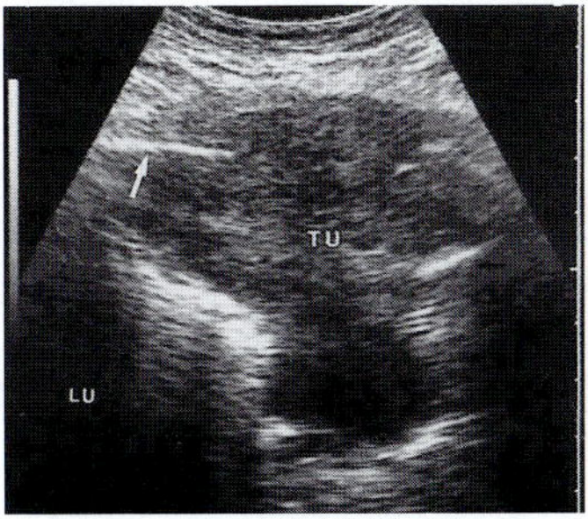

Abb. 605 Peripheres echoarmes Bronchialkarzinom (TU) von irregulärer Begrenzung, die Pleura (Pfeil) und Thoraxwand infiltrierend. LU = Lunge

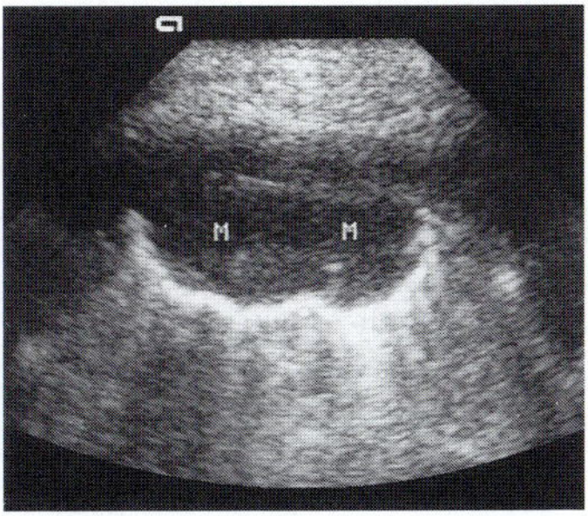

Abb. 606 Echoarme randständige Lungenmetastasen (M), die sich atemabhängig mitbewegen (Patient mit malignem Lungenblastom)

- **Lungenabszess** (Abb. 607):
  - Variable Echogenität.
  - Inhomogene Textur.
  - Gelegentlich Luftreflexe.
  - Meist glatt begrenzt, oval.
  - Bewegte Binnenechos.
  - Akzentuierte Wandung.
  - *FKDS:* Fehlende Vaskularisation.
- **Pneumonie** (Abb. 608):
  - Meist echoarm.
  - Ausgeprägte Inhomogenität der Textur (Airbronchogramm), abhängig vom Ausmaß der Infiltration.
  - Irreguläre Begrenzung.
  - Betonte Pleurawandung.
  - Form variabel.
  - Gelegentlich Begleit-Erguss.
  - *FKDS:* Häufig akzentuierte Vaskularisation.

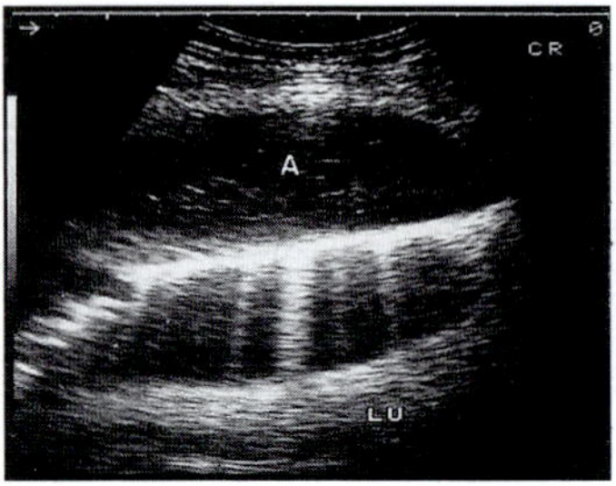

Abb. 607 Echoarme liquide Formation im Pleuraraum (A), Spiegelung an der viszeralen Pleura. Bei Punktion entleerte sich eitrige Flüssigkeit im Sinne eines Abszesses (LU = Lunge)

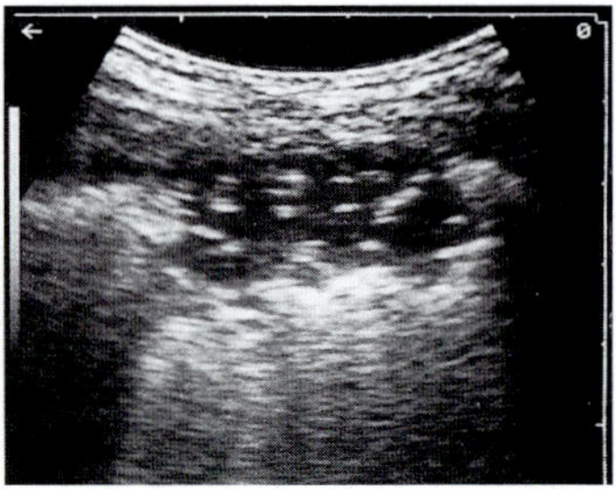

Abb. 608 Irregulär begrenzte, pleurawandständige Läsion, vorwiegend echoarm mit multiplen echogenen Luftreflexen wie bei Pneumonie

- **Kompressionsatelektase** (Abb. 609):
  - Echoarm.
  - Homogen.
  - Variabel begrenzt.
  - Gelegentlich keilförmig.
  - Atemabhängig variable Größe in der Real-time-Untersuchung.
  - Ausmaß abhängig von Größe des Pleuraergusses.
  - *FKDS:* Falls technisch möglich, akzentuierte Vaskularisation darstellbar.
  - *Nach Entlastungspunktion:* Teilweise Wiederbelüftung.

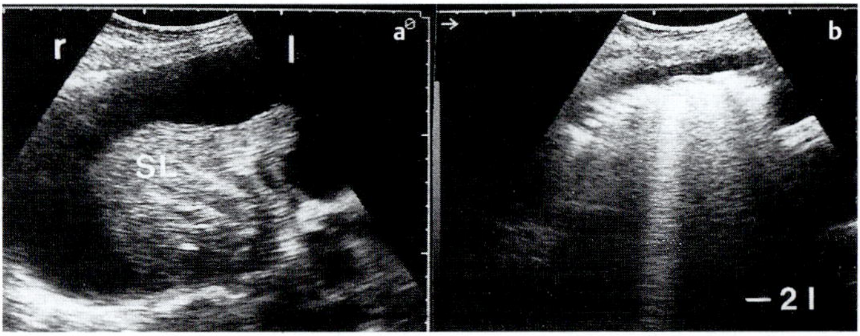

Abb. 609 a u. b a Darstellung des rechten Oberlappens (SL) mit echoreichem (lufthaltigem) Bronchialbaum und deutlicher Ergussbildung. b Nach Punktion von 2 l Wiederbelüftung des Oberlappens wie bei Kompressionsatelektase

- **Obturationsatelektase** (Abb. 610 u. 611):
  - Echoarm.
  - Homogen.
  - Glatt begrenzt bei Lappenatelektase.
  - Form variabel.
  - Bei Totalatelektase homogene Konsolidierung der Lunge.

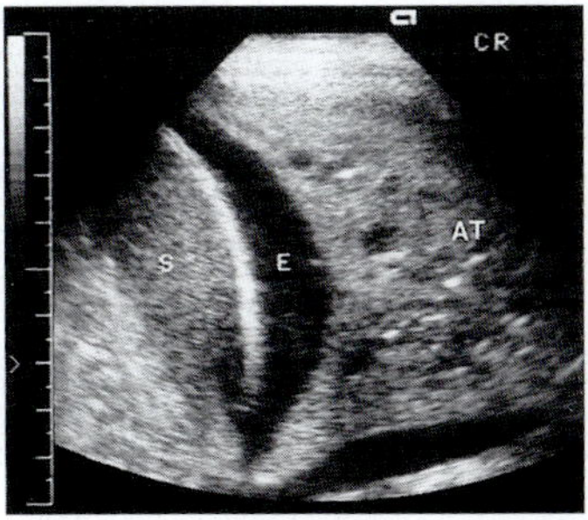

Abb. 610 Darstellung einer linksseitigen Totalatelektase (AT) im lateralen interkostalen Strahlengang bei zentral sitzendem Bronchialkarzinom.
S = Milz, E = Pleuraerguss

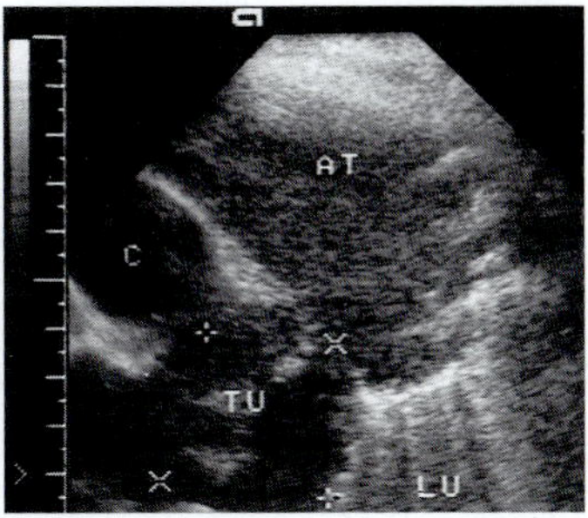

Abb. 611 Darstellung einer linksseitigen Teilatelektase des Oberlappens (AT). Der zentrale Tumor (TU) kommt zur Darstellung, wobei die Atelektase (AT) als akustisches Fenster fungiert.
C = Herz, LU = Lunge

- *FKDS:* Falls Darstellung technisch möglich, akzentuierte Vaskularisation.
- *Bei vorhandenem Pleuraerguss:* Fehlende Wiederbelüftung nach Ergusspunktion.
- Gelegentlich zentrale Raumforderung darstellbar.

► **Lungeninfarkt** (Abb. 612):
- Echoarm.
- Inhomogenität der Textur abhängig vom Ausmaß der Infiltration.
- Irreguläre Begrenzung.
- Häufig keilförmig.
- Häufig multipel.
- *FKDS:* Fehlende Vaskularisation.
- Gelegentlich kleiner Begleiterguss.

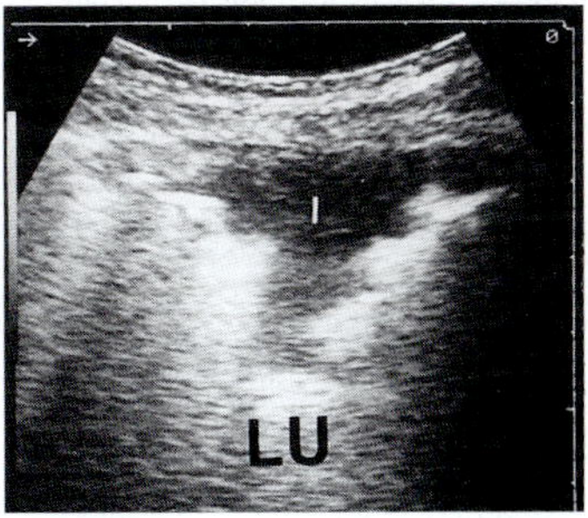

Abb. 612 Keilförmige echoarme, irregulär begrenzte lungenrandständige Läsion. Szintigraphisch konnte der Infarkt/die Lungenembolie bestätigt werden. LU = Lunge, I = Infarktpneumonie

Bewertung und weiterführende Diagnostik

- **Klinik:** Häufig richtungweisend für die Diagnose, z. B.
  - *Lungenmetastase* → Primärtumor.
  - *Lungenabszess* → Fieber.
  - *Pneumonie* → grobblasige Rasselgeräusche.
  - *Lungeninfarkt* → tiefe Beinvenenthrombose, usw.
- **Weiterführende Diagnostik:**
  - Röntgenuntersuchung des Thorax obligat.
  - Feinnadelpunktion zur Diagnosesicherung, z. B. bei Lungentumoren, Lungenmetastasen, Lungenabszess, Pneumonie.
  - Computertomographie u. a. bei Obturationsatelektase, Pneumonie sinnvoll.
  - Katheterdrainage bei Abszess notwendig.
  - Sonographische Verlaufsuntersuchung häufig sinnvoll.

18 Schilddrüse

18.1 Untersuchung

Schnittebenen

- Halsquerschnitt.
- Halsschrägschnitt.
- ***Tipp:*** Für die FKDS Fenster immer für ganzen Schilddrüsenlappen einstellen. Gleiche PRF (vorgegebene Geschwindigkeit) z. B. 0,06m/sec.

Sonographische Anatomie und Normalbefund

- Die sonographische Darstellung erfolgt im Halsquerschnitt von ventral nach dorsal (im Gegensatz zu der anatomischen und szintigraphischen schmetterlingsförmigen Abbildung).
- **Sonographische Anatomie** (Abb. 613 u. 614): Dorsal der Schilddrüse kann die Trachea erkannt werden. Der Ösophagus lässt sich links paratracheal dorsal des linken Schilddrüsenlappens darstellen. Die großen Halsgefäße ziehen seitlich entlang.

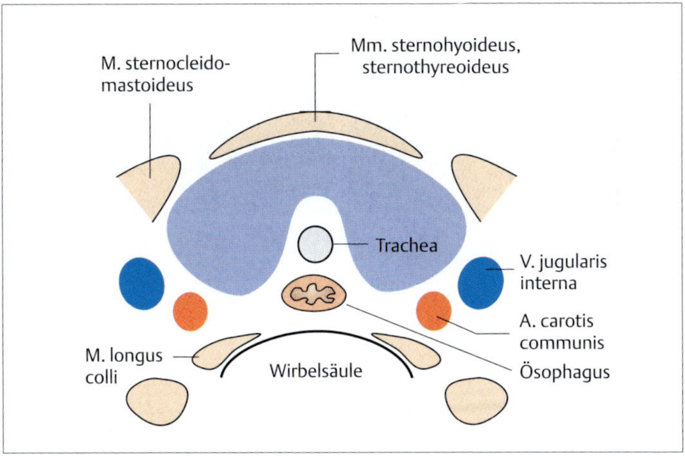

Abb. 613 Schematischer Halsquerschnitt in Schilddrüsenhöhe

- **Normalbefund** (Abb. 615): Die Schilddrüse ist wegen der sie umgebenden Kapsel gut von ihrer Umgebung abgrenzbar. Die Struktur erscheint körnig, homogen und echoreich, insbesondere im Vergleich zur umgebenden Muskulatur.
- **Normwerte:** Länge 40–70 mm, Breite 10–30 mm, Tiefe 10–20 mm (pro Lappen), Isthmus < 5 mm.
  - *Gesamtvolumen:* Männer < 25 ml, Frauen < 20 ml.
  - *Volumenbestimmung:* Länge × Breite × Tiefe × 0,5 für jeden Schilddrüsenlappen.

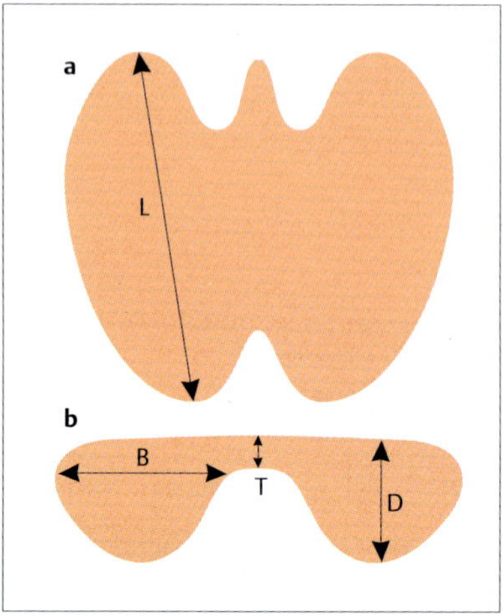

Abb. 614 a u. b Schematische Darstellung der Schilddrüse. a Aufsicht. b Halsquerschnitt. L = Organlänge, B = Organbreite, D = Organdicke

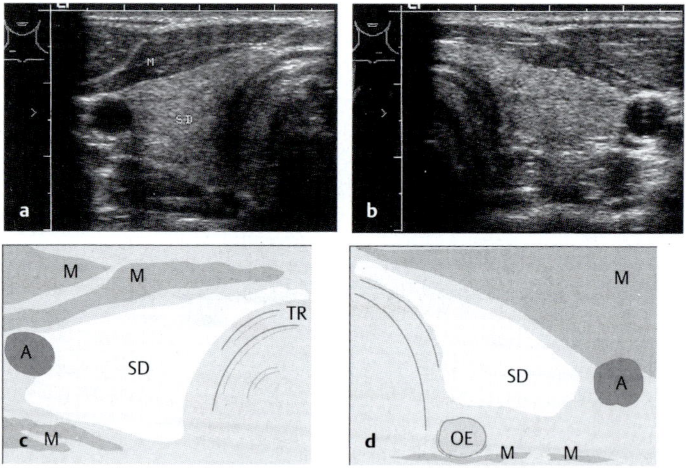

Abb. 615 a–d Normale Schilddrüse: Rechter und linker Schilddrüsenlappen mit normaler echoreicher Struktur. Halsquerschnitt. A = A. carotis communis, SD = rechter und linker Schilddrüsenlappen, M = ventrale und dorsale Halsmuskulatur, OE = zervikaler Ösophagus, TR = Trachea

Untersuchungshilfen

- 5,0–7,5-MHz-Schallkopf.
- Längsschnitte jeweils in den längsten Durchmessern, Querschnittsuntersuchung unter Verschiebung des Schallkopfes (Abb. 614).
- Nebenschilddrüsen sind nur dann darstellbar, wenn sie vergrößert sind (jeweils dorsal an den oberen und unteren Polen).

Tipp: Schmerzangabe bei der Untersuchung weist auf eine Thyreoiditis hin.

Befundübersicht, Einteilung

- Eine Schilddrüsenuntersuchung wird entweder wegen einer Funktionsstörung (Hyper-/Hypothyreose) oder wegen einer Struma durchgeführt (nach epidemiologischen Untersuchungen haben 50% aller Erwachsenen eine Struma!). Dabei ergeben sich häufig überraschende und schwer deutbare Befunde. Auf diese Befunde wird besonders eingegangen. Bezüglich spezieller Fragestellungen, insbesondere Funktionsfragen, s. Kapitel Struma/Hyper-/Hypothyreose S. 186.
- Bei der Schilddrüsensonographie wird auch die Glandula parathyroidea (Nebenschilddrüse) mitbeurteilt. Mitunter muss sie in die Differenzialdiagnose von Schilddrüsenknoten mit einbezogen werden. Epithelkörperchenhyperplasien/-adenome bilden sich als echoarme Knoten dorsal und jeweils kranial/kaudal der Schilddrüse ab (s. S. 435).
- **Einteilung/Übersicht:** An der Schilddrüse unterscheidet man diffuse und umschriebene Veränderungen:
  - *Diffuse Veränderungen:* Sie zeigen sich in Größen- und Strukturmerkmalen. Übersicht s. Tab. 75, S. 425.
  - *Umschriebene Veränderungen:* Sie reichen von echofrei (Zyste) bis intensiv reflexogen (Kalk). Übersicht s. Tab. 76, S. 429.

18.2 Diffuse Veränderungen

Übersicht (Tab. 75)

Tabelle 75 · Diffuse Veränderungen der Schilddrüse

echoarm/echonormal	echoreich
akute/subakute Thyreoiditis (S. 426)	Struma diffusa colloides (S. 428)
Hashimoto Thyreoiditis (S. 426)	regressiv bindegewebig veränderte Schilddrüse (S. 428)
Immunhyperthyreose Basedow (S. 426)	
Thyreoiditis Riedel (S. 426)	
Malignes Lymphom (S. 426)	
Struma diffusa parenchymatosa (S. 426)	

Echoarme Veränderungen

- **Vorbemerkung:** Eine Schilddrüsenstrukturbeurteilung ist nur im Vergleich zur Halsmuskulatur möglich. Grundsätzlich gehen alle autoimmunen Thyreopathien mit einer echoarmen diffusen Strukturtransformation einher; in sich zeigen sie jedoch strukturelle Unterschiede, die eine Differenzierung erlauben.

- **Akute/subakute Thyreoiditis de Quervain** (Abb. 616): Klinisch akutes Krankheitsgefühl; Druckschmerz, entzündliche Laborparameter, oft passagere Hyperthyreose.
  - Große echoarme unscharf begrenzte Areale zwischen normal strukturierten Bezirken.
  - Grobfleckig-echoarmer Gesamteindruck.
  - *FKDS:* Hypervaskularisation; bei Sklerose (echoreiche Areale) Hypovaskularisation.

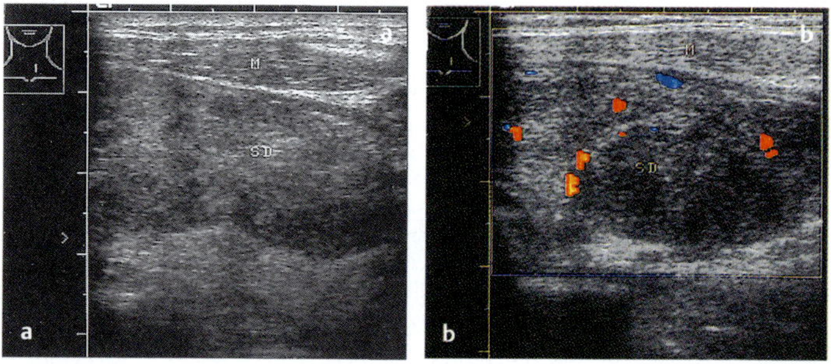

Abb. 616 a u. b Subakute Thyreoiditis de Quervain. a B-Bild: Grobfleckig echoarme Schilddrüse (SD; vergleiche Muskulatur, M). b FKDS: Vereinzelte Farbspots; die echoarmen Areale sind von Gefäßen weitgehend ausgespart

- **Chronisch lymphozytäre Thyreoiditis Hashimoto** (Abb. 617): Klinisch frühzeitig asymptomatische Hypothyreose durch Fibrose und Schrumpfung; hohe BSG; hochtitrig positive Schilddrüsenperoxydase-Antikörper (TPO) und Thyreoglobulin(Tg)-Antikörper (s. auch Abb. 245, S. 191).
  - Feinfleckig bis diffus echoarm.
  - Im Endstadium kleine echoarme Schilddrüsenreste.
  - Bei Vernarbungen auch echoreiche Areale.
  - *FKDS:* Deutlich vermehrte Gefäßzeichnung.
- **Immunhyperthyreose Basedow** (Abb. 618; s. auch Abb. 243, 244, S. 189): Klinisch Struma mit Hyperthyreose-Zeichen: Gewichtsabnahme, Tachykardie, endokrine Orbitopathie, Schwirren infolge Hypervaskularisation.
  - Pralle Schwellung besonders im Isthmus.
  - Feinfleckig-diffuse Echoarmut.
  - *FKDS:* Hypervaskularisation („vaskuläres Inferno“, nach Ralls).
  - *Spektralanalyse:* Geschwindigkeitszunahme der A. thyreoidea inferior bis auf 125 cm/s.
- **Sklerosierende Thyreoiditis Riedel** : Syn. „eisenharte“ Riedel-Struma, selten.
  - Infolge von hyalinem Bindegewebe diffus echoarme Struktur.
  - Deutliche glatte Konturvorwölbung.
- **Malignes Lymphom:** Invasive echoarme knotig-konfluierende Raumforderung.
- **Struma parenchymatosa**: Diffus vergrößerte Schilddrüse:
  - Normale Struktur (Abb. 619a).
  - Differenzialdiagnostisch Lipom (Abb. 619c).

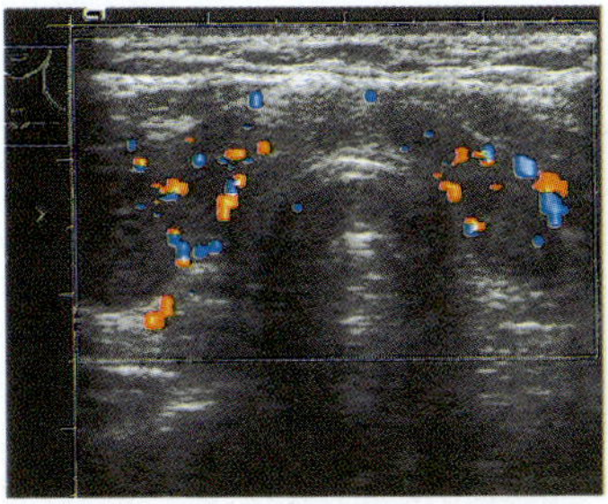

Abb. 617 Chronische Hashimoto-Thyreoiditis: Homogen echoarme Schilddrüse, leicht verstärkte Gefäßdarstellung

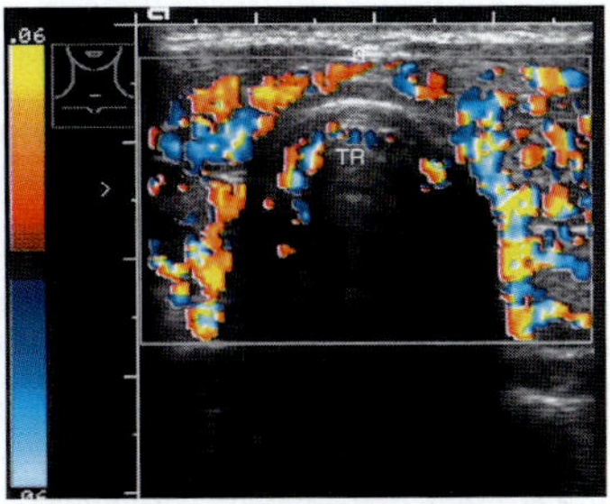

Abb. 618 Basedow-Struma, FKDS: Ausgeprägte Hypervaskularisation („vaskuläres Inferno"). Medianer Halsquerschnitt. TR = Trachea

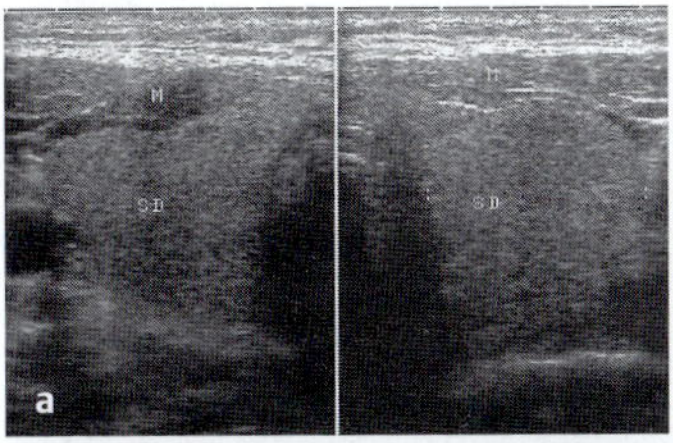

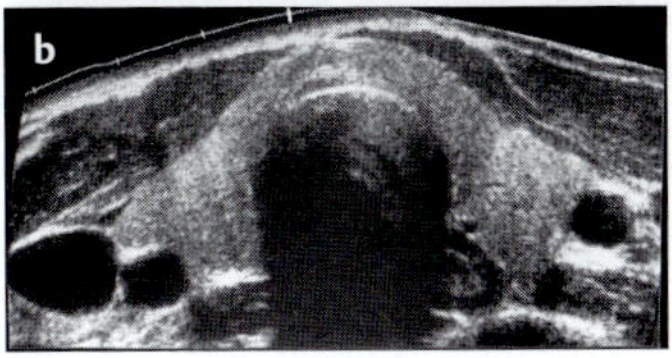

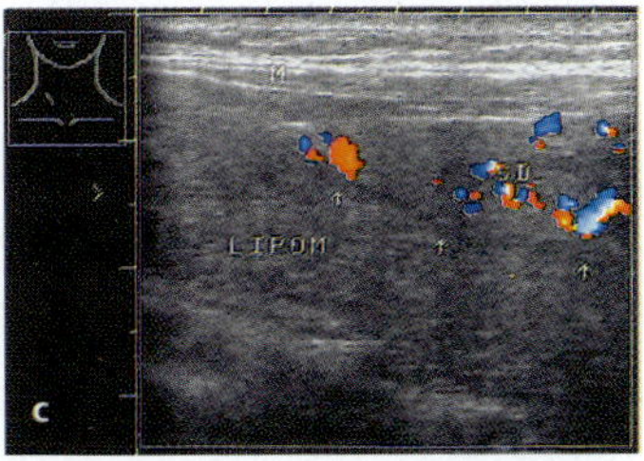

Abb. 619a–c Schilddrüsenvergrößerung: a Struma parenchymatosa (unter Amiodaron, Hyperthyreose): vergrößerte ballonisierende Schilddrüse, normale Struktur (in der FKDS nur spärliche Vaskularisation); b Diffuse Struma colloides: vergrößerte echoreiche Schilddrüse (SieScape-Panoramadarstellung) c Lipom: Isoechogene strukturierte Raumforderung; Abgrenzung über die FKDS: Das Lipom zeigt keine Vaskularisation; Klinik: Jahrelange Hormonsubstitution wegen Struma

Echoreiche Veränderungen

- **Struma diffusa colloides** (Abb. 619b, S. 427):
  - *Klinische Hinweise:* Histologisch überwiegend kolloidhaltige Makrofollikel. Gehört mit der Struma diffusa parenchymatosa zu den alimentären Jodmangelstrumen. Auftreten meist bei jungen Menschen in Jodmangelgebieten. Die diffuse Kolloidstruma zeigt eine echoreiche gröbere Struktur (überwiegend Makrofollikel); die parenchymatöse Struma eine normale Struktur (überwiegend Normofollikel).
  - *Sonographische Zeichen:*
    - Schilddrüsenvergrößerung.
    - Echoreiche vergöberte Struktur.
- **Regressiv bindegewebig veränderte Schilddrüse** (Abb. 620):
  - *Klinische Hinweise:* Vorkommen bei lange bestehenden diffusen Strumen oder nach Bestrahlung. Bei feinen und echogleichen Knotenbildungen Abgrenzung nur durch echoarmen Randsaum möglich. Bei regressiver Veränderung durch Bildung kollagenen (d. h. echoreichen) Bindegewebes ähnliches Bild wie bei diffuser Kolloidstruma (Klärung meist durch FKDS mit Nachweis von perinodalen Gefäßen).
  - *Sonographische Zeichen:*
    - Echoreiche, oft asymmetrische Struma.
    - Inhomogen wirkende Struktur.
    - Anamnestisch lange bestehende Struma (evtl. Rezidivstruma) bzw. Z. n. Bestrahlung.

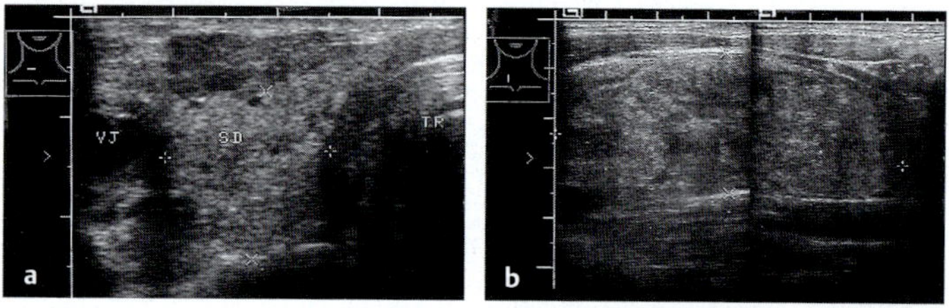

Abb. 620 a u. b Regressiv veränderte Schilddrüse. a Echoreiche, bindegewebig veränderte Schilddrüse (SD) nach Bestrahlung (Primärtumor: Gaumenkarzinom). TR = Trachea, VJ = V. jugularis. b Überwiegend echoreiche Schilddrüse bei Knotenstruma und regressivem Bindegewebe

18.3 Umschriebene Veränderungen

Übersicht (Tab. 76)

Tabelle 76 · Umschriebene Veränderungen der Schilddrüse

echofrei	echoarm/echogleich	echoreich
echte Zysten	adenomatöse Hyperplasie (Knotenstruma) (S. 430)	echoreiche adenomatöse Knoten (S. 433)
zystische Transformation (Pseudozysten, S. 429)	Adenom (S. 430)	echoreiches Adenom (S. 433)
	Kolloid-Knoten (S. 431)	regressiv veränderte Knotenstruma (S. 433)
	hyalines Bindegewebe (S. 431)	Verkalkungen (S. 433)
	Abszess (S. 431)	
	Onkozytom (S. 432)	
	maligner Tumor, Metastase (S. 432)	

Echofreie Veränderungen

- **Echte (epithelausgekleidete) Zysten:** Selten.
  - Echofrei, rund, glatte Begrenzung.
  - Distale Schallverstärkung.
- **Zystische Transformation** („Pseudozysten"; Abb. 621 u. 624): Regressive Veränderung in Strumen/Adenomen/Tumoren. Ursache: meist Einblutung. Punktat im frischen Zustand blutig, später braun („Schokoladenzysten"), alte Einblutungen gelblich („gelbe Zyste"). Differenzialdiagnostisch Lymphzysten, kleine Kolloidzysten.
  - Übliche Zystenstruktur wie oben; jedoch häufiger Entrundungen.
  - Echoreiche Binnenstrukturen (Koagel, Septen). *Frisch:* Flockige Binnenstruktur. *Alt:* Vollständig echofrei.

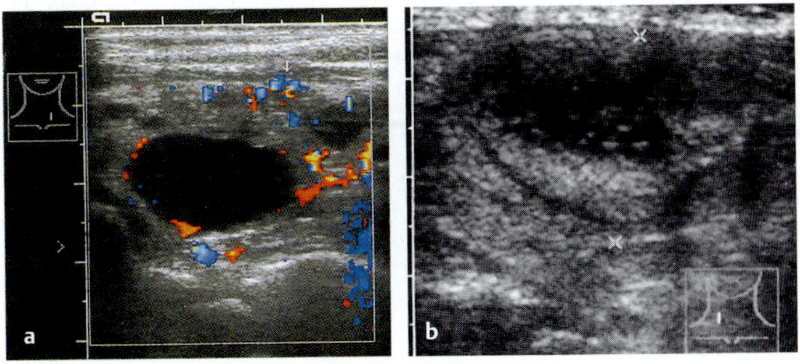

Abb. 621 a u. b Zystische Transformation. a Zystische Regression in einer Knotenstruma, FKDS: Gefäßfreies Knotenareal. b Zystische Transformation mit schwebenden gröberen Reflexen als Korrelat einer frischen Einblutung in einen Knoten (Distanzmarken)

Echoarme/echogleiche Veränderungen

► **Adenomatöse Hyperplasie** (adenomatöser Knoten, Abb. 622): Knotige Umwandlung länger bestehender Strumen; bei multiplen Knoten: Knotenstruma. Histologisch dichtgepackte kleine und große Follikel.

- Strukturell meist echogleich (oder echoreich), seltener echoarm (dann multifokale Autonomie wahrscheinlich).
- Mehrere (selten solitäre) oder multiple Knoten in einer Struma.
- Echoarmer Randsaum (hier infolge verdrängter Gefäße, kein Malignitätskriterium wie bei Lebermetastasen).
- Häufig regressive Veränderungen (pseudozystische Umwandlung, Bindegewebe, Verkalkung); daher oft stark inhomogenes Bild.
- *FKDS:* Gefäßrandsaum; Binnenvaskularisation bei echoarmen Knoten.

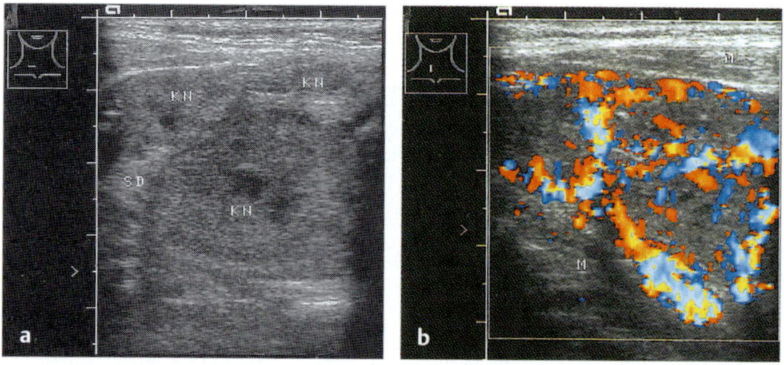

Abb. 622 a u. b Adenomatöse Knoten (Knotenstruma). a B-Bild, Querschnitt: Echoarmer Knoten. FKDS, Längsschnitt: Die Knoten sind durch intensive Vaskularisationsrandsäume umgrenzt. M = ventrale und dorsale Halsmuskulatur

► **Adenome** (Abb. 623; s. Abb. 242, S. 188 und Abb. 630, S. 434):

- *Klinische Hinweise:* Echte benigne Neoplasien („follikuläre Adenome") mit eigener Gefäßversorgung; sie nehmen nicht an einer Immunentzündung teil.
  - Adenome können aus Mikrofollikeln, Normofollikeln oder Makrofollikeln bestehen; dank ihrer starken Follikelwände sind makrofollikuläre Adenome echoreich.
  - Auftreten meist solitär in normalen Schilddrüsen (adenomatöse Knoten dagegen meist multipel in Strumen!).
- *Sonographische Zeichen:* Struktur von echoarm bis echoreich:
  - Echoarm: Mikrofollikel; gegenüber echoreichen Adenomen funktionell in der Szintigraphie häufig „heiße" Knoten.
  - Echoreich: Makrofollikel; meist „kalte" Knoten.
  - Echoarmer Randsaum.

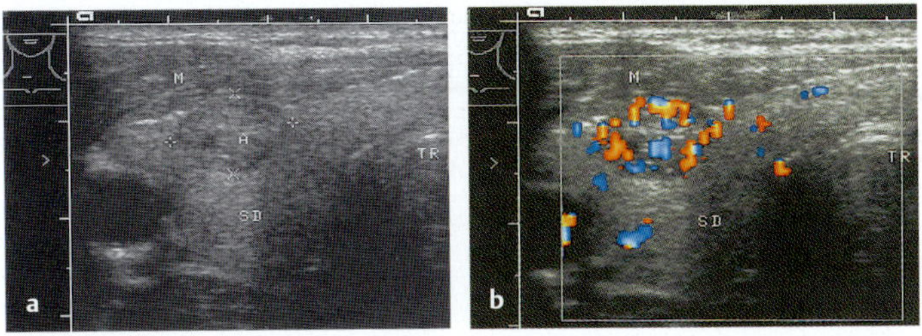

Abb. 623 a u. b Adenom (A) der Schilddrüse (SD). a B-Bild: Hypoechogene RF. b FKDS: Echoarmer vaskularisierter Randsaum, Binnenvaskularisation. TR = Trachea, M = ventrale Muskulatur

- **Kolloid-Knoten** (Abb. 624):
  - Überwiegend echoarme-echogleiche Knoten.
  - *Feinnadelpunktion* (FNP): Kolloid.
- **Hyalines Bindegewebe:** Regressive Veränderung mit Bildung echoarmen hyalinen Bindegewebes, von malignen Tumoren nicht unterscheidbar (s. Abb. 628, S. 432; Riedel-Struma).
  - Intensiv echoarm (keine reflexogenen Grenzflächen).
  - Meist in Adenomen.
  - Häufig Verkalkungen.
  - *FKDS:* Keine Gefäße.
- **Abszess** (akute bakterielle Thyreoiditis, Abb. 625): Klinisch Fieber, lokale druckschmerzhafte Vorwölbung, laborchemisch Entzündungszeichen.
  - Echoarm-inhomogene Raumforderung.
  - Unregelmäßige Begrenzung.
  - *FKDS:* Keine Gefäße.

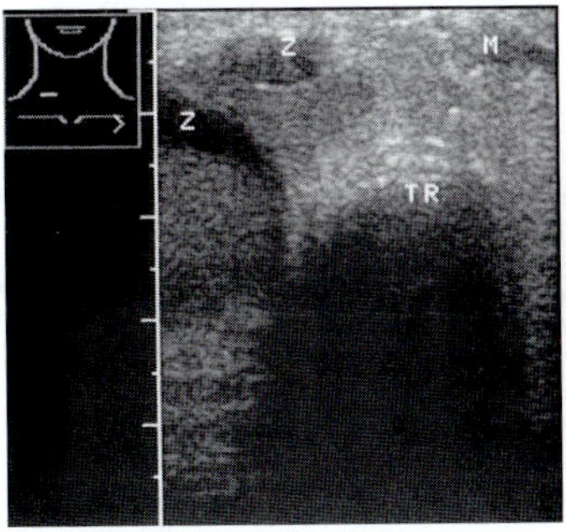

Abb. 624 Kolloid-Knoten. Zwei zystische Areale (Z), das eine mit Binnenstruktur. Die Feinnadelpunktion ergab eine rahmige Kolloidflüssigkeit. M = Muskulatur, TR = Trachea

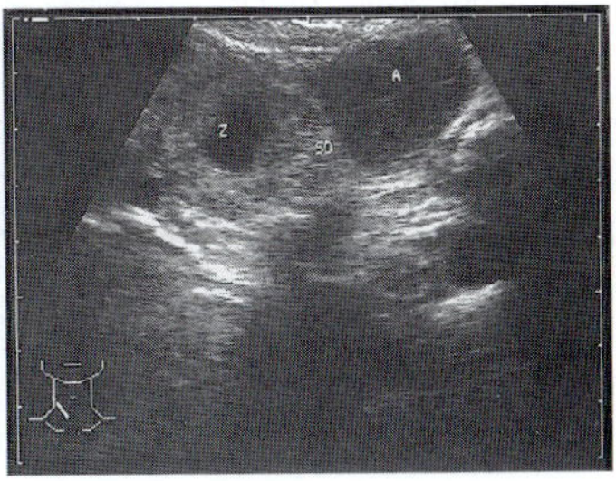

Abb. 625 Schilddrüsenabszess (A) bei akuter bakterieller Thyreoiditis. Z = Schilddrüsenpseudozyste in einem Adenom, SD = unauffällige übrige Schilddrüse

- **Onkozytom** (follikuläre Neoplasie, Abb. 626):
  - Echoame Raumforderung.
  - Oft ohne Randsaum.
  - *FKDS:* Spärliche Gefäße.
- **Maligner Tumor** (Abb. 627–629): Metastasen, Lymphome; follikuläres/papilläres/medulläres Schilddrüsenkarzinom. Klinisch: In frühem Stadium keine Symptomatik, Zufallsbefund. Verdächtig sind neu aufgetretene derbe Knoten, rasch zunehmendes Strumawachstum, Luftnot, Halslymphknoten, Fernmetastasen.
  - Echoarme Raumforderung.
  - Leichte Inhomogenitäten/Mikrokalk möglich (anaplastisches Karzinom: Komplexe Struktur, Abb. 628b).
  - *FKDS:* Inkompletter (Vaskularisations-)Randsaum, Binnenvaskularisation; vom Adenom nicht unterscheidbar.
  - Infiltratives Wachstum beweisend.

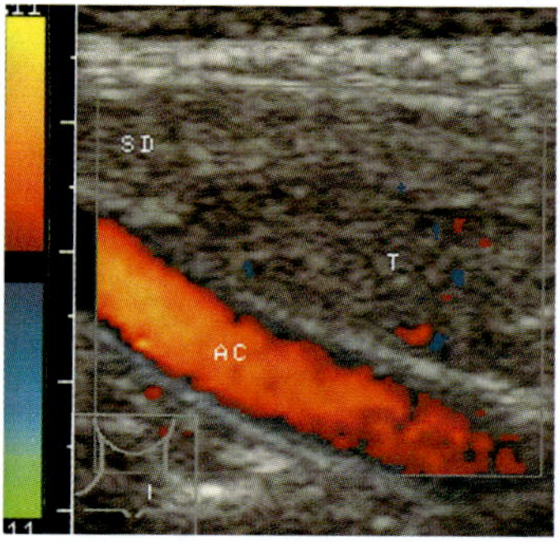

Abb. 626 Onkozytom (T): Benigner echoarmer Tumor in einer normalen Schilddrüse (SD). AC = A. carotis

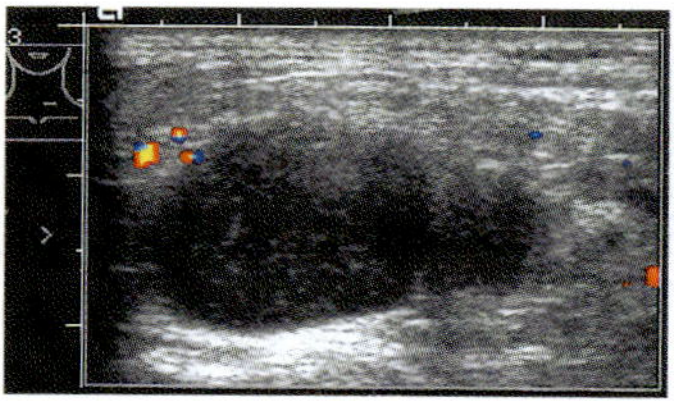

Abb. 627 B-Zell-Lymphom im Bereich der Schilddrüse, FKDS: Stark hypoechogene RF, nicht vaskularisiert erscheinend

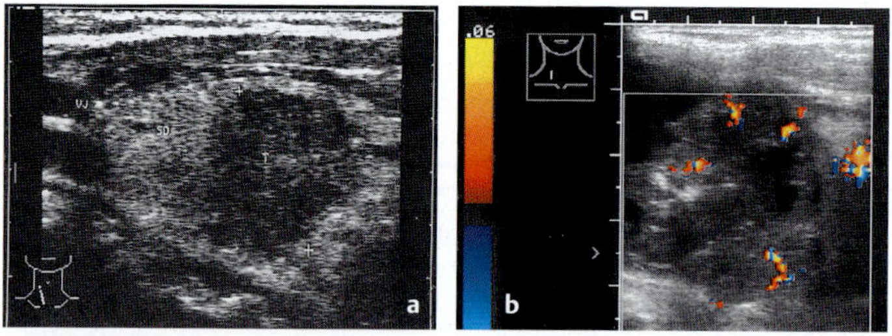

Abb. 628 a u. b Maligne Tumoren. a Infiltrativ wachsendes Trachealkarzinom (T; Distanzmarken). Klinisch maximaler Stridor. b Undifferenziertes anaplastisches Karzinom: Irregulär strukturierter Tumor mit echoarmer Grundstruktur und Binnenvaskularisation; echofreie zentrale Liquidifizierungen, echogene Mikrokalzifikationen

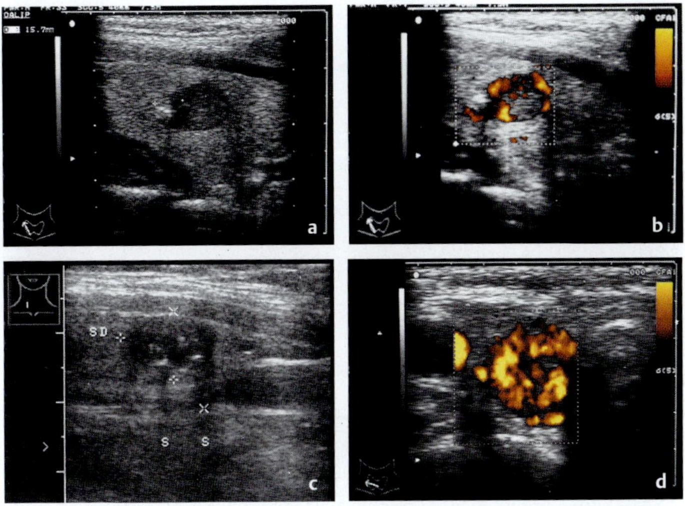

Abb. 629 a–d Schilddrüsentumore. a C-Zell-Karzinom: Echoarme RF (Distanzmarken), scholliger Kalkfleck mit Schallschatten, echoarmer Randsaum. b C-Zell-Karzinom, FKDS: Intensive unvollständige Randvaskularisation, Binnenvaskularisation. c Plattenepithelkarzinom: Echoarmer Tumor (Distanzmarken), Mikrokalzifikation. d Metastase eines malignen Melanoms, FKDS: Ausgeprägte Binnenvaskularisation

Echoreiche Veränderungen

- **Echoreiche adenomatöse Knoten:**
  - Einzelne oder multiple Knoten in einer Struma.
  - Echoarmer Randsaum.
- **Echoreiches Adenom** (Abb. 630):
  - Echoreicher Knoten in einer normalen Schilddrüse.
  - *FKDS:* Vaskularisationsrandsaum; kaum/keine Binnenvaskularisation.
- **Regressiv veränderte Knotenstruma** (kollagenes Bindegewebe, Abb. 631):
  - Grobe irreguläre echoreiche Struktur.
  - Unregelmäßige Begrenzungen.
- **Verkalkungen** (Abb. 632): In Knoten, Tumoren; bei paratrachealen Reflexstrukturen Verwechslung mit Trachea; daher diese zunächst einstellen und dann vermutete Verkalkung aufsuchen.
  - Intensive Reflexe mit Schallschatten.
  - Kleinherdig, grobfleckig, schalig.

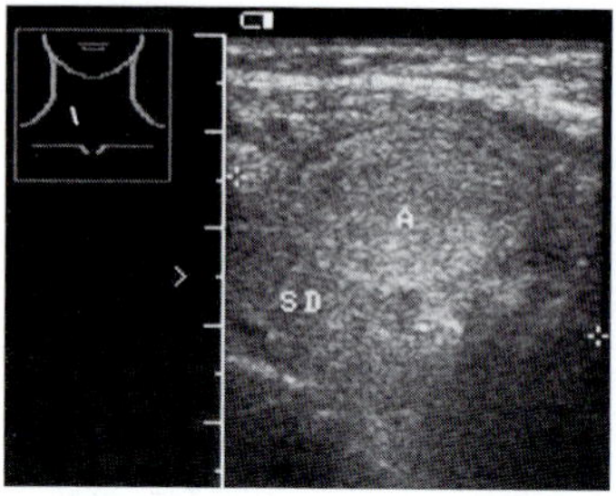

Abb. 630 Echoreiches Adenom (A) in einer normalen Schilddrüse (SD; Distanzmarken), abgegrenzt durch eine Randvaskularisation

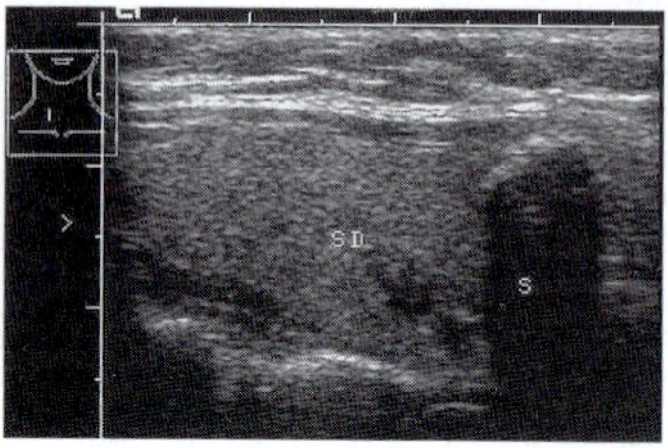

Abb. 632 Schilddrüsenkalk: Hyperechogener Reflex, Schallschatten (S)

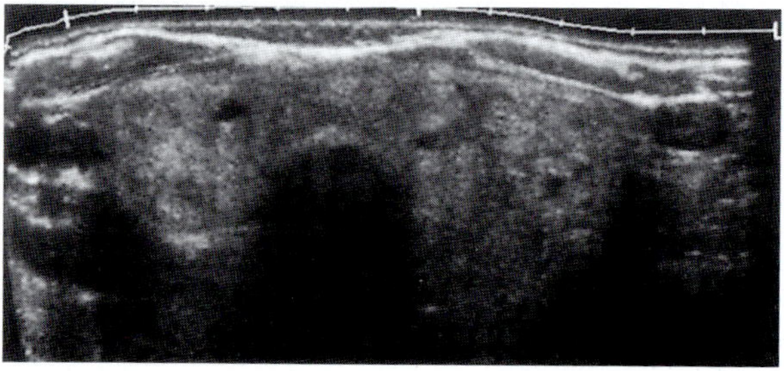

Abb. 631 Knotenstruma mit regressiven Veränderungen (Zysten, Bindegewebe): Scheckiges, ausgeprägt inhomogenes Strukturmuster (SieScape)

Bewertung und weiterführende Diagnostik

► **Sonographie:**

- *Differenzialdiagnose von Knoten:* Hier müssen Epithelkörperchenhyperplasien/-adenome berücksichtigt werden. Diese bilden sich als echoarme Knoten dorsal und jeweils kranial/kaudal der Schilddrüse ab, können aber auch nach intrathyreoidal reichen (Abb. 633).
- *Szintigraphisch kalte Knoten* können sonographisch auf Anhieb differenziert werden (Zyste, Tumor (echoarm!), Kalk, echoreicher Knoten).
- *Diagnostische und therapeutische Eingriffe* werden durch die Sonographie ermöglicht (s. Interventionelle Sonographie S. 55):
  - Gezielte Feinnadelpunktionen.
  - Sonographisch gesteuerte Zystenentleerungen.
  - Alkoholinstallationen (1–4 ml 96%igen Alkohol) in szintigraphisch bewiesene heiße Knoten (sonographisch in der Regel echoarm).

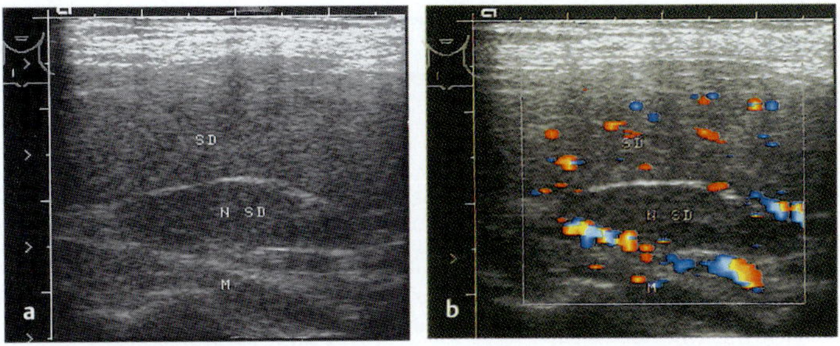

Abb. 633 a u. b Nebenschilddrüsenadenom. B-Bild: Hypoechogene retrothyreoidale RF. b FKDS: Keine intratumoralen Gefäße erkennbar

► **Weiterführende Diagnostik:**

- *Normal strukturierte Schilddrüse/diffuse Struma* (s. S. 186): Bei normalem TSH basal keine weitere Untersuchung (keine Szintigraphie, insbesondere nicht bei jungen Menschen); ggf. Jodprophylaxe/Jodzufuhr.
- *Knotenstruma:*
  1. Normales TSH basal: Hormonsubstitution.
  2. Supprimiertes TSH basal: Hyperthyreosediagnostik und Szintigramm (s. S. 187; Abb. 240, S. 188).
  3. Erhöhtes TSH basal: Hypothyreosediagnostik (falsch positiver Wert; Fehlbestimmung? Rezidiv-Knotenstruma nach Strumektomie?).
- *Echoarme Knoten (solitäre oder mehrere vereinzelte):*
  1. Knoten > 10 mm: Szintigraphie.
  2. Knoten > 10 mm mit inkompletten Randsaum und Binnenvaskularisation: Feinnadelpunktion (s. S. 55).
  3. Normales TSH, aber Verdacht auf Autonomie: Suppressionsszintigraphie.
  4. Sonographisch echoarmer, szintigraphisch kalter Knoten: Immer Feinnadelpunktion oder Operation; zusätzlich Kalzitonin-Bestimmung (medulläres C-Zell-Karzinom!).
- *Echoarme Schilddrüse:*
  1. Normales TSH basal: Weiterführende Diagnostik in Richtung Thyreoiditis/immunogene Struma.
  2. Supprimiertes TSH basal: Hyperthyreose Basedow? Chronische Autoimmunthyreoiditis (AIT) mit transitorischer Hyperthyreose? Postpartale Hyperthyreose? de Quervain-Thyreoiditis?
  3. Erhöhtes TSH basal: Hypothyreose Hashimoto.

Hinweis: Bei pathologischem TSH basal können sich Sonographie und Szintigraphie in der Hyperthyreosediagnostik gut ergänzen.

19 Kopfspeicheldrüsen

19.1 Untersuchung

Schnittebenen

- Querschnitt.
- Längsschnitt.

Sonographische Anatomie und Normalbefund

- **Sonographische Anatomie** (Abb. 634): Die größte Kopfspeicheldrüse, die Parotis, liegt ventro-kaudal des Ohres sowie dorso-lateral des Ramus mandibulae. Der Ausführungsgang verlässt die Drüse ventral-kranial zur Wangenschleimhaut; er lässt sich in der Regel nicht darstellen. Ausnahme: Aufstau.

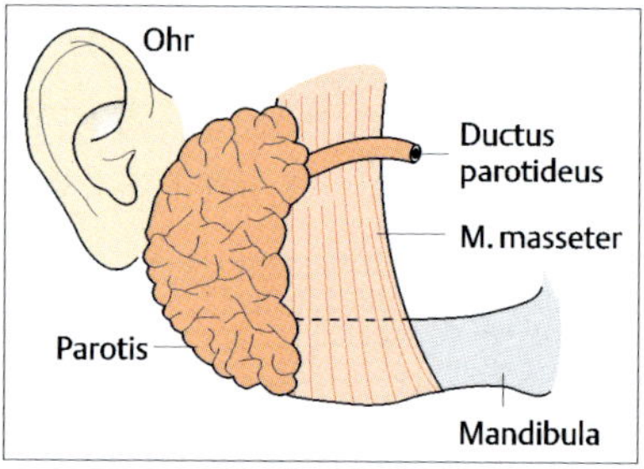

Abb. 634 Topographie der Glandula parotis

- **Normalbefund** (Abb. 635): Alle großen Kopfspeicheldrüsen sind scharf und glatt begrenzt, homogen strukturiert und zeigen (ähnlich der Schilddrüse) eine kräftige Echogenität.

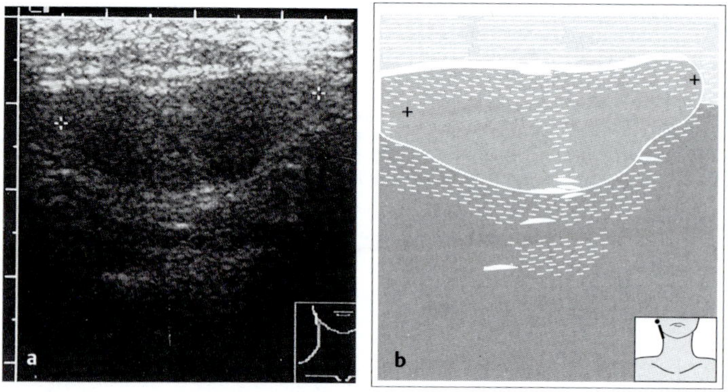

Abb. 635 a u. b Schrägschnitt durch die rechte Glandula parotis

Untersuchungsablauf

- 7,5 MHz-Schallkopf.
- Rückenlage, evtl. Keil unter Schulter, Hals überstrecken und seitwärts drehen.
- **Ohrspeicheldrüse** (Glandula parotis): Darstellung im Längs- und Querschnitt (Ausnahme ist der retromandibuläre Parotisanteil).
- **Unterkieferdrüse** (Glandula submandibularis): Darstellung jeweils seitlich vom Mundboden her.
- **Unterzungendrüse** (Glandula sublingualis): Darstellung jeweils seitlich vom Mundboden her.

Befundübersicht, Einteilung

- **Indikation zur Sonographie:** Fast immer gezielt die Frage nach Tumor/Schwellung (s. Kapitel periphere Lymphknoten S. 103).
- **Pathologie:**
  - *Sialolith:* Zu 80 % Gl. submandibularis, 20 % Gl. parotis. Sekundär Vergrößerung, Echostrukturveränderung der betroffenen Drüse.
  - *Sialadenitis:* Bakteriell oder viral (Mumps).
  - *Sialadenosen.*
  - *Duktektasie*; Striktur?
  - *Tumoren:* 78 % benigne, 13 % maligne, 5 % Metastasen.
    - Adenome: Pleomorphe Adenome (Parotismischtumor, 85 %), Onkozytom, Whartin-Tumor.
    - Nichtepitheliale Tumoren.
    - Sekundäre Tumoren (Metastasen 5 %).
- **Einteilung/Übersicht:** s. Tab. 77.

19.2 Pathologische Befunde

Tabelle 77 · Pathologische Speicheldrüsenbefunde

Echofrei	Echogleich/ Vergrößerung	Echoarm	Echoreich
Zysten (S. 438)	virale Sialadenitis (S. 438)	akute bakterielle Sialadenitis (S. 439)	Sialadenosen (S. 441)
Abszess (S. 438)	chronische Sialadenitis (S. 438)	Parotismischtumor (S. 440)	Lipom/Hämangiom/ Lymphangiom (S. 441)
	Sialadenosen (S. 439)	pleomorphes Adenom (S. 440)	Sialolithiasis (S. 441)
	immunogene Sialadenitiden (S. 439)	Zystadenolymphom (S. 440)	
	Sarkoidose (S. 439)	Onkozytom (S. 440)	
		Mukoepidermoid-Karzinom (S. 440)	
		adenoid-zystisches Karzinom (S. 440)	
		Metastasen, malignes Lymphom (S. 441)	

Echofreie Veränderungen

- **Zysten:**
  - *Klinische Hinweise:* Speichelgangszysten. Dysontogenetische Gangfehlbildungen, sekundäre Zysten. Ursachen: Entzündungen, Trauma, Sialektasien.
  - *Sonographische Zeichen:*
    - Zystische glatte, auch unregelmäßig begrenzte Läsionen
    - Zystenwachstum immer am Vorderrand des M. sternocleidomastoideus!
- **Abszess:**
  - Unscharfe Begrenzung.
  - Echofreie (bis komplexe) Struktur.
  - Druckdolenz.

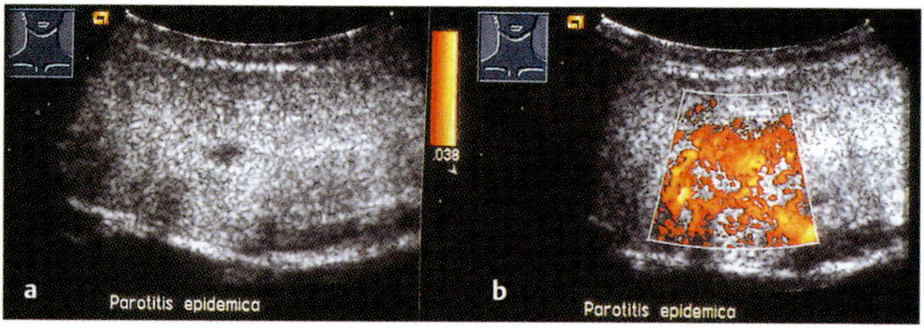

Abb. 636a u. b Parotitis epidemica; a B-Bild: Organvergrößerung; b FKDS: entzündliche Hypervaskularisation

Echogleiche Veränderungen/Vergrößerung

- **Virale Sialadenitis** (Abb. 636 u. 637): z. B. Mumps-Parotitis.
  - Vergrößerung der Parotis.
  - Normal strukturierte Drüse.
- **Chronische Sialadenitis:**
  - Rezidivierende Schwellungen.
  - Weitgehend normale Struktur.

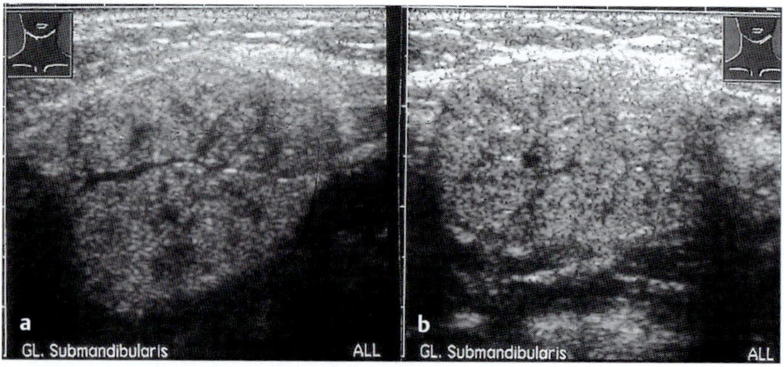

Abb. 637a u. b Entzündung der Submandibulardrüse: hypoechogene Verschwellung mit areflexiven Streifen (Ödem)

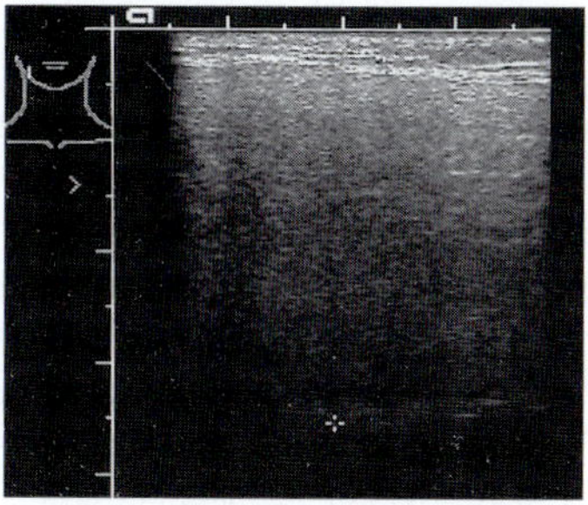

Abb. 638 Sialadenose: Erhebliche Verdickung (Tiefendurchmesser, Distanzmarken) der Parotis. Längsschnitt

- **Sialadenosen** (Abb. 638): „Hamsterbacken", nicht neoplastisch. Häufig bei Alkoholikern, selten auch bei Diabetikern (neurogen?).
  - Schmerzlose Vergrößerung.
  - Normale (echoreiche) Struktur bei leichter beidseitiger Drüsenvergrößerung.
- **Immunogene Sialadenitiden** (Sjögren-Syndrom):
  - Leichte Organvergrößerung.
  - Unspezifische Struktur.
  - Fakultativ gering echoreicher; feine Zysten.
- **Sarkoidose:** Unspezifisch, evtl. Strukturrarefizierung.

Echoarme Veränderungen

- **Akute (chronisch rezidivierende) bakterielle Sialadenitis** (Abb. 639): Vorwiegend bei alten, resistenzgeschwächten Patienten.
  - Vergrößerung.
  - Inhomogene echoarme Struktur.
  - *Fakultativ:* Liquide Abszessstrukturen, reflexogene schattenwerfende Strukturen (Sialolithiasis). Evtl. echofreie Gangerweiterung.

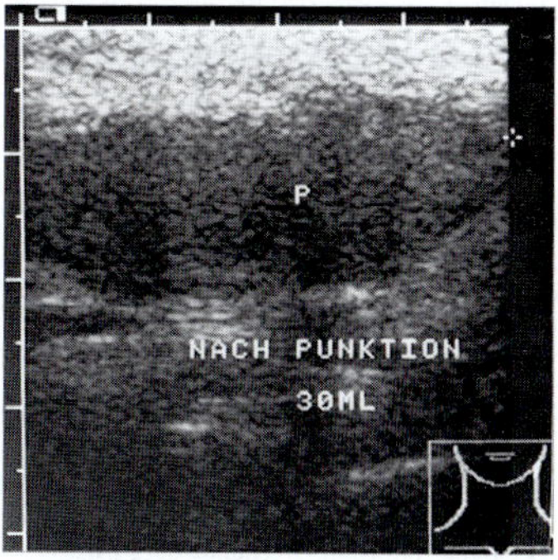

Abb. 639 Akute bakterielle Parotitis bei infizierter Halszyste, Halsschrägschnitt: Inhomogen echoarm geschwollene Parotis (P)

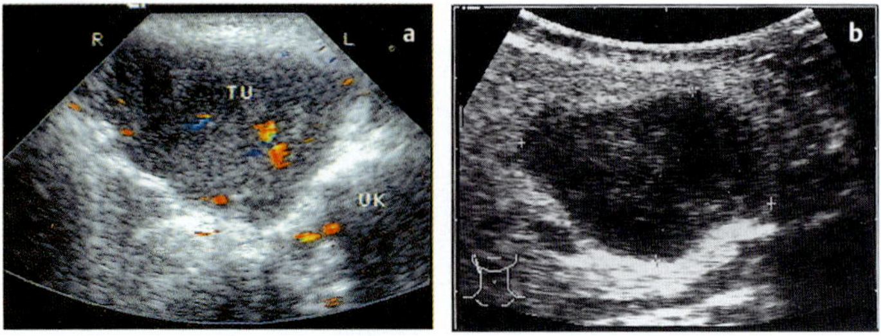

Abb. 640a, b a Parotismischtumor. b Zystadenolymphom (Whartin-Tumor; Distanzmarken). Diagnose durch Feinnadelpunktat

- **Parotismischtumor** (Sialadenom, Abb. 640a): Häufigster Parotistumor; hohe Rezidivneigung, maligne Entartung möglich.
  - Rund, oval.
  - Echoarm (wenn groß: heterogen, zystisch-echoreich).
  - Glatte Begrenzung.
- **Pleomorphes Adenom:** Maligne Entartung möglich.
  - Glatt begrenzt.
  - Homogen.
- **Zystadenolymphom** (Whartin-Tumor, Abb. 640b): Häufigeres Vorkommen; zählt wie das Onkozytom zu den Sialomen.
  - Ausgeprägt echoarme, inhomogene Struktur.
  - Glatte Begrenzung.
  - Kleine Zysten, feine Septierungen möglich.
- **Onkozytom:** Selten.
  - Echoarm-homogen.
  - Glatt begrenzt.
- **Mukoepidermoid-Karzinom:** Niedrig maligner Tumor; häufigster maligner Tumor bei Erwachsenen (ca. 50 % der malignen Speicheldrüsen-Tumoren).
  - Intensiv echoarm.
  - Glatt begrenzt.
  - Zystische Areale möglich.
- **Adenoid-zystisches Karzinom** (früher Zylindrom): Hochmaligne; klinisch frühe Fazialisinfiltration.
  - Echoarm, z. T. heterogen/echofrei.

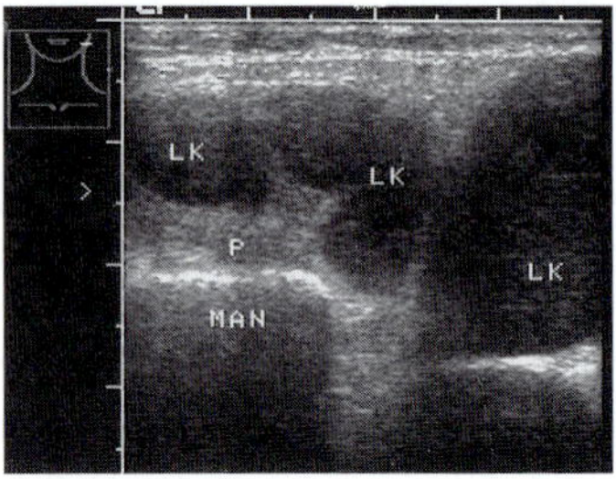

Abb. 641 Lymphknotenmetastasen (LK) eines Bronchialkarzinoms: Intensive hyporeflexive RF in der Gl. parotis (P). MAN = Mandibulareflex mit Schallschatten

- Unscharf begrenzt.
- **Metastasen, malignes Lymphom** (Abb. 641, S. 440):
  - Echoarme runde/polyzyklische Raumforderung.

Echoreiche Veränderungen

- **Sialadenosen:**
  - Oft echoreich (infolge diffuser Fettgewebsinfiltration).
  - Bilaterale Symmetrie.
  - Schmerzlose Vergrößerung.
- **Lipome, Hämangiome, Lymphangiome:**
  - Echoreich.
  - Lipom gefiedert; Lymphangiom auch zystisch.
- **Sialolithiasis** (Speichelstein, Abb. 642): Klinisch Schwellung, akute Schmerzen.
  - Runde/ovale Raumforderung hoher Echogenität mit Schallschattenzone in Gangprojektion.
  - Gangobstruktion; gut millimeterbreite echofreie Gangstruktur.
  - Lage selten intra-, meist extraglandulär im Verlauf nach ventral-medial in die Wangenschleimhaut.

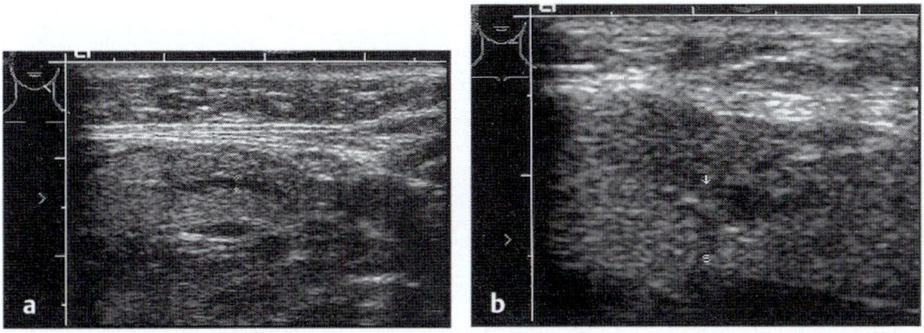

Abb. 642 a u. b Sialolithiasis. a Auffällige echofreie Gangstruktur. b Auschnitt, befundadaptierte Schnittrichtung: Mikrolithen (Pfeil, Schallschatten [S])

Bewertung und weiterführende Diagnostik

- **Sonographie:** Mit hochauflösenden Schallköpfen sind diffuse und umschriebene Speicheldrüsenbefunde gut darstellbar; die meisten Befunde (benigne Tumoren) liegen in der Parotis.
  - *Echogleiche diffuse Schwellung:* Meist virale Parotitis.
  - *Echoarme Schwellung:* Meist bakterielle Sialadenitis.
  - *Umschriebene echoarme Tumoren:* Dignitätsbeurteilung sonographisch nur eingeschränkt möglich.
- **Weiterführende Diagnostik:**
  - *Umschriebene echoarme Raumforderungen:* Feinnadelpunktion mit Histologie/Zytologie.
  - *Adenoid-zystisches Karzinom und Karzinome in Adenomen* (als maligne Tumoren): Oft Klinik mit raschem Tumorwachstum und Fazialisparese.
    - Entscheidend: Feinnadelpunktion, operative Klärung.
    - Infiltratives Wachstum gut im CT nachweisbar; im MRT keine Möglichkeit, zwischen benigne und maligne zu unterscheiden. (Das MRT ist aber für die Diagnose des pleomorphen Adenoms ein sicheres Diagnoseverfahren.)

20 Postoperative Besonderheiten

20.1 Regelhafte postoperative Veränderungen

Vorbemerkungen

- Anamnese (gr.: „rückdeutend“, „gedächtnisstärkend“; hier Vorgeschichte einer Krankheit) und Katamnese (Krankheitsgeschichte nach der Heilung) klären fast alle postoperativen Befunde!
- Somit immer nach vorausgegangenen Operationen, besonders im abdominellen Bereich, fragen (Narben sind im Dunkel des Sonoraumes leicht übersehbar!).
- Das Fehlen von Organen muss erkannt und dokumentiert werden (z. B. Zustand nach Cholezystektomie, Abb. 643 u. 644). Leicht übersehbar ist z. B. Aortenprothesenmaterial (Abb. 645).

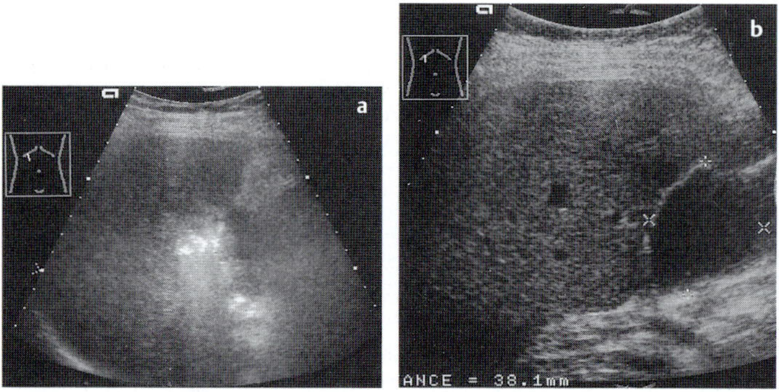

Abb. 643 a u. b Zustand nach Cholezystektomie. a Hyperechogene RF im Gallenblasenbett = regulärer postoperativer Befund. b Areflexive RF (Distanzmarken) = postoperatives Serom

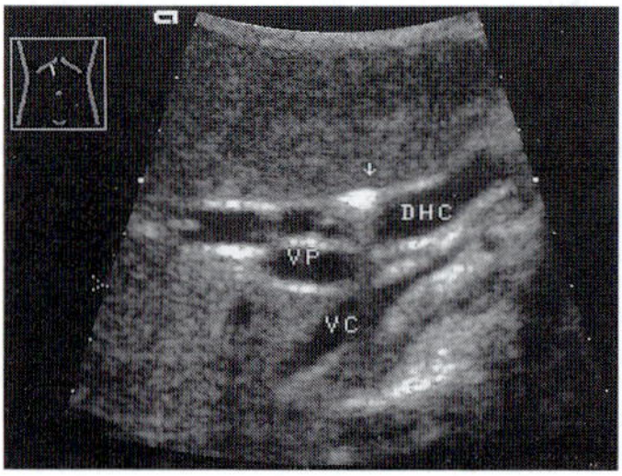

Abb. 644 Metallclip nach Cholezystektomie: Hyperechogener Reflex (Pfeil) mit Wiederholungsecho, weiter dorsal D. hepatocholedochus (DHC). VP = V. portae, CV = V. cava

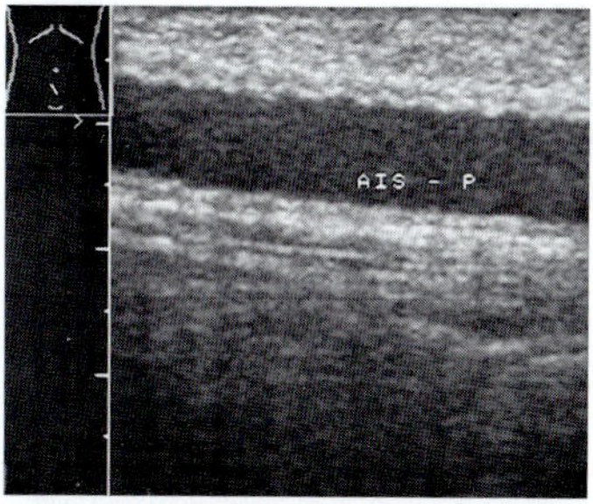

Abb. 645 Prothese in der A. iliaca (AIS-P)

Beispiele für postoperativ veränderte Anatomie

- **Narben/Narbenzug** (Abb. 646): Operative Eingriffe, z. B. an Leber oder Nieren, hinterlassen Narben. Sie sind besonders gut am großen parenchymatösen Organ der Leber nach tumorablativen Verfahren erkennbar. Ein Narbenzug über Jahre/Jahrzehnte kann den Situs erheblich beeinflussen. Typisch ist die Verlagerung des Oberbauch-Eingeweide-„Paketes" nach links nach Magenteilresektion und anderen ausgedehnten Oberbaucheingriffen („nicht auffindbare Gallenblase" infolge Verlagerung, „nicht sichtbares Pankreas" infolge narbig fixierter Darmüberlagerung).

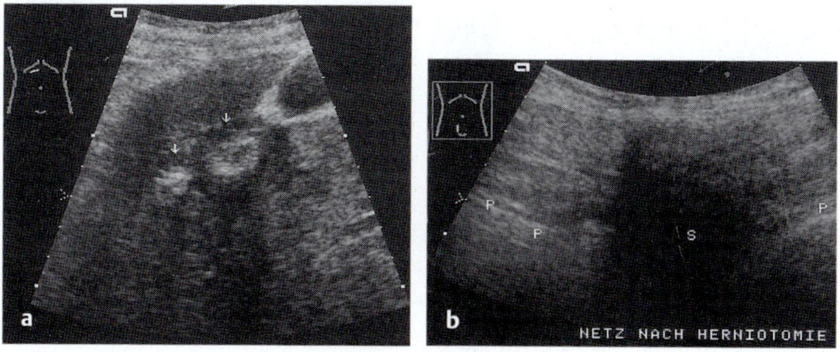

Abb. 646 a u. b Postoperative Narben. a Narben nach laserinduzierter Tumorablation (LIT) der Leber: Echogene RF (Pfeile), echoarmer Hof, Schallschatten. b „Narbenzug" mit Schallschatten (S) nach Herniotomie. P = Peritonealer Reflex

- **Thorakale chirurgische Eingriffe:** Sie können ebenfalls die Oberbauchanatomie verändern; z. B. Kranialverlagerung der Leber bei rechtsseitiger Phrenikusparese oder Beeinträchtigung der respiratorischen Organmobilität (z. B. basale Pleuraadhäsionen). Leber und Pankreas sind dann in der Regel sonographisch nicht darstellbar.

  Hilfen und Tricks:
  - Leber und Gallenblase im hohen Interkostalschnitt rechts einstellen.
  - Pankreas nach Flüssigkeitsfüllung des Magens darstellen.

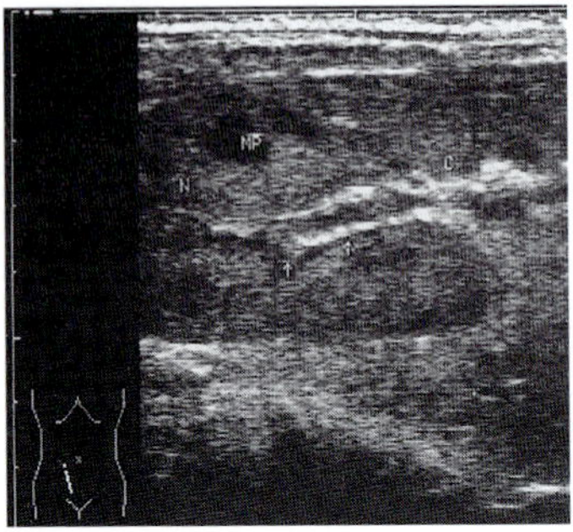

Abb. 647 Transplantatniere (N) im rechten Unterbauch. Pfeile: ektatisches flüssigkeitshaltiges NBKS. C = Columnae renales. MP = echoarme Markpyramide

- **Transplantationen:** Typische Beckennierenposition der Transplantatniere mit denerviert-ektatischem Nierenbeckenkelchsystem (NBKS; cave: Fehlinterpretation als Harnstau; Abb. 647).
- **Aerobilie** (Abb. 648): Eine Gasfüllung der ableitenden Gallenwege findet sich regelhaft nach bilio-digestiv-anastomosierenden Operationen und oft nach endoskopischer Papillotomie (kompletter Sphinkterotomie) als individueller Normalbefund.

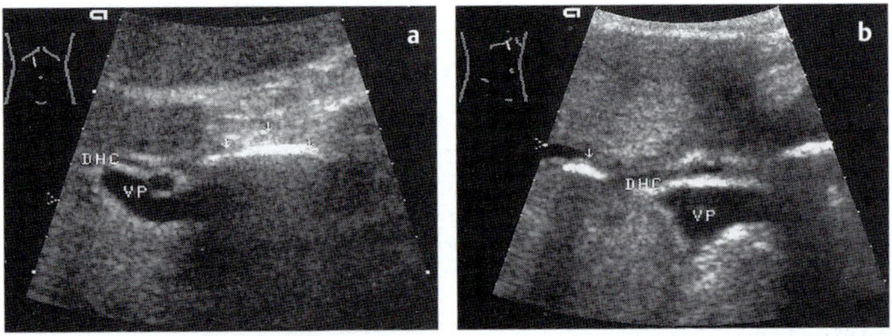

Abb. 648 a u. b Aerobilie. a Rückenlage: Der D. hepatocholedochus (DHC) zeigt in dem am weitesten ventral gelegenen Abschnitt einen hyperechogenen Luftreflex (Pfeile). b In Linksseitenlage wandert der Luftreflex nach intrahepatisch (Pfeil). VP = V. portae

- **Cholangiektasie** (asymptomatische Erweiterung nur der extrahepatischen Gallenwege, Abb. 649): Sie kann Folge der Cholezystektomie sein, findet sich aber auch häufiger im höheren Lebensalter.
- **Intestinale Anastomosen, Resektionen** (Abb. 650): Sie sind nur ausnahmsweise der sonographischen Diagnostik zugänglich; z.B. restenosierte ileo-kolische Anastomosen bei M. Crohn, Hepatico-(choledocho-) Jejunostomie bei Karzinom.

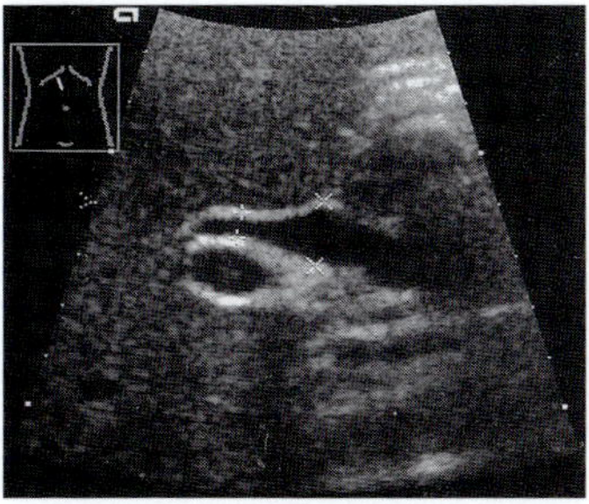

Abb. 649 Cholangiektasie: Abschnittsweise unterschiedlich weiter D. hepatocholedochus (Distanzmarken; 12,2 bzw. 4,8 mm); oft nach Cholezystektomie oder im Alter. Ein solcher Befund spricht gegen eine obstruktive Dilatation

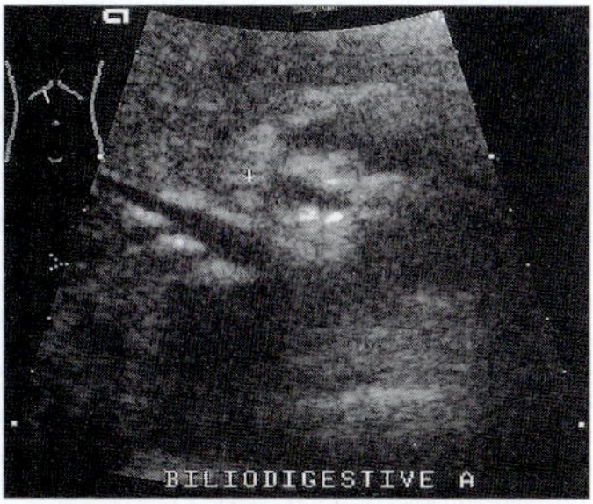

Abb. 650 Hepatico-Jejunostomie. Postoperative Besonderheiten: Abbruch des echofreien Hepaticusganges (Pfeil) im Bereich der bilio-digestiven Anastomose; komplex strukturierte Jejunumschlinge (Chymus, Darmgas)

20.2 Postoperative Komplikationen

Pathologische Flüssigkeitsansammlungen (Abb. 651)

- Nach abdominellen Operationen sind sonographische Kontrollen am besten zum Nachweis/Ausschluss pathologischer Flüssigkeitsansammlungen geeignet. Dabei können Flüssigkeitssäume um parenchymatöse Organe, mesenterial und im Douglas-Raum als normal gelten; größere Flüssigkeitsareale sind zusammen mit der Klinik verdächtig auf Aszites, intraperitoneale Blutungen, Eiter oder

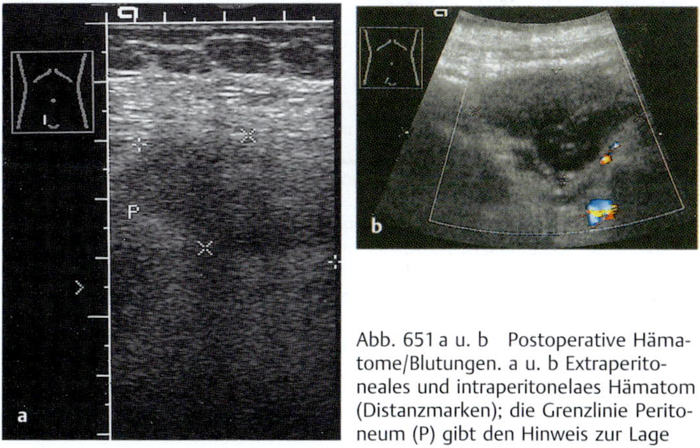

Abb. 651 a u. b Postoperative Hämatome/Blutungen. a u. b Extraperitoneales und intraperitonelaes Hämatom (Distanzmarken); die Grenzlinie Peritoneum (P) gibt den Hinweis zur Lage

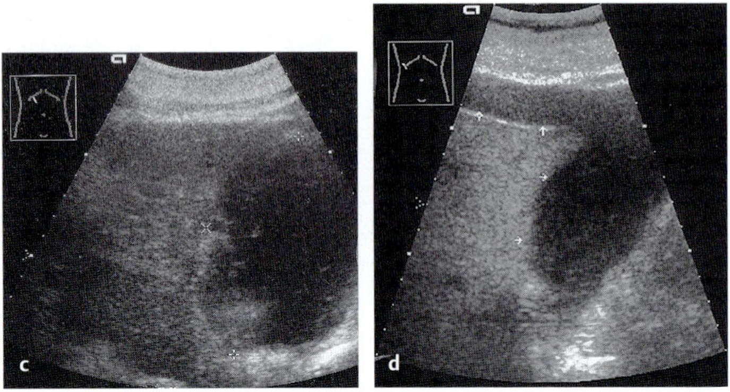

Abb. 651 c u. d Postoperative Hämatome/Blutungen. c u. d Hämatom/Blutung nach Cholezystektomie: Hypoechogene abgegrenzte RF (Distanzmarken) bzw. peripankreatisch ausgebreitete RF (Pfeile)

Leckagen (Galle, Magen-Darm, Pankreas). Cave: Fehlinterpretation harmloser Hämato-Serome als Abszesse!

Gestaute tubuläre Systeme

- Sonographische Bilder wie bei den krankheitsbedingten Ursachen; Hindernisse sind bei genauer Anamneseerhebung (und penibler sonographischer Inspektion) meist zu entdecken; eventuell sollte eine punktionssonographische Diagnostik erfolgen.
- **Biliär:** Mit dem klinischen Bild eines Ikterus. Trotz der postoperativ erschwerten Bedingungen lässt sich der gestaute D. hepatocholedochus meist verfolgen (Trick: interkostaler Zugang).
  - *Mögliche Ursachen:*
    - Postoperative Pankreatitis.
    - Iatrogene Gallengangsligatur.
    - Verbliebener Gangstein.
  - *Differenzierung:* Eine Unterscheidung zum obstruktiv-medikamentös oder septisch-toxisch bedingten Ikterus gelingt durch den Nachweis oder das Fehlen intrahepatisch gestauter Gallengänge.
  - *Für eine postoperative obstruktive Cholestase sprechen:*
    - Intrahepatische doppelspurige echofreie Gangsysteme (Gallengänge/Pfortaderäste).
    - Erweiterter extrahepatischer Gallengang über 7 mm.
    - Nachweis des Hindernisses.
- **Ureteral** (Abb. 652): Meist Folge eines (oft einseitigen) Harnstaus; Vorkommen nach Tumoroperationen im Unterbauch und infolge retroperitonealer Lymphknoten. Eine Abgrenzung der Ursache ist sonographisch meist nicht möglich; in diesem Fall sollte eine CT-Untersuchung erfolgen. Therapeutisch kommt eine Schienung/Drainage in Betracht.
- **Intestinal als (Sub-)Ileus:** Die Sonographie ist auch postoperativ die einfachste und beste Methode für die frühe Ileusdiagnostik; die Ursache ergibt sich in der Regel intraoperativ.

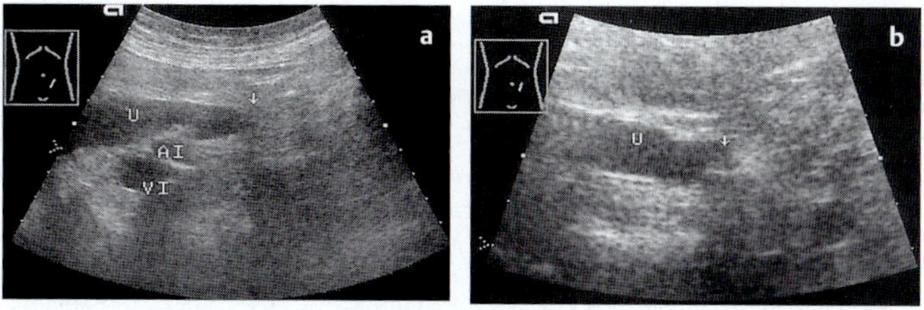

Abb. 652 a u. b Postoperative Harnleiterstriktur (U, Pfeil). a Verdämmernder Ureter in einer echoreichen Narbenregion. b Ureterverschluss durch echogenes Band (Naht-/Clipmaterial von einer Darmtumoroperation)

Abszedierungen (umschrieben/diffus, gekammert/flächig, Abb. 653)

- Die Frage nach postoperativen Abszessen ist die häufigste postoperative Fragestellung. Die sonographische Diagnose lässt sich einfach stellen, wenn lokale Schwellung/Rötung/Schmerz und umschriebene liquide Formationen auf einen Abszess hinweisen. Problematisch ist sie bei der Abszesssuche im Abdomen.
- Bei flächigen/diffusen Abszedierungen ist die Abgrenzung zum Aszites oder zu einer Leckage schwierig. Dann ist oft die sonographisch gesteuerte Probepunktion oder eine Drainage klärend (s. Abb. 73, S. 56 gelöscht).

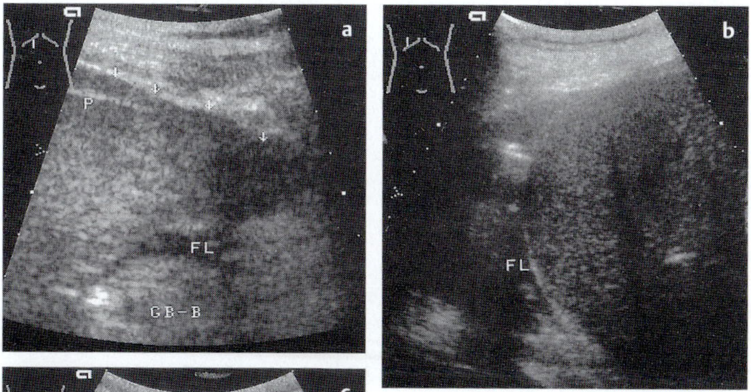

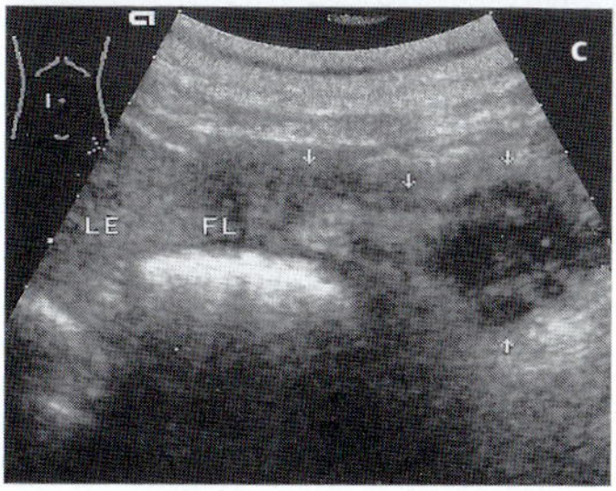

Abb. 653 a–c Postoperative Eiterungen/Abszesse. a nach Cholezystektomie: Echogene RF im Gallenblasenbett (GB-B), echoarme, nach peripankreatisch ausgedehnte eitrige Flüssigkeit (FL, Pfeile). P = viszerales Peritoneum. b begleitende Durchwanderungs-Pleuro-Pneumonie (gleicher Patient wie a). c nach Appendektomie: Komplexe RF (Pfeile, FL). LE = Leberrand

Arterielle/venöse Perfusionsstörungen

- Klärung sonographisch schwierig, unter Umständen farbdopplersonographisch möglich. Die beste Methode ist die Angiographie.

Fremdkörper (Abb. 654 u. 655)

- Hierunter fällt neben einem „vergessenen" Körper („corpus alienum") auch ein solcher, der zur Funktionserhaltung als Fremdmaterial eingesetzt wird (z. B. Drainage), oder ein körpereigener, der während der Operation verloren geht und den zu finden Aufgabe einer sonographischen Untersuchung sein kann.

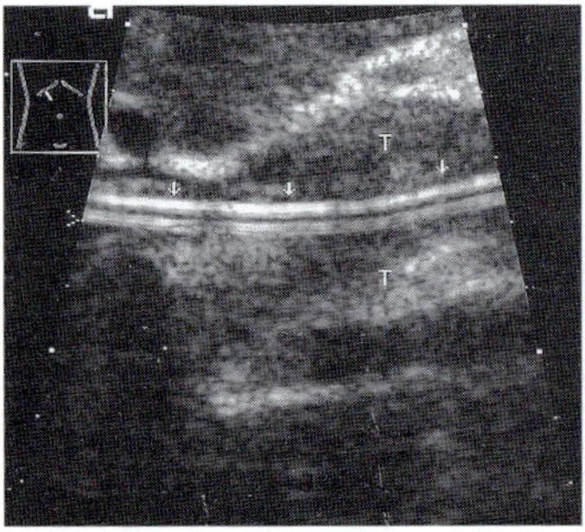

Abb. 654 Tumorverlegung des D. hepatocholedochus (T); Gallengangsdrainage (Pfeile): Typisch das echogene Doppelband (Wandreflex) und das echofreie Lumen

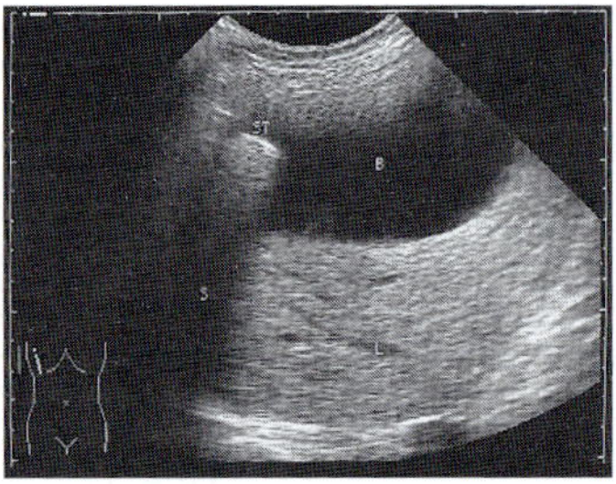

Abb. 655 Intraoperativ verlorener Gallenstein (Cholesterinstein; ST), sonographisch aufgespürt (zwischen Leber und Zwerchfell gelegen). Operation: endoskopische Cholezystektomie. B = Biliom, L = Leber

21 Tumorsuche

21.1 Leitsymptome

Übersicht (Tab. 78)

Tabelle 78 · Klinische Tumorsymptome

Gewichtsabnahme
Schmerzen
Fieber, Nachtschweiß
akutes Abdomen, Ileus
Aszites, Pleuraerguss
Diarrhö, Obstipation
Thrombose
pathologische Laborwerte (Anämie, Lymphozytose, Thrombozytose, Hämoblastose, Hyperkalzämie, hohe BSG)

Gewichtsabnahme

- **Definition:** Nicht erklärbarer Gewichtsverlust von 10% innerhalb eines halben Jahres. Ursache oft bis dahin unbekannte Tumoren infolge komplexer Vorgänge (Metabolismus, Verdrängung, Stenose mit Passageverlegung, Mangelernährung, Tumorstoffwechselprodukte).
- **Vorkommen:**
  - *Ösophagus-/Magen-/Duodenaltumoren:* Infolge Nahrungsaufnahme- oder Passagestörung (Abb. 656).
  - *Darmtumoren:* Meist durch bereits fortgeschrittene (Leber-)Metastasen.
  - *Gallenblasentumoren:* Bei lokal fortgeschrittenem Tumor.
  - *Pankreaskarzinom* (Abb. 657): Infolge Verdrängung, Kompression/Raumforderung im Oberbauch und Maldigestion (in über 90% duktales Karzinom mit Gangobstruktion, Abb. 442, S. 316).
  - *Hochmalignes Non-Hodgkin-Lymphom:* Bei disseminierter Tumorausbreitung (Abb. 658).
  - *Hodgkin-Lymphom/Sarkom:* Im fortgeschrittenen Stadium (Stadium IIIB nach Ann Arbor [subphrenischer Befall] bzw. Stadium IVB [disseminierter Befall]).
  - *Neuroendokrine Tumoren:* Im fortgeschrittenen Stadium.
  - *Metastasierende urologische/gynäkologische Tumoren.*

Schmerzen

- **Definition:** Komplexe Sinnesempfindung, häufig von weiteren sensorischen oder seelischen Komponenten begleitet. Bei Tumorkrankheiten meist viszeraler Schmerz: dumpf, wenig begrenzt, mit vegetativen Begleiterscheinungen (Gefäßverkrampfung, Organkapseldehnung, Verdrängung und Druck über viszero-kutanen oder viszero-viszeralen Reflex).

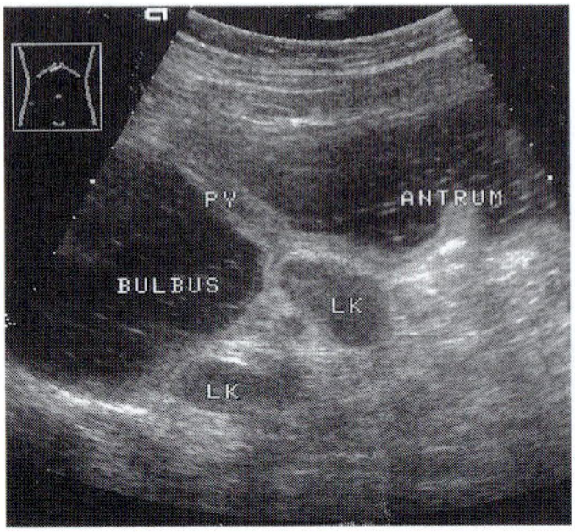

Abb. 656 Stenose durch Duodenaltumor: Prästenotisch massive Erweiterung von Bulbus duodeni und Magen. Zeichen der Malignität: Lymphknotenmetastasen (LK). Klinisch Erbrechen, Gewichtsverlust. PY = Pylorus

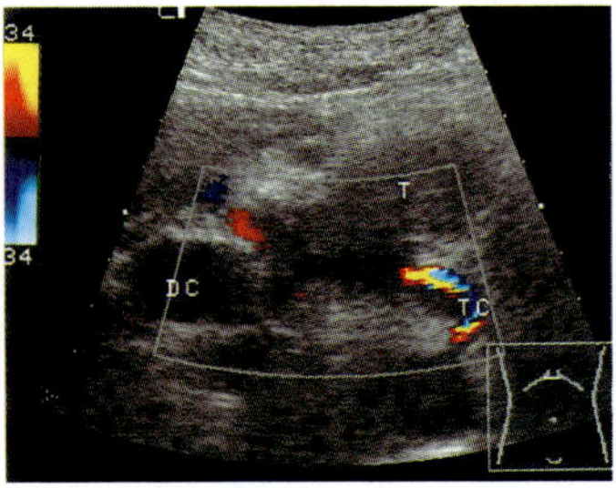

Abb. 657 Maligner Tumor (T; Karzinom) des Pankreas mit Infiltration in die A. hepatica. TR = Tr. coeliacus, DC = gestauter D. choledochus

- **Vorkommen:**
  - Pankreaskarzinom (Abb. 658).
  - Lebermetastasen.
  - Hochmalignes Lymphom (Stadium IE oder IVB).
  - Retroperitonealer Tumor (Sarkom).

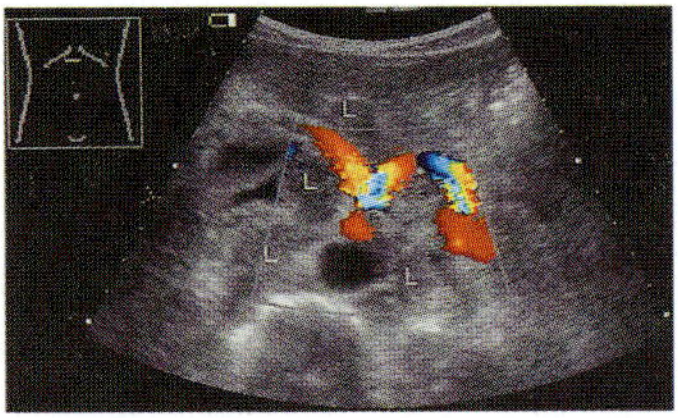

Abb. 658 Hochmalignes Non-Hodgkin-Lymphom: Lymphknotenmetastasen (L) im gesamten Oberbauch mit Kompression der zöliakalen Gefäße (keine Infiltration). Klinisch massiver Gewichtsverlust, Kachexie

Fieber/Nachtschweiß

- **Definition:** Erhöhung der Körpertemperatur über den Normalbereich (> 37,5°, bei jüngeren Patienten > 38,3° rektal) mindestens über drei Wochen; bei Tumoren „undulierender Fiebertyp"; s. Unklares Fieber S. 95).
- **Vorkommen:**
  - Abdominelle/retroperitoneale Tumoren.
  - Metastasen.
  - Malignes Lymphom/Morbus Hodgkin (s. Abb. 658, S. 450; Abb. 132, S. 105).

Akutes Abdomen/Ileus

- **Definition:** Symptomkomplex aus Bauchschmerzen, Abwehrspannung und veränderter Darmperistaltik.
- **Vorkommen:**
  - Dünndarm-/Dickdarmileus.
  - Tumorblutung.
  - Peritonealkarzinose.
  - Akute Pfortaderthrombose (neoplastisch/paraneoplastisch, s. Abb. 116, S. 88).

Aszites, Pleuraerguss

- **Definition:** Ansammlung seröser Flüssigkeit im kapillären Raum zwischen Peritoneum viszerale und parietale bzw. im Pleuraspalt (Exsudat oder Transsudat). Zur Abgrenzung benigner – maligner Aszites s. S. 160.
- **Vorkommen:**
  - *Peritonealkarzinose:* s. Tab. 79.

Tabelle 79 · **Zeichen der Peritonealkarzinose (nach Rioux)**
Netzverbreiterung (in 97 %)
peritoneale Raumforderung (in 19 %)
Peritonealunterbrechung (in 16 %)
mesenteriale Verklebung (in 16 %)
Lebermetastasen (in 38 %)
Lymphknotenmetastasen (in 24 %)
Aszites (in 49 %)

  - *Pleurametastasen/Pleurakarzinose* (Abb. 659 u. 660).
  - *Mesotheliom* (Abb. 661): Benigner oder maligner Pleura- oder Peritonealtumor.
  - *Meigs-Tumor* (s. Abb. 210, S. 167): Benigner Ovarialtumor mit Aszites oder einseitigem Pleuraerguss.

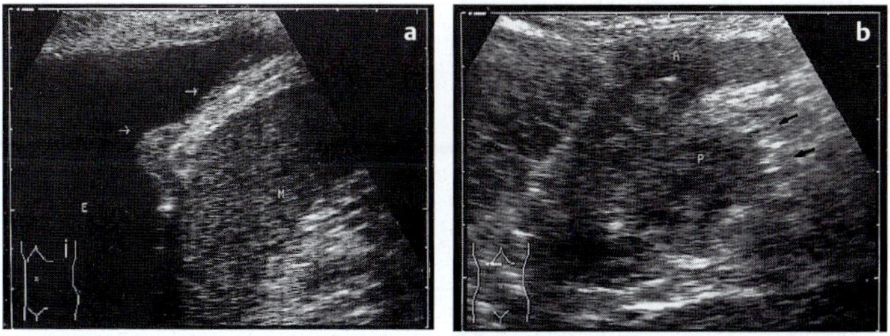

Abb. 659 a u. b Pleuraerguss. a Tumoröse Pleuraverdickung (Pfeile) als unmittelbare Ursache des Ergusses (E). M = Milz. b Ergebnis der sonographischen Primärtumorsuche: Maligner Pankreastumor (P) mit Infiltration ins Antrum (A) und Duodenum. Pfeile: Tumorausläufer (gleiche Patientin wie in a)

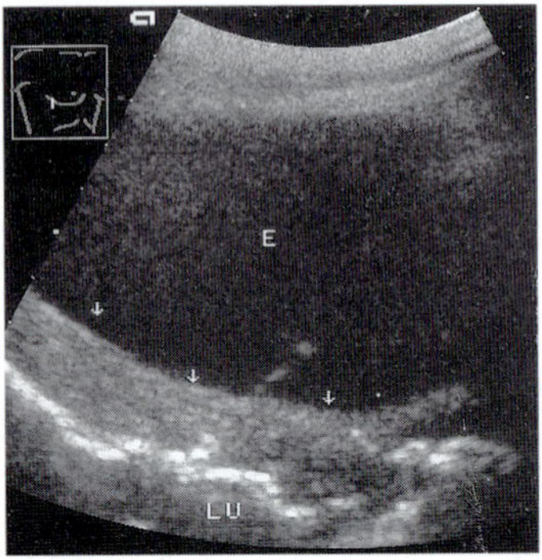

Abb. 660 Maligner Pleuraerguss (E) bei Pleurakarzinose: Verdickung der Pleura parietalis (Pfeile); die dahinter imponierende echogene Linie stellt den Eintrittsreflex in die lufthaltige Lunge (LU) dar

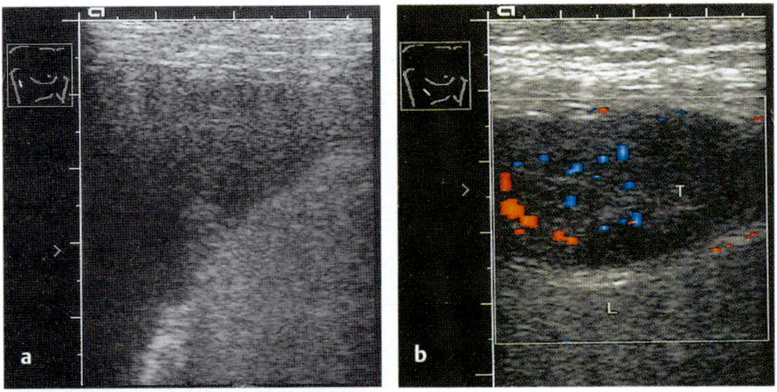

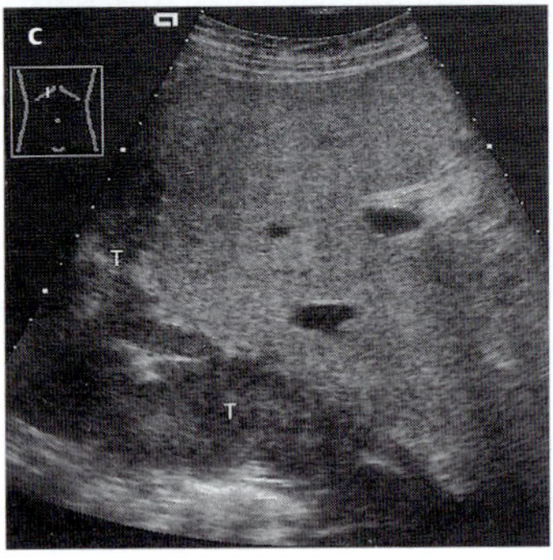

Abb. 661 a–c Malignes Mesotheliom der Pleura (histologisch kleinzelliger maligner Tumor). a Diskret strukturbesetzter Pleuraerguss. b FKDS: Massive echoarme Tumorverdickung der Pleura diaphragmatica, „Spots-like"-Vaskularisation. L = Leber. c Oberbauchlängsschnitt: Tumormassen (T) im Bereich des Diaphragma

Diarrhö, Obstipation

- **Vorkommen:**
  - *Hormonaktive gastrointestinale Tumoren:*
    - Karzinoid (Abb. 662): Diarrhö in 70–90 %.
    - Gastrinom (Pankreastumor mit Zollinger-Ellison-Syndrom).
    - Vipom (Pankreastumor mit Verner-Morrison-Syndrom, sehr selten): „Pankreatische Cholera".
  - *Rektumkarzinom:* Durchfälle (mit hellrotem Blut), Obstipation.
  - *Kolonkarzinom* (s. Abb. 663b, S. 454): Obstipation/Darmverschluss.

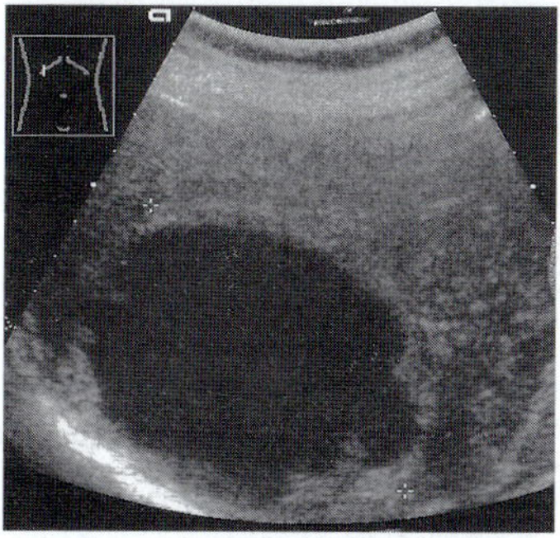

Abb. 662 Karzinoid-Metastase der Leber (Distanzmarken): Nahezu vollständig echofreie Raumforderung mit kleinem echogenen Tumorrand; typischer Befund bei Karzinoid-Metastase

Thrombose

- **Definition:** Intravitale und intravasale Koagulation mit Thrombusbildung (Abb. 663) oder Tumorthrombus (Abb. 664) im Rahmen eines paraneoplastischen Syndroms (durch ektop gebildete Hormone/hormonaktive Peptide und Polypeptide, auch Tumormarker).
- **Vorkommen als:**
  - Oberflächliche und tiefe (Bein-)Venenthrombose (Abb. 663 u. 664).
  - Pfortaderthrombose (s. Abb. 370, S. 272).
  - V. cava-/Nierenvenen-Thrombose (s. Abb. 101, S. 77).

Pathologische Laborwerte

- z. B. Anämie, Lymphozytose, Thrombozytose, Hämoblastose, Hyperkalzämie, hohe BSG.
- **Vorkommen:**
  - Akute Leukämie/chronische lymphatische Leukämie.
  - Plasmozytom.
  - Gastrointestinale Tumoren.
  - Metastasierender Tumor.

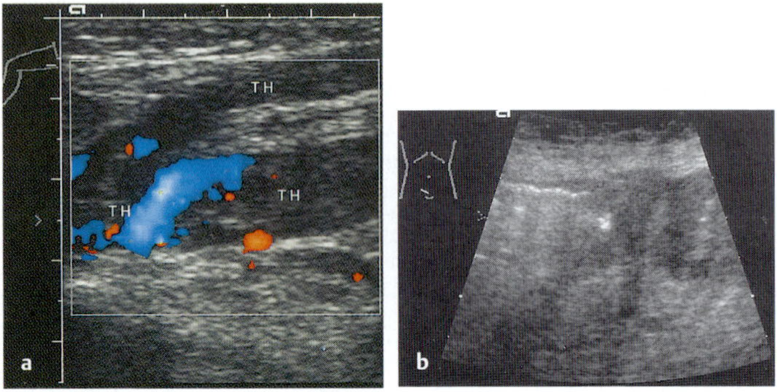

Abb. 663 a u. b Tiefe Venenthrombose als paraneoplastisches Syndrom. a FKDS: Thrombose. b Ursache: Lokal metastasiertes Sigmakarzinom. Klinisch über drei Wochen rezidivierend Pneumonien mit Fieber; zunächst Diagnose einer Infarktpneumonie; Diagnose des Tumors erst im Rahmen einer sonographischen Tumorsuche nach TVT

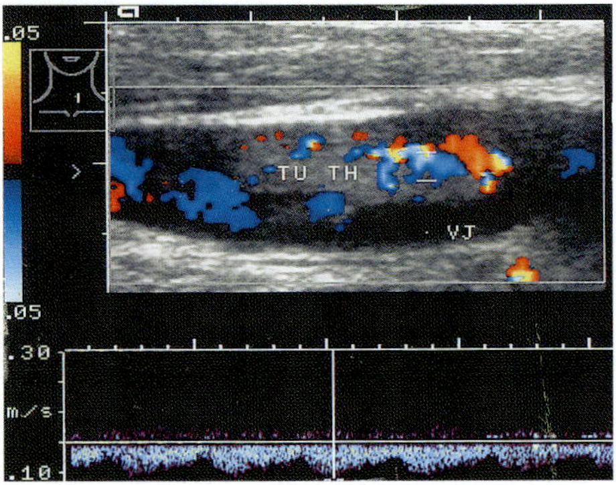

Abb. 664 Tumorthrombus der V. jugularis interna: Echoreicher Strukturbesatz (TU, TH) mit Binnengefäßen. FKDS, Spektralanalyse: Nachweis arterieller aberranter Gefäße als Beweis für einen malignen Tumorthrombus. Primärtumor: In die Schilddrüse metastasierendes Nierenzellkarzinom

21.2 Sonographische Malignitätskriterien

Grundlagen

- **Sonographische Tumordefinition:** Primäre Organtumoren oder Metastasen stellen umschriebene Läsionen mit einer tumoreigenen Form und Struktur dar. Dabei wird die reguläre Organarchitektur und Organstruktur deformiert oder zerstört.
- **Sonographische Tumorerscheinung:**
  - Benigne und maligne Tumoren können in verschiedenen Organen unterschiedliche Malignitätsmerkmale besitzen (echoarmer Randsaum bei Leber-

läsionen metastasenhinweisend; in Schilddrüsen eher Indiz für benignen Knoten).

- Verkalkungen und Verflüssigungen kommen bei malignen wie benignen Läsionen vor.
- Bei vielen Tumorarten fehlen verlässliche Kriterien für Malignität weitgehend.

► **Sonographisch erkennbare Organveränderungen:** Manche Tumoren sind sonographisch selbst schwer auszumachen; dann können sie noch indirekt an ihren Einwirkungen auf das Wirtsorgan erkennbar werden. Die Veränderungen am Wirtsorgan betreffen im Wesentlichen Kontur und Struktur, aber auch die Gefäße und tubuläre Strukturen.

► **Sonographisch erkennbare Umgebungsbefunde:** Gelegentlich erlangen Tumoren nicht durch ihren Primärsitz bzw. ihre Auswirkung auf das Wirtsorgan, sondern durch ihre topographische Lage und Veränderung ihrer Umgebung Bedeutung: Sie werden erst durch Behinderung von Bewegungsabläufen (z. B. Darmperistaltik), durch Bildung pathologischer Flüssigkeiten oder durch Verlegung von Blutströmen/kanalikulären Transportwegen oder infolge ihrer Infiltrationen klinisch manifest.

► **Übersicht:** Tab. 80.

Tabelle 80 · Sonographische Malignitätskriterien

Tumorerscheinung	Form Struktur Anordnung regressive Veränderungen
Vaskularisation (S. 458)	Spots-like-Typ Wheel-/Basket-Typ Branching-Typ
Organveränderung (S. 460)	Kontur Struktur
Umgebungsbefunde (S. 461)	funktionelle Störungen pathologische Flüssigkeiten Verdrängung/Fixierung/Infiltration

Tumorerscheinung

► **Form:**

- Polyzyklisch (bei Pankreaskarzinom; s. Abb. 442, S. 316),
- Rund (HCC; s. Abb. 351, S. 259),
- Flächig (CCC; s. Abb. 352, S. 259) oder
- Polygonal-, band- oder kokardenähnlich (kolorektales Karzinom; s. Abb. 663b, S. 454).

► **Struktur, Anordnung:**

- Metastasen sind in der Regel rund und echoarm, neigen aber zu konfluierendem Wachstum (z. B. Leber; s. Abb. 665, S. 456).

- Kolorektale Metastasen sind meist echoreich, besitzen oft einen echoarmen Randsaum und treten eher multipel als solitär auf (Abb. 665a).
- Hämangiome besitzen oft ein identisches Aussehen wie Metastasen; häufig lässt sich ein zuführendes oder intratumorales Gefäß nachweisen (nicht bei Metastasen; Abb. 665b).

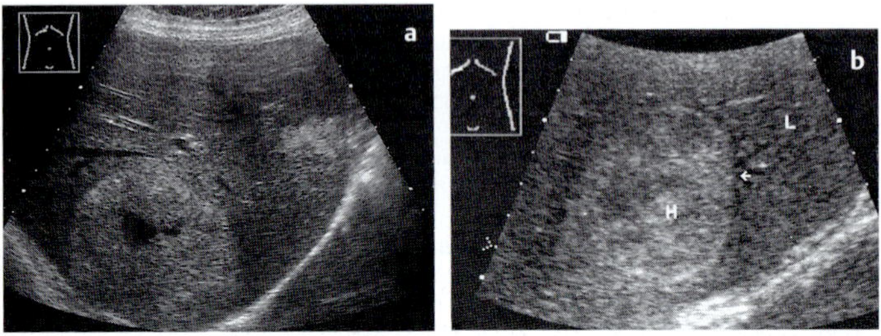

Abb. 665 a u. b Metastasen. a Echoreiche Lebermetastasen eines Kolonkarzinoms, eine mit zentraler Liquidefikation (echofreie regressiv-zystische Transformation, beginnendes „bulls-eye"-sign), kein Randsaum. b Hämangiom (H): Wolkig echoreiche Struktur, Randsaum (Pfeil). L = Leber

► **Regressive Veränderungen:**

- *Liquidefikationen:* Sie finden sich bei benignen und malignen Tumoren, z. B. bei kolorektalen Metastasen (s. Abb. 665a), atypischen Hämangiomen, Mammakarzinom-Metastasen. Karzinoidmetastasen sind geradezu an ihren ausgedehnten zentralen areflexiven Zonen mit echoreichem Tumorrand erkennbar (s. Abb. 662, S. 453).
- *Kalzifikationen:*
  - Mikrokalzifikationen: Bei älteren Lebermetastasen (Abb. 666; s. auch Abb. 665a) und auch beim Hoden- und Prostatakarzinom (s. Abb. 581, S. 402 und Abb. 585, S. 404).

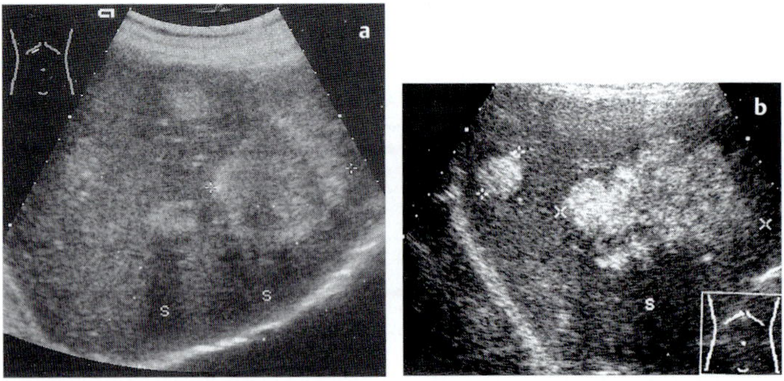

Abb. 666 a u. b Mikrokalzifikation. a Echoreiche Lebermetastasen eines Rektumkarzinoms: Mikrokalzifikationen, zu erkennen an den Schallschatten (S). b Hämangiom (T): Zarter Schallschatten infolge Mikroverkalkung

- Makrokalk: Bei kolorektalen Metastasen, Nierenkarzinomen, primärem Leberzellkarzinom (Abb. 667), aber auch bei Hämangiomen.
- Bei kokardenartiger Struktur (echoarm-echoreich-echoarm) infolge regressiver Veränderungen „target“-sign (Schießscheibenzeichen, Abb. 668); bei zentraler Einschmelzung „bulls-eye“-sign (Bullaugenzeichen, Abb. 665a, S. 456); Vorkommen auch bei großen Hämangiomen, Leberadenomen, Nierenkarzinomen.

- *Differenzialdiagnostisch:*
  - Reflexogene Gasblasen mit Schallschatten/Wiederholungsecho (Verkalkungen vortäuschend).
  - Echogene Abszessverkalkung, Schallschatten.

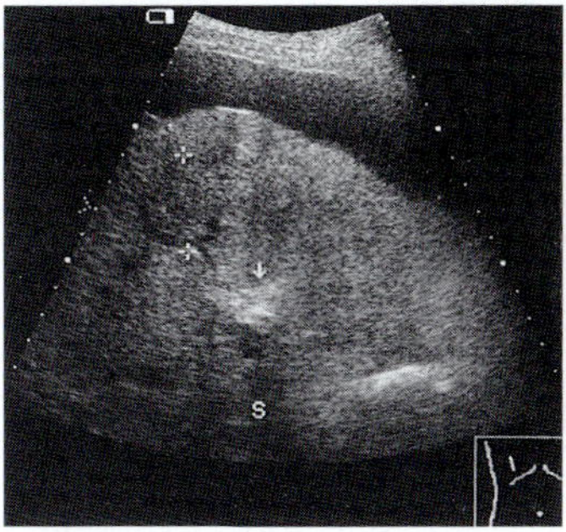

Abb. 667 Makrokalk: Primäres Leberzellkarzinom mit Schallschatten (Pfeil); daneben weiterer Tumor (Distanzmarken)

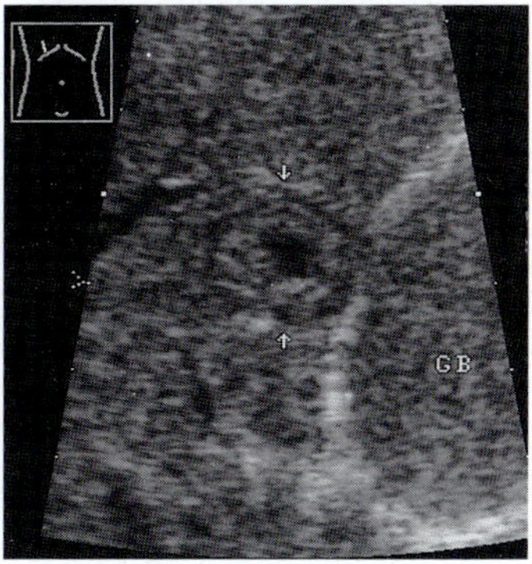

Abb. 668 Lebermetastase eines Dünndarmkarzinoms (Pfeile): Schießscheibenform („target“-sign). Nebenbefund: Echogene Gallenblase (GB)

- **Randsaum bei benignen Tumoren** (s. Abb. 348 und 349, S. 258):
  - *Leberadenom, fokale noduläre Hyperplasie, Hämangiom:* Pseudokapsel durch Gewebe-Gefäßverdrängung; selten, aber möglich.
  - *Abszess:* Echoreiche pyogene Membran; selten echoarmer Randsaum.
- **Randsaum bei malignen Tumoren:**
  - *Primäres Organkarzinom:*
    - Hepatozelluläres Leberkarzinom: Echoarmer Randsaum eher selten.
    - Nierenzellkarzinom (Abb. 669): Vaskularisationsrandsaum, zusätzlich Binnengefäße.
  - *Metastase:* Echoarmer Randsaum („halo-sign“) regelhaft als Ort der intensiven Tumorzellproliferation (s. Abb. 332, S. 249). Bei kolorektalen Metastasen wechselnd, eher selten; zur Differenzierung kolorektale Metastase – Hämangiome nicht geeignet (s. Abb. 665, S. 456).

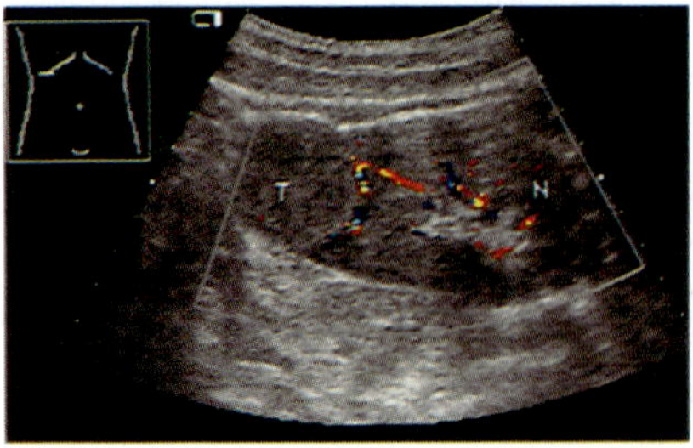

Abb. 669 Nierenzellkarzinom (T): Abgrenzung vom übrigen Nierenparenchym (N) durch Gefäßrandsaum; zusammen mit den intratumoralen Gefäßen spricht er für Malignität

Vaskularisation

- **Vorbemerkung:** Es gibt noch keine verbindlichen Kriterien, die eine verlässliche Differenzierung von Tumoren in Richtung Benignität oder Malignität aufzeigen. Dies hängt wahrscheinlich mit der für jeden Tumor eigenen Angioneogenese sowie der veränderten originären Organvaskularisation zusammen. Es sind Versuche gemacht worden, für bestimmte Organtumoren typische Malignitätskriterien aufzustellen. Nur bei wenigen Tumoren konnten definierte Kriterien für Malignität erhoben werden: Beispiele sind Nierentumoren und Lymphknoten (s. u.).
- **Vaskularisationsmuster bei benignen Tumoren:**
  - *Leberzelladenom:* Hypervaskularisiert (s. Abb. 349, S. 258).
  - *Fokale noduläre Hyperplasie:* Hypervaskularisiert mit typischem Radspeichenphänomen (s. Abb. 348, S. 258).
  - *Leiomyome, „GIST"-Tumoren:* Keine erkennbaren Binnengefäße (Abb. 670).

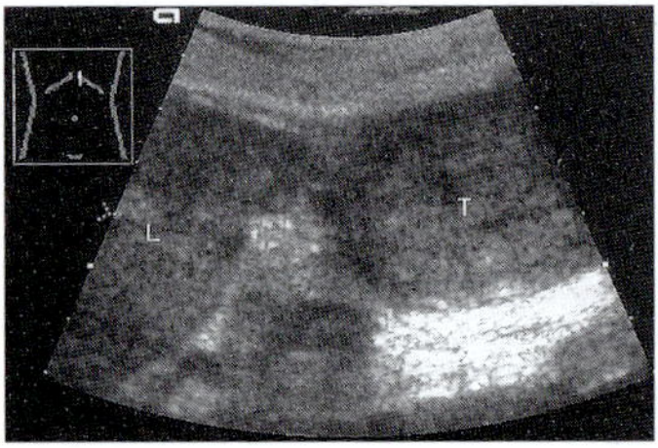

Abb. 670 Magenwandtumor (T); benigne? maligne?; in der FKDS keine Gefäßdarstellung. FNP und Histologie: Leiomyom

- **Vaskularisationsmuster bei malignen Tumoren:** Abhängig von der Tumorart und dem betroffenen Organ. Es existieren keine für einen bestimmten Tumor typischen Vaskularisationsmuster (allenfalls noch bei der Kontrastsonographie der Lebertumoren mit ihren unterschiedlichen Zeitfenstern [früharteriell, arteriell, venös, portalvenös]). Für eine Unterscheidung benigne/maligne lassen sich jedoch anhand der Gefäßarchitektur drei häufig vorkommende Vaskularisationstypen erkennen, die für Malignität sprechen können (nach Tanaka):
  - *Branching-Typ* (Abb. 671 u. 672): Ein Branching-Typ findet sich ebenfalls beim HCC wie auch bei anderen Tumoren (z. B. Lymphknoten; hier auch häufig Wheel-Typ-Vaskularisation).

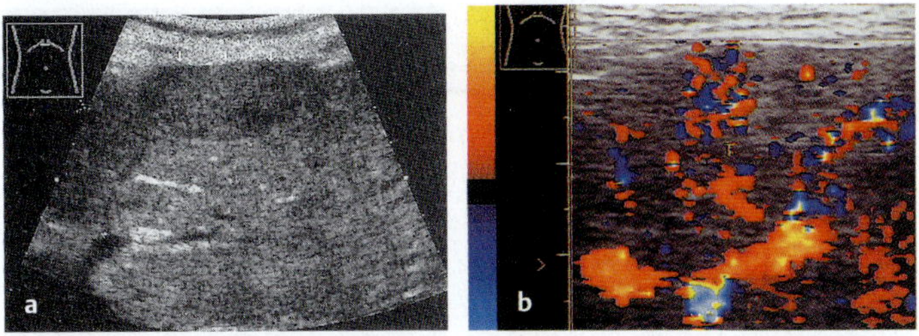

Abb. 671 a u. b Hochdifferenziertes primäres Leberzellkarzinom. a B-Bild: Ovalärer Tumor (Pfeile). Harmonic Imaging. b FKDS: Fleckige bis verzweigte „Spot"- bzw. „Branching-Typ"-Hypervaskularisation

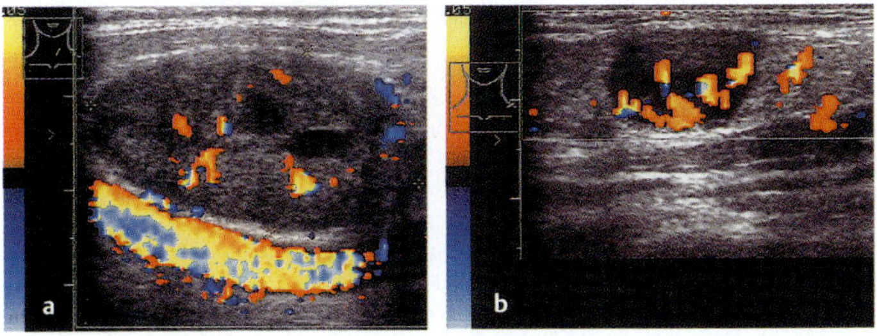

Abb. 672 a u. b Maligne Lymphknotenveränderungen. a Maligner Halslymphknoten (Endometriumkarzinom), FKDS: Ovalärer Tumor; multiple intramurale Gefäße, fokal fehlend; subkapsuläre Gefäße („Wheel-Typ"). b Maligner Halslymphknoten (akute lymphatische Leukämie), FKDS: „Branching-Typ"-Vaskularisation (nur arterielle Gefäße)

- *Basket- oder Wheel-Typ* (Abb. 672a): Ein Beispiel für einen Basket- oder Wheel-Typ stellen Leberzellkarzinome mit ihrem Vaskularisationsrandsaum dar.
- *Spots-like-Typ* (Abb. 673; s. auch Abb. 661b, S. 452): „Spots-like"-Tumorvaskularisationen stellen die am häufigsten anzutreffenden angioneogentischen Vaskularisationen dar, sie deuten stark auf einen malignen Prozess hin.
- Nur arterielle Tumorgefäße sprechen ebenfalls für Malignität.

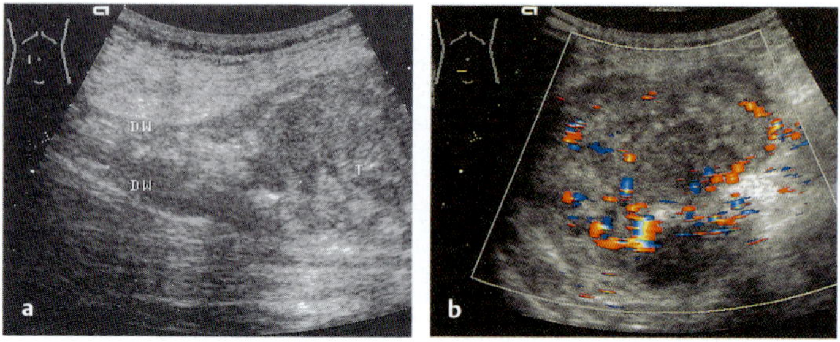

Abb. 673 a u. b Dickdarm-Ileus infolge einer Tumorstenose (T). a B-Bild: Inhomogene lumenfüllende Raumforderung; prästenotisch erweiterte und verdickte Darmwände. b FKDS: Aberrante Tumorgefäße, „spots-like"-Typ

Organveränderung

- **Konturveränderungen:**
  - Protuberanzen.
  - Unregelmäßigkeiten.
- **Störung an tubulären Strukturen:**
  - Tumorinvasion/Verlegung/Verdrängung (z. B. Gefäße, Gallengänge).
  - Prästenotische Aufweitung (z. B. Gallengangserweiterung).
- **Deformierung/Infiltration von Gefäßen** (Abb. 674; s. auch Abb. 371, S. 272):
  - V. portae mit portaler Hypertension.
  - Vv. hepaticae mit Budd-Chiari-Syndrom.

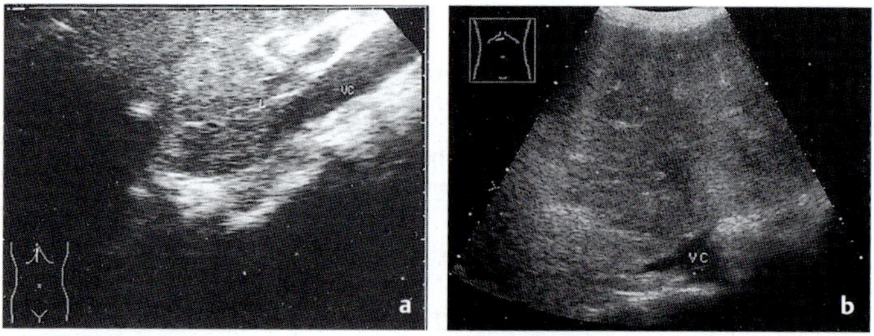

Abb. 674 a u. b Budd-Chiari-Syndrom. a Akutes Budd-Chiari-Syndrom: Lymphknotenmetastasen (L) eines Ovarialkarzinoms mit vollständiger Infiltration der V. cava (VC) im Bereich der Lebervenenmündung. b Chronisches sekundäres Budd-Chiari-Syndrom: Diffuse Lebermetastasierung eines Bronchialkarzinoms; bis auf V. cava (VC), die noch offen ist, fehlende Lebervenen

Umgebungsbefunde

- **Funktionelle Beeinträchtigung** (s. Abb. 656, S. 450 und Abb. 673, S. 460):
  - Gallenabflussstörung (Gallentumor/Pankreastumor/Magentumor).
  - Harnabflussstörung (gynäkologische Tumoren/Darmtumoren/Urothelkarzinom).
  - Kavaverlegung.
  - Verlegung des Pankreasgangs (Pankreaskarzinom, benignes mikrozystisches Zystadenom).
  - Subileus/Ileus (Urogenitaltumoren, Magen-Darm-Tumoren, Pankreaskarzinose infolge intraabdomineller Metastasierung/Infiltration/Peritonealkarzinose).
  - Lokoregionale Metastasen.
- **Pathologische Flüssigkeiten:**
  - *Pleuraerguss* (Pleurametastasen, s. Abb. 659, S. 451).
  - *Aszites:*
    - Generalisiert: Bei Peritonealkarzinose, Lebermetastasen.
    - Umschrieben: Bei fortgeschrittenen Gallenblasen-, Urogenital-, Darmtumoren.
  - *Abgrenzung benigner – maligner Aszites:* s. Abb. 675 u. 676 und Tab. 81.

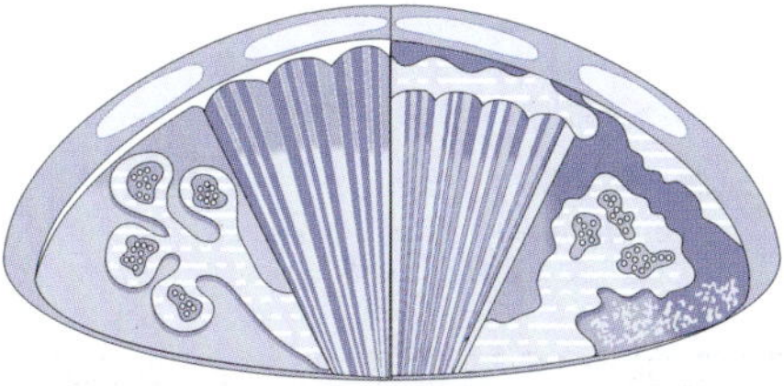

Abb. 675 Kennzeichen des benignen (links) und malignen (rechts) Aszites (nach Meckler)

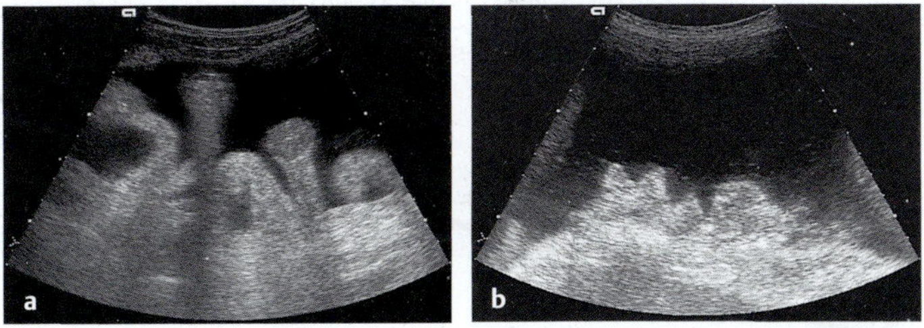

Abb. 676 a u. b Benigner und maligner Aszites. a Benigner Aszites: Glattes Peritoneum, frei schwimmende Dünndarmschlingen („Seeanemonen-Phänomen") bei dekompensierter Leberzirrhose. b Maligner Aszites: Binnenechos und deutlich retrahiertes Mesenterium als Zeichen des malignen Aszites

Tabelle 81 · Sonomorphologische Kennzeichen des benignen und malignen Aszites

Benigner Aszites	Maligner Aszites
echofrei (Binnenechos, Septen)	(echofrei), Binnenechos, Septen
freie Umverteilung	eingeschränkte Umverteilung, gefangen, gekapselt
glatt begrenztes Peritoneum	unregelmäßiges Peritoneum, RF
dünnes Omentum majus	dickes, starres Omentum majus
freies Mesenterium	retrahiertes Mesenterium
„Seeanemonen-Phänomen“ (Abb. 676)	Konglomerat aus Dünndarmschlingen
dünne bewegliche Darmwand	verdickte, starre Darmwand
	Adhärenzen zwischen Darm und Bauchdecke
	Lymphknoten- und Lebermetastasen
Vorkommen:	
Leberzirrhose, Pankreatitis, Rechtsherzinsuffizienz	Metastasen, Tumor an Darm, Pankreas, Uterus, Ovarien

► **Verdrängung/Fixierung/Infiltration** (Abb. 677; s. auch Abb. 656, S. 450; Abb. 664, S. 454):
- *Verdrängung:*
  - Organe (Niere, Milz, Magen bei Leber-, Darm- und Pankreastumoren).
  - Gefäße, tubuläre Strukturen (V. cava mit oberem/unterem V.-cava-Syndrom).
- *Fixierung:*
  - Magen-/Darmanteile.
  - Seröse Häute (Peritoneum, Pleura).
- *Infiltration:*
  - Nachbarorgane (ableitende Gallenwege, Milz, Niere, Magen).
  - Seröse Häute (Peritoneum, Pleura).

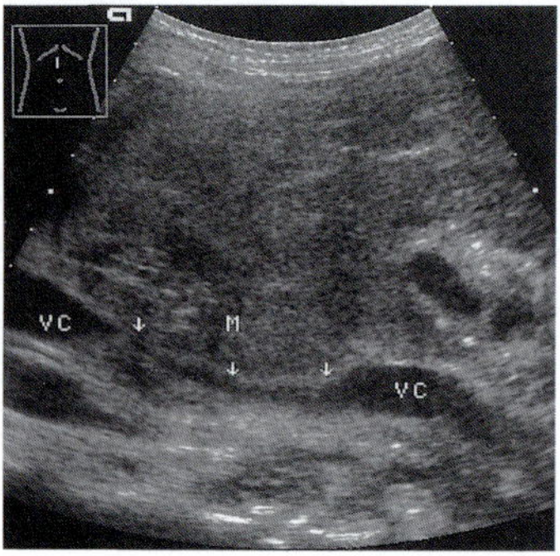

Abb. 677 Kompression und Infiltration (Pfeile) der V. cava (VC) durch Lebermetastasen (M; hier im Lobus caudatus); unteres V.-cava-Syndrom. Primärtumor Mammakarzinom

- Gefäße (V. cava bei Lebermetastasen, Bronchialkarzinom, Nierentumor; V. portae, V. lienalis, Tr. coeliacus bei Pankreaskarzinom).
- Hohlorgane (Harnblase, Gallenblase) bei Magen-, Darm-, Urogenitaltumoren.

21.3 Bewertung und weiterführende Diagnostik

Sonographische Beurteilung der Malignität

- **Vorbemerkung:** Von allen sonographisch erfassbaren abdominellen Tumoren sind nur zwei ohne weitere diagnostische Maßnahmen in ihrer Dignität sicher beurteilbar: das Nierenzellkarzinom und das Angiomyolipom der Niere. Alle übrigen Tumoren können nur bei typischer Erscheinung (Hämangiom) oder durch den Nachweis oder Ausschluss von anderen Malignitätszeichen als maligne oder benigne erkannt werden. Allgemein gilt:
  - Nur die zytologische oder histologische Diagnose ist beweisend.
  - Eine benigne Zytologie/Histologie schließt jedoch einen malignen Tumor nicht aus!
- **Hinweisende Kriterien:** Für einige Tumorarten ist durch das Gefäßmuster in der farbkodierten Duplexsonographie und/oder die Durchblutungskinetik in der signalverstärkten Sonographie („Kontrastmittelsonographie") eine weitergehende Charakterisierung möglich. Hier können sich zusätzliche Hinweise für Benignität oder Malignität ergeben.
- **Unsichere Kriterien:** Zu den Malignitätskriterien Tumorerscheinung, Organveränderungen und Umgebungsbefunde:
  - Veränderungen an Form und Struktur, einschließlich echoarmer Randsaum, Verkalkung, Liquidefikation, Organdeformierung und Verdrängung finden sich sowohl bei benignen als auch bei malignen Tumoren. Folgerung: Diese sonographischen Zeichen sind nicht spezifisch.
  - Nach Verdrängung, echoarmem Randsaum und Mikroverkalkungen sollte jedoch gesucht werden; sie sind unverzichtbare hinweisende Malignitätskriterien. Die FKDS bietet zusätzlich Differenzierungen.
- **Sichere Kriterien:** „Harte" Malignitätskriterien sind infiltratives Wachstum sowie lokoregionale- und Fernmetastasen. Nach diesen sonographisch ebenfalls häufig erkennbaren Veränderungen sollte gezielt gesucht werden.

Weiterführende Diagnostik bei Tumorverdacht

- **Verdacht auf Lebertumor/-metastasen:**
  - *Sonographie, FKDS:* Für fokale Leberveränderungen hat die Farbduplexuntersuchung eine große Bedeutung; oft wird sie in Kombination mit der Kontrastmittelsonographie angewendet. Die verschiedenen Lebertumoren haben in der Regel ihre eigene tumortypische Vaskularisation.
    - Hämangiome: In Hämangiomen ist mit der normalen FKDS kaum eine Binnenvaskularisation erkennbar; eine Ausnahme bilden die kleinen „High-Flow-Hämangiome" (kapilläre Hämangiome). Noch besser als in der FKDS sind sie in der Kontrastmittelsonographie darstellbar. Hämangiome zeigen häufig ein zuführendes Gefäß.
    - Adenome: Erkennbare, aber keine charakteristische Vaskularisation.

  - Fokale noduläre Hyperplasien: Typisches Radspeichenphänomen.
  - Primäre Lebertumoren (HCC) sind vaskularisiert. In ihnen zeigt sich (nach Tanaka) oft eine Kombination von Basket- und Branching-Typ-Angioneogenese (s. S. 458).
  - Metastasen: In Metastasen lassen sich keine Gefäße darstellen. Eine Ausnahme bilden endokrine oder Nierenkarzinom-Tumormetastasen, die z. T. ausgeprägte Gefäße erkennen lassen.
  - Fokale Fettverteilungen: Sie stellen ein besonderes Problem dar. Differenzierung zwischen benignen und malignen Raumforderungen mit der Farbduplexsonographie: Lebervenen und Portaläste ziehen durch die scheinbaren Raumforderungen ungehindert hindurch.
- *CT:* Die Treffsicherheit für die Erkennung von malignen Lebertumoren/Metastasen liegt sonographisch nicht ganz so hoch wie die des CTs (Treffsicherheit 80–95 %; im Angio-CT 95 %). In der Beurteilung von Lebertumoren hat die Kontrastmittelsonographie eine gleich gute oder sogar höhere Sensitivität als das Angio-CT.
- *MRT:* Im MRT lassen sich Hämangiome und Zysten einigermaßen gut von Metastasen abgrenzen. Leberzelladenom und hepatozelluläres Karzinom lassen sich schlecht von Metastasen, die fokale noduläre Hyperplasie schlecht vom Leberzelladenom und vom hepatozellulären Karzinom abgrenzen.

► **Verdacht auf Gallengangs/-blasenkarzinom:**
- *Sonographie:* Sonographisches Verfolgen von D. hepaticus und Choledochus bis zum Abflusshindernis; hier Ausschnittsvergrößerung und Differenzierung des Hindernisses.
  - Gallenblasenkarzinome sind sonographisch gut erkennbar, jedoch wegen der frühen lymphogenen Metastasierung und lokalen Ausdehnung meist nicht mehr im operablen Zustand.
  - Wenn das Lumen vollständig tumorös durchsetzt ist, sind Steine schwerer erkennbar!
- *ERC, ggf. Feinnadelpunktion.*
- *CT:* In der Regel bei kleinen Gallengangstumoren unergiebig, bei Gallenblasentumoren von hoher Treffsicherheit. Eine Infiltration in die Leber bei leberidentischer Tumorstruktur ist sonographisch schwierig erkennbar; hier kann das CT hilfreich sein.

► **Verdacht auf Pankreastumor:**
- *Sonographie:* Zuverlässige sonographische Beurteilung mit einer Sensitivität von 72 % (bei Tumoren $\leq$ 2 cm wie CT nur etwa 32 %).
- *Endosonographie:* Höchste Treffsicherheit von 100 %!
- *ERP:* Treffsicherheit von ca. 70 %, da Pankreastumoren fast immer vom Gangepithel ausgehen.
- *CT:* Gegenüber der Sonographie bei Pankreasschwanztumoren besser, bei kleinen Tumoren und peripankreatischen Metastasen schlechter.
- *Feinnadelpunktion* mit Zytologie und Feinhistologie: Hohe Trefferquote von über 90 %. Allerdings sollte wegen möglicher falsch negativer Befunde und der Möglichkeit einer punktionsbedingten Metastasenabsiedlung bei operablen Tumoren keine Punktion erfolgen.
- *OP und Histologie:* Kleine hormonelle Tumoren (Insulinom) sind mit keiner Methode, oft auch nicht mit der Endosonographie, erkennbar; daher intraoperative Diagnostik.
- *Tumormarker Ca 19-9:* Bei positivem Befund noch kein Kriterium für Malignität, auch bei benignen Tumoren und Pankreatitis erhöht; hier führt die Verlaufskontrolle weiter.

- **Verdacht auf Nierentumor:** Sonographische Malignitätskriterien:
  - *Nach Frauscher:* Randvaskularisationen stellen zusätzlich zu intratumoralen Gefäßspots harte Kriterien für Malignität dar. Grad 3 und 4 sprechen danach für ein Nierenzellkarzinom, Grad 2 spricht z. B. für ein Angiomyolipom (Sonographie ohne Kontrastmittel).
    - Grad 0: Kein Randsaum, keine Tumorvaskularisation.
    - Grad 1: Randvaskularisation.
    - Grad 2: Randvaskularisation und ein intratumorales Gefäß.
    - Grad 3: Randvaskularisation und 2–4 intratumorale Gefäße.
    - Grad 4: Randvaskularisation und > 5 intratumorale Gefäße.
  - *Nach Muster:* Sie berücksichtigt neben der Randperfusion die Darstellung eines zuführenden Tumorgefäßes. Danach soll die Kombination von Randperfusion und zuführendem Tumorgefäß mit 96%iger Sensitivität einen malignen Tumor anzeigen.
- **Verdacht auf Schilddrüsenmalignom:** Es gibt sonographisch keine sicheren Unterscheidungsmerkmale zwischen Adenomen und Karzinomen; beide zeigen neben einem vollständigen oder unvollständigen Vaskularisationsrandsaum intratumorale Gefäße (wobei der Randsaum bei Adenomen eher geschlossen und bei Karzinomen eher unterbrochen ist). Lediglich bei Metastasen und Lymphknoten sollen „blinkende" Gefäße mit hohem Resistance-Index (RI, s. S. 200) für Malignität sprechen.
- **Verdacht auf Magen-Darm-Tumoren:**
  - *Sonographie:* Sie ist insbesondere zur Klärung der Frage Tumorsuche/Tumorleiden bei alten, bettlägerigen Patienten einsetzbar. Bei gewissenhaftem Absuchen des gesamten Kolons (Kennzeichen: Haustren und Plicae) ist sie sehr aussagefähig, symptomatische Tumoren sind gut erkennbar. In der FKDS weisen aberrante Tumorgefäße (Spots-like-Typ) auf Malignität hin.
  - *Endoskopie:* Kleine Tumoren und Polypen sind die Domäne der Endoskopie.
  - *Tumormarker* (CEA): Vor allem präoperativ und zur Verlaufsbeurteilung sinnvoll.
- **Verdacht auf malignen Pleuraerguss/malignen Aszites:**
  - *Sonographie:* Mit hohen Schallkopffrequenzen und Ausschnittsvergrößerung Absuchen der Pleura und des Peritoneums auf Unregelmäßigkeiten durch Karzinose. Treffsicherheit dann unerwartet hoch!
  - *Diagnosesicherung* durch: Feinnadelpunktion, Pleuroskopie, Pleurabiopsie, Laparoskopie (CT bei Pleura-/Peritonealkarzinose nicht aussagekräftig).
- **Verdacht auf Lymphknotenmetastase:** Sonographische Malignitätszeichen sind:
  - *L/B-Quotient* < 2 (s. Abb. 144, S. 113).
  - *Pathologische Tumorgefäße:* Wenn 4 Kriterien (s. u.) vorliegen, liegt der prädiktive Faktor für Malignität bei 94%. Entzündlich-reaktive Gefäße zeigen eher hiläre, longitudinale, periphere sowie punktuelle Gefäße (nach Tschammler).

    Malignitätskriterien:
    - Multiple Gefäße.
    - Verlagerungen und Aberration.
    - Fokales Fehlen von Gefäßen.
    - Darstellung subkapsulärer Gefäße.

Bildnachweis

- **aus Schmidt G, Ultraschall-Kursbuch,** 3. Aufl. Stuttgart: Georg Thieme; 1999: Abb. 2.207 b = Abb. 288; Abb. 2.86 a u. b = Abb. 336 a u. b
- **aus Schmidt G, Kursbuch Ultraschall,** 4. Aufl. Stuttgart: Georg Thieme; 2004: Abb. 1.9 = Abb. 4; Abb. 1.3 = Abb. 6; Abb. 1.2 = Abb. 10; Abb. 1.7 = Abb. 12; Abb. 1.8 = Abb. 14; Abb. 1.4 = Abb. 16; Abb. 2.100 = Abb. 334 d; Abb. 2.85 = Abb. 336; Abb. 2.107 a u. b = Abb. 338 a u. b; Abb. 2. 189 = Abb. 387; Abb. 3.52 a = Abb. 435 b; Abb. 3.136 = Abb. 444 a; Abb. 3.141 = Abb. 444b; Abb. 1.84 = 490 a; Abb. 1.80 = Abb. 490 b; Abb. 3.213 a = Abb. 494 d; Abb. 3.213 b = Abb. 494 e; Abb. 2.55 = Abb. 495; Abb. 2.78 a = Abb. 496 a; Abb. 3.33 b = Abb. 516 b; Abb. 3.63 a u.b = Abb. 533 a u. b; Abb. 3.225 = Abb. 538 a; Abb. 3.88 = Abb. 547; Abb. 2.266 a u. b = Abb. 577 a u. b; Abb. 2.270 a = Abb. 579 a; Abb. 2.270 b = Abb. 279 b; Abb. 2.271 = Abb. 579 c; Abb. 2.272 = Abb. 580 a; Abb. 2.279 a = Abb. 588 a; Abb. 3.16 = Abb. 621 b; Abb. 3.7 = Abb. 631; Abb. 2.142 = Abb. 665 a; Abb. 2.143 = Abb. 668; Abb. 3.205 a u. b = Abb. 671 a u. b; Abb. 2.175 b = Abb. 274 b; Abb. 3.222a = Abb. 244
- **aus Schmidt G, Sonographische Differenzialdiagnose.** 1. Aufl. Stuttgart: Georg Thieme; 2002: Abb. 9.69 a = Abb. 100 a; Abb. 9.69 b = Abb. 100 b; Abb. 7.36 b = Abb. 105; Abb. 9.27 = Abb. 161; Abb. 1.26 = Abb. 254; Abb. 1.12 a u. b = Abb. 255 a u. b; Abb. 1.10 = Abb. 256; Abb. 1.11 b = Abb. 257; Abb. 1.9 = Abb. 262; Abb. 1.27 a = Abb. 263 b; Abb. 1.27 b = Abb. 263 c; Abb. 1.28 = Abb. 263 d; Abb. 1.1 a u. b = Abb. 265 a u. b; Abb. 1.18 = Abb. 266 a; Abb. 1.19b = Abb. 266 b; Abb. 1.40 = Abb. 272 a; Abb. 1.29 b = Abb. 272 b; Abb. 1. 35 = Abb. 273 a; Abb. 1.1 f = Abb. 277; Abb. 1.49 a u. b = Abb. 278 a u. b; Abb. 1.50 = Abb. 279 a; Abb. 1.51 = Abb. 279 b; Abb. 1.55 a = Abb. 281 a; Abb. 9.7 = Abb. 374 a; Abb. 9.15 = Abb. 374 b; Abb. 9.24 = Abb. 382 a; Abb. 9.93 = Abb. 390 b; Abb. 9.93 = Abb. 390 b; Abb. 9.3 g = Abb. 391 b; Abb. 9.74 a u. b = Abb. 396 a u. b; Abb. 9.69 a-c = Abb. 420 a u. b; Abb. 4.19 b = Abb. 431; Abb. 4.19 a = Abb. 432 a; Abb. 4.9 = Abb. 434 b; Abb. 4.43 = Abb. 440 a; Abb. 4.37 = Abb. 449 a; Abb. 7.1 h = Abb. 528 b; Abb. 12.25 = Abb. 557; Abb. 11.1 (Übersicht 1. Bild von oben) = Abb. 565; Abb. 11.1 (Übersicht 2. Bild von oben) = Abb. 566; Abb. 11.1 (Übersicht 2. Bild von unten) = Abb. 567; Abb. 11.1 (Übersicht 1. Bild von unten) = Abb. 568; Abb. 11.95 a = Abb. 570 b; Abb. 11.71 = Abb. 571 b; Abb. 11.75 a = Abb. 571 c; Abb. 11.74 a = Abb. 571 d; Abb. 11.98 = Abb. 572; Abb. 11.84 a = Abb. 573 c; Abb. 11.82 a u. b = Abb. 574 a u. b; Abb. 11.67 = Abb. 575 b; Abb. 11.79 = Abb. 576 a; Abb. 11.77 = Abb. 576 b; Abb. 12.20 = Abb. 582; Abb. 12.29 = Abb. 583; Abb. 12.30 = Abb. 584 a; Abb. 12.32 b = Abb. 585 a; Abb. 12.32 c = Abb. 585 b; Abb. 12.28 = Abb. 586 a; Abb. 12.36 a = Abb. 586 b; Abb. 12.33 b = Abb. 587 a; Abb. 13.34 = Abb 589 a; Abb. 13.33 b = Abb. 590 a; Abb. 13.7 = Abb 590 b; Abb. 13.42 = Abb. 591 a; Abb. 13.43 = Abb. 591 b; Abb. 13.46 = Abb. 592; Abb. 13.47 = Abb. 593 a; Abb. 13.48 = Abb. 593 b; Abb. 13.53 = Abb. 595; Abb. 14.13 = Abb. 618; Abb. 14.10 = Abb. 619 c; Abb. 14.2 k = Abb. 624; Abb. 14.64 = Abb. 628 b; Abb. 14.41 a = Abb. 629 a; Abb. 14.41 b = Abb. 629 b; Abb. 14.42 a = Abb. 629 c; Abb. 14.46 = Abb. 629 d; Abb. 14.51 = Abb. 630; Abb. 11.2 e = Abb. 652 a; Abb. 11.2 f = Abb. 652 b; Abb. 8.43 = Abb. 675; Abb. 8.6 a = Abb 676 a; Abb. 8.6 d = Abb. 676 b

Sachverzeichnis

A

Halbfette Seitenzahlen = Haupttextstelle. *Kursive* Seitenzahlen = Abbildungshinweise.

B

C

D

Halbfette Seitenzahlen = Haupttextstelle. *Kursive* Seitenzahlen = Abbildungshinweise.

Halbfette Seitenzahlen = Haupttextstelle. *Kursive* Seitenzahlen = Abbildungshinweise.

H

I

Halbfette Seitenzahlen = Haupttextstelle. *Kursive* Seitenzahlen = Abbildungshinweise.

K

L

Halbfette Seitenzahlen = Haupttextstelle. *Kursive* Seitenzahlen = Abbildungshinweise.

Halbfette Seitenzahlen = Haupttextstelle. *Kursive* Seitenzahlen = Abbildungshinweise.

Sachverzeichnis

O

P

Halbfette Seitenzahlen = Haupttextstelle. *Kursive* Seitenzahlen = Abbildungshinweise.

R

S

Halbfette Seitenzahlen = Haupttextstelle. *Kursive* Seitenzahlen = Abbildungshinweise.

T

U

Halbfette Seitenzahlen = Haupttextstelle. *Kursive* Seitenzahlen = Abbildungshinweise.

Halbfette Seitenzahlen = Haupttextstelle. *Kursive* Seitenzahlen = Abbildungshinweise.

Wichtige sonographische Messgrößen

Es handelt sich bei dieser Aufstellung um Mittelwerte aus der Literatur. Zu bedenken ist, dass von Individuum zu Individuum große physiologische Schwankungen der Organgrößen bestehen. Die Angaben sind in der Regel nicht alter-, größen- oder konstitutionskorreliert, aus diesem Grund können es auch immer nur **Richtwerte** sein. Die Maße der Gefäße entsprechen **Innendurchmessern**.

► **Prostata und Harnblase** im Längsschnitt

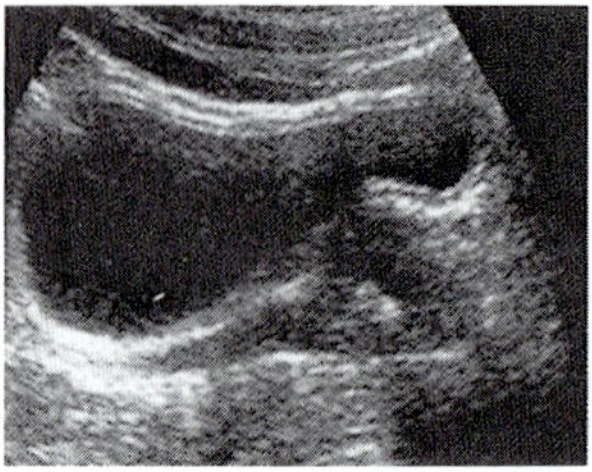

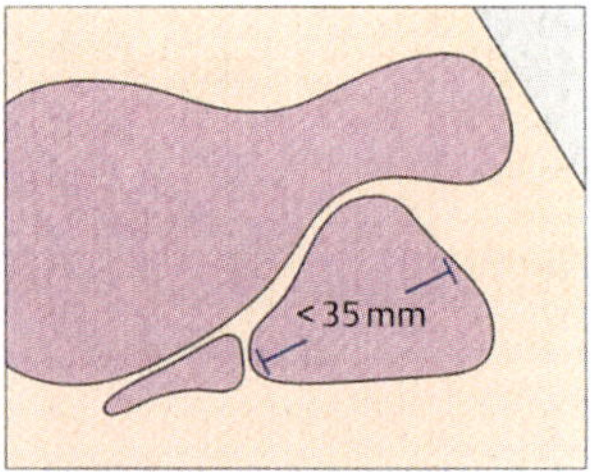

Prostata: Länge < 35 mm; Breite < 45 mm Tiefe < 35 mm; Volumen < 25 ml

► **Prostata und Harnblase** im Querschnitt

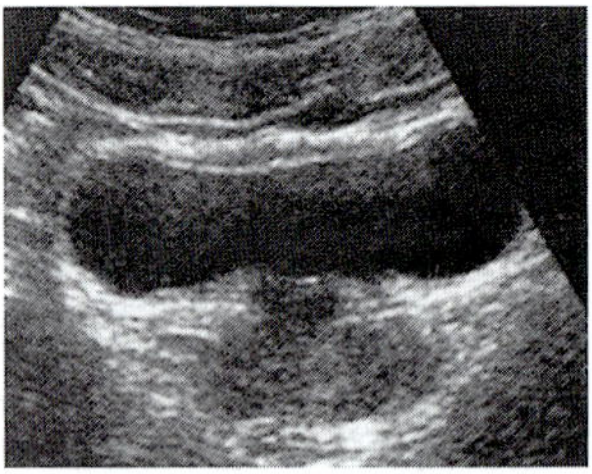

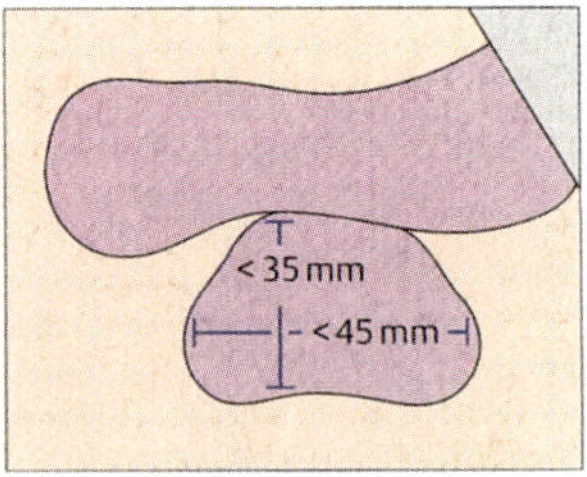

Harnblase: Volumen: Länge × Breite × Höhe × 0,5 beim Mann: 350–750 ml; bei der Frau: 250–550 ml

► **Schilddrüse** im Längsschnitt

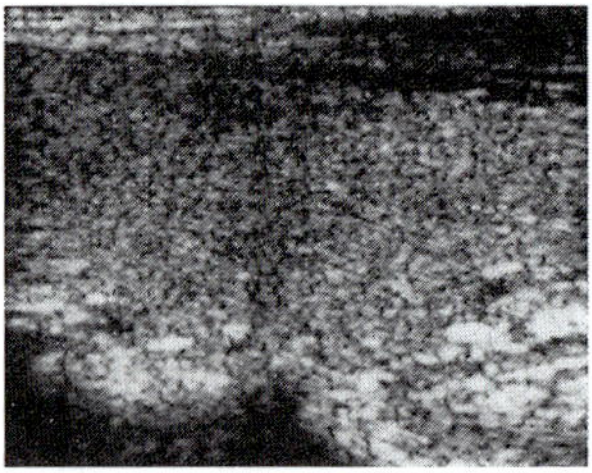

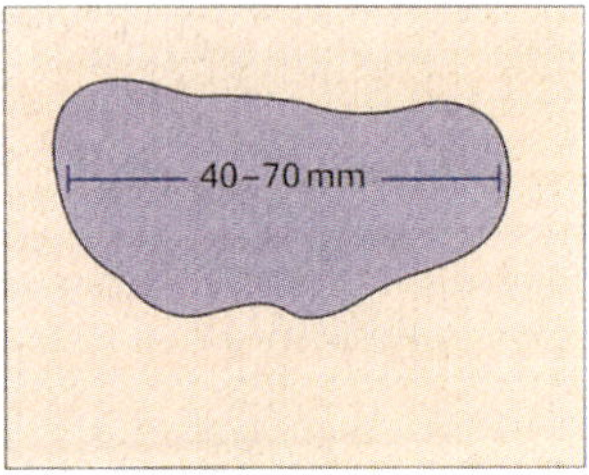

Länge 40–70 mm; Breite 10–30 mm Tiefe 10–20 mm; Isthmus < 5 mm

► **Schilddrüse** im Querschnitt

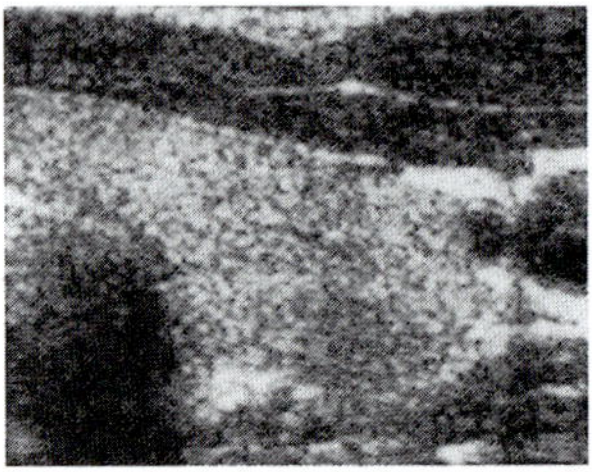

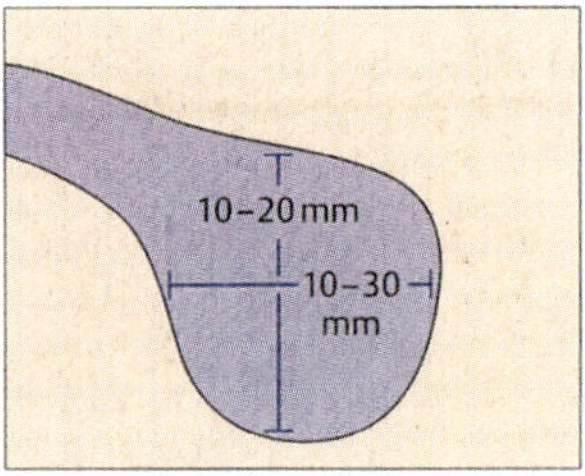

Volumen beim Mann: < 25 ml; Volumen bei der Frau: < 20 ml